现代临床护理操作常规

主编 苑东欣 王 静 王春英 管玉玲
　　　张 娣 柳晓梅 徐梅霞

黑龙江科学技术出版社

图书在版编目（CIP）数据

现代临床护理操作常规 / 苑东欣等主编. -- 哈尔滨：
黑龙江科学技术出版社，2022.6
ISBN 978-7-5719-1456-1

Ⅰ. ①现… Ⅱ. ①苑… Ⅲ. ①护理学－技术操作规程
Ⅳ. ①R47-65

中国版本图书馆CIP数据核字（2022）第099756号

现代临床护理操作常规
XIANDAI LINCHUANG HULI CAOZUO CHANGGUI

主　　编	苑东欣　王　静　王春英　管玉玲　张　娣　柳晓梅　徐梅霞
责任编辑	包金丹
封面设计	宗　宁
出　　版	黑龙江科学技术出版社
	地址：哈尔滨市南岗区公安街70-2号　邮编：150007
	电话：（0451）53642106　传真：（0451）53642143
	网址：www.lkcbs.cn
发　　行	全国新华书店
印　　刷	哈尔滨双华印刷有限公司
开　　本	787 mm×1092 mm　1/16
印　　张	31.75
字　　数	803千字
版　　次	2022年6月第1版
印　　次	2023年1月第1次印刷
书　　号	ISBN 978-7-5719-1456-1
定　　价	198.00元

编委会

◎ **主 编**

苑东欣　王　静　王春英　管玉玲

张　娣　柳晓梅　徐梅霞

◎ **副主编**

赵欣欣　王晓玲　王庆香　张秀玲

杨青春　热孜万古丽·木明

◎ **编　委**（按姓氏笔画排序）

王　静（山东省滕州市中心人民医院）

王庆香（济南市南山区柳埠镇卫生院）

王春英（曹县人民医院）

王晓玲（贵州省黔东南州人民医院）

杨青春（四川省德阳市人民医院）

张　娣（青岛市第八人民医院）

张秀玲（山东省聊城市眼科医院）

苑东欣（滨州医学院附属医院）

赵欣欣（山东中医药大学第二附属医院）

柳晓梅（烟台市莱阳中心医院）

热孜万古丽·木明（新疆维吾尔自治区人民医院）

徐梅霞（江山市人民医院）

管玉玲（酒泉市人民医院）

主编简介

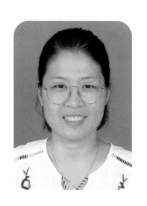

苑东欣

    主管护师，毕业于安徽中医药大学护理学院。现就职于山东省滨州医学院附属医院重症医学科。参编著作《实用各科护理操作规范与实践》一部。曾获滨州市五一劳动奖章。2020年2月作为山东省第三批援助湖北国家医疗队队员支援湖北武汉同济医院，荣获滨州市"三八红旗手"称号。

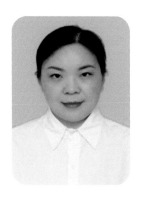

王　静

    主管护师，国家级手术室专科护士，毕业于泰山医学院护理学专业。现就职于山东省滕州市中心人民医院手术室。从事带教工作多年，荣获"教学先进工作者"称号两次。工作期间多次获得科室、院级"优秀护士"荣誉称号。

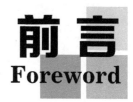

前言
Foreword

护理学是集医学科学、社会科学、人文科学及管理科学于一体的学科,其在保护人类健康、防治重大疾病、提高人口素质方面发挥着重要作用。随着医疗护理事业的发展,临床分科越来越细,工作内容也趋于具体化,所以临床护理人员只有掌握全面的临床护理知识,才能更好地为患者提供高质量、高水平的护理技术。为进一步规范护理实践,提高临床护理水平,我们特邀请具有丰富临床经验的护理人员编写了《现代临床护理操作常规》一书。

本书首先简要介绍了基础护理技术,然后详细介绍了消化内科、神经外科、普外科、胸外科、妇产科、儿科等科室常见病、多发病的护理措施、护理评估、健康教育等内容。本书在参考国内外大量护理医学资料的基础上,紧密结合当前临床护理技术的发展,将国内外最新护理知识和信息提供给读者,并且结构清晰、重点突出,注重将理论知识与临床实践相结合,实现了科学性和实用性的统一,有利于加速临床护理工作向深层次、专科化发展。本书可供各级医院的护理人员参考使用,也可作为护理专业学生的辅助参考资料。

本书在编写过程中得到了各编者所在单位及科室同道的鼎力支持,在此表示衷心感谢! 由于时间仓促及编者的水平有限,本书难免有疏漏之处,希望广大读者不断提出宝贵意见,以便日后及时修订,使之日臻完善。

《现代临床护理操作常规》编委会

2022 年 2 月

目录
Contents

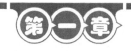

基础护理技术

第一节 生命体征的观察与护理

生命体征是体温、脉搏、呼吸及血压的总称，是机体生命活动的客观反映，是评价生命活动状态的重要依据，也是护士评估患者身心状态的基本资料。

正常情况下，生命体征在一定范围内相对稳定，相互之间保持内在联系；当机体患病时，生命体征可发生不同程度的变化。护士通过对生命体征的观察，可以了解机体重要脏器的功能状态，了解疾病的发生、发展、转归，并为疾病预防、诊断、治疗和护理提供依据；同时，可以发现患者现存的或潜在的健康问题，以正确制订护理计划。因此，生命体征的测量及护理是临床护理工作的重要内容之一，也是护士应掌握的基本技能。

一、体温

体温由三大营养物质氧化分解而产生。50％以上迅速转化为热能，剩余贮存于 ATP 内，供机体利用，最终仍转化为热能散发到体外。正常人体的温度是由大脑皮质和丘脑下部体温调节中枢(下丘脑前区为散热中枢，下丘脑后区为产热中枢)所调节，并通过神经、体液因素调节产热和散热过程，保持产热与散热的动态平衡，所以正常人有相对恒定的体温。

(一)正常体温及生理性变化

1.正常体温

通常说的体温是指机体内部的温度，即胸腔、腹腔、中枢神经的温度，又称体核温度，较高且稳定。皮肤温度被称为体壳温度。临床上通常用口温、肛温、腋温来代替体温。在这三个部位测得的温度接近身体内部的温度，且测量较为方便。三个部位测得的温度略有不同，口腔温度居中，直肠温度较高，腋下温度较低。同时在三个部位进行测量，其温度差一般不超过 1 ℃。这是由于血液在不断地流动，将热量很快地由温度较高处带往温度较低处，因而机体各部的温度一般差异不大。

体温的正常值不是一个具体的点，而是一个范围。机体各部位由于代谢率的不同，温度略有差异，常以口腔、直肠、腋下的平均温度为标准，个体体温可以较正常的平均温度增减 0.3～0.6 ℃，健康成人的平均温度波动范围见表 1-1。

表 1-1　健康成人不同部位温度的波动范围

部位	波动范围
口腔	36.2～37.0 ℃
直肠	36.5～37.5 ℃
腋窝	36.0～36.7 ℃

2.生理性变化

人的体温在一些因素的影响下,会出现生理性的变化,但这种体温的变化,往往是在正常范围内或是一闪而过的。

(1)时间:人的体温 24 小时内的变动在 0.5～1.5 ℃,一般凌晨 2～6 时体温最低,下午 2～8 时体温最高。这种昼夜的节律波动,可能与人体活动代谢的相应周期性变化有关。如长期从事夜间工作的人员可出现夜间体温上升、日间体温下降的现象。

(2)年龄:新生儿因体温调节中枢尚未发育完全,调节体温的能力差,体温易受环境温度影响而变化;儿童由于代谢率高,体温可略高于成人;老年人代谢率较低,血液循环变慢,加上活动量减少,因此体温偏低。

(3)性别:一般来说,女性皮下脂肪层较男性厚,维持体热能力强,故女性体温较男性高约 0.3 ℃。并且女性的基础体温随月经周期出现规律变化,即月经来潮后逐渐下降,至排卵后,体温又逐渐上升。这种体温的规律性变化与血中孕激素及其代谢产物的变化相吻合。

(4)环境温度:在寒冷或炎热的环境下,机体的散热受到明显的抑制或加强,体温可暂时性地降低或升高。另外,气流、个体暴露的范围大小亦影响个体的体温。

(5)活动:任何需要耗费体力的活动,都使肌肉代谢增强,产热增加,可以使体温暂时性上升 1～2 ℃。

(6)饮食:进食的冷热可以暂时性地影响口腔温度,进食后,由于食物的特殊动力作用,可以使体温暂时性地升高 0.3 ℃左右。

另外,强烈的情绪反应、冷热的应用及个体的体温调节机制都对体温有影响,在测量体温的过程中要加以注意并能够作出解释。

3.产热与散热

(1)产热过程:机体产热过程是细胞新陈代谢的过程。人体通过化学方式产热,即食物氧化、骨骼肌运动、交感神经兴奋、甲状腺素分泌增多,以及体温升高均可提高新陈代谢率,而增加产热量。

(2)散热过程:机体通过物理方式进行散热。机体大部分的热量通过皮肤的辐射、传导、对流、蒸发来散热;一小部分的热量通过呼吸、尿、粪便而散发于体外。

当外界温度等于或高于皮肤温度时,蒸发就是人体唯一的散热形式。

辐射是指热由一个物体表面通过电磁波的形式传至另一个与它不接触物体表面的一种形式。在低温环境中,它是主要的散热方式,安静时的辐射散热所占的百分比较大,可达总热量的 60%。其散热量的多少与所接触物质的导热性能、接触面积和温差大小有关。

传导是机体的热量直接传给同它接触的温度较低的物体的一种散热方法。

对流是传导散热的特殊形式,是指通过气体或液体的流动来交换热量的一种散热方法。

蒸发是由液态转变为气态,同时带走大量热量的一种散热方法。

（二）异常体温的观察

人体的耐受热为40.6～41.4 ℃,低于34 ℃或高于43 ℃,则极少存活。体温升高超过41 ℃,可引起永久性的脑损伤;高热持续在42 ℃以上24小时常导致休克及严重并发症。所以对于体温过高或过低者应密切观察病情变化,不能有丝毫松懈。

1.体温过高

体温过高又称发热,是由于各种原因使下丘脑体温调节中枢的调定点上移,产热增加而散热减少,导致体温升高超过正常范围。

（1）原因。①感染性:如病毒、细菌、真菌、螺旋体、立克次体、支原体、寄生虫等感染引起的发热最多见。②非感染性:无菌性坏死物质的吸收引起的吸收热、变态反应性发热等。

（2）以口腔温度为例,按照发热的高低将发热分为如下几类。①低热:37.5～37.9 ℃。②中等热:38.0～38.9 ℃。③高热:39.0～40.9 ℃。④超高热:41 ℃及以上。

（3）发热过程:发热的过程常根据疾病在体内的发展情况而定,一般分为三个阶段。①体温上升期:特点是产热大于散热。主要表现为皮肤苍白、干燥无汗,患者畏寒、疲乏、体温升高、有时伴寒战。方式为骤升和渐升。骤升指体温在数小时内升至高峰,如肺炎球菌导致的肺炎;渐升指体温在数小时内逐渐上升,数天内达高峰,如伤寒。②高热持续期:特点是产热和散热在较高水平上趋于平衡。主要表现为体温居高不下,皮肤潮红,呼吸加深加快,脉搏增快并有头痛、食欲缺乏、恶心、呕吐、口干、尿量减少等症状,甚至惊厥、谵妄。③体温下降期:特点是散热增加,产热趋于正常,体温逐渐恢复至正常水平。主要表现为大量出汗、皮肤潮湿、温度降低。老年人易出现血压下降、脉搏细速、四肢厥冷等循环衰竭的症状。方式为骤降和渐降。骤降指体温在数小时内降至正常,如大叶性肺炎、疟疾;渐降指体温在数天内降至正常,如伤寒、风湿热。

（4）热型:将不同时间测得的体温绘制在体温单上,互相连接就构成体温曲线,各种体温曲线形状称为热型。有些发热性疾病有特殊的热型,通过观察体温曲线可协助诊断。但需注意,药物的应用可使热型变得不典型。常见的热型如下。①稽留热:体温持续在39～40 ℃,达数天或数周,24小时波动范围不超过1 ℃。常见于大叶性肺炎、伤寒等急性感染性疾病的极期。②弛张热:体温多在39 ℃以上,24小时体温波动幅度可超过2 ℃,但最低温度仍高于正常水平。常见于化脓性感染、败血症、浸润性肺结核等疾病。③间歇热:体温骤然升高达高峰后,持续数小时又迅速降至正常,经过1天或数天间歇后,体温又突然升高,如此有规律地反复发作,常见于疟疾。④不规则热:发热不规律,持续时间不定。常见于流行性感冒、肿瘤等疾病引起的发热。

2.体温过低

体温过低是指由于各种原因引起的产热减少或散热增加,导致体温低于正常范围,称为体温过低。当体温低于35 ℃时,称为体温不升。体温过低的原因如下。①体温调节中枢发育未成熟:如早产儿、新生儿。②疾病或创伤:见于失血性休克、极度衰竭等患者。③药物中毒。

（三）体温异常的护理

1.体温过高

降温措施有物理降温、药物降温及针刺降温。

（1）观察病情:加强对生命体征的观察,定时测量体温,一般每天测温4次,高热患者应每4小时测温一次,待体温恢复正常3天后,改为每天1～2次,同时观察脉搏、呼吸、血压、意识状态的变化;及时了解有关各种检查结果及治疗护理后病情好转还是恶化。

（2）饮食护理:①补充高蛋白、高热量、高维生素、易消化的流质或半流质饮食,如粥、鸡蛋羹、面片汤、青菜、新鲜果汁等。②多饮水,每天补充水分 3 000 mL,必要时给予静脉点滴,以保证摄入量。

由于高热时,热量消耗增加,全身代谢率加快,蛋白质、维生素的消耗量增加,水分丢失增多,同时消化液分泌减少,胃肠蠕动减弱,所以宜及时补充水分和营养。

(3)生活护理:①安置舒适的体位让患者卧床休息,同时调整室温且避免噪声。②口腔护理:每天早、晚刷牙,饭前、饭后漱口,不能自理者,可行特殊口腔护理。由于发热患者唾液分泌减少,口腔黏膜干燥,机体抵抗力下降,极易引起口腔炎、口腔溃疡,因此口腔护理可预防口腔及咽部细菌繁殖。③皮肤护理:发热患者退热期出汗较多,此时应及时擦干汗液并更换衣裤和床单等,以保持皮肤的清洁和干燥,防止皮肤继发性感染。

(4)心理调护:注意患者的心理状态,对体温的变化给予合理的解释,以缓解患者紧张和焦虑的情绪。

2.体温过低

(1)保暖:①给患者加盖衣被、毛毯、电热毯等或放置热水袋,注意小儿、老人、昏迷者,热水袋温度不宜过高,以防烫伤。②暖箱:适用于体重<2 500 g、胎龄不足 35 周的早产儿、低体重儿。

(2)给予热饮。

(3)监测生命体征:每小时测体温一次,直至恢复正常且保持稳定,同时观察脉搏、呼吸、血压、意识的变化。

(4)设法提高室温:以 22~24 ℃ 为宜。

(5)积极宣教:教会患者避免导致体温过低的因素。

(四)测量体温的技术

1.体温计的种类及构造

(1)水银体温计:水银体温计又称玻璃体温计,是最常用的体温计。它是一种外标刻度为红线的真空玻璃毛细管。其刻度范围为 35~42 ℃,每小格 0.1 ℃,在 37 ℃ 刻度处以红线标记,以示醒目。体温计一端贮存水银,当水银遇热膨胀后沿毛细管上升;因毛细管下端和水银槽之间有一凹陷,所以水银柱遇冷不致下降,以便检视温度。

根据测量部位的不同可将体温计分为口表、肛表、腋表。口表的水银端呈圆柱形,较细长;肛表的水银端呈梨形,较粗短,适合插入肛门;腋表的水银端呈扁平鸭嘴形。临床上口表可代替腋表使用。

(2)其他:如电子体温计、感温胶片、可弃式化学体温计等。

2.测体温的方法

(1)目的:通过测量体温,了解患者的一般情况及疾病的发生、发展规律,为诊断、预防、治疗提供依据。

(2)用物准备:①测温盘内备体温计(水银柱甩至 35 ℃ 以下)、秒表、纱布、笔、记录本。②若测肛温,另备润滑油、棉签、手套、卫生纸、屏风。

(3)操作步骤:①洗手、戴口罩,备齐用物,携至床旁。②核对患者并解释目的。③协助患者取舒适卧位。④测体温,根据病情选择合适的测温方法。测腋温法为擦干汗液,将体温计放在患者腋窝,紧贴皮肤屈肘臂过胸,夹紧体温计。测量 10 分钟后,取出体温计,用纱布擦拭。测口温法为嘱患者张口,将口表汞柱端放于舌下热窝。嘱患者闭嘴用鼻呼吸,勿用牙咬体温计。测量时间3~5分钟。嘱患者张口,取出口表,用纱布擦拭。测肛温法为协助患者取合适卧位,露出臀部。润滑肛表前端,戴手套用手垫卫生纸分开臀部,轻轻插入肛表3~4 cm。测量时间3~5分钟。取出肛表,用卫生纸擦拭。⑤检视读数,放体温计盒内,记录。⑥整理床单位。⑦洗手,绘制体温于体温单上。⑧消毒用过的体温计。

(4)注意事项:①测温前应注意有无影响体温波动的因素存在,如30分钟内有无进食、剧烈活动、冷热敷、坐浴等。②体温值如与病情不符,应重复测量。③腋下有创伤、手术或消瘦夹不紧体温计者不宜测腋温;腹泻、肛门手术、心肌梗死的患者禁测肛温;精神异常、昏迷、婴幼儿等不能合作者及口鼻疾病或张口呼吸者禁测口温;进热食或面颊部热敷者,应间隔30分钟后再测口温。④对小儿、重症患者测温时,护士应守护在旁。⑤测口温时,如不慎咬破体温计,应立即清除玻璃碎屑,以免损伤口腔黏膜。口服蛋清或牛奶,以保护消化道黏膜并延缓汞的吸收;病情允许者,进粗纤维食物,以加快汞的排出。

3.体温计的消毒与检查

(1)体温计的消毒:为防止测体温引起的交叉感染,保证体温计清洁,用过的体温计应消毒。先将体温计分类浸泡于含氯消毒液内30分钟后取出,再用冷开水冲洗擦干,放入清洁容器中备用。(集体测温后的体温计,用后全部浸泡于消毒液中)。5分钟后取出清水冲净,擦干后放入另一消毒液容器中进行第2次浸泡,半小时后取出清水冲净,擦干后放入清洁容器中备用。消毒液的容器及清洁体温计的容器每周进行2次高压蒸汽灭菌消毒,消毒液每天更换一次,若有污染随时消毒。传染病患者应设专人体温计,单独消毒。

(2)体温计的检查:在使用新的体温计前,或定期消毒体温计后,应对体温计进行校对以检查其准确性。将全部体温计的水银柱甩至35 ℃刻度以下,同一时间放入已测好的40 ℃水内,3分钟后取出检视。若体温计之间相差0.2 ℃以上或体温计上有裂痕者,取出不用。

二、脉搏

(一)正常脉搏及生理性变化

1.正常脉搏

随着心脏节律性收缩和舒张,动脉内的压力也发生周期性的波动,这种周期性的压力变化可引起动脉血管发生扩张与回缩的搏动,这种搏动在浅表的动脉可触摸到,临床简称为脉搏。正常人的脉搏节律均匀、规则,间隔时间相等,每搏强弱相同且有一定的弹性,每分钟搏动的次数为60~100次(即脉率)。脉搏通常与心率一致,是心率的指标。

2.生理性变化

脉率受许多生理性因素影响而发生一定范围的波动。

(1)年龄:一般新生儿、幼儿的脉率较成人快。

(2)性别:同龄女性比男性快。

(3)情绪:兴奋、恐惧、发怒时脉率增快,忧郁时则慢。

(4)活动:一般人运动、进食后脉率会加快;休息、禁食则相反。

(5)药物:兴奋剂可使脉搏增快,镇静剂、洋地黄类药物可使脉搏减慢。

(二)异常脉搏的观察

1.脉率异常

(1)速脉:成人脉率在安静状态下>100次/分,又称为心动过速。见于高热、甲状腺功能亢进(甲亢,由于代谢率增加而使脉率增快)、贫血或失血等患者。正常人可有窦性心动过速,为一过性的生理现象。

（2）缓脉：成人脉率在安静状态下低于 60 次/分，又称心动过缓。颅内压增高、病窦综合征、二度以上房室传导阻滞，或服用某些药物如地高辛、普尼拉明、利血平、普萘洛尔等可出现缓脉。正常人可有生理性窦性心动过缓，多见于运动员。

2.脉律异常

脉搏的搏动不规则，间隔时间时长时短，称为脉律异常。

（1）间歇脉：在一系列正常均匀的脉搏中出现一次提前而较弱的脉搏，其后有一较正常延长的间歇即代偿性间歇，也称期前收缩。见于各种心脏病或洋地黄中毒的患者；正常人在过度疲劳、精神兴奋、体位改变时也偶尔出现间歇脉。

（2）脉搏短绌：同一单位时间内脉率少于心率。绌脉是由于心肌收缩力强弱不等，有些心排血量少的搏动可发出心音，但不能引起周围血管搏动，导致脉率少于心率。脉律完全不规则，心率快慢不一、心音强弱不等。多见于心房颤动者。

3.强弱异常

（1）洪脉：当心排血量增加，血管充盈度和脉压较大时，脉搏强大有力，称洪脉。见于高热、甲状腺功能亢进、主动脉关闭不全等患者；运动后、情绪激动时也常触到洪脉。

（2）细脉：当心排血量减少，动脉充盈度降低时，脉搏细弱无力，扪之如细丝，称细脉或丝脉。见于大出血、主动脉瓣狭窄和休克、全身衰竭的患者，是一种危险的脉象。

（3）交替脉：节律正常而强弱交替时出现的脉搏，称为交替脉。交替脉是左心衰竭的重要体征。常见于高血压性心脏病、急性心肌梗死、主动脉关闭不全等患者。

（4）水冲脉：脉搏骤起骤落，有如洪水冲涌，故名水冲脉，主要见于主动脉关闭不全、动脉导管未闭、甲亢、严重贫血患者，检查方法是将患者前臂抬高过头，检查者用手紧握患者手腕掌面，可明显感知。

（5）奇脉：在吸气时脉搏明显减弱或消失为奇脉。其产生主要与吸气时左心室的每搏输出量减少有关。常见于心包积液、缩窄性心包炎等患者，是心脏压塞的重要体征之一。

4.动脉壁异常

由于动脉壁弹性减弱，动脉变得迂曲不光滑，有条索感，如按在琴弦上，多见于动脉硬化的患者。

（三）测量脉搏的技术

1.部位

临床上常在靠近骨骼的动脉测量脉搏。最常用最方便的是桡动脉，患者也乐于接受。其次为颞动脉、颈动脉、肱动脉、腘动脉、足背动脉和股动脉等。如怀疑患者心搏骤停或休克时，应选择大动脉为诊脉点，如颈动脉、股动脉。

2.测脉搏的方法

（1）目的：通过测量脉搏，可间接了解心脏的情况，观察相关疾病发生、发展规律，为诊断、治疗提供依据。

（2）准备：治疗盘内备带秒钟的表、笔、记录本及听诊器。

（3）操作步骤：①洗手、戴口罩，备齐用物，携至床旁。②核对患者，解释目的。③协助患者取坐位或半坐卧位，手臂放在舒适位置，腕部伸展。④以食指、中指、无名指的指端按在桡动脉表面，压力大小以能清楚地触及脉搏为宜，注意脉律，强弱动脉壁的弹性。⑤一般情况下所测得的数值乘以2,心脏病患者、脉率异常者、危重患者则应以1分钟记录。⑥协助患者取舒适体位。⑦将脉搏绘制在体温单上。

（4）注意事项:①诊脉前患者应保持安静,剧烈运动后应休息20分钟后再测。②偏瘫患者应选择健侧肢体测量。③脉搏细、弱难以测量时,用听诊器测心率。④脉搏短细的患者,应由两名护士同时测量,一人听心率,另一人测脉率,一人发出"开始""停止"的口令,记数1分钟,以分数式记录:心率/脉率,若心率每分钟120次,脉率90次,即应写成120/90次/分。

三、呼吸

（一）正常呼吸及生理变化

1.正常呼吸的观察

在安静状态下,正常成人的呼吸频率为16～20次/分。正常呼吸表现为节律规则,均匀无声且不费力。

2.生理性变化

（1）年龄:一般年龄越小,呼吸频率越快,小儿比成年人稍快,老年人稍慢。

（2）性别:同龄的女性呼吸频率比男性稍快。

（3）运动:运动后呼吸加深加快,休息和睡眠时减慢。

（4）情绪:强烈的情绪变化会刺激呼吸中枢,导致呼吸加快或屏气。如恐惧、愤怒、紧张等都可引起呼吸加快。

（5）其他:环境温度过高或海拔增加,均会使呼吸加深加快,呼吸的频率和深浅度还可受意识控制。

（二）异常呼吸的评估及护理

1.异常呼吸的评估

（1）频率异常。

呼吸过速:在安静状态下,成人呼吸频率超过24次/分,称为呼吸过速或气促。见于高热、疼痛、甲亢、缺氧等患者,因血液中二氧化碳积聚,血氧不足,可刺激呼吸中枢,使呼吸加快。发热时,体温每升高1 ℃,每分钟呼吸增加3～4次。

呼吸过缓:在安静状态下,成人呼吸频率少于10次/分,称为呼吸过缓。常见于呼吸中枢抑制的疾病,如颅内压增高、麻醉剂及安眠药过量等患者。

（2）节律异常。

潮式呼吸:又称陈-施呼吸,是一种周期性的呼吸异常,周期0.5～2分钟,需观察较长时间才能发现。特点表现为开始时呼吸浅慢,以后逐渐加深加快,又逐渐由深快变为浅慢,然后呼吸暂停5～30秒后,再重复上述状态的呼吸,如此周而复始,呼吸运动呈潮水涨落样,故称潮式呼吸（图1-1）。发生机制:当呼吸中枢兴奋性减弱或高度缺氧时,呼吸减弱至暂停,血中二氧化碳增高到一定程度时,通过颈动脉和主动脉的化学感受器反射性地刺激呼吸中枢,使呼吸恢复。随着呼吸的由弱到强,二氧化碳不断排出,使其分压降低,呼吸中枢又失去有效的刺激,呼吸再次减弱至暂停,从而形成了周期性呼吸。常见于中枢神经系统疾病,如脑炎、颅内压增高、酸中毒、巴比妥类中毒等患者。

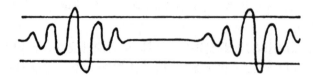

图 1-1 潮式呼吸

间断呼吸:又称比奥呼吸,表现为呼吸和呼吸暂停现象交替出现的呼吸。特点是有规律地呼吸几次后,突然暂停呼吸,间隔时间长短不同,随后又开始呼吸,然后反复交替出现(图 1-2)。其发生机制同潮式呼吸,是呼吸中枢兴奋性显著降低的表现,但比潮式呼吸更为严重,多在呼吸停止前出现,预后不佳。常见于颅内病变、呼吸中枢衰竭等患者。

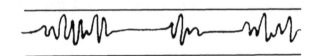

图 1-2 间断呼吸

(3)深浅度异常。①深度呼吸:又称库斯莫呼吸,是一种深而规则的大呼吸。见于尿毒症、糖尿病等引起的代谢性酸中毒等患者。②浮浅性呼吸:是一种浅表而不规则的呼吸。有时呈叹息样,见于呼吸肌麻痹或濒死的患者。

(4)音响异常。①蝉鸣样呼吸:吸气时有一种高音调的音响,声音似蝉鸣,称为蝉鸣样呼吸。其发生机制多由于声带附近有阻塞,使空气进入发生困难所致。见于喉头水肿、痉挛、喉头有异物等患者。②鼾声呼吸:呼气时发出粗糙的呼声。其发生机制由于气管或支气管内有较多的分泌物蓄积,多见于深昏迷等患者。

(5)呼吸困难:是指呼吸频率、节律和深浅度都有异常。呼吸困难的患者主观上感到空气不足、呼吸费力;客观上表现为用力呼吸、张口耸肩、鼻翼翕动、发绀,辅助呼吸肌也参与呼吸运动,在呼吸频率、节律、深浅度上出现异常改变,根据临床表现可分为如下几种。

吸气性呼吸困难:由于上呼吸道部分梗阻,使得气体进入肺部不畅,肺内负压极度增高所致,患者感觉吸气费力,吸气时间显著长于呼气时间,辅助呼吸肌收缩增强,出现明显的三凹征(胸骨上窝、锁骨上窝和肋间隙及腹上角凹陷)。多见于喉头水肿或气管、喉头有异物等患者。

呼气性呼吸困难:由于下呼吸道部分梗阻,使得气体呼出肺部不畅所致,患者呼气费力,呼气时间显著长于吸气时间,多见于支气管哮喘和阻塞性肺气肿患者。

混合性呼吸困难:呼气和吸气均感费力,呼吸的频率加快而表浅。多见于重症肺炎、大片肺不张或肺纤维化的患者。

(6)形态异常。①胸式呼吸减弱,腹式呼吸增强。正常女性以胸式呼吸为主。当胸部或肺有疾病或手术时均使胸式呼吸减弱,腹式呼吸增强。②腹式呼吸减弱,胸式呼吸增强。正常男性及儿童以腹式呼吸为主。当有腹部疾病时,如腹膜炎、腹部巨大肿瘤、大量腹水等,使膈肌下降,腹式呼吸减弱,胸式呼吸增强。

2.异常呼吸的护理

(1)观察:密切观察呼吸状态及相关症状、体征的变化。

(2)吸氧:酌情给予氧气吸入,必要时可用呼吸机辅助呼吸。

（3）心理护理：根据患者的反应，有针对性地对患者做好患者的心理护理，合理解释及安慰患者以消除患者的紧张、恐惧心理，产生安全感，主动配合治疗和护理。

（4）卧床休息：调节室内温度和湿度，保持空气清新，禁止吸烟；根据病情安置舒适体位，以保证患者的休息，减少耗氧量。

（5）保持呼吸道通畅：及时清除呼吸道分泌物，必要时给予吸痰。

（6）给药治疗：根据医嘱给药治疗，注意观察疗效及变态反应。

（7）健康教育：讲解有效咳嗽和正确呼吸方法，指导患者戒烟。

（三）呼吸测量技术

1.目的

（1）测量患者每分钟的呼吸次数。

（2）协助临床诊断，为预防、治疗、护理提供依据。

（3）观察呼吸的变化，了解患者疾病的发生、发展规律。

2.评估

（1）患者的病情、治疗情况及合作程度。

（2）患者在 30 分钟内有无活动、情绪激动等影响呼吸的因素存在。

3.操作前准备

（1）用物准备：有秒针的表、记录本和笔。

（2）患者准备：情绪稳定，保持自然的呼吸状态。

（3）护士准备：着装整洁，修剪指甲，洗手，戴口罩。

（4）环境准备：安静、整洁、光线充足。

4.操作步骤

见表 1-2。

表 1-2　呼吸测量技术操作步骤

流程	步骤	要点说明
1.核对	携用物到床旁，核对床号、姓名	*确定患者
2.取体位	测量脉搏后，护士仍保持诊脉手势	*分散患者的注意力
3.测量呼吸	（1）观察患者胸部或腹部的起伏（一起一伏为一次呼吸），一般情况测 30 秒，将所测数值乘以 2 即为呼吸频率，如患者呼吸不规则或婴儿应测 1 分钟 （2）如患者呼吸微弱不易观察时，可用少许棉花放于患者鼻孔前，观察棉花纤维被吹动的次数，计数 1 分钟	*男性多为腹式呼吸，女性多为胸式呼吸，同时应观察呼吸的节律、深浅度、音响及呼吸困难的症状
4.记录	记录呼吸值：次/分，洗手	

5.注意事项

测量患者呼吸时，患者应处于自然呼吸的状态，以保证测量数值的准确性。

四、血压

血压是指血液在血管内流动时对血管壁的侧压力。一般指动脉血压，如无特别注明均指肱动脉的血压；当心脏收缩时，主动脉压急剧升高，至收缩中期达最高值，此时的动脉血压称收缩压;当心室舒张时,主动脉压下降,至心舒末期达动脉血压的最低值,此时的动脉血压称舒张压。

(一)正常血压及生理性变化

1.正常血压

在安静状态下,正常成人的血压范围为:(12.0~18.5)/(8.0~11.9)kPa,脉压为 4.0~5.3 kPa。

血压的计量单位,过去多用 mmHg(毫米汞柱),后改用国际统一单位 kPa(千帕斯卡),目前仍用 mmHg(毫米汞柱)。两者换算公式:1 kPa=7.5 mmHg、1 mmHg=0.133 kPa。

2.生理性变化

在各种生理情况下,动脉血压可发生各种变化,影响血压的生理因素有以下几种。

(1)年龄:随着年龄的增长血压逐渐增高,以收缩压增高较显著。儿童血压的计算公式如下:

$$收缩压=80+年龄×2$$
$$舒张压=收缩压×2/3$$

(2)性别:青春期前的男女血压差别不显著。成年男子的血压比女性高 0.7 kPa(5 mmHg);绝经期后的女性血压又逐渐升高,与男性差不多。

(3)昼夜和睡眠:血压在上午 8~10 小时达全天最高峰,之后逐渐降低;午饭后又逐渐升高,下午 4~6 小时出现全天次高值,然后又逐渐降低;至入睡后 2 小时,血压降至全天最低值;早晨醒来又迅速升高。睡眠欠佳时,血压稍增高。

(4)环境:寒冷时血管收缩,血压升高;气温高时血管扩张,血压下降。

(5)部位:一般右上肢血压常高于左上肢,下肢血压高于上肢。

(6)情绪:紧张、恐惧、兴奋及疼痛均可引起血压增高。

(7)体重:血压正常的人发生高血压的危险性与体重增加呈正比。

(8)其他:吸烟、劳累、饮酒、药物等都对血压有一定的影响。

(二)异常血压的观察

1.高血压

目前基本上采用 1999 年世界卫生组织和国际抗高血压联盟高血压治疗指南的高血压定义:在未服抗高血压药的情况下,成人收缩压≥18.7 kPa(140 mmHg)和(或)舒张压≥12.0 kPa(90 mmHg)者。95%的患者为病因不明的原发性高血压,多见于动脉硬化、肾炎、颅内压增高等,最易受损的部位是心、脑、肾、视网膜。

2.低血压

一般认为血压低于正常范围且有明显的血容量不足表现如脉搏细速、心悸、头晕等,即可诊断为低血压。常见于休克、大出血等。

3.脉压异常

脉压增大多见于主动脉瓣关闭不全、主动脉硬化等;脉压减小多见于心包积液、缩窄性心包炎等。

(三)血压的测量

1.血压计的种类和构造

(1)水银血压计:分立式和台式两种,其基本结构都包括输气球、调节空气的阀门、袖带、能充水银的玻璃管、水银槽几部分。袖带的长度和宽度应符合标准:宽度比被测肢体的直径宽 20%,长度应能包绕整个肢体。充水银的玻璃管上标有刻度,范围为 0~40.0 kPa(0~300 mmHg),每小格表示 0.3 kPa(2 mmHg);玻璃管上端和大气相通,下端和水银槽相通。当输气球送入空气后,水银由玻璃管底部上升,水银柱顶端的中央凸起可指出压力的刻度。水银血压计测得的数值相当准确。

(2)弹簧表式血压计:由一袖带与有刻度 2.7～4.0 kPa(20～30 mmHg)的圆盘表相连而成,表上的指针指示压力。此种血压计携带方便,但欠准确。

(3)电子血压计:袖带内有一换能器,可将信号经数字处理,在显示屏上直接显示收缩压、舒张压和脉搏的数值。此种血压计操作方便,清晰直观,不需听诊器,使用方便、简单,但欠准确。

2.测血压的方法

(1)目的:通过测量血压,了解循环系统的功能状况,为诊断、治疗提供依据。

(2)准备:听诊器、血压计、记录纸、笔。

(3)操作步骤:①测量前,让患者休息片刻,以消除活动或紧张因素对血压的影响;检查血压计,如袖带的宽窄是否适合患者、玻璃管有无裂缝、橡胶管和输气球是否漏气等。②向患者解释,以取得合作。患者取坐位或仰卧,被测肢体的肘臂伸直、掌心向上,肱动脉与心脏在同一水平。坐位时,肱动脉平第四软骨;卧位时,肱动脉平腋中线。如手臂低于心脏水平,血压会偏高;手臂高于心脏水平,血压会偏低。③放平血压计于上臂旁,打开水银槽开关,将袖带平整地缠于上臂中部,袖带的松紧以能放入一指为宜,袖带下缘距肘窝 2～3 cm。如测下肢血压,袖带下缘距腘窝 3～5 cm。将听诊器胸件置于腘动脉搏动处,记录时注明下肢血压。④戴上听诊器,关闭输气球气门,触及肱动脉搏动。听诊器胸件放在肱动脉搏动最明显的地方,但勿塞入袖带内,以一手稍加固定。⑤挤压输气球囊打气至肱动脉搏动音消失,水银柱又升高 2.7～4.0 kPa(20～30 mmHg)后,以每秒 0.5 kPa(4 mmHg)左右的速度放气,使水银柱缓慢下降,视线与水银柱所指刻度平行。⑥在听诊器中听到第一声动脉音时,水银柱所指刻度即为收缩压;当搏动音突然变弱或消失时,水银柱所指的刻度即为舒张压。当变音与消失音之间有差异时,或危重者应记录两个读数。⑦测量后,除尽袖带内的空气,解开袖带,安置患者于舒适卧位。⑧将血压计右倾 45°,关闭气门,气球放在固定的位置,以免压碎玻璃管;关闭血压计盒盖。⑨用分数式即收缩压/舒张压 mmHg 记录测得的血压值,如 15.3/9.3 kPa(110/70 mmHg)。

(4)注意事项:①测血压前,要求安静休息 20～30 分钟,如运动、情绪激动、吸烟、进食等可导致血压偏高。②血压计要定期检查和校正,以保证其准确性,切勿倒置或震动。③打气不可过猛、过高,如水银柱里出现气泡,应调节或检修,不可带着气泡测量。④降至"0",稍等片刻再行第二次测量。⑤对偏瘫、一侧肢体外伤或手术后患者,应在健侧手臂上测量。⑥排除影响血压值的外界因素,如袖带太窄、袖带过松、放气速度太慢测得的血压值偏高,反之则血压值偏低。⑦长期测血压应做到四定:定部位、定体位、定血压计、定时间。

(王庆香)

第二节　休息与睡眠护理

休息与睡眠是人类最基本的生理需要。良好的休息和睡眠如同充分的营养和适度的运动一样,对保持和促进健康起着重要作用。作为护士,必须了解睡眠的分期、影响睡眠的因素及患者的睡眠习惯,切实解决患者的睡眠问题,帮助患者达到可能的最佳睡眠状态。

一、休息

休息是指在一段时间内,通过相对地减少机体活动,使身心放松,处于一种没有紧张和焦虑的松弛状态。休息包括身体和心理两方面的放松,通过休息,可以减轻疲劳和缓解精神紧张。

(一)休息的意义和方式

1.休息的意义

对健康人来说,充足的休息是维持机体身心健康的必要条件;对患者来说,充足的休息是促进疾病康复的重要措施。休息对维护健康具有重要的意义,具体表现为:①休息可以减轻或消除疲劳,缓解精神紧张和压力。②休息可以维持机体生理调节的规律性。③休息可以促进机体正常的生长发育。④休息可以减少能量的消耗。⑤休息可以促进蛋白质的合成及组织修复。

2.休息的方式

休息的方式是因人而异的,取决于个体的年龄、健康状况、工作性质和生活方式等因素。对不同的人而言,休息有着不同的含义。例如,对从事脑力劳动的人而言,他的休息方式可以是散步、打球、游泳等;而对于从事这些活动的运动员来讲,他的休息反而是读书、看报、听音乐。无论采取何种方式,只要达到缓解疲劳、减轻压力、促进身心舒适和精力恢复的目的,就是有效的休息。在休息的各种形式中,睡眠是最常见也是最重要的一种。

(二)休息的条件

要想得到充足的休息,应满足以下 3 个条件。

1.充足的睡眠

休息的最基本的先决条件是充足的睡眠。充足的睡眠可以促进个体精力和体力的恢复。虽然每个人所需要的睡眠时间有较大的区别,但都有最低限度的睡眠时数,满足了一定的睡眠时数,才能得到充足的休息。护理人员要尽量使患者有足够的睡眠时间和建立良好的睡眠习惯。

2.生理上的舒适

生理上的舒适也就是身体放松是保证有效休息的前提。因此,在休息之前必须将患者身体上的不适降至最低程度。护理人员应为患者提供各种舒适服务,包括祛除或控制疼痛、提供舒适的体位或姿势、协助患者搞好个人卫生、保持适宜的温湿度、调节睡眠时所需要的光线等。

3.心理上的放松

要得到良好的休息,必须有效地控制和减少紧张和焦虑,心理上才能得到放松。患者由于生病、住院时个体无法满足社会上、职业上或个人角色在义务上的需要,加之住院时对医院环境及医护人员感到陌生,对自身疾病的担忧等,患者常常会出现紧张和焦虑。因此,护理人员应耐心与患者沟通,恰当地运用其知识和技能,提供及时、准确的服务,尽量满足患者的各种需要,才能帮助患者减少紧张和焦虑。

二、睡眠

睡眠是各种休息中最自然、最重要的方式。人的一生中有 1/3 的时间要用在睡眠上。任何人都需要睡眠,通过睡眠可以使人的精力和体力得到恢复,可以保持良好的觉醒状态,这样人才能精力充沛地从事劳动或其他活动。睡眠对于维持人的健康,尤其是促进疾病的康复,具有重要的意义。

(一)睡眠的定义

现代医学界普遍认为睡眠是一种主动过程,是一种知觉的特殊状态。睡眠时,人脑并没有停止工作,只是换了模式,虽然对周围环境的反应能力降低,但并未完全消失。通过睡眠,人的精力和体力得到恢复,睡眠后可保持良好的觉醒状态。

由此,可将睡眠定义为周期性发生的持续一定时间的知觉的特殊状态,具有不同的时相,睡眠时可相对地不作出反应。

(二)睡眠原理

睡眠是与较长时间的觉醒交替循环的生理过程。目前认为,睡眠由睡眠中枢控制。睡眠中枢位于脑干尾端,它向上传导冲动,作用于大脑皮质(也称上行抑制系统),与控制觉醒状态的脑干网状结构上行激动系统的作用相拮抗,引起睡眠和脑电波同步化,从而调节睡眠与觉醒的相互转化。

(三)睡眠分期

通过脑电图(EEG)测量大脑皮质的电活动,眼电图(EOG)测量眼睛的运动,肌电图(EMG)测量肌肉的状况,发现睡眠的不同阶段脑、眼睛、肌肉的活动处于不同的水平。正常的睡眠周期可分为两个相互交替的不同时相状态,即慢波睡眠和快波睡眠。成人进入睡眠后,首先是慢波睡眠,持续80～120分钟后转入快波睡眠,维持20～30分钟后,又转入慢波睡眠。整个睡眠过程中有四或五次交替,越近睡眠的后期,快波睡眠持续时间越长。两种睡眠时相状态均可直接转为觉醒状态,但在觉醒状态下,一般只能进入慢波睡眠,而不能进入快波睡眠。

1.慢波睡眠

脑电波呈现同步化慢波时相,伴有慢眼球运动,肌肉松弛但仍有一定张力,亦称正相睡眠或非快速眼球运动睡眠。在这段睡眠期间,大脑的活动下降到最低,使得人体能够得到完全的舒缓。此阶段又可分为4期。

(1)第Ⅰ期:为入睡期。是所有睡眠时相中睡得最浅的一期,常被认为是清醒与睡眠的过渡阶段,仅维持几分钟,很容易被唤醒。此期眼球有着缓慢的运动,生理活动开始减少,同时生命体征和新陈代谢逐渐减缓,在此阶段的人们仍然认为自己是清醒的。

(2)第Ⅱ期:为浅睡期。此阶段的人们已经进入无意识阶段,不过仍可听到声音,仍然容易被唤醒。此期持续10～20分钟,眼球不再运动,机体功能继续变慢,肌肉逐渐放松,脑电图偶尔会产生较快的宽大的梭状波。

(3)第Ⅲ期:为中度睡眠期。持续15～30分钟。此期肌肉完全放松,心搏缓慢,血压下降,但仍保持正常,难以唤醒并且身体很少移动,脑电图显示梭状波与δ波(大而低频的慢波)交替出现。

(4)第Ⅳ期:为深度睡眠期。持续15～30分钟。全身松弛,无任何活动,极难唤醒,生命体征比觉醒时明显下降,体内生长激素大量分泌,人体组织愈合加快,遗尿和梦游可能发生,脑电波为慢而高的δ波。

2.快波睡眠

快波睡眠亦称异相睡眠或快速眼球运动睡眠(rapid eye movement sleep,REM sleep)。此期的睡眠特点是眼球转动很快,脑电波活跃,与觉醒时很难区分。其表现与慢波睡眠相比,是各种感觉功能进一步减退,唤醒阈值提高,极难唤醒,同时骨骼肌张力消失,肌肉几乎完全松弛。此外,这一阶段还会有间断的阵发性表现,如眼球快速运动、部分躯体抽动,同时有心排血量增加、血压上升、心率加快、呼吸加快而不规则等交感神经兴奋的表现。多数在醒来后能够回忆的生动、逼真的梦境都是在此期发生的。

睡眠中的一些时相对人体具有特殊的意义,如在 NREM 第Ⅳ期的睡眠中,机体会释放大量的生长激素来修复和更新上皮细胞和某些特殊细胞,如脑细胞,故慢波睡眠有利于促进生长和体力的恢复。而 REM 睡眠则对于学习记忆和精力恢复似乎很重要。因为在快波睡眠中,脑耗氧量增加,脑血流量增多,且脑内蛋白质合成加快,有利于建立新的突触联系,可加快幼儿神经系统成熟。同时快波睡眠对保持精神和情绪上的平衡最为重要。因为这一时期的梦境都是生动的、充满感情色彩的,此梦境可减轻、缓解精神压力,使人将忧虑的事情从记忆中消除。非快速眼球运动睡眠与快速眼球运动睡眠的比较见表 1-3。

表 1-3　非快速眼球运动睡眠与快速眼球运动睡眠的比较

项目	非快速眼球运动睡眠	快速眼球运动睡眠
脑电图	(1)第Ⅰ期:低电压 α 节律 8～12 次/秒 (2)第Ⅱ期:宽大的梭状波 14～16 次/秒 (3)第Ⅲ期:梭状波与 δ 波交替 (4)第Ⅳ期:慢而高的 δ 波 1～2 次/秒	去同步化快波
眼球运动	慢的眼球转动或没有	阵发性的眼球快速运动
生理变化	(1)呼吸、心率减慢且规则 (2)血压、体温下降 (3)肌肉渐松弛 (4)感觉功能减退	(1)感觉功能进一步减退 (2)肌张力进一步减弱 (3)有间断的阵发性表现:心排血量增加,血压升高,呼吸加快且不规则,心率加快
合成代谢	人体组织愈合加快	脑内蛋白质合成加快
生长激素	分泌增加	分泌减少
其他	第Ⅳ期发生夜尿和梦游	做梦且多为充满感情色彩、稀奇古怪的梦

（四）睡眠周期

对大多数成人而言,睡眠是每 24 小时循环一次的周期性程序。一旦入睡,成人平均每晚经历 4～6 个完整的睡眠周期,每个睡眠周期由不同的睡眠时相构成,分别是 NREM 睡眠的四个时相和 REM 睡眠,持续 60～120 分钟,平均为 90 分钟。睡眠周期各时相按一定的顺序重复出现。这一模式总是从 NREM 第 1 期开始,依次经过第Ⅱ期、第Ⅲ期、第Ⅳ期之后,返回 NREM 的第Ⅲ期然后到第Ⅱ期,再进入 REM 期,当 REM 期完成后,再回到 NREM 的第Ⅱ期(图 1-3),如此周而复始。在睡眠时相周期的任一阶段醒而复睡时,都需要从头开始依次经过各期。

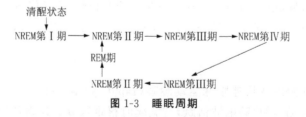

图 1-3　睡眠周期

在睡眠周期中,每一时相所占的时间比例随睡眠的进行而有所改变。一般刚入睡时,个体进入睡眠周期约 90 分钟后才进入 REM 睡眠,随睡眠周期的进展,NREM 第Ⅲ、Ⅳ时相缩短,REM

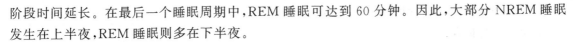

阶段时间延长。在最后一个睡眠周期中,REM 睡眠可达到 60 分钟。因此,大部分 NREM 睡眠发生在上半夜,REM 睡眠则多在下半夜。

(五)影响睡眠的因素

1.生理因素

(1)年龄:通常人睡眠的需要量与其年龄成反比,但有个体差异。新生儿期每天睡眠时间最长,可达 16～20 小时,成人 7～8 小时。

(2)疲劳:适度的疲劳,有助于入睡,但过度的精力耗竭反而会使入睡发生困难。

(3)昼夜节律:"睡眠-觉醒"周期具有生物钟式的节律性,如果长时间频繁地夜间工作或航空时差,就会造成该节律失调,从而影响入睡及睡眠质量。

(4)内分泌变化:妇女月经前期和月经期常出现嗜睡现象,绝经期妇女常失眠,与内分泌变化有关。

(5)寝前习惯:睡前的一些行为习惯,如看报纸杂志、听音乐、喝牛奶、洗热水澡或泡脚等,当这些习惯突然改变或被阻碍时,可能使睡眠发生障碍。

(6)食物因素:含有较多 L-色氨酸的食物,如肉类、乳制品和豆类都能促进入睡,缩短入睡时间,是天然的催眠剂;少量饮酒能促进放松和睡眠,但大量饮酒会干扰睡眠,使睡眠变浅;含有咖啡因的浓茶、咖啡及可乐饮用后使人兴奋,即使入睡也容易中途醒来,且总睡眠时间缩短。

2.病理因素

(1)疾病影响:几乎所有疾病都会影响睡眠。例如,各种原因引起的疼痛未能及时缓解时严重影响睡眠,精神分裂症、强迫性神经症等患者常处于过度觉醒状态。生病的人需要更多时间的睡眠来促进机体康复,却往往因为多种症状困扰或特殊的治疗限制而无法获得正常的睡眠。

(2)身体不适:身体的舒适是获得休息与安睡的先决条件,饥饿、腹胀、呼吸困难、憋闷、身体不洁、皮肤瘙痒、体位不适等都是常见的影响睡眠的原因。

3.环境因素

睡眠环境影响睡眠状况,适宜的温湿度、安静、整洁、舒适、空气清新的环境常可增进睡眠,反之则会对睡眠产生干扰。

4.心理因素

焦虑不安、强烈的情绪反应(如恐惧、悲哀、激动、喜悦)、家庭或人际关系紧张等常常影响患者的睡眠。

5.其他

食物摄入多少、体育锻炼情况、某些药物等也会影响睡眠形态。

(六)促进睡眠的护理措施

1.增进舒适

人们在感觉舒适和放松时才能入睡。为了使患者放松,对于一些遭受病痛折磨的患者采用有效镇痛的方法;做好就寝前的晚间护理,如协助患者洗漱、排便;帮助患者处于正确的睡眠姿势,妥善安置身体各部位的导管、引流管,以及牵引、固定等特殊治疗措施。

2.环境控制

人们睡眠时需要的环境条件包括适宜的室温和通风、最低限度的声音、舒适的床和适当的照明。一般冬季室温 18～22 ℃、夏季 25 ℃左右,相对湿度以 50%～60% 为宜;根据患者需要,睡前开窗通风,清除病房内异味,使空气清新;保持病区安静,尽量减少晚间交谈;提供清洁、干燥的卧具和舒适的枕头、被服;夜间调节住院房间的灯光。

3.重视心理护理

多与患者沟通交流,找出影响患者休息与睡眠的心理社会因素,通过鼓励倾诉、正确指导,消除患者紧张和焦虑情绪,恢复平静、稳定的状态,提高休息和睡眠质量。

4.建立休息和睡眠周期

针对患者的不同情况,帮助患者建立适宜的休息和睡眠周期。患者入院后,原有的休息和睡眠规律被打乱,护士应在患者醒时进行评估、治疗和常规护理工作,避免因一些非必需任务而唤醒患者,同时鼓励患者合理安排日间活动,适当锻炼。

5.尊重患者的睡眠习惯

病情允许的情况下,护理人员应尽可能根据患者就寝前的一些个人习惯,选择如提供温热饮料,允许短时间的阅读、听音乐,协助沐浴或泡脚等方式促进睡眠。

6.健康教育

使患者了解睡眠对健康与康复的重要作用,身心放松的重要意义和一些促进睡眠的常用技巧。与患者一起讨论有关休息和睡眠的知识,分析困扰患者睡眠的因素,针对具体情况给予相应指导,帮助患者建立有规律的生活方式,养成良好的睡眠习惯。

(王庆香)

第三节 清 洁 护 理

清洁是患者的基本需求之一,是维持和获得健康的重要保证,清洁可以清除微生物及污垢,防止细菌繁殖,促进血液循环,有利于体内废物排泄,同时清洁使人感到愉快、舒适。

一、口腔护理

口腔护理的目的有以下几方面。

(1)保持口腔的清洁、湿润,使患者舒适,预防口腔感染等并发症。

(2)防止口臭、口垢,促进食欲,保持口腔的正常功能。

(3)观察口腔黏膜和舌苔的变化、特殊的口腔气味,可提供病情的动态信息,如肝功能不全患者,出现肝臭,常是肝昏迷的先兆。

常用的漱口液有生理盐水、朵贝尔溶液(复方硼酸溶液)、1%～3%过氧化氢溶液、2%～3%硼酸溶液、1%～4%碳酸氢钠溶液、0.02%呋喃西林溶液、0.1%醋酸溶液。

(一)协助口腔冲洗

1.目的

协助口腔手术后使用固定器,或对有口腔病变的患者清洁口腔。

2.用物准备

治疗碗、治疗巾、弯盘、生理盐水、朵贝尔溶液、口镜、抽吸设备、压舌板、手电筒、20 mL空针及冲洗针头。

3.操作步骤

(1)洗手。

(2)准备用物携至患者床旁。

(3)向患者解释。协助患者采取半坐位式,并于胸前铺治疗巾及放置弯盘。①装生理盐水及朵贝尔溶液于溶液盘内,并接上,用20 mL注射器抽吸并连接针头。②协助医师冲洗。③冲洗毕,擦干患者嘴巴。④整理用物后洗手。⑤记录。

4.注意事项

为了避免冲洗中弄湿患者,必要时给予手电筒照光,冲洗时需特别注意齿缝、前庭外,若有舌苔,可用压舌板外包纱布予以机械性刮除,冲洗中予以持续性的低压抽吸,必要时协助更换湿衣服。

(二)特殊口腔冲洗

1.用物准备

(1)治疗盘:治疗碗(内盛含有漱口液的棉球12～16个,棉球湿度以不能挤出液体为宜;弯血管钳、镊子)、压舌板、弯盘、吸水管、杯子、治疗巾、手电筒,需要时备张口器。

(2)外用药:按需准备,如液状石蜡、冰硼散、西瓜霜、金霉素甘油等,酌情使用。

2.操作步骤

(1)将用物携至床旁,向患者解释以取得合作。

(2)协助患者侧卧,面向护士,取治疗巾,围于颌下,置弯盘于口角边。

(3)先湿润口唇、口角,观察口腔黏膜有无出血、溃疡等现象。对长期应用抗生素、激素者应注意观察有无真菌感染。有活动义齿者,应取下。一般先取上面义齿,后取下面义齿,并放置容器内,用冷开水冲洗刷净,待患者漱口后戴上或浸入清水中备用(昏迷的患者的义齿应浸于清水中保存)。浸义齿的清水应每天更换。义齿不可浸在乙醇或热水中,以免变色、变形和老化。

(4)协助患者用温开水漱口后,嘱患者咬合上下齿,用压舌板轻轻撑开一侧颊部,以弯血管钳夹有漱口液的棉球由内向门齿纵向擦洗。同法擦洗对侧。

(5)嘱患者张口,依次擦洗一侧牙齿上内侧面、上颌面、下内侧面、下颌面,再弧形擦洗一侧颊部。同法擦洗另一侧。洗舌面及硬腭部(勿触及咽部,以免引起恶心)。

(6)擦洗完毕,帮助患者用洗水管以漱口水漱口,漱口后用治疗巾拭去患者口角处水。

(7)口腔黏膜如有溃疡,酌情涂药于溃疡处。口唇干裂可涂擦液状石蜡。

(8)撤去治疗巾,清理用物,整理床单。

3.注意事项

(1)擦洗时动作要轻,特别是对凝血功能差的患者要防止碰伤黏膜及牙龈。

(2)昏迷患者禁忌漱口,需用张口器时,应从臼齿放入(牙关紧闭者不可用暴力张口),擦洗时须用血管钳夹紧棉球,每次一个,防止棉球遗留在口腔内,棉球蘸漱口水不可过湿,以防患者将溶液吸入呼吸道。

(3)传染病患者的用物按隔离消毒原则处理。

二、头发护理

(一)床上梳发

1.目的

梳发、按摩头皮,可促进血液循环,除去污垢和脱落的头发、头屑,使患者清洁舒适和美观。

2.用物准备

治疗巾、梳子、30％乙醇溶液、纸袋（放脱落头发）。

3.操作步骤

（1）铺治疗巾于枕头上，协助患者把头转向一侧。

（2）将头发从中间梳向两边，左手握住一股头发，由发梢逐渐梳到发根。长发或遇有打结时，可将头发绕在示指上慢慢梳理。避免强行梳拉，造成患者疼痛。如头发成团，可用30％乙醇湿润后，再小心梳理，同法梳理另一边。

（3）长发酌情编辫或扎成束，发型尽可能符合患者所好。

（4）将脱落头发置于纸袋中，撤下治疗巾。

（5）整理床单，清理用物。

（二）床上洗发（橡胶马蹄形垫法）

1.目的

同床上梳发、预防头虱及头皮感染。

2.用物准备

治疗车上备一只橡胶马蹄形垫，治疗盘内放小橡胶单、大、中毛巾各一条、眼罩或纱布、别针、棉球两只（以不吸水棉花为宜）、纸袋、洗发液或肥皂、梳子、小镜子、护肤霜，水壶内盛40～45 ℃热水，水桶（接污水）。必要时备电吹风。

3.操作步骤

（1）备齐用物携至床旁，向患者解释，以取得合作，根据季节关窗或开窗，室温以24 ℃为宜。按需要给予便盆。移开床旁桌椅。

（2）垫小橡胶单及大毛巾于枕上，松开患者衣领向内反折，将中毛巾围于颈部，以别针固定。

（3）协助患者斜角仰卧，移枕于肩下，患者屈膝，可垫膝枕于两膝下，使患者体位安全舒适。

（4）置马蹄形垫垫于患者后颈部，使患者颈部枕于突起处，头在槽中，槽形下部接污水桶。

（5）用棉球塞两耳，用眼罩或纱布遮盖双眼或嘱患者闭上眼。

（6）洗发时先用两手掬少许水于患者头部试温，询问患者感觉，以确定水温是否合适，然后用水壶倒热水充分湿润头发，倒洗发液于手掌上，涂遍头发，用指尖揉搓头皮和头发，用力要适中，揉搓方向由发际向头顶部，使用梳子除去落发，置于纸袋中，用热水冲洗头发，直到冲净为止。观察患者的一般情况，注意保暖，洗发完毕，解下颈部毛巾，包住头发，一手托头，一手撤去橡胶马蹄垫。除去耳内棉球及眼罩，用患者自备的毛巾擦干脸部，酌情使用护肤霜。

（7）帮助患者卧于床正中，将枕、橡胶单、浴巾一起自肩下移至头部，用包头的毛巾揉搓头发，再用大毛巾擦干或电风吹干。梳理成患者习惯的发型，撤去上述用物。

（8）整理床单，清理用物。

4.注意事项

（1）要随时观察患者的病情变化，如脉搏、呼吸、血压有异常时应立即停止操作。

（2）注意室温和水温，及时擦干头发，防止患者受凉。

（3）防止水流入眼及耳内，避免沾湿衣服和床单。

（4）虚弱患者不宜洗发。

三、皮肤清洁与护理

（一）床上擦浴

1.用物准备

治疗车上备面盆两只、水桶两只（一桶盛热水，水温在 50～52 ℃，并按年龄、季节、习惯增减水温，另一桶接污水）、治疗盘（内置小毛巾两条、大毛巾、浴皂、梳子、小剪刀、50％乙醇、爽身粉）、清洁衣裤、被服。另备便盆、便盆布和屏风。

2.操作步骤

（1）推治疗车至床边，向患者解释，以取得合作。

（2）将用物放在便于操作处，关好门窗调节室温，用屏风或拉布遮挡患者，按需给予便盆。

（3）将脸盆放于床边桌上，倒入热水 2/3 满，测试水温，根据病情放平床头及床尾支架，松开床尾盖被。

（4）将微湿小毛巾包在右手上，为患者洗脸及颈部，左手扶患者头顶部，先擦眼，然后像写"3"字样，依次擦洗一侧额部、颊部、鼻翼部、人中、耳后下颌，直至颈部。另一侧同法操作。用较干毛巾依次擦洗一遍，注意擦净耳郭，耳后及颈部皮肤。

（5）为患者脱下衣服，在擦洗部位下面铺上浴巾，按顺序擦洗两上肢、胸腹部。协助患者侧卧，背向护士依次擦洗后颈部、背臀部，为患者换上清洁裤子。擦洗中，根据情况更换热水，注意擦净腋窝及腹股沟等处。

（6）擦洗的方法为先用涂肥皂的小毛巾擦洗，再用湿毛巾擦去皂液。清洗毛巾后再擦洗，最后用浴巾边按摩边擦干。动作要敏捷，为取得按摩效果，可适当用力。

（7）擦洗过程中，如患者出现寒战、面色苍白等病情变化时，应立即停止擦浴，给予适当的处理，同时注意观察皮肤有无异常。擦洗毕，可在骨突处用 50％乙醇做按摩，扑上爽身粉。

（8）整理床单，必要时梳发、剪指甲及更换床单。

（9）如有特殊情况，需做记录。

3.注意事项

护士操作时，要站在擦浴的一边，擦洗完一边后再转至另一边，站立时两脚要分开，重心应在身体中央或稍低处，拿水盆时，盆要靠近身边，减少体力消耗；操作时要体贴患者，保护患者自尊，动作要敏捷、轻柔，减少翻动和暴露，防止受凉。

（二）压疮的预防及护理

压疮是指机体局部组织由于长期受压，血液循环障碍，造成组织缺氧、缺血、营养不良而致的溃烂和坏死，也称压疮。导致活动受限的因素一般都会增加压疮的发生。常见的因素有压力、剪力、摩擦力、潮湿等。好发部位为枕部、耳郭、肩胛部、肘部、骶尾部、髋部、膝关节内外侧、外踝、足跟。

1.预防措施

预防压疮在于消除其发生的原因。因此，要求做到勤翻身、勤按摩、勤整理、勤更换。交班时要严格细致的交接局部皮肤情况及护理措施。

（1）避免局部长期受压：①鼓励和协助卧床患者经常更换卧位，使骨骼突出部位交替的受压，翻身间隔时间应根据病情及局部受压情况而定。一般 2 小时翻身一次，必要时 1 小时翻身一次，建立床头翻身记录卡。②保护骨隆突处和支持身体空隙处，将患者体位安置妥当后，可在身体空隙处垫软枕、海绵垫。需要时可垫海绵垫、气垫褥等,使支持体重的面积宽而均匀,作用于患者身上的正压及作用力分布在一个较大的面积上,从而降低在隆突部位皮肤上所受的压强。③对使用石膏、夹板、牵引的患者,衬垫应平整、松软适度,尤其要注意骨骼突起部位的衬垫,要仔细观察局部皮肤和肢端皮肤颜色改变的情况,认真听取患者反映,适当给予调节,如发现石膏绷带凹凸不平,应立即报告医师,及时修正。

(2)避免潮湿、摩擦及排泄物的刺激:①保持皮肤清洁干燥。大小便失禁、出汗及分泌物多的患者应及时擦干,以保护皮肤免受刺激。床铺要经常保持清洁干燥,平整无碎屑,被服污染要随时更换。不可让患者直接卧于橡胶单上。小儿要勤换尿布。②不可使用破损的便盆,以防擦伤皮肤。

(3)增进局部血液循环:对易发生压疮的患者,要常检查,用温水擦澡、擦背或用湿毛巾行局部按摩。手法按摩:①全背按摩,协助患者俯卧或侧卧,露出背部,先以热水进行擦洗,再以两手或一手沾上少许50%乙醇按摩。按摩者斜站在患者右侧,左腿弯曲在前,右腿伸直在后,从患者骶尾部开始,沿脊柱两侧边缘向上按摩(力量要能够刺激肌肉组织)至肩部时用环状动作。按摩后,手再轻轻滑至尾骨处。此时,左腿伸直,右腿弯曲,如此有节奏按摩数次,再用拇指指腹由骶尾部开始沿脊柱按摩至第7颈椎。②受压处局部按摩,沾少许50%乙醇,以手掌大、小鱼际紧贴皮肤,压力均匀向心方向按摩,由轻至重,由重至轻,每次3~5分钟。③电动按摩器按摩,电动按摩器是依靠电磁作用,引导治疗器头震动,以代替各种手法按摩,操作者持按摩器根据不同部位选择合适的按摩头,紧贴皮肤,进行按摩。

(4)增进营养的摄入:营养不良是导致压疮的内因之一,又可影响压疮的愈合。蛋白质是身体修补组织所必需的物质,维生素也可促进伤口愈合,因此在病情允许时可给予高蛋白、高维生素膳食,以增进机体抵抗力和组织修复能力。此外,适当补充矿物质,可促进慢性溃疡的愈合。

2.压疮的分期及护理

(1)淤血红润期:为压疮初期,局部皮肤受压或受到潮湿刺激后,开始出现红、肿、热、麻木或有触痛。此期要及时除去致病原因,加强预防措施,如增加翻身次数以及防止局部继续受压、受潮。

(2)炎性浸润期:红肿部位如果继续受压,血液循环仍得不到改善,静脉回流受阻,局部静脉淤血,受压表面呈紫红色,皮下产生硬结,表面有水疱形成,对未破小水泡要减少摩擦,防破裂感染,让其自行吸收,大水疱用无菌注射器抽出泡内液体,涂以消毒液,用无菌敷料包扎。

(3)溃疡期:静脉血液回流受到严重障碍,局部淤血致血栓形成,组织缺血缺氧。轻者,浅层组织感染,脓液流出,溃疡形成;重者,坏死组织发黑,脓性分泌物增多,有臭味,感染向周围及深部扩展,可达骨骼,甚至可引起败血症。

四、会阴部清洁卫生的实施

(一)目的

保持清洁,清除异味,预防或减轻感染、增进舒适、促进伤口愈合。

(二)用物准备

便盆、屏风、橡胶单、中单、清洁棉球、大量杯、镊子、浴巾、毛巾、水壶(内盛50~52 ℃的温水)、清洁剂或呋喃西林棉球。

（三）操作方法

1.男患者会阴的护理

（1）携用物至患者床旁,核对后解释。

（2）患者取仰卧位。为遮挡患者,可将浴巾折成扇形盖在患者的会阴部及腿部。

（3）带上清洁手套,一手提起阴茎,一手取毛巾或用呋喃西林棉球擦洗阴茎头部、下部和阴囊。擦洗肛门时,患者可取侧卧位,护士一手将臀部分开,一手用浴巾将肛门擦洗干净。

（4）为患者穿好衣裤,根据情况更换衣、裤、床单。整理床单,患者取舒适卧位。

（5）整理用物,并记录。

2.女患者会阴部护理

（1）用物至患者床旁,核对后解释。

（2）患者取仰卧位。为遮挡患者可将浴巾折成扇形盖在患者的会阴部及腿部。

（3）先将橡胶单及中单置于患者臀下,再置便盆于患者臀下。

（4）护士一手持装有温水的量杯,一手持夹有棉球的大镊子,边冲水边用棉球擦洗。

（5）冲洗后擦干各部位。撤去便盆及橡胶单和中单。

（6）为患者穿好衣裤,根据情况更换衣、裤、床单。整理床单,患者取舒适卧位。

（7）整理用物,并记录。

（四）注意事项

（1）操作前应向患者说明目的,以取得患者的合作。

（2）在执行操作的原则上,尽可能尊重患者习惯。

（3）注意遮挡患者,保护患者隐私。

（4）冲洗时从上至下。

（5）操作完毕应及时记录所观察到的情况。

（王庆香）

第四节 导 尿 术

一、目的

（1）为尿潴留患者解除痛苦;使尿失禁患者保持会阴清洁干燥。

（2）收集无菌尿标本,做细菌培养。

（3）避免盆腔手术时误伤膀胱,为危重、休克患者正确记录尿量,测尿比重提供依据。

（4）检查膀胱功能,测膀胱容量、压力及残余尿量。

（5）鉴别尿闭和尿潴留,以明确肾功能不全或排尿功能障碍。

（6）诊断及治疗膀胱和尿道的疾病在医学教育网搜集整理,如进行膀胱造影或对膀胱肿瘤患者进行化学治疗（化疗）等。

二、准备

(一)物品准备

(1)治疗盘内:橡皮圈一个,别针一枚,备皮用物一套,一次性无菌导尿包一套(治疗碗两个、弯盘、双腔气囊导尿管根据年龄选不同型号导尿管,弯血管钳一把、镊子一把、小药杯内置棉球若干个,液状石蜡棉球瓶一个,洞巾一块),弯盘一个,一次性手套一双,治疗碗一个(内盛棉球若干个),弯血管钳一把、镊子两把、无菌手套一双,常用消毒溶液,0.1%苯扎溴铵(新洁尔灭)、0.1%氯己定等,无菌持物钳及容器一套,男患者导尿另备无菌纱布两块。

(2)治疗盘外:小橡胶单和治疗巾一套(或一次性治疗巾),便盆及便盆巾。

(二)患者、护理人员及环境准备

患者了解导尿目的、方法、注意事项及配合要点。取仰卧屈膝位,调整情绪,指导或协助患者清洗外阴,备便盆。护理人员应衣帽整齐,修剪指甲,洗手,戴口罩。环境安静、整洁、光线、温湿度适宜,关闭门窗,备屏风或隔帘。

三、评估

(1)评估患者病情、治疗情况、意识、心理状态及合作度。

(2)患者排尿功能异常的程度,膀胱充盈度及会阴部皮肤、黏膜的完整性。

(3)向患者解释导尿的目的、方法、注意事项及配合要点。

四、操作步骤

将用物推至患者处,核对患者床号、姓名,向患者解释导尿的目的、方法、注意事项及配合要点。消除患者紧张和窘迫的心理,以取得合作。

(1)用屏风或隔帘遮挡患者,保护患者的隐私,使患者精神放松。

(2)帮助患者清洗外阴部,减少逆行尿路感染的机会。

(3)检查导尿包的日期,是否严密干燥,确保物品无菌性,防止尿路感染。

(4)根据男女性尿道解剖特点执行不同的导尿术。

(一)男性患者导尿术操作步骤

(1)操作者位于患者右侧,帮助患者取仰卧屈膝位,脱去对侧裤腿,盖在近侧腿上,对侧下肢和上身用盖被盖好,两腿略外展,暴露外阴部。

(2)将一次性橡胶单和治疗巾垫于患者臀下,弯盘放于患者臀部,治疗碗内盛棉球若干个。

(3)左手戴手套,用纱布裹住阴茎前 1/3,将阴茎提起,另一手持镊子夹消毒棉球按顺序消毒,阴茎后 2/3 部-阴阜-阴囊暴露面。

(4)用无菌纱布包裹消毒过的阴茎后 2/3 部-阴阜-阴囊暴露面,消毒阴茎前 1/3,并将包皮向后推,换另一把镊子夹消毒棉球消毒尿道口,向外螺旋式擦拭龟头-冠状沟-尿道口数次,包皮和冠状沟易藏污,应彻底消毒,预防感染。污棉球置于弯盘内移至床尾。

(5)在患者两腿间打开无菌导尿包,用持物钳夹浸消毒液的棉球于药杯内。

(6)戴无菌手套,铺洞巾,使洞巾与包布内面形成无菌区域。嘱患者勿移动肢体保持体位,以免污染无菌区。

(7)按操作顺序排列好用物,用镊子取液状石蜡棉球,润滑导尿管前端。

（8）左手用纱布裹住阴茎并提起，使之与腹壁呈60°，使耻骨前弯消失，便于插管。将包皮向后推，右手用镊子夹取浸消毒液的棉球，按顺序消毒尿道口、螺旋消毒龟头、冠状沟、道口数遍，每个棉球只可用一次，禁止重复使用，确保消毒部位不受污染，污棉球置于弯盘内，右手将弯盘移至靠近床尾无菌区域边沿，便于操作。

（9）左手固定阴茎，右手将治疗碗置于洞巾口旁，男性尿道长而且又有三个狭窄处，当插管受阻时，应稍停片刻嘱患者深呼吸，减轻尿道括约肌紧张，再徐徐插入导尿管，切忌用力过猛而损伤尿道。

（10）用另一只血管钳夹持导尿管前端，对准尿道口轻轻插入20～22 cm，见尿液流出后，再插入约2 cm，将尿液引流入治疗碗（第一次放尿不超过1 000 mL，防止大量放尿，腹腔内压力急剧下降，血液大量滞留腹腔血管内，血压下降虚脱及膀胱内压突然降低，导致膀胱黏膜急剧充血，发生血尿）。

（11）治疗碗内尿液盛2/3满后，可用血管钳夹住导尿管末端，将尿液导入便器内，再打开导尿管继续放尿。注意询问患者的感觉，观察患者的反应。

（12）导尿毕，夹住导尿管末端，轻轻拔出导尿管，避免损伤尿道黏膜。撤下洞巾，擦净外阴，脱去手套置弯盘内，撤出臀部一次性橡胶单和治疗巾，将其置于治疗车下层。协助患者穿好裤子，整理床单位。

（13）整理用物。

（14）洗手，记录。

（二）女性患者导尿术操作步骤

（1）操作者位于患者右侧，帮助患者取仰卧屈膝位，脱去对侧裤腿，盖在近侧腿上，对侧下肢和上身用盖被盖好，两腿略外展，暴露外阴部。

（2）将一次性橡胶单和治疗巾垫于患者臀下，弯盘放于患者臀部，治疗碗内盛棉球若干个。

（3）左手戴手套，右手持血管钳夹取消毒棉球做外阴初步消毒，由外向内，自上而下，依次消毒阴阜、两侧大阴唇。

（4）左手分开大阴唇，换另一把镊子按顺序消毒大小阴唇之间-小阴唇-尿道口-自尿道口至肛门，减少逆行感染的机会。污棉球置于弯盘内，消毒完毕，脱下手套置于治疗碗内，污物放置治疗车下层。

（5）在患者两腿间打开无菌导尿包，用持物钳夹浸消毒液的棉球于药杯内。

（6）戴无菌手套，铺洞巾，使洞巾与包布内面形成无菌区域。嘱患者勿移动肢体保持体位，以免污染无菌区。

（7）按操作顺序排列好用物，用镊子取液状石蜡棉球，润滑导尿管前端。

（8）左手拇指、食指分开并固定小阴唇，右手持弯持物钳夹取消毒棉球，按由内向外，自上而下顺序消毒尿道口、两侧小阴唇、尿道口，尿道口处要重复消毒一次，污棉球及弯血管钳置于弯盘内，右手将弯盘移至靠近床尾无菌区域边沿，便于操作。

（9）右手将无菌治疗碗移至洞巾旁，嘱患者张口呼吸，用另一只弯血管钳夹持导尿管对准导尿口轻轻插入尿道4～6 cm，见尿液后再插入1～2 cm。

（10）左手松开小阴唇，下移固定导尿管，将尿液引入治疗碗。注意询问患者的感觉，观察患者的反应。

（11）导尿毕，夹住导尿管末端，轻轻拔出导尿管，避免损伤尿道黏膜。撤下洞巾，擦净外阴，脱去手套置弯盘内,撤出臀部一次性橡胶单和治疗巾,将其置于治疗车下层。协助患者穿好裤子,整理床单位。

(12)整理用物。

(13)洗手,记录。

五、注意事项

(1)向患者及其家属解释留置导尿管的目的和护理方法,使其认识到预防泌尿道感染的重要性,并主动参与护理。

(2)保持引流通畅,避免导尿管扭曲堵塞,造成引流不畅。

(3)防止泌尿系统逆行感染。

(4)患者每天摄入足够的液体,每天尿量维持在 2 000 mL 以上,达到自然冲洗尿路的目的,以减少尿路感染和结石的发生。

(5)保持尿道口清洁,女患者用消毒棉球擦拭外阴及尿道口,如分泌物过多,可用0.02％高锰酸钾溶液冲洗,再用消毒棉球擦拭外阴及尿道口。男患者用消毒棉球擦拭尿道口、阴茎头及包皮,1~2次/天。

(6)每周定时更换集尿袋一次,定时排空集尿袋,并记录尿量。

(7)每月定时更换导尿管一次。

(8)采用间歇性夹管方式,训练膀胱反射功能。关闭导尿管,每4小时开放一次,使膀胱定时充盈和排空,促进膀胱功能地恢复。

(9)离床活动时,应用胶布将导尿管远端固定在大腿上,集尿袋不得超过膀胱高度,防止尿液逆流。

(10)协助患者更换体位,倾听患者主诉,并观察尿液性状、颜色和量,尿常规每周检查一次,若发现尿液混浊、沉淀、有结晶,应做膀胱冲洗。

(柳晓梅)

第五节 铺 床 法

病床是病室的主要设备,是患者睡眠与休息的必需用具。患者,尤其是卧床患者与病床朝夕相伴,因此,床铺的清洁、平整和舒适,可使患者心情舒畅,增强治愈疾病的自信心,并可预防并发症的发生。

铺床总的要求为舒适、平整、安全、实用、节时、节力。常用的病床有以下几种。①钢丝床:有的可通过支起床头、床尾(二截或三截摇床)而调节体位,有的床脚下装有小轮,便于移动。②木板床:为骨科患者所用。③电动控制多功能床:患者可自己控制升降或改变体位。

病床及被服类规格要求如下。①一般病床:高 60 cm,长 200 cm,宽 90 cm。②床垫:长宽与床规格相同,厚 9 cm。以棕丝制作垫芯为好,也可用橡胶泡沫、塑料泡沫制作垫芯,垫面选帆布制作。③床褥:长宽同床垫,一般用棉花制作褥芯,棉布制作褥面。④棉胎:长 210 cm,宽 160 cm。⑤大单:长 250 cm,宽 180 cm。⑥被套:长 230 cm,宽 170 cm,尾端开口缝四对带。

⑦枕芯:长 60 cm,宽 40 cm,内装木棉或高弹棉,用棉布制作枕面。⑧枕套:长 65 cm,宽 45 cm。⑨橡胶单:长 85 cm,宽 65 cm,两端各加白布 40 cm。⑩中单:长 85 cm,宽 170 cm。

以上各类被服均以棉布制作。

一、备用床

(一)目的

铺备用床是为了准备接收新患者和保持病室整洁美观。

(二)用物准备

床、床垫、床褥、枕芯、棉胎或毛毯、大单、被套或罩单、枕套。

(三)操作方法

1.被套法

(1)将上述物品置于护理车上,推至床前。

(2)移开床旁桌,距床 20 cm,并移开床旁椅置床尾正中,距床 15 cm。

(3)将用物按铺床操作的顺序放于椅上。

(4)翻床垫,自床尾翻向床头或反之,上缘紧靠床头。床褥铺于床垫上。

(5)铺大单,取折叠好的大单放于床褥上,使中线与床的中线对齐,并展开拉平,先铺床头后铺床尾。①铺床头:一手托起床头的床垫,一手伸过床的中线将大单塞于床垫下,将大单边缘向上提起呈等边三角形,下半三角平整塞于床垫下,再将上半三角翻下塞于床垫下。②铺床尾:至床尾拉紧大单,一手托起床垫,一手握住大单,同法铺好床角。③铺中段:沿床沿边拉紧大单中部边沿,然后,双手掌心向上,将大单塞于床垫下。④至对侧:同法铺大单。

(6)套被套。①S 形式套被套法(图 1-4):被套正面向外使被套中线与床中线对齐,平铺于床上,开口端的被套上层倒转向上约 1/3。棉胎或毛毯竖向三折,再按 S 形横向三折。将折好的棉胎置于被套开口处,底边与被套开口边平齐。拉棉胎上边至被套封口处,并将竖折的棉胎两边展开与被套平齐(先近侧后对侧)。盖被上缘距床头 15 cm,至床尾逐层拉平盖被,系好带子。边缘向内折叠与床沿平齐,尾端掖于床垫下。同上法将另一侧盖被整理好。②卷筒式套被套法(图 1-5):被套正面向内平铺于床上,开口端向床尾,棉胎或毛毯平铺在被套上,上缘与被套封口边齐,将棉胎与被套上层一并由床尾卷至床头(也可由床头卷向床尾),自开口处翻转,拉平各层,系带,余同 S 形式。

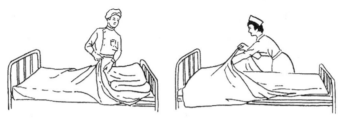

图 1-4 S 形套被套法

(7)套枕套,于椅上套枕套,使四角充实,系带子,平放于床头,开口背门。

(8)移回桌椅,检查床单,保持整洁。

2.被单法

(1)移开床旁桌、椅,翻转床垫、铺大单,同被套法。

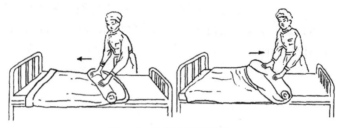

图 1-5　卷筒式套被套法

(2)将反折的大单(衬单)铺于床上,上端反折 10 cm,与床头齐,床尾按铺大单法铺好床尾。

(3)棉胎或毛毯平铺于衬单上,上端距床头 15 cm,将床头衬单反折于棉胎或毛毯上,床尾同大单铺法。

(4)铺罩单,正面向上对准床中线,上端与床头齐,床尾处则折成斜 45°,沿床边垂下。转至对侧,先后将衬单、棉胎及罩单同上法铺好。

(5)余同被套法。

(四)注意事项

(1)铺床前先了解病室情况,若患者进餐或做无菌治疗时暂不铺床。

(2)铺床前要检查床各部分有无损坏,若有则修理后再用。

(3)操作中要使身体靠近床边,上身保持直立,两腿前后分开稍屈膝以扩大支持面增加身体稳定性,既省力又能适应不同方向操作。同时手和臂的动作要协调配合,尽量用连续动作,以节省体力消耗,并缩短铺床时间。

(4)铺床后应整理床单位及周围环境,以保持病室整齐。

二、暂空床

(一)目的

铺暂空床是为了供新入院的患者或暂离床活动的患者使用和保持病室整洁美观的。

(二)用物准备

同备用床,必要时备橡胶中单、中单。

(三)操作方法

(1)将备用床的盖被折叠于床尾。若被单式,在床头将罩单向下包过棉胎上端,再翻上衬单做25 cm的反折,包在棉胎及罩单外面。然后将罩单、棉胎、衬单一并四折,叠于床尾。

(2)根据病情需要铺橡胶中单、中单。中单上缘距床头 50 cm,中线与床中线对齐,床沿的下垂部分一并塞床垫下。至对侧同上法铺好。

三、麻醉床

(一)目的

(1)铺麻醉床便于接受和护理手术后患者。

(2)使患者安全、舒适和预防并发症。

(3)防止被褥被污染,并便于更换。

（二）用物准备

1.被服类

同备用床,另加橡胶中单、中单两条。弯盘、纱布数块、血压计、听诊器、护理记录单、笔。根据手术情况备麻醉护理盘或急救车上备麻醉护理用物。

2.麻醉护理盘用物

治疗巾内置张口器、压舌板、舌钳、牙垫、通气导管、治疗碗、镊子、输氧导管、吸痰导管、纱布数块。治疗巾外放电筒、胶布等。必要时备输液架,吸痰器、氧气筒、胃肠减压器等。天冷时无空调设备应备热水袋及布套各两只、毯子。

（三）操作方法

（1）拆去原有枕套、被套、大单等。

（2）按使用顺序备齐用物至床边,放于床尾。

（3）移开床旁桌椅等同备用床。

（4）同暂空床,铺好一侧大单、中段橡胶中单、中单及上段橡胶中单、中单,上段中单与床头齐。转至对侧,按上法铺大单、橡胶中单、中单。

（5）铺盖被。①被套式:盖被头端两侧同备用床,尾端系带后向内或向上折叠与床尾齐,将向门口一侧的盖被三折叠于对侧床边。②被单式:头端铺法同暂空床,下端向上反折和床尾齐,两侧边缘向上反折同床沿齐,然后将盖被折叠于一侧床边。

（6）套枕套后将枕头横立于床头,以防患者躁动时头部碰撞床栏而受伤(图1-6)。

（7）移回床旁桌,椅子放于接受患者对侧床尾。

（8）麻醉护理盘置于床旁桌上,其他用物放于妥善处。

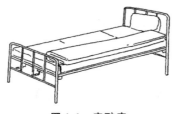

图 1-6　麻醉床

（四）注意事项

（1）铺麻醉床时,必须更换各类清洁被服。

（2）床头一块橡胶中单、中单可根据病情和手术部位需要铺于床头或床尾。若为下肢手术者将单铺于床尾,头胸部手术者铺于床头。若为全麻手术者则单铺于床头。而一般手术者,可只铺床中部中单即可。

（3）患者的盖被根据医院条件增减。冬季必要时可置热水袋两只加布套,分别放于床中部及床尾的盖被内。

（4）输液架、胃肠减压器等物放于妥善处。

四、卧有患者床

（一）扫床法

1.目的

（1）使病床平整无皱褶,患者睡卧舒适,保持病室整洁美观。

（2）随扫床操作协助患者变换卧位，又可预防压疮及坠积性肺炎。

2.用物准备

护理车上置浸有消毒液的半湿扫床巾的盆，扫床巾每床一块。

3.操作方法

（1）备齐用物，推护理车至患者床旁，向患者解释，以取得合作。

（2）移开床旁桌椅，半卧位患者，若病情许可，暂将床头、床尾支架放平，以便操作。若床垫已下滑，需上移与床头齐。

（3）松开床尾盖被，助患者翻身侧卧背向护士，枕头随患者翻身移向对侧。松开近侧各层被单，取扫床巾分别扫净中单、橡胶中单后搭在患者身上。然后自床头至床尾扫净大单上碎屑，注意枕下及患者身下部分各层应彻底扫净，最后将各单逐层拉平铺好。

（4）协助患者翻身侧卧于扫净一侧，枕头也随之移向近侧。转至对侧，以上法逐层扫净拉平铺好。

（5）协助患者平卧，整理盖被，将棉胎与被套拉平，掖成被筒，为患者盖好。

（6）取出枕头，揉松，放于患者头下，支起床上支架。

（7）移回床旁桌椅，整理床单位，保持病室整洁美观，向患者致谢意。

（8）清理用物，归回原处。

（二）更换床单法

1.目的

（1）使病床平整无皱褶，患者睡卧舒适，保持病室整洁美观。

（2）可协助患者变换卧位，又可预防压疮及坠积性肺炎。

2.用物准备

清洁的大单、中单、被套、枕套，需要时备患者衣裤。护理车上置浸有消毒液的半湿扫床巾的盆，扫床巾每床一块。

3.操作方法

（1）适用于卧床不起，病情允许翻身者（图1-7）。①备齐用物推护理车至患者床旁，向患者解释，以取得合作。移开床旁桌椅，半卧位患者，若病情许可，暂将床头、床尾支架放平，以便操作。若床垫已下滑，需上移与床头齐。清洁的被服按更换顺序放于床尾椅上。②松开床尾盖被，助患者侧卧，背向护士，枕头随之移向对侧。③松开近侧各单，将中单卷入患者身下，用扫床巾扫净橡胶中单上的碎屑，搭在患者身上再将大单卷入患者身下，扫净床上碎屑。④取清洁大单，使中线与床中线对齐。将对侧半幅卷紧塞于患者身近侧，半幅自床头、床尾、中部先后展平拉紧铺好，放下橡胶中单，铺上中单（另一半卷紧塞于患者身下），两层一并塞入床垫下铺平。移枕头并助患者翻身面向护士。转至对侧，松开各单，将中单卷至床尾大单上，扫净橡胶中单上的碎屑后搭于患者身上，然后将污大单从床头卷至床尾与污中单一并丢入护理车污衣袋或护理车下层。⑤扫净床上碎屑，依次将清洁大单、橡胶中单、中单逐层拉平，同上法铺好，助患者平卧。⑥解开污被套尾端带子，取出棉胎盖在污被套上并展平。将清洁被套铺于棉胎上（反面在外），两手伸入清洁被套内，抓住棉胎上端两角，翻转清洁被套，整理床头棉被，一手抓棉被下端，一手将清洁被套往下拉平，同时顺手将污棉套撤出放入护理车污衣袋或护理车下层。棉被上端可压在枕下或请患者抓住，然后至床尾逐层拉平后系好带子，掖成被筒为患者盖好。⑦一手托起头颈部，一手迅速取出枕头，更换枕套，助患者枕好枕头。⑧清理用物，归回原处。

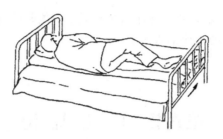

图 1-7 卧有允许翻身患者床换单法

(2)适用于病情不允许翻身的侧卧患者(图 1-8)。①备齐用物推护理车至患者床旁,向患者解释,以取得合作。移开床旁桌椅,半卧位患者,若病情许可,暂将床头、床尾支架放平,以便操作。若床垫已下滑,需上移与床头齐。清洁的被服按更换顺序放于床尾椅上。②两人操作。一人一手托起患者头颈部,另一人一手迅速取出枕头,放于床尾椅上。松开床尾盖被,大单、中单及橡胶中单。从床头将大单横卷成筒式至肩部。③将清洁大单横卷成筒式铺于床头,大单中线与床中线对齐,铺好床头大单。一人抬起患者上半身(骨科患者可利用牵引架上拉手,自己抬起身躯),将污大单、橡胶中单、中单一起从床头卷至患者臀下,同时另一人将清洁大单也随着污单拉至臀部。④放下上半身,一人托起臀部,一人迅速撤出污单,同时将清洁大单拉至床尾,橡胶中单放在床尾椅背上,污单丢入护理车污衣袋或护理车下层,展平大单铺好。⑤一人套枕套为患者枕好。一人备橡胶中单、中单,并先铺好一侧,余半幅塞患者身下至对侧,另一人展平铺好。⑥更换被套、枕套同方法一,两人合作更换。

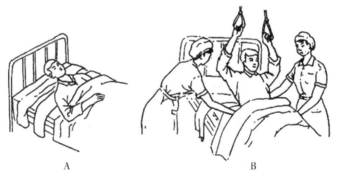

图 1-8 卧有不允许翻身患者床换单法

(3)盖被为被单式更换衬单和罩单的方法:①将床头污衬单反折部分翻至被下,取下污罩单丢入污衣袋或护理车下层。②铺大单(衬单)于棉胎上,反面向上,上端反折 10 cm,与床头齐。③将棉胎在衬单下由床尾退出,铺于衬单上,上端距床头 15 cm。④铺罩单,正面向上,对准中线,上端和床头齐。⑤在床头将罩单向下包过棉胎上端,再翻上衬单做 25 cm 的反折,包在棉胎和罩单的外面。⑥盖被上缘压于枕下或请患者抓住,在床尾撤出衬单,并逐层拉平铺好床尾,注意松紧,以防压迫足趾。

4.注意事项

(1)更换床单或扫床前,应先评估患者及病室环境是否适宜操作。需要时应关闭门窗。

(2)更换床单时注意保暖,动作敏捷,勿过多翻动和暴露患者,以免患者过劳和受凉。

(3)操作时要随时注意观察病情。

（4）患者若有输液管或引流管,更换床单时可从无管一侧开始,操作较为方便。

（5）撤下的污单切勿丢在地上或他人床上。

（赵欣欣）

第六节 床 上 擦 浴

一、目的

去除皮肤污垢,消除令人不快的身体异味,保持皮肤清洁,促进患者机体放松,增进患者舒适及活动度,防止肌肉挛缩和关节僵硬等并发症,刺激皮肤的血液循环,增加皮肤的排泄功能,防御皮肤感染和压疮的发生。适用于病情较重、长期卧床或使用石膏、牵引、卧床、生活不能自理及无法自行沐浴的患者,应给予床上擦浴适当刺激皮肤的血液循环,增加皮肤的排泄功能,防御皮肤感染和压疮的发生。皮肤覆盖于人体表面,是身体最大的器官。完整的皮肤还具有保护机体、调节体温、吸收、分泌、排泄及感觉等功能,是抵御外界有害物质入侵的第一道屏障。皮肤的新陈代谢迅速,其代谢产物如皮脂、汗液及表皮碎屑等能与外界细菌及尘埃结合成污垢,黏附于皮肤表面,如不及时清除,可刺激皮肤,降低皮肤的抵抗力,以致破坏其屏障作用,成为细菌入侵的门户,造成各种感染。因此,皮肤的清洁与护理有助于维持机体的完整性,给机体带来舒适感,可预防感染发生,防止压疮及其他并发症。

二、准备

(一)物品准备

治疗盘内:浴巾、毛巾各两条、沐浴液或浴皂、小剪刀、梳子、50％乙醇、护肤用品(爽身粉、润肤剂)、一次性油布一条、手套。

治疗盘外:面盆两个,水桶两个(一桶内盛50～52 ℃的温水,并按年龄、季节和生活习惯调节水温;另一桶接盛污水用)、清洁衣裤和被服、另备便盆、便盆巾和屏风。

(二)患者、操作人员及环境准备

患者了解床上擦浴目的、方法、注意事项及配合要点,根据需要协助患者使用便器排便,避免温水擦洗中引起患者的排尿和排便反射,调整情绪,指导或协助患者取舒适体位。操作人员应衣帽整齐,修剪指甲,洗手,戴口罩。环境安静、整洁、关闭门窗,室温控制在22～26℃,必要时备屏风。

三、评估

（1）评估病情、治疗情况、意识、心理状态、卫生习惯及合作度。

（2）患者皮肤情况,有无感染、破损及并发症、肢体活动度、自理能力。

（3）向患者解释床上擦浴的目的、方法、注意事项及配合要点。

四、操作步骤

（1）根据医嘱,确认患者,了解病情。

（2）向患者解释说明目的、过程及方法。解除患者紧张情绪，使患者有安全感，取得合作。

（3）拉布幔或屏风遮挡患者，预防受凉并保护患者隐私，使患者身心放松。

（4）面盆内倒入 50～52 ℃温水约 2/3 处或根据患者的习性调节水温。

（5）根据病情摇平床头及床尾支架，松开床尾盖被，放平靠近操作者的床挡，将患者身体移向床沿，尽量靠近操作者，确保患者舒适，利用人体力学的原理，减少操作过程中机体的伸展和肌肉紧张及疲劳度。

（6）戴手套，托起头颈部，将浴巾铺在枕头上，另一浴巾放在患者胸前（每擦一处均应在其下面铺浴巾，保护床单位，并用浴毯遮盖好擦洗周围的暴露部位），防止枕头和被褥弄湿。

（7）毛巾放入温水中浸透，拧至半干叠成手套状，包在操作者手上，用毛巾不同面，先擦患者眼部按由内眦到外眦依次擦干眼部，再用较干的毛巾擦洗一遍。毛巾折叠能提高擦洗效果，同时保持毛巾的温度。

（8）操作者一手轻轻固定患者头部，用洗面乳或香皂（根据患者习惯选择），依次擦洗患者额部、鼻翼、颊部、耳郭、耳后直至额下、颈部，再用清水擦洗，然后再用较干毛巾擦洗一遍。褶皱部应重复擦洗如额下、颈部位、耳郭、耳后。

（9）协助患者脱下上衣，置治疗车下层。按先近侧后对侧，先擦洗双上肢（上肢由远心端向近侧擦洗，避免静脉回流），再擦洗胸腹部顺序（腹部以脐为中心，从右向左顺结肠走向擦洗，乳房处环形擦洗）。先用涂浴皂的湿毛巾擦洗，再用湿毛巾擦净皂液，清洗拧干毛巾后再擦洗干，最后用大浴巾边按摩边擦干。根据需要随时调节更换水温。擦洗过程中注意观察患者病情及皮肤情况，患者出现寒战、面色苍白时，应立即停止擦洗，给予适当处理。

（10）协助患者侧卧，背向操作者，浴巾一底一盖置患者擦洗部下及暴露部位，依次进行擦洗后颈、背、臀部。背部及受压部位可用 50％乙醇做皮肤按摩，促进血液循环，防止并发症发生。根据季节扑爽身粉。

（11）协助患者更换清洁上衣，一般先穿远侧上肢，再穿近侧、患侧，再穿健侧，可减少关节活动，避免引起患者的疼痛不适。及时用棉被盖好胸、腹部，避免受凉。

（12）更换水、盆、毛巾，擦洗患者下肢、足部背侧，患者平卧，脱下裤子后侧卧，脱下衣物，置于治疗车下层，将浴巾纵向垫在下肢，浴巾盖于会阴部及下肢前侧，依次从踝部向膝关节、大腿背侧顺序擦洗。

（13）协助患者平卧，擦洗两下肢、膝关节处、大腿前侧部位。

（14）更换温水、盆、毛巾，擦洗会阴部、肛门处（注意肛门部皮肤的褶皱处擦洗干净，避免分泌物滞留，细菌滋生），撤去浴巾，为患者换上干净裤子。

（15）更换温水、盆、毛巾，协助患者移向近侧床边，盆移置足下，盆下铺一次性油布或将盆放于床旁椅上，托起患者小腿部屈膝，将患者双脚同时或先后浸泡于盆内，浸泡片刻软化角质层，洗清双足，擦干足部。

（16）根据需要修剪指甲，足部干裂者涂护肤品，防止足部干燥和粗糙。

（17）为患者梳头，维护患者个人形象，整理床单位，必要时更换床单。

（18）协助患者取舒适体位后，开窗换气。

（19）整理用物，进行清洁消毒处理，避免致病菌的传播。

（20）洗手、记录。

五、注意事项

（1）按擦浴顺序、步骤和方法进行。

（2）擦洗眼部时，尽量避免浴皂，防止对眼部刺激。

（3）操作过程中注意观察患者的病情变化，保持与患者沟通，询问患者感受。

（4）擦洗动作要轻柔、利索，尽量注意少搬动、少暴露患者，注意保暖。

（5）擦洗时注意褶皱处如额下、颈部、耳郭、耳后、腋窝、指间、乳房下褶皱处、脐部、腹股沟、肛周等要擦洗干净。

（6）肢体有损伤者，应先脱健侧衣裤后脱患侧，穿时应先穿患侧衣裤后穿健侧，避免患者关节的过度活动，引起疼痛和损伤。

（赵欣欣）

第七节　机械吸痰法

一、目的

清除呼吸道分泌物，保持呼吸道通畅，预防并发症发生。适用于排痰无力、痰液黏稠、意识不清、危重、老年体弱及身体各脏器衰竭者。可通过患者口腔、鼻腔、气管插管或气管切开处进行负压吸引。

二、准备

（一）用物准备

（1）治疗盘外：电动吸引器或中心吸引器包括马达、偏心轮、气体过滤器、压力表、安全瓶、贮液瓶；开口器、舌钳、压舌板、电源插座等。

（2）治疗盘内：带盖缸两只（一只盛消毒一次性吸痰管若干根、一只盛有消毒液的盐水瓶）、消毒玻璃接管、治疗碗两个（一只内盛无菌生理盐水、一只内盛消毒液用于消毒玻璃接管）、弯盘、消毒纱布、无菌弯血管钳一把、消毒镊子一把、棉签一包、液状石蜡、冰硼散等，急救箱一个备用。

（二）患者、护理人员及环境准备

患者取舒适体位，稳定情绪，了解吸痰目的、方法、注意事项及配合要点。护理人员应衣帽整齐，修剪指甲，洗手，戴口罩。环境安静、整洁、光线、温湿度适宜。

三、操作步骤

（1）携用物至病床旁，接通电源，打开开关，调节负压，检查吸引器性能。

（2）检查患者口腔（昏迷患者可借助压舌板及开口器）、鼻腔，有无义齿，如有应先取下活动义齿，患者头部转向一侧，面向操作者。

（3）连接吸痰管，先吸少量生理盐水。用于检查吸痰管是否通畅，并润滑吸痰管前端。

（4）一手反折吸痰管末端，另一手持无菌弯血管钳或无菌镊子夹取吸痰管前端，插入口咽部

10～15 cm(过深可触及支气管处,易堵塞呼吸道)后,放松吸痰管末端,先吸口咽部分泌物,再吸气管内分泌物。吸痰时采取上下左右旋转吸痰管的方法,以利于呼吸道分泌物吸出,避免损伤呼吸道黏膜。每次吸引时间少于 15 秒,防止缺氧。

(5)吸痰管拔出后,用生理盐水抽吸。防止分泌物堵塞吸痰管。

(6)观察患者呼吸道是否畅通及面部、呼吸、心率、血压等情况及吸出液的色、质、量。

(7)协助患者擦净面部分泌物,整理床单位,取舒适体位。

(8)处理用物,清洁吸痰管玻璃接头后,放入盛有消毒液的治疗碗中浸泡,或清洁后,置低温消毒箱内消毒备用。

(9)洗手,观察并记录治疗效果与反应。

四、注意事项

(1)严格无菌操作,吸痰管应即吸即弃。

(2)吸痰动作应轻柔,以防呼吸道黏膜损伤。

(3)痰液黏稠者可配合叩击、雾化吸入,提高治疗效果。

(4)储液瓶内的液体不得超过 2/3。

(5)每次吸痰时间不超过 15 秒,以免缺氧。

(6)两次吸痰间隔不少于 30 分钟。

(7)气管隆嵴处不宜反复刺激,避免引起咳嗽反射。

(赵欣欣)

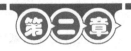

消化内科护理

第一节 反流性食管炎

反流性食管炎(reflux esophagitis,RE)是指胃、十二指肠内容物反流入食管所引起的食管黏膜炎症、糜烂、溃疡和纤维化等病变,甚至引起咽喉、气管等食管以外的组织损害。其发病男性多于女性,男女比例为(2~3)：1,发病率为1.92%。随着年龄的增长,食管下段括约肌收缩力的下降,胃、十二指肠内容物自发性反流,而使老年人反流性食管炎的发病率有所增加。

一、病因与发病机制

(一)抗反流屏障削弱

食管下括约肌是指食管末端3~4 cm长的环形肌束。正常人静息时压力为1.3~4.0 kPa(10~30 mmHg),为一高压带,防止胃内容物反流入食管。由于年龄的增长,机体老化导致食管下括约肌的收缩力下降引起食物反流。一过性食管下括约肌松弛也是反流性食管炎的主要发病机制。

(二)食管清除作用减弱

正常情况下,一旦发生食物的反流,大部分反流物通过1~2次食管自发和继发性的蠕动性收缩将食管内容物排入胃内,即容量清除,剩余的部分则由唾液缓慢地中和。老年人食管蠕动缓慢和唾液产生减少,影响了食管的清除作用。

(三)食管黏膜屏障作用下降

反流物进入食管后,可以凭借食管上皮表面黏液、不移动水层和表面HCO_3^-、复层鳞状上皮等构成上皮屏障,以及黏膜下丰富的血液供应构成的后上皮屏障,发挥其抗反流物对食管黏膜损伤的作用。随着机体老化,食管黏膜逐渐萎缩,黏膜屏障作用下降。

二、护理评估

(一)健康史
询问患者的饮食结构及习惯、有无长期服用药物史。

（二）身体评估

1.反流症状

反酸、反食、反胃（指胃内容物在无恶心和不用力的情况下涌入口腔）、嗳气等，多在餐后明显或加重，平卧或躯体前屈时易出现。

2.反流物引起的刺激症状

胸骨后或剑突下烧灼感、胸痛、吞咽困难等。常由胸骨下段向上延伸，常在餐后1小时出现，平卧、弯腰或腹压增高时可加重。反流物刺激食管痉挛导致胸痛，常发生在胸骨后或剑突下。严重时可为剧烈刺痛，可放射到后背、胸部、肩部、颈部、耳后，有的酷似心绞痛的特点。

3.其他症状

咽部不适，有异物感、棉团感或堵塞感，可能与酸反流引起食管上段括约肌压力升高有关。

4.并发症

（1）上消化道出血：因食管黏膜炎症、糜烂及溃疡可以导致上消化道出血。

（2）食管狭窄：食管炎反复发作致使纤维组织增生，最终导致瘢痕性狭窄。

（3）Barrett 食管：在食管黏膜的修复过程中，食管、贲门交界处 2 cm 以上的食管鳞状上皮被特殊的柱状上皮取代，称为 Barrett 食管。Barrett 食管发生溃疡时，又称 Barrett 溃疡。Barrett 食管是食管癌的主要癌前病变，其腺癌的发生率较正常人高 30～50 倍。

（三）辅助检查

1.内镜检查

内镜检查是反流性食管炎最准确、最可靠的诊断方法，能判断其严重程度和有无并发症，结合活检可与其他疾病相鉴别。

2.24 小时食管 pH 监测

应用便携式 pH 记录仪在生理状态下对患者进行 24 小时食管 pH 连续监测，可提供食管是否存在过度酸反流的客观依据。在进行该项检查前 3 天，应停用抑酸药与促胃肠动力的药物。

3.食管吞钡 X 线检查

对不愿意接受或不能耐受内镜检查者行该检查。严重患者可发现阳性 X 线征。

（四）心理-社会状况

反流性食管炎长期持续存在，病情反复、病程迁延，因此患者会出现食欲缺乏，体重下降，导致患者心情烦躁、焦虑；合并消化道出血时会使患者紧张、恐惧。应注意评估患者的情绪状态及对本病的认知程度。

三、常见护理诊断及问题

（一）疼痛

胸痛与胃食管黏膜炎性病变有关。

（二）营养失调

低于机体需要量与害怕进食、消化吸收不良等有关。

（三）有体液不足的危险

体液不足的危险与合并消化道出血引起活动性体液丢失、呕吐及液体摄入量不足有关。

（四）焦虑

焦虑与病情反复、病程迁延有关。

（五）知识缺乏

缺乏对反流性食管炎病因和预防知识的了解。

四、诊断要点与治疗原则

（一）诊断要点

临床上有明显的反流症状；内镜下有反流性食管炎的表现，食管过度酸反流的客观依据即可做出诊断。

（二）治疗原则

以药物治疗为主，对药物治疗无效或发生并发症者可做手术治疗。

1.药物治疗

目前多主张采用递减法，即开始使用质子泵抑制剂加促胃肠动力药，迅速控制症状，待症状控制后再减量维持。

（1）促胃肠动力药：目前主要常用的药物是西沙必利。常用量为每次 5～15 mg，每天 3～4 次，疗程为 8～12 周。

（2）抑酸药。①H_2 受体拮抗剂（H_2RA）：西咪替丁 400 mg、雷尼替丁 150 mg、法莫替丁 20 mg，每天2 次，疗程 8～12 周；②质子泵抑制剂（PPI）：奥美拉唑 20 mg、兰索拉唑 30 mg、泮托拉唑 40 mg、雷贝拉唑 10 mg 和埃索美拉唑 20 mg，每天一次，疗程 4～8 周；③抗酸药：仅供症状轻、间歇发作的患者作为临时缓解症状用。反流性食管炎有并发症或停药后很快复发者，需要长期维持治疗。H_2RA、西沙必利、PPI 均可用于维持治疗，其中以 PPI 效果最好。维持治疗的剂量因患者而异，以调整至患者无症状的最低剂量为合适剂量。

2.手术治疗

手术为不同术式的胃底折叠术。手术指征为：①严格内科治疗无效。②虽经内科治疗有效，但患者不能忍受长期服药。③经反复扩张治疗后仍反复发作的食管狭窄。④确证由反流性食管炎引起的严重呼吸道疾病。

3.并发症的治疗

（1）食管狭窄：大部分狭窄可行内镜下食管扩张术治疗。扩张后予以长程 PPI 维持治疗可防止狭窄复发。少数严重瘢痕性狭窄需行手术切除。

（2）Barrett 食管：药物治疗是预防 Barrett 食管发生和发展的重要措施，必须使用 PPI 治疗及长期维持。

五、护理措施

（一）一般护理

为减少平卧时及夜间反流，可将床头抬高 15～20 cm。避免睡前 2 小时内进食，白天进餐后亦不宜立即卧床。应避免食用使食管下括约肌压力降低的食物和药物，如高脂肪、巧克力、咖啡、浓茶及硝酸甘油、钙拮抗剂等。应戒烟及禁酒。减少一切影响腹压增高的因素，如肥胖、便秘、紧束腰带等。

（二）用药护理

遵医嘱给予药物治疗，注意观察药物的疗效及不良反应。

1.H₂受体拮抗剂

药物应在餐中或餐后即刻服用,若需同时服用抗酸药,则两药应间隔 1 小时以上。若静脉给药应注意控制速度,过快可引起低血压和心律失常。西咪替丁对雄性激素受体有亲和力,可导致男性乳腺发育、勃起功能障碍以及性功能紊乱,应做好解释工作。该药物主要通过肾排泄,用药期间应监测肾功能。

2.质子泵抑制剂

奥美拉唑可引起头晕,应嘱患者用药期间避免开车或做其他必须高度集中注意力的工作。兰索拉唑的不良反应包括荨麻疹、皮疹、瘙痒、头痛、口苦、肝功能异常等,轻度不良反应不影响继续用药,较严重时应及时停药。泮托拉唑的不良反应较少,偶可引起头痛和腹泻。

3.抗酸药

(1)该药在饭后 1 小时和睡前服用。

(2)服用片剂时应嚼服,乳剂给药前应充分摇匀。

(3)抗酸剂应避免与奶制品、酸性饮料及食物同时服用。

(三)饮食护理

(1)指导患者有规律地定时进餐,饮食不宜过饱,选择营养丰富、易消化的食物。避免摄入过咸、过甜、过辣的刺激性食物。

(2)制订饮食计划:与患者共同制订饮食计划,指导患者及家属改进烹饪技巧,增加食物的色、香、味,刺激患者食欲。

(3)观察并记录患者每天进餐次数、量、种类,以了解其摄入营养素的情况。

六、健康指导

(一)疾病知识的指导

向患者及家属介绍本病的有关病因,避免诱发因素。保持良好的心理状态,平时生活要有规律,合理安排工作和休息时间,注意劳逸结合,积极配合治疗。

(二)饮食指导

指导患者加强饮食卫生和饮食营养,养成有规律的饮食习惯;避免过冷、过热、辛辣等刺激性食物及浓茶、咖啡等饮料;嗜酒者应戒酒。

(三)用药指导

根据病因及病情进行指导,嘱患者长期维持治疗,介绍药物的不良反应,如有异常及时复诊。

（张　娣）

第二节　消化性溃疡

消化性溃疡是一种常见的胃肠道疾病,简称溃疡病,通常指发生在胃或十二指肠球部的溃疡,并分别称为胃溃疡或十二指肠溃疡。事实上,本病可以发生在与酸性胃液相接触的其他胃肠道部位,包括食管下端、胃肠吻合术后的吻合口及其附近的肠袢,以及含有异位胃黏膜的Meckel憩室。

消化性溃疡是一组常见病、多发病，人群中患病率达 5%～10%，严重危害人们的健康。本病可见于任何年龄，以 20～50 岁之间为多，占 80%，10 岁以下或 60 岁以上者较少。胃溃疡（GU）常见于中年和老年人，男性多于女性，二者之比约为 3∶1。十二指肠球部溃疡（DU）多于胃溃疡，患病率是胃溃疡的 5 倍。

一、病因及发病机制

消化性溃疡病因和发病机制尚不十分明确，学说甚多，归纳起来有三个方面：损害因素的作用，即化学性、药物性等因素的直接破坏作用；保护因素的减弱；易感及诱发因素（遗传、性激素、工作负荷等）。目前认为胃溃疡多以保护因素减弱为主，而十二指肠球部溃疡则以损害因素的作用为主。

（一）损害因素作用

1.胃酸及胃蛋白酶分泌异常

31%～46% 的 DU 患者胃酸分泌率高于正常高限（正常男 11.6～60.6 mmol/h，女 8.0～40.1 mmol/h）。因胃蛋白酶原随胃酸分泌，故患者中胃蛋白酶原分泌增加的百分比大致与胃酸分泌增加的百分比相同。

多数 GU 患者胃酸分泌率正常或低于正常，仅少数患者（如卓-艾综合征）胃酸分泌率高于正常。虽然如此，并不能排除胃酸及胃蛋白酶是某些 GU 的病因。通常认为在胃酸分泌率高的溃疡患者中，胃酸和胃蛋白酶是导致发病的重要因素。

基础胃酸分泌增加可由下列因素所致：①胃泌素分泌增加（卓-艾综合征等）。②乙酰胆碱刺激增加（迷走神经功能亢进）。③组织胺刺激增加（系统性肥大细胞病或嗜碱性粒细胞白血病）。

2.药物性因素

阿司匹林、糖皮质激素、非甾体抗炎药等可直接破坏胃黏膜屏障，被认为与消化性溃疡的发病有关。

3.胆汁及胰液反流

胆酸、溶血卵磷脂及胰酶是一些消化性溃疡的致病因素，尤其见于某些 GU。这些 GU 患者幽门括约肌功能不全，胆汁和（或）胰酶反流入胃造成胃炎，继发 GU。

胆汁及胰液损伤胃黏膜的机制可能是改变覆盖上皮细胞表面的黏液，损伤胃黏膜屏障，使黏膜更易受胃酸和胃蛋白酶的损害。

（二）保护因素减弱

1.黏膜防护异常

胃黏膜屏障由黏膜上皮细胞顶端的一层脂蛋白膜所组成，使黏膜免受胃内容物损伤或在损伤后迅速地修复。黏液的分泌减少或结构异常均能使凝胶层黏液抵抗力减弱。胃黏膜血流减少导致细胞损伤与溃疡。胃黏膜缺血是严重内、外科疾病患者发生急性胃黏膜损伤的直接原因。胃小弯处易发溃疡可能与其侧支血管较少有关。黏膜碳酸氢盐和前列腺素分泌减少亦可使黏膜防御功能降低。

2.胃肠道激素

胃肠道黏膜与胰腺的内分泌细胞分泌多种肽类和胺类胃肠道激素（胰泌素、胆囊收缩素、血管活性肠肽、高血糖素、肠抑胃肽、生长抑素、前列腺素等），它们具有一定生理作用，主要参与食物消化过程，调节胃酸/胃蛋白酶分泌，并能营养和保护胃肠黏膜，一旦这些激素分泌和调节失衡,即易产生溃疡。

(三)易感及诱发因素

1.遗传倾向

消化性溃疡有相当高的家族发病率。曾有报告 20%～50%的患者有家族史,而一般人群的发病率仅为 5%～10%。许多临床调查研究表明,DU 患者的血型以 O 型多见,消化性溃疡伴并发症者也以 O 型多见,这与 50%DU 患者和 40%GU 患者不分泌 ABH 血型物质有关。DU 与 GU 的遗传易感基因不同,提示 GU 与 DU 是两种不同的疾病。GU 患者的子女患 GU 风险为一般人群的 3 倍,而 DU 患者的子女的患病风险则并不比一般人群高。曾有报道 62%的儿童 DU 患者有家族史。消化性溃疡的遗传因素还直接表现为某些少见的遗传综合征。

2.性腺激素因素

国内报道消化性溃疡的男女性别比为(3.9～8.5):1,这种差异被认为与性激素作用有关。女性激素对消化道黏膜具有保护作用。生育期妇女罹患消化性溃疡明显少于绝经期后妇女,妊娠期妇女的发病率亦明显低于非妊娠期妇女。现认为女性性腺激素,特别是黄体酮,能阻止溃疡病的发生。

3.心理-社会因素

研究认为,消化性溃疡属于心理生理疾病的范畴,特别是 DU 与心理-社会因素的关系尤为密切。与溃疡病的发生有关的心理-社会因素主要有以下几方面。

(1)长期的精神紧张:不良的工作环境和劳动条件,长期的脑力活动造成的精神疲劳,加之睡眠不足,缺乏应有的休息和调节导致精神过度紧张。

(2)强烈的精神刺激:重大的生活事件,生活情景的突然改变,社会环境的变迁,如丧偶、离婚、自然灾害、战争动乱等造成的心理应激。

(3)不良的情绪反应:指不协调的人际关系,工作生活中的挫折,无所依靠而产生的心理上的"失落感"和愤怒、抑郁、忧虑、沮丧等不良情绪。消化系统是情绪反应的敏感器官系统,所以这些心理-社会因素就会在其他一些内外致病因素的综合作用下促使溃疡病的发生。

4.个性和行为方式

个性特点和行为方式与本病的发生也有一定关系,它既可作为本病的发病基础,又可改变疾病的过程,影响疾病的转归。溃疡病患者的个性和行为方式有以下几个特点。

(1)竞争性强,雄心勃勃:有的人在事业上虽取得了一定成就,但其精神生活往往过于紧张,即使在休息时,也不能取得良好的精神松弛。

(2)独立和依赖之间的矛盾,生活中希望独立,但行动上又不愿吃苦,因循守旧、被动、顺从、缺乏创造性、依赖性强,因而引起心理冲突。

(3)情绪不稳定,遇到刺激,内心情感反应强烈,易产生挫折感。

(4)惯于自我克制:情绪虽易波动,但往往喜怒不形于色,即使在愤怒时,也常常是"怒而不发",情绪反应被阻抑,导致更为强烈的自主神经系统功能紊乱。

(5)其他:性格内向、孤僻、过分关注自己、不好交往、自负、焦虑、易抑郁、事无巨细、苛求井井有条等。

5.吸烟

吸烟与溃疡发病是否有关,尚不明确。但流行病学研究发现溃疡患者中吸烟比例较对照组高;吸烟量与溃疡病流行率呈正相关;吸烟者死于溃疡病者比不吸烟者多;吸烟者的 DU 较不吸烟者难愈合;吸烟者的 DU 复发率比不吸烟者高。吸烟与 GU 的发病关系则不清楚。

6.乙醇及咖啡饮料

两者都能刺激胃酸分泌,但缺乏引起胃十二指肠溃疡的确定依据。

二、症状和体征

(一)疼痛

溃疡疼痛的确切机制尚不明确。较早曾提出胃酸刺激是溃疡疼痛的直接原因。因溃疡疼痛发生于进餐后一段时期,此时胃内胃酸浓度达到最高水平。然而,以酸灌注溃疡病患者却不能诱发疼痛;"酸理论"亦不能解释十二指肠溃疡疼痛。由于溃疡痛与胃内压力的升高同步,故胃壁肌紧张度增高与十二指肠球部痉挛均被认为是溃疡痛的原因。溃疡周围水肿与炎症区域的肌痉挛,或溃疡基底部与胃酸接触可引起持续烧灼样痛。给溃疡病患者服用安慰剂,发现其具有与抗酸剂同样的缓解疼痛疗效,进食在有些患者反而会加重疼痛,因此溃疡疼痛的另一种机制可能与胃、十二指肠运动功能异常有关。

1.疼痛的性质与强度

溃疡痛常为绞痛、针刺样痛、烧灼样痛和钻痛,也可仅为烧灼样感或类似饥饿性胃收缩感,以致难与饥饿感相区别。疼痛的程度因人而异,多数呈钝痛,可忍受,无须立即停止工作。老年人感觉迟钝,疼痛往往较轻。少数则剧痛,需使用止痛剂才可缓解。约 10% 的患者在病程中不觉疼痛,直至出现并发症时才被诊断,故被称为无痛性溃疡。

2.疼痛的部位和放射

无并发症的 GU 的疼痛部位常在剑突下或上腹中线偏左;DU 多在剑突下偏右,范围较局限。疼痛常不放射。一旦发生穿透性溃疡或溃疡穿孔,则疼痛向背部、腹部其他部位,甚至肩部放射。有报道在一些吸烟的溃疡病患者,疼痛可向左下胸放射,类似心绞痛,称为胃心综合征。患者戒烟和溃疡治愈后,左下胸痛即消失。

3.疼痛的节律性

消化性溃疡病中一项最特别的表现是疼痛的出现与消失呈节律性,这与胃的充盈和排空有关。疼痛常与进食有明显关系。GU 疼痛多在餐后 0.5～2 小时出现,至下餐前消失,即有"进食→疼痛→舒适"的规律。DU 疼痛多在餐后 3～4 小时出现,进食后可缓解,即有"进食→舒适→疼痛"的规律。疼痛还可出现在晚间睡前或半夜痛醒,称为夜间痛。

4.疼痛的周期性

消化性溃疡的疼痛发作可延续数天或数周后自行缓解,称为溃疡痛小周期。每逢深秋至冬春季节交替时疼痛发作,构成溃疡痛的大周期。溃疡病病程的周期性原因不明,可能与机体全身反应,特别是神经系统兴奋性的改变有关,也与气候变化和饮食失调有关。一般饮食不当,情绪波动,气候突变等可加重疼痛;进食、饮牛奶、休息、局部热敷、服制酸药物可缓解疼痛。

(二)胃肠道症状

1.恶心、呕吐

溃疡病的呕吐为胃性呕吐,属反射性呕吐。呕吐前常有恶心且与进食有关。但恶心与呕吐并非单纯性胃十二指肠溃疡的症状。消化性溃疡患者发生呕吐很可能伴有胃潴留或与幽门附近溃疡刺激有关。刺激性呕吐于进食后迅速发生,患者在呕吐大量胃内容物后感觉轻松。幽门梗阻胃潴留所致呕吐很可能发生于清晨,呕吐物中含有隔宿的食物,并带有酸馊气味。

2.嗳气与胃灼热

(1)嗳气可见于溃疡病患者,此症状无特殊意义。多见于年轻的 DU 患者,可伴有幽门痉挛。

(2)胃灼热(亦称烧心)是位于心窝部或剑突后的发热感,见于 60%～80%溃疡病患者,患者多有高酸分泌。可在消化性溃疡发病之前多年发生。胃灼热与溃疡痛相似,有在饥饿时与夜间发生的特点,且同样具有节律性与周期性。胃灼热发病机制仍有争论,目前多认为是由于反流的酸性胃内容物刺激下段食管的黏膜引起。

3.其他消化系统症状

消化性溃疡患者食欲一般无明显改变,少数有食欲亢进。由于疼痛常与进食有关,往往不敢多食。有些患者因长期疼痛或并发慢性胃十二指肠炎,胃酸分泌与运动功能减退,导致食欲减退,这较多见于慢性 GU。有些 DU 患者有周期性唾液分泌增多,可能与迷走神经功能亢进有关。

痉挛性便秘是消化性溃疡常见症状之一,但其原因与溃疡病无关,而与迷走神经功能亢进、严重偏食使纤维食物摄取过少以及药物(铝盐、铋盐、钙盐、抗胆碱能药)的不良反应有关。

(三)全身性症状

除胃肠道症状外,患者可有自主神经功能紊乱的症状,如缓脉、多汗等。久病更易出现焦虑、抑郁和失眠等精神症状。疼痛剧烈影响进食者可有消瘦及贫血。

三、并发症

约 1/3 的消化性溃疡患者病程中出现出血、穿孔或梗阻等并发症。

(一)出血

出血是消化性溃疡最常见的并发症,见于 15%～20%的 DU 患者和 10%～15%的 GU 患者。它标志着溃疡病变处于高度活动期。发生出血的危险率与病期长短无关,1/4～1/3 患者发生出血时无溃疡病史。出血多见于寒冷季节。

出血是溃疡腐蚀血管所致。急性出血最常见现象为黑便和呕血。仅 50～75 mL 的少量出血即可表现为黑便。GU 患者大量出血时有呕血伴黑便。DU 则多为黑便,量多时反流入胃亦可表现为呕血。如大量血流快速通过胃肠道,粪色则为暗红或酱色。大量出血导致急性循环血量下降,出现体位性心动过速、血压脉压减小和直立性低血压,严重者发生休克。

(二)穿孔

溃疡严重,穿破浆膜层可致十二指肠内容物经过溃疡穿孔进入腹膜腔,即游离穿孔;溃疡侵蚀穿透胃、十二指肠壁,但被胰、肝、脾等实质器官所封闭而不形成游离穿孔;溃疡扩展至空腔脏器如胆总管、胰管、胆囊或肠腔形成瘘管。

6%～11%的 DU 和 2%～5%的 GU 患者发生游离穿孔,甚至以游离穿孔为起病方式。老年男性及服用非甾体抗炎药者较易发生游离穿孔。十二指肠前壁溃疡容易穿孔,偶有十二指肠后壁溃疡穿孔至小网膜囊引起背痛而非弥漫性腹膜炎者。GU 穿孔多位于小弯处。

游离穿孔的特点为突然出现、发展很快,有持续的剧烈疼痛。痛始于上腹部,很快发展为全腹痛,活动可加剧,患者多取仰卧不动的体位。腹部触诊压痛明显,腹肌广泛板样强直。由于体液向腹膜腔内渗出,常有血压降低、心率加快、血液浓缩及白细胞增高,而少有发热。16%患者血清淀粉酶轻度升高。75%患者的直立位胸腹部 X 线可见游离气体。经鼻胃管注入 400～500 mL 空气或碘造影剂后摄片,更易发现穿孔。

有时,游离穿孔的临床表现可不典型:如穿孔很快闭合,腹腔细菌污染很轻,临床症状可很快自动改善;老年或有神经精神障碍者,腹痛及腹部体征不明显,仅表现为原因不明的休克;体液缓慢渗漏入腹膜腔而集积于右结肠旁沟,临床表现似急性阑尾炎。

溃疡穿孔至胰腺者通常有难治性溃疡疼痛。十二指肠后壁穿透者血清淀粉酶及脂酶水平可升高。偶尔,穿孔可引起瘘管,如十二指肠穿孔至胆总管瘘管,胃溃疡穿通至结肠或十二指肠瘘管。穿孔死亡率为5%~15%,而靠近贲门的高位胃溃疡的死亡率更高。

（三）幽门梗阻

约5%DU和幽门溃疡患者出现幽门梗阻。梗阻由水肿、平滑肌痉挛、纤维化或诸种因素合并所致,梗阻多为溃疡病后期表现。消化性溃疡并发梗阻的死亡率为7%~26%。

由于梗阻使胃排空延缓,患者常出现恶心、呕吐、上腹部饱满、胀气、食欲减退、早饱、畏食和体重明显下降。上腹痛经呕吐后可暂时缓解。呕吐多在进食后1小时或更长时间后出现,吐出量大,为不含胆汁的未消化食物,此种症状可持续数周至数月。体格检查可见血容量不足征象(低血压、心动过速、皮肤黏膜干燥),上腹部蠕动波及胃部振水音。

实验室检查常有血液浓缩、肾前性氮质血症等血容量不足征象及呕吐引起的低钾低氯代谢性碱中毒。若体重丧失明显,可出现低蛋白血症。

（四）癌变

少数GU发生癌变,发生率不详。凡45岁以上患者,内科积极治疗无效者,以及营养状态差、贫血、粪便隐血试验持续阳性者均应做钡餐、纤维胃镜检查及活组织病理检查,以尽早发现癌变。

四、检查

（一）血清胃泌素含量

放免法检测胃泌素可检出卓-艾综合征及其他高胃酸分泌性消化性溃疡。未服过大剂量的抗酸剂、H_2受体拮抗剂或质子泵抑制剂等药者,如空腹血清胃泌素水平>200 pg/mL,应测定胃酸分泌量,以明确是否由于恶性贫血、萎缩性胃炎、胃癌或迷走神经切除等因素导致胃泌素反馈性增高。血清胃泌素含量及基础酸排量均增加仅见于少数疾病。测定静脉注射胰泌素后的血清胃泌素浓度,有助于确诊诊断不明的卓-艾综合征。

（二）胃酸分泌试验方法

胃酸分泌试验方法是在透视下将胃管置入胃内,管端位于胃窦,以吸引器吸取胃液,测定每次吸取的胃液量及酸浓度。健康人胃酸分泌量见表2-1。GU的酸排量与正常人相似,而DU则空腹和夜间均维持较高水平。胃酸分泌幅度在正常人和消化性溃疡患者之间重叠,GU与DU之间亦有重叠,故胃酸分泌检查对溃疡病的定性诊断意义不大。对缺乏胃酸的溃疡病,应疑有癌变;胃酸很高,基础酸排量和最高酸排量明显增高,则提示胃泌素瘤可能。

表 2-1　健康男女性正常胃酸分泌的高限及低限值

	基础/(mmol/h)	最高/(mmol/h)	最大/(mmol/h)	基础/最大/(mmol/h)
男性(N=172)高限值	10.5	60.6	47.7	0.31
男性(N=172)低限值	0	11.6	9.3	0
女性(N=76)高限值	5.6	40.1	31.2	0.29
女性(N=76)低限值	0	8.0	5.6	0

（三）X线钡餐检查

X线钡餐检查是确定诊断的有效方法,尤其对临床表现不典型者。消化性溃疡在X线征象上出现形态和功能的改变,即直接征象与间接征象。由钡剂充填溃疡形成龛影为直接征象,是最可靠的诊断依据。钡餐检查时的局部压痛或激惹现象及溃疡愈合形成、瘢痕收缩、局部变形均属于间接征象。

（四）纤维胃镜检查

胃镜检查对消化性溃疡的诊断和鉴别诊断有很大价值。该检查可以发现X线所难以发现的浅小溃疡,确切地判断溃疡的部位、数目、大小、深浅、形态及病期(活动期、愈合期、瘢痕期),对随访溃疡的过程和判定治疗的效果有价值。胃镜检查还可在直视下做胃黏膜活组织检查等,故对溃疡良性、恶性的鉴别价值较大。

（五）粪便隐血试验

溃疡活动期,溃疡面有微量出血,粪隐血试验大都阳性,治疗1～2周后多转为阴性。如持续阳性,则疑有癌变。

（六）幽门螺杆菌（Hp）感染检查

近来Hp在消化性溃疡发病中的重要作用备受重视。我国人群中Hp感染率为40%～60%。Hp在GU和DU中的检出率更是分别达70%～80%和90%～100%。诊断Hp方法有多种:①直接从活检胃黏膜中细菌培养、组织涂片或切片染色查Hp。②用尿素酶试验、^{14}C尿素呼吸试验、胃液尿素氮检测等方法测定胃内尿素酶活性。③血清学检测抗Hp抗体。④聚合酶链式反应技术查HP。

五、护理

（一）护理观察

1.腹痛

观察腹痛的部位、性质、强度,有无放射痛,与进食、服药的关系,腹痛有无周期性。

2.呕吐

观察呕吐物性质、气味、量、颜色、呕吐次数及与进食关系,注意有无因呕吐而致脱水和低钾、低钠血症以及低氯性碱中毒。

3.呕血和黑粪

观察呕血、便血的量、次数和性质。注意出血前有无恶心、呕吐、上腹不适、血中是否混有食物,以便与咯血相区别。半数以上溃疡出血者有38.5 ℃以下的低热,持续时间与出血时间一致,可作为出血活动的一个标志,故应每天多次测体温。

4.穿孔

由于老年人常有其他慢性病,穿孔时腹痛、腹肌紧张不明显,可无显著压痛和反跳痛,常易误诊,死亡率高,应密切观察生命体征和腹部情况。

5.幽门梗阻观察以下情况可了解胃潴留程度

餐后4小时后胃液量(正常<300 mL),禁食12小时后胃液量(正常<200 mL),空腹胃注入750 mL生理盐水30分钟后胃液量(正常<400 mL)。

6.其他

注意观察有无影响溃疡愈合的焦虑和忧郁、饮食不节、熬夜、过度劳累、服药不正规,服用阿司匹林和肾上腺皮质激素、吸烟等。

（二）常规护理

1.休息

消化性溃疡属于典型的心身疾病，心理-社会因素对发病起着重要作用。因此，规律的生活和劳逸结合的工作安排，无论在本病的发作期或缓解期都十分重要。休息是消化性溃疡基本和重要的护理。休息包括精神休息和躯体休息。病情轻者可边工作边治疗，较重者应卧床数天至2周，继之休息1~2个月。平卧休息时胆汁反流明显减少，对胃溃疡患者有利。另外应保证充足的睡眠，服用适量镇静剂。

2.戒烟、酒及其他嗜好

吸烟者，消化性溃疡的发病率较不吸烟者多。吸烟可使溃疡恶化或延迟溃疡愈合。吸烟会削弱十二指肠液中和胃酸的能力，还能引起十二指肠液反流入胃。患者戒烟后溃疡症状明显改善。有研究认为就DU患者而言，戒烟比服西咪替丁更重要。

乙醇能损坏胃黏膜屏障引起胃炎而加重症状，延迟愈合。此外，还能减弱胰泌素对胰外分泌腺分泌水和碳酸氢根的作用，降低了胰液中和胃酸的能力。临床观察也显示消化性溃疡患者停止饮酒后症状减轻，故应劝患者戒酒。

咖啡等物质能刺激胃酸与胃蛋白酶分泌，还可使胃黏膜充血，加剧溃疡病症状。故应不饮或少饮咖啡、可乐、茶、啤酒等。

3.饮食

饮食护理是消化性溃疡病治疗的重要组成部分。饮食护理的目的是减轻机械性和化学性刺激，缓解和减轻疼痛。合理营养有利于改善营养状况、纠正贫血，促进溃疡愈合，避免发生并发症。

（三）饮食护理原则

1.宜少量多餐，定时定量进餐

每天5~7餐，每餐不宜过饱，约为正常进食量的2/3。因少量多餐可中和胃酸，减少胃酸对溃疡面的刺激，又可供给足够营养。少量多餐在急性消化性溃疡时更为适宜。

2.宜选食营养价值高、质软而易于消化的食物

如牛奶、鸡蛋、豆浆、鱼、嫩的瘦猪肉等食物，经加工烹调变得细软易消化，对胃肠无刺激。同时注意补充足够的热量、蛋白质和维生素。

3.蛋白质、脂肪、碳水化合物的供给要求

蛋白质按每天每千克体重1.0~1.5 g供给；脂肪按每天70~90 g供给，选择易消化吸收的乳状脂肪如奶油、牛奶、蛋黄、黄油、奶酪等，也可用适量的植物油；碳水化合物按每天300~350 g供给；选择易消化的糖类如粥、面条、馄饨等，但蔗糖不宜供给过多，否则可使胃酸增加，且易胀气。

4.避免化学性和机械性刺激的食物

化学刺激性的食物如咖啡、浓茶、可可、巧克力等，可刺激胃酸分泌增加；机械性刺激的食物有油炸猪排、花生米、粗粮、芹菜、韭菜、黄豆芽等，这些食物可刺激胃黏膜表面血管和溃疡面。总之，溃疡病患者不宜吃过咸、过甜、过酸、过鲜、过冷、过热及过硬的食物。

5.食物烹调必须切碎制烂

可选用蒸、煮、汆、烧、烩、焖等烹调方法。不宜采用爆炒、滑熘、干炸、油炸、生拌、烟熏、腌腊等烹调方法。

6.必须预防便秘

溃疡病饮食中含粗纤维少,食物细软,易引起便秘,宜经常吃些润肠通便的食物如果子冻、果汁、菜汁等,可预防便秘。

溃疡病急性发作或出血刚停止后,进流质饮食,每天6~7餐。无消化道出血且疼痛较轻者宜进流质或少渣半流质饮食,每天6餐。病情稳定、自觉症状明显减轻或基本消失者,每天6餐细软半流质。基本愈合者每天3餐普食加2餐点心,不宜进食油煎、炸和粗纤维多的食物。

出现呕血、幽门梗阻严重或急性穿孔均应禁食。

(四)心理护理

在治疗护理过程中应注重教育,应把防病治病的基本知识介绍给患者,如让患者注意避免精神紧张和不良情绪的刺激,注意精神卫生,注意锻炼身体、增强体质、培养良好的生活习惯,生活有规律,注意劳逸结合,节制烟酒,慎用对胃黏膜有损害的药物等,使患者了解本病的规律性,治疗原则和方法,从而坚定战胜疾病的信心,自觉配合治疗和护理。

在心理护理过程中,护士应当了解患者在疾病的不同时期所出现的心理反应,如否认、焦虑、抑郁、孤独感、依赖心理等,护理上重点要给患者以心理支持,特别帮助他们克服紧张、焦虑、抑郁等常见的心理问题,帮助他们进行认识重建,即认识个人、认识社会,调整和处理好人与人、个人与社会之间的关系,找到自己新的起点,减少疾病造成的痛苦和不安。心理护理中,护士应当实施针对性、个性化的心理护理。如对那些具有明显心理素质弱点的患者,有易暴怒、抑郁、孤僻及多疑倾向者应及早通过心理指导加强其个性的培养,对那些有明显行为问题者,如酗酒、吸烟、多食、缺少运动及A型行为等,应用心理学技术指导其进行矫正;对那些工作和生活环境里存在明显应激源的人,应及时帮助其进行适当的调整,减少不必要的心理刺激。

(五)药物治疗护理

1.制酸剂

胃酸、胃蛋白酶对消化性溃疡的发病有重要作用。制酸药能中和胃酸从而缓解疼痛并降低胃蛋白酶的活性。常用的制酸药分可溶性和不溶性两种。可溶性抗酸药主要为碳酸氢钠,该药止痛效果快,但自肠道吸收迅速,大量及长期应用可引起水钠潴留和代谢性碱中毒,且与胃酸相遇可产生 CO_2,引起腹胀和继发胃酸增高,故不宜单独使用,而应小剂量与其他抗酸药混合服用。不溶性抗酸药有氢氧化铝、碳酸铝、氧化铝、三硅酸镁等,作用缓慢而持久,肠道不吸收,可单独或联合用药。各种抗酸剂均有其特点,临床上常联合应用,以提高疗效,减少不良反应。抗酸药对缓解溃疡疼痛十分有效,是否能促进溃疡愈合,尚无肯定结论。

使用抗酸药应注意:①在饭后1~2小时服药,可延长中和作用时间,而不可在餐前或就餐时服药。睡前加服一次,可中和夜间所分泌的大量酸。②片剂嚼碎后服用效果较好,因药物颗粒越小溶解越快,中和酸的作用越大,因此凝胶或溶液的效果最好,粉剂次之,片剂较差。③抗酸药除可引起便秘、腹泻外,尚可引起一些其他不良反应,特别是当患者有肾功能不全或心力衰竭时,如碳酸氢钠可造成水钠潴留和碱中毒;碳酸钙剂量过大时,高血钙可刺激胃窦G细胞分泌大量胃泌素,引起胃酸分泌反跳而加重上腹痛;长期大量服用氢氧化铝后,因铝结合饮食中的磷,使肠道对磷的吸收减少,严重缺磷可引起食欲缺乏、软弱无力等,甚至导致软骨病或骨质疏松。

2.抗胆碱能药

这类药物可抑制迷走神经功能,因而具有减少胃酸分泌、解除平滑肌和血管痉挛、改善局部营养和延缓胃排空等作用,后者有利于延长抗酸药和食物对胃酸的中和,达到止痛目的。但其延缓胃排空引起胃窦部潴留可促使胃酸分泌,所以认为不宜用于胃溃疡。抗胆碱能药服后 2 小时出现最大药理作用,故常于餐后 6 小时及睡前服用。抗胆碱能药物最大缺点是不但能抑制胃酸分泌,也抑制乙酰胆碱在全身的生理作用,故有口干、视力模糊、心动过速、汗闭、便秘和尿潴留等不良反应,故溃疡出血、幽门梗阻、反流性食管炎、青光眼、前列腺肥大等患者均不宜使用。常用的药物有普鲁本辛、溴甲阿托品、贝那替秦、山莨菪碱、阿托品等。

3.H_2 受体阻滞剂

组织胺通过两种受体而产生效应,其中与胃酸分泌有关的是 H_2 受体。阻滞 H_2 受体能抑制胃酸的分泌。代表药是西咪替丁,它对胃酸的分泌具有强大抑制作用。口服后很快被小肠所吸收,在 1～2 小时内血液浓度达高峰,可完全抑制由饮食或胃泌素所引起的胃酸分泌达 6～7 小时。该药常于进餐时与食物同服。年龄大,伴有肾功能和其他疾病者易发生不良反应。常见的不良反应有头痛、腹泻、嗜睡、疲劳、肌痛、便秘等。其他常用的药物还有雷尼替丁、法莫替丁等。西咪替丁会影响华法林、茶碱或苯妥英的药物代谢,与抗酸剂合用时,间隔时间不少于 2 小时。

4.丙谷胺及其他减少胃酸分泌药

丙谷胺的分子结构与胃泌素的末端相似,能抑制基础酸排量和最大酸排量,竞争性抑制胃泌素受体,并对胃黏膜有保护和促进愈合作用,其抑酸和缓解症状的作用较西咪替丁弱。该药常于饭前 15 分钟服,无明显不良反应。哌仑西平能选择性拮抗乙酰胆碱的促胃分泌效应而不拮抗其他效应,很少有不良反应,宜餐前 90 分钟服用。甲氧氯普胺为胃运动促进剂,能增强胃窦蠕动加速胃排空,减少食糜等对胃窦部的刺激而使胃酸分泌减少,还可减少胆汁反流,减轻胆汁对胃黏膜的损害。一般用药后 60～90 分钟可达作用高峰,故宜在餐前 30 分钟服用,严重的不良反应为锥体外系反应。

5.细胞保护剂

临床常用的细胞保护剂有多种。甘珀酸能加强胃黏液分泌,强固胃黏膜屏障,促进胃黏膜再生。但具有醛固酮样效应,可引起高血压、水肿、低血钾和水钠潴留等不良反应,故高血压、心脏病、肾脏病和肝脏病患者慎用。服药的最佳时间为餐前 15～30 分钟和睡前。胶态次枸橼酸铋,在酸性胃液中与溃疡坏死组织螯合,形成保护性铋蛋白凝固物,使溃疡面与胃酸、胃蛋白酶隔离,宜在餐前 1 小时和睡前服。严重肾功能不全者忌用,少数人服药后便秘、转氨酶升高。硫糖铝可与胃蛋白酶直接络合或结合,使酶失去活性而发挥作用,宜餐前 30 分钟及睡前服,偶见口干、便秘、恶心等不良反应。米索前列醇(喜克溃)抑制胃酸分泌,保护黏膜屏障,主要用于非甾体抗炎药合用者,最常见不良反应是腹泻和腹痛,孕妇忌用。

6.质子泵抑制剂

奥美拉唑(洛赛克)直接抑制质子泵,有强烈的抑酸能力,疗效明显,起效快,不良反应少而轻,无严重不良反应。

(六)急性大量出血的护理

1.急诊处理

首先按医嘱插入鼻胃管,建立静脉通道,输液开始宜快,可选用等渗盐水、林格液、右旋糖酐或其他血浆代用品,一般不用高渗溶液。观察意识、血压、脉搏、体温、面色、鼻胃管引出胃液量和颜色、皮肤(干、湿、温度)、肠鸣、上腹压痛、出入量。

2.重症监护

急诊处理后,患者应予重症监护。除密切观察生命体征和出血情况外,应抽血查血红蛋白、血球压积(出血4～6小时后才开始变化)、血型和交叉反应、凝血酶原时间、部分凝血酶原时间或激活部分凝血酶原时间、血钠(开始代偿性升高,补液后降低)、血钾(大量呕吐后降低,多次输液后可增高)、尿素氮(急性出血后24～48小时内升高,一般丢失1 000 mL血,尿素氮升高为正常值的2～5倍)、肌酐(肾灌注不足致肌酐升高)。向患者介绍为了确诊可能需做的钡餐、纤维胃镜、胃液分析等检查的过程,使患者受检时更好地合作。告知患者检查时体位、术前服镇静药可能会产生昏睡感,喉部喷局麻药会引起不适。及时了解胃镜检查结果,如无严重再出血应拔除鼻胃管以减少机械刺激。在恶心反射出现前仍予禁食。

3.再出血

首先观察鼻胃管引出血的量、颜色,患者生命体征。再次确定鼻胃管位置是否正确、引流瓶处于低位持续吸引、压力为10.7 kPa(80 mmHg)。如明确再次出血,安慰患者不必紧张,使患者相信医护人员可以很好地处理再次出血。

4.胃管灌注

为使血管收缩,减少黏膜血流量,达到一过性止血效果,常经胃管灌注冰生理盐水或冷开水。灌注时抬高头位30°～45°,关闭吸引管。灌注时应加快滴注速度,观察血压、体温、脉搏、寒战。发生寒战可盖被,告诉患者不必紧张。注意寒战易诱发心律失常。灌注后注意有无输液过多的症状(呼吸困难)和体征(脉搏快,颈静脉怒张,肺部捻发音)。

(七)急性穿孔的护理

任何消化性溃疡均可发生穿孔,穿孔前常无明显诱因,有些可能因服用肾上腺皮质激素、阿司匹林、饮酒和过度劳累诱发。上腹部难以忍受的剧痛及恶心呕吐,常是穿孔引起腹膜炎的症状。患者两腿卷曲,腹肌强直伴反跳痛,甚至出现面色苍白、出冷汗、脉搏细速、血压下降、休克。一般在穿孔后6小时内及时治疗效果较佳,若不及时抢救可危及生命。一经确诊,患者就应绝对卧床休息,禁食并留置胃管抽吸胃内容物进行胃肠减压。补液、应用抗生素控制腹腔感染。密切观察生命体征,及时发现和纠正休克,迅速做好各种术前准备。

(八)幽门梗阻的护理

功能性或器质性幽门梗阻的早期处理基本相同,包括:①纠正体液和电解质紊乱,严格正确记录每天出入量,抽血测定血清钾、钠、氯及血气分析,了解电解质及酸碱失衡情况,及时补充液体和电解质。②幽门梗阻者每天清晨和睡前用3%盐水或苏打水洗胃,保留1小时后排出。必要时行胃肠减压,连续72小时吸引胃内容物,可解除胃扩张和恢复胃张力,抽出胃液也可减轻溃疡周围的炎症和水肿。若对梗阻的性质不明,应做上消化道内镜或钡餐检查,同时也可估计治疗效果。病情好转给流质饮食,每晚餐后4小时洗胃一次,测胃内潴留量,准确记录颜色、气味、性质。临床操作过程中常遇胃管不畅的情况,通常原因是胃管扭曲在口腔或咽部;胃管置入深度不够;胃管置入过深至幽门部或十二指肠内;胃管侧孔紧贴胃壁;食物残渣或凝血块阻塞。有报道胃肠减压过程中发生少见的并发症,如下胃管困难致环杓关节脱位,减压器故障致大量气体入胃致腹膜炎,蛔虫堵塞致无效减压,胃管结扎致拔管困难等。③能进流质时,同时服用抗酸剂、西咪替丁等药物治疗。禁用抗胆碱能药物。

对并发症观察经处理后病情是否好转,若未见改善,做好手术准备,考虑外科手术。

（张　娣）

第三节 慢性胃炎

慢性胃炎是指由多种原因引起的胃黏膜慢性炎症。其发病率在各种胃病中居首位，男性多于女性，各个年龄段均可发病，且随年龄增长发病率逐渐增高。慢性胃炎的分类方法很多，2000年全国慢性胃炎研讨会共识意见中采纳了国际上新悉尼系统的分类方法，将慢性胃炎分为浅表性（又称非萎缩性）、萎缩性和特殊类型三大类。慢性浅表性胃炎是指不伴有胃黏膜萎缩性改变的慢性炎症，幽门螺杆菌感染是其主要病因；慢性萎缩性胃炎是指胃黏膜已经发生了萎缩性改变，常伴有肠上皮化生，又分为多灶萎缩性胃炎和自身免疫性胃炎两大类；特殊类型胃炎种类很多，临床上较少见。

一、病因及诊断检查

（一）致病因素

1.幽门螺杆菌感染

幽门螺杆菌感染是慢性浅表性胃炎最主要的病因。幽门螺杆菌具有鞭毛，其分泌的黏液素可直接侵袭胃黏膜，释放的尿素酶可分解尿素产生 NH_3 中和胃酸，使幽门螺杆菌在胃黏膜定居和繁殖，同时可损伤上皮细胞膜；幽门螺杆菌产生的细胞毒素还可引起炎症反应和菌体壁诱导自身免疫反应的发生，导致胃黏膜慢性炎症。

2.饮食因素

高盐饮食，长期饮烈酒、浓茶、咖啡，摄取过热、过冷、过于粗糙的食物等，均易引起慢性胃炎。

3.自身免疫

患者血液中存在自身抗体，如抗壁细胞抗体和抗内因子抗体，可使壁细胞数目减少，胃酸分泌减少或缺失，还可使维生素 B_{12} 吸收障碍导致恶性贫血。

4.其他因素

各种原因引起的十二指肠液反流入胃，削弱或破坏胃黏膜的屏障功能；老年胃黏膜退行性病变；胃黏膜营养因子缺乏，如促胃液素（胃泌素）缺乏；服用非甾体抗炎药等，均可引起慢性胃炎。

（二）身体状况

慢性胃炎起病缓慢，病程迁延，常反复发作，缺乏特异性症状。由幽门螺杆菌感染引起的慢性胃炎患者多数无症状；部分患者有上腹不适、腹部隐痛、腹胀、食欲缺乏、恶心和呕吐等消化不良的表现；少数患者可有少量上消化道出血；自身免疫性胃炎患者可出现明显厌食、体重减轻和贫血。体格检查可有上腹部轻压痛。

（三）心理-社会状况

病情反复、病程迁延不愈可使患者出现烦躁、焦虑等不良情绪。

（四）实验室及其他检查

1.胃镜及活组织检查

胃镜及活组织检查是诊断慢性胃炎最可靠的方法。慢性浅表性胃炎可见红斑（点、片状或条状）、黏膜粗糙不平、出血点或出血斑；慢性萎缩性胃炎可见黏膜呈颗粒状、黏膜血管显露、色泽灰暗、皱襞细小。

2.幽门螺杆菌检测

可通过侵入性(如快速尿素酶试验、组织学检查和幽门螺杆菌培养等)和非侵入性(如^{13}C或^{14}C尿素呼气试验、粪便幽门螺杆菌抗原检测和血清学检查等)方法检测幽门螺杆菌。

3.胃液分析

自身免疫性胃炎时,胃酸缺乏;多灶萎缩性胃炎时,胃酸分泌正常或偏低。

4.血清学检查

自身免疫性胃炎时,血清抗壁细胞抗体和抗内因子抗体可呈阳性,血清胃泌素水平明显升高;多灶萎缩性胃炎时,血清胃泌素水平正常或偏低。

二、护理诊断及医护合作性问题

(一)疼痛

腹痛与胃黏膜炎性病变有关。

(二)营养失调

营养失调与厌食、消化吸收不良等有关。

(三)焦虑

焦虑与病情反复、病程迁延有关。

(四)潜在并发症

癌变。

(五)知识缺乏

缺乏对慢性胃炎病因和预防知识的了解。

三、治疗及护理措施

(一)治疗要点

治疗原则是积极祛除病因,根除幽门螺杆菌感染,对症处理,防止癌前病变。

1.病因治疗

根除幽门螺杆菌感染:目前多采用的治疗方案是以胶体铋剂或质子泵抑制药为基础加上两种抗生素的三联治疗方案。如常用奥美拉唑或枸橼酸铋钾,与阿莫西林及甲硝唑或克拉霉素三种药物联用,两周为一个疗程。治疗失败后再治疗比较困难,可换用两种抗生素,或采用胶体铋剂和质子泵抑制药合用的四联疗法。

其他病因治疗:因非甾体抗炎药引起者,应立即停药并给予制酸药或硫糖铝;因十二指肠液反流引起者,应用硫糖铝或氢氧化铝凝胶吸附胆汁;因胃动力学改变引起者,应给予多潘立酮或莫沙必利等。

2.对症处理

有胃酸缺乏和贫血者,可用胃蛋白酶合剂等以助消化;对于上腹胀满者,可选用胃动力药、理气类中药;有恶性贫血时可肌内注射维生素 B_{12}。

3.胃黏膜异型增生的治疗

异型增生是癌前病变,应定期随访,并给予高度重视。对不典型增生者可给予维生素 C、维生素 E、β-胡萝卜素、叶酸和微量元素硒预防胃癌的发生;对已经明确的重度异型增生可手术治疗,目前多采用内镜下胃黏膜切除术。

（二）护理措施

1.病情观察

主要观察有无上腹不适、腹胀、食欲缺乏等消化不良的表现；观察腹痛的部位、性质，呕吐物与大便的颜色、量及性状；评估实验室及胃镜检查结果。

2.饮食护理

（1）营养状况评估：观察并记录患者每天进餐次数、量和品种，以了解机体的营养摄入状况。定期监测体重，监测血红蛋白浓度、血清蛋白等有关营养指标的变化。

（2）制订饮食计划：①与患者及其家属共同制订饮食计划，以营养丰富、易消化、少刺激为原则。②胃酸低者可适当食用刺激胃酸分泌或酸性的食物，如浓肉汤、鸡汤、山楂、食醋等；胃酸高者应指导患者避免食用酸性和多脂肪食物，可进食牛奶、菜泥、面包等。③鼓励患者养成良好的饮食习惯，进食应规律，少食多餐，细嚼慢咽。④避免摄入过冷、过热、过咸、过甜、辛辣和粗糙的食物，戒除烟酒。⑤提供舒适的进餐环境，改进烹饪技巧，保持口腔清洁卫生，以促进患者的食欲。

3.药物治疗的护理

（1）严格遵医嘱用药，注意观察药物的疗效及不良反应。

（2）枸橼酸铋钾：宜在餐前半小时服用，因其在酸性环境中方起作用；服药时要用吸管直接吸入，防止将牙齿、舌染黑；部分患者服药后出现便秘或黑粪，少数患者有恶心、一过性血清转氨酶升高，停药后可自行消失，极少数患者可能出现急性肾功能衰竭（肾衰竭）。

（3）抗菌药物：服用阿莫西林前应详细询问患者有无青霉素过敏史，用药过程中要注意观察有无变态反应的发生；服用甲硝唑可引起恶心、呕吐等胃肠道反应及口腔金属味、舌炎、排尿困难等不良反应，宜在餐后半小时服用。

（4）多潘立酮及西沙必利：应在餐前服用，不宜与阿托品等解痉药合用。

4.心理护理

护理人员应主动安慰、关心患者，向患者说明不良情绪会诱发和加重病情，经过正规的治疗和护理慢性胃炎可以康复。

5.健康指导

向患者及家属介绍本病的有关知识、预防措施等；指导患者避免诱发因素，保持愉快的心情，生活规律，养成良好的饮食习惯，戒除烟酒；向患者介绍服用药物后可能出现的不良反应，指导患者按医嘱坚持用药，定期复查，如有异常及时复诊。

（张　娣）

第四节　炎症性肠病

炎症性肠病是一种病因不明的肠道慢性非特异性炎症性疾病。包括溃疡性结肠炎（ulcerative colitis，UC）和克罗恩病（crohn's disease，CD）。一般认为，UC 和 CD 是同一疾病的不同亚类，组织损伤的基本病理过程相似，但可能由于致病因素不同，发病的具体环节不同，最终导致组织损害的表现不同。

一、溃疡性结肠炎

UC 是一种病因不明的直肠和结肠慢性非特异性炎症性疾病。病变主要位于大肠的黏膜与黏膜下层。主要症状有腹泻、黏液脓血便和腹痛,病程漫长,病情轻重不一,常反复发作。本病多见于 20～40 岁,男女发病率无明显差别。

(一)病理

病变主要位于直肠和乙状结肠,可延伸到降结肠甚至整个结肠。病变一般仅限于黏膜和黏膜下层,少数重症者可累及肌层。活动期黏膜呈弥漫性炎症反应,可见水肿、充血与灶性出血,黏膜脆弱,触之易出血。由于黏膜与黏膜下层有炎性细胞浸润,大量中性粒细胞在肠腺隐窝底部聚集,形成小的隐窝脓肿。当隐窝脓肿融合破溃,黏膜即出现广泛的浅小溃疡,并可逐渐融合成不规则的大片溃疡。结肠炎症在反复发作的慢性过程中,大量新生肉芽组织增生,常出现炎性息肉。黏膜因不断破坏和修复,丧失其正常结构,并且由于溃疡愈合形成瘢痕,黏膜肌层与肌层增厚,使结肠变形缩短,结肠袋消失,甚至出现肠腔狭窄。少数患者有结肠癌变,以恶性程度较高的未分化型多见。

(二)临床分型

临床上根据本病的病程、程度、范围和病期进行综合分型。

1.根据病程经过分型

(1)初发型:无既往史的首次发作。

(2)慢性复发型:最多见,发作期与缓解期交替。

(3)慢性持续型:病变范围广,症状持续半年以上。

(4)急性暴发型:少见,病情严重,全身毒血症状明显,易发生大出血和其他并发症。

上述后三型可相互转化。

2.根据病情程度分型

(1)轻型:多见,腹泻每天 4 次以下,便血轻或无,无发热、脉速,贫血轻或无,血沉正常。

(2)重型:腹泻频繁并有明显黏液脓血便,有发热、脉速等全身症状,血沉加快、血红蛋白下降。

(3)中型:介于轻型和重型之间。

3.根据病变范围分型

可分为直肠炎、直肠乙状结肠炎、左半结肠炎、全结肠炎及区域性结肠炎。

4.根据病期分型

可分为活动期和缓解期。

(三)临床表现

起病多数缓慢,少数急性起病,偶见急性暴发起病。病程长,呈慢性经过,常有发作期与缓解期交替,少数症状持续并逐渐加重。

1.症状

(1)消化系统表现:主要表现为腹泻与腹痛。①腹泻为最主要的症状,黏液脓血便是本病活动期的重要表现。腹泻主要与炎症导致大肠黏膜对水钠吸收障碍,以及结肠运动功能失常有关。粪便中的黏液或黏液脓血,为炎症渗出和黏膜糜烂及溃疡所致。排便次数和便血程度可反映病情程度,轻者每天排便2~4次,粪便呈糊状,可混有黏液、脓血,便血轻或无,重者腹泻每天可达10次以上,大量脓血,甚至呈血水样粪便。病变限于直肠和乙状结肠的患者,偶有腹泻与便秘交替的现象,此与病变直肠排空功能障碍有关。②腹痛,轻者或缓解期患者多无腹痛或仅有腹部不适,活动期有轻或中度腹痛,为左下腹的阵痛,亦可涉及全腹。有疼痛-便意-便后缓解的规律,大多伴有里急后重,为直肠炎症刺激所致。若并发中毒性巨结肠或腹膜炎,则腹痛持续且剧烈。③其他症状可有腹胀、食欲缺乏、恶心、呕吐等。

(2)全身表现:中、重型患者活动期有低热或中等度发热,高热多提示有并发症或急性暴发型。重症患者可出现衰弱、消瘦、贫血、低清蛋白血症、水和电解质平衡紊乱等表现。

(3)肠外表现:本病可伴有一系列肠外表现,包括口腔黏膜溃疡、结节性红斑、外周关节炎、坏疽性脓皮病、虹膜睫状体炎等。

2.体征

患者呈慢性病容,精神状态差,重者呈消瘦贫血貌。轻者仅有左下腹轻压痛,有时可触及痉挛的降结肠和乙状结肠。重症者常有明显腹部压痛和鼓肠。若有反跳痛、腹肌紧张、肠鸣音减弱等应注意中毒性巨结肠和肠穿孔等并发症。

(四)护理

1.护理目标

患者大便次数减少,粪质正常;腹痛缓解,营养改善,体重恢复,未发生并发症,焦虑减轻。

2.护理措施

(1)一般护理。①休息与活动:在急性发作期或病情严重时均应卧床休息,缓解期适当休息,注意劳逸结合。②合理饮食:指导患者食用质软、易消化、少纤维素又富含营养、有足够热量的食物,以利于吸收、减轻对肠黏膜的刺激并供给足够的热量,以维持机体代谢的需要。避免食用冷饮、水果、多纤维的蔬菜及其他刺激性食物,忌食牛乳和乳制品。急性发作期患者,应进流质或半流质饮食,病情严重者应禁食,按医嘱给予静脉高营养,以改善全身状况。应注意给患者提供良好的进餐环境,避免不良刺激,以增进患者食欲。

(2)病情观察:观察患者腹泻的次数、性质,腹泻伴随症状,如发热、腹痛等,监测粪便检查结果。严密观察腹痛的性质、部位以及生命体征的变化,以了解病情的进展情况,如腹痛性质突然改变,应注意是否发生大出血、肠梗阻、中毒性巨结肠、肠穿孔等并发症。观察患者进食情况,定期测量患者的体重,监测血红蛋白、血清电解质和清蛋白的变化,了解营养状况的变化。

(3)用药护理:遵医嘱给予柳氮磺吡啶(SASP)、糖皮质激素、免疫抑制剂等治疗,以控制病情,使腹痛缓解。注意药物的疗效及不良反应,如应用SASP时,患者可出现恶心、呕吐、皮疹、粒细胞减少及再生障碍性贫血等。应嘱患者餐后服药,服药期间定期复查血常规,应用糖皮质激素者,要注意激素不良反应,不可随意停药,防止反跳现象,应用硫唑嘌呤或巯嘌呤时患者可出现骨髓抑制的表现,应注意监测白细胞计数。

(4)心理护理:安慰鼓励患者,向患者解释病情,使患者以平和的心态应对疾病,自觉地配合治疗。

(5)健康指导。①心理指导:由于病情反复发作,迁延不愈,常给患者带来痛苦,尤其是排便次数的增加,给患者的精神和日常生活带来很多困扰,易产生自卑、忧虑,甚至恐惧心理。应鼓励患者以平和的心态应对疾病,积极配合治疗。②指导患者合理饮食及活动:指导患者食用质软、易消化、少纤维素又富含营养、有足够热量的食物,避免食用冷饮、水果、多纤维的蔬菜及其他刺

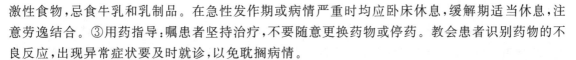

激性食物,忌食牛乳和乳制品。在急性发作期或病情严重时均应卧床休息,缓解期适当休息,注意劳逸结合。③用药指导:嘱患者坚持治疗,不要随意更换药物或停药。教会患者识别药物的不良反应,出现异常症状要及时就诊,以免耽搁病情。

3.护理评价

患者腹泻、腹痛缓解,营养改善,体重恢复。

二、克罗恩病

CD是一种病因尚不十分清楚的胃肠道慢性炎性肉芽肿性疾病。病变多见于末段回肠和邻近结肠,但从口腔至肛门各段消化道均可受累,呈节段性或跳跃式分布。临床上以腹痛、腹泻、体重下降、腹块、瘘管形成和肠梗阻为特点,可伴有发热等全身表现以及关节、皮肤、眼、口腔黏膜等肠外损害。本病有终生复发倾向,重症患者迁延不愈,预后不良。

(一)病理

病变表现为同时累及回肠末段与邻近右侧结肠者,只涉及小肠者,局限在结肠者。病变可涉及口腔、食管、胃、十二指肠,但少见。

大体形态上,克罗恩病特点为:①病变呈节段性或跳跃性,而不呈连续性。②黏膜溃疡早期呈鹅口疮样溃疡,随后溃疡增大、融合,形成纵行溃疡和裂隙溃疡,将黏膜分割呈鹅卵石样外观。③病变累及肠壁全层,肠壁增厚变硬,肠腔狭窄。

组织学上,克罗恩病的特点为:①非干酪性肉芽肿,由类上皮细胞和多核巨细胞构成,可发生在肠壁各层和局部淋巴结。②裂隙溃疡,呈缝隙状,可深达黏膜下层甚至肌层。③肠壁各层炎症,伴固有膜底部和黏膜下层淋巴细胞聚集、黏膜下层增宽、淋巴管扩张及神经节炎等。肠壁全层病变致肠腔狭窄,可发生肠梗阻。溃疡穿孔引起局部脓肿,或穿透至其他肠段、器官、腹壁,形成内瘘或外瘘。肠壁浆膜纤维素渗出、慢性穿孔均可引起肠粘连。

(二)临床分型

区别本病不同临床情况,有助全面估计病情和预后,制订治疗方案。

1.临床类型

依疾病行为分型,可分为狭窄型(以肠腔狭窄所致的临床表现为主)、穿通型(有瘘管形成)和非狭窄非穿通型(炎症型)。各型可有交叉或互相转化。

2.病变部位

参考影像和内镜结果确定,可分为小肠型、结肠型、回结肠型。如消化道其他部分受累亦应注明。

3.严重程度

根据主要临床表现的程度及并发症计算 CD 活动指数(CDAI),用于疾病活动期与缓解期区分、病情严重程度估计(轻、中、重度)和疗效评定。

(三)临床表现

起病大多隐匿、缓渐,从发病早期症状出现至确诊往往需数月至数年。病程呈慢性,长短不等的活动期与缓解期交替,有终生复发倾向。少数急性起病,可表现为急腹症,酷似急性阑尾炎或急性肠梗阻。腹痛、腹泻和体重下降三大症状是本病的主要临床表现,但本病的临床表现复杂多变,这与临床类型、病变部位、病期及并发症有关。

1.消化系统表现

(1)腹痛:为最常见症状。多位于右下腹或脐周,间歇性发作,常为痉挛性阵痛伴腹鸣。常于进餐后加重,排便或肛门排气后缓解。腹痛的发生可能与进餐引起胃肠反射或肠内容物通过炎症、狭窄肠段,引起局部肠痉挛有关。体检常有腹部压痛,部位多在右下腹。腹痛亦可由部分或完全性肠梗阻引起,此时伴有肠梗阻症状。出现持续性腹痛和明显压痛,提示炎症波及腹膜或腹腔内脓肿形成。全腹剧痛和腹肌紧张,提示病变肠段急性穿孔。

(2)腹泻:亦为本病常见症状,主要由病变肠段炎症渗出、蠕动增加及继发性吸收不良引起。腹泻先是间歇发作,病程后期可转为持续性。粪便多为糊状,一般无脓血和黏液。病变涉及下段结肠或肛门直肠者,可有黏液血便及里急后重。

(3)腹部包块:见于 $10\% \sim 20\%$ 患者,由于肠粘连、肠壁增厚、肠系膜淋巴结肿大、内瘘或局部脓肿形成所致。多位于右下腹与脐周。固定的腹块提示有粘连,多已有内瘘形成。

(4)瘘管形成:是克罗恩病的特征性临床表现,因透壁性炎性病变穿透肠壁全层至肠外组织或器官而成。瘘分内瘘和外瘘,前者可通向其他肠段、肠系膜、膀胱、输尿管、阴道、腹膜后等处,后者通向腹壁或肛周皮肤。肠段之间内瘘形成可致腹泻加重及营养不良。肠瘘通向的组织与器官因粪便污染可致继发性感染。外瘘或通向膀胱、阴道的内瘘均可见粪便与气体排出。

(5)肛门周围病变:包括肛门周围瘘管、脓肿形成及肛裂等病变,见于部分患者,有结肠受累者较多见。有时这些病变可为本病的首发或突出的临床表现。

2.全身表现

(1)发热:为常见的全身表现之一,与肠道炎症活动及继发感染有关。间歇性低热或中度发热常见,少数呈弛张高热伴毒血症。少数患者以发热为主要症状,甚至较长时间不明原因发热之后才出现消化道症状。

(2)营养障碍:由慢性腹泻、食欲减退及慢性消耗等因素所致。主要表现为体重下降,可有贫血、低蛋白血症和维生素缺乏等表现。青春期前患者常有生长发育迟滞。

3.肠外表现

本病肠外表现与溃疡性结肠炎的肠外表现相似,但发生率较高,据我国统计报道以口腔黏膜溃疡、皮肤结节性红斑、关节炎及眼病为常见。

(四)护理

1.护理目标

患者腹泻、腹痛缓解,营养改善,体重恢复,无并发症。

2.护理措施

(1)一般护理。①休息与活动:在急性发作期或病情严重时均应卧床休息,缓解期适当休息,注意劳逸结合。必须戒烟。②合理饮食:一般给高营养低渣饮食,适当给予叶酸、维生素 B_{12} 等多种维生素。重症患者酌用要素饮食或全胃肠外营养,除营养支持外还有助诱导缓解。

(2)病情观察:观察患者腹泻的次数、性质,腹泻伴随症状,如发热、腹痛等,监测粪便检查结果。严密观察腹痛的性质、部位以及生命体征的变化,测量患者的体重,监测血红蛋白、血清电解质和清蛋白的变化,了解营养状况的变化。

(3)用药护理:遵医嘱腹痛、腹泻可使用抗胆碱能药物或止泻药,合并感染者静脉途径给予广谱抗生素。给予柳氮磺吡啶(SASP)、糖皮质激素、免疫抑制剂等治疗,以控制病情,使腹痛缓解。注意避免药物的不良反应,如应嘱患者餐后服药,服药期间定期复查血常规,不可随意停药,防止反跳现象等。

（4）心理护理：向患者解释病情，使患者树立战胜疾病信心，自觉地配合治疗。

（5）健康指导。①疾病知识指导：指导患者合理休息与活动，戒烟，食用质软、易消化、少纤维素又富含营养、有足够热量的食物，避免食用冷饮、水果、多纤维的蔬菜及其他刺激性食物，忌食牛乳和乳制品。②安慰鼓励患者：使患者树立信心，积极地配合治疗。③用药指导：嘱患者坚持服药并了解药物的不良反应，病情有异常变化要及时就诊。

3.护理评价

患者腹泻、腹痛缓解，无发热、营养不良，体重增加。

（张　娣）

第五节　急性胰腺炎

急性胰腺炎是指多种病因引起的胰酶激活，继以胰腺局部炎症反应为主要特征，伴或不伴有其他器官功能改变的疾病。临床以急性上腹痛及血淀粉酶或脂肪酶升高为特点。急性胰腺炎是临床常见急症，发病率逐年增高，病变轻重不等，轻症临床多见，预后良好；少数患者病情凶险，病死率高。

一、病因

急性胰腺炎的病因较多，多数与胆道疾病和饮酒有关。我国以胆道疾病为主，西方国家以急性酒精中毒最常见。

（一）胆道疾病

胆石症及胆道感染是急性胰腺炎的主要病因。

（二）乙醇

乙醇可促进胰液分泌，当胰管流出道不能充分引流大量胰液时，胰管压力升高，引发腺泡细胞损伤。

（三）高脂血症

甘油三酯≥11.30 mmol/L 或甘油三酯在 5.65～11.3 mmol/L，且血清呈乳糜状。

（四）药物或毒物

糖皮质激素、噻嗪类利尿剂、硫唑嘌呤、口服避孕药等可促发急性胰腺炎，多发生在服药最初 2 个月，与剂量无明确相关。

（五）手术或外伤

腹腔手术、腹部钝挫伤、内镜逆行胰胆管造影术后等损伤胰腺组织，导致胰腺血液循环障碍，均可引起急性胰腺炎。

（六）感染

腮腺炎病毒、柯萨奇病毒、获得性免疫缺陷病毒、蛔虫病等。

（七）高钙血症

甲状旁腺功能亢进症等疾病引起的高钙血症，可通过胰管钙化，促进胰蛋白酶原激活或增加胰液分泌而诱发胰腺炎。

（八）其他

血管炎、奥迪括约肌功能障碍、先天性疾病（胰腺分裂、环形胰腺、十二指肠乳头旁憩室等）、肿瘤性疾病、自身免疫性疾病（系统性红斑狼疮、干燥综合征）等。

二、临床表现

（一）症状

腹痛是急性胰腺炎的主要症状，位于上腹部，常向腰背部放射，多为急性发作，呈持续性，少数无腹痛，可伴有恶心、呕吐、发热、黄疸。病情重者可出现呼吸困难、意识障碍、低血压、休克等。

（二）体征

轻症者仅表现中上腹压痛，肠鸣音减弱；重症者可出现全腹膨隆、张力高，广泛压痛及反跳痛，移动性浊音阳性，肠鸣音弱甚至消失，出现 Grey-Turner 征或 Cullen 征等。

三、辅助检查

（1）血淀粉酶、脂肪酶：血淀粉酶或脂肪酶大于正常值上限三倍。

（2）血常规、肝功能、肾功能、血脂、血糖、血钙、C反应蛋白、心肌酶谱、血气分析等：反映急性胰腺炎病理生理变化的实验室指标，对病因诊断及病情评估有一定帮助。

（3）腹部超声：常规初筛检查，因受胃肠道积气的干扰，对胰腺形态观察常不满意，但可探及胆囊及胆管的情况，是胆源性胰腺炎病因的初筛方法。

（4）腹部CT：平扫有助于确定有无胰腺炎，胰周炎性改变及胸腔积液和腹水；增强CT有助于确定胰腺坏死程度，一般应在起病1周左右进行。

四、护理措施

（一）病情观察

（1）严密监测生命体征的变化，有无全身炎症反应综合征及低血容量性休克的表现。

（2）行胃肠减压者，观察和记录引流液的颜色、性质和量，并准确记录24小时的出入量和尿量。

（3）给予低流量吸氧，必要时使用面罩吸氧。

（4）观察腹胀、腹痛恢复情况，有无排气排便。

（二）饮食护理

急性期禁食、水，给予补液维持有效循环血容量。腹痛和呕吐等症状基本消失及肠道功能恢复后尽早给予肠内营养，恢复饮食应从少量、无脂、低蛋白饮食开始，少食多餐。要注意禁烟、酒和刺激性及油腻食物。

（三）休息与活动

急性期应绝对卧床休息，保证睡眠，促进组织修复和体力恢复。因为剧痛在床上辗转不眠者，要防止坠床。

（四）用药护理

（1）迅速建立双侧液路，补充血容量，维持机体水电酸碱平衡。早期遵循"降阶梯"原则使用抗生素。根据患者年龄、心肺功能情况调节输液速度，并记录补液量。

（2）遵医嘱给予导泻药物口服或灌肠,以减轻腹胀,促进肠道功能恢复。

（3）腹痛剧烈者,遵医嘱给予药物止痛,注意禁用吗啡,以免引起奥迪括约肌痉挛,加重病情,观察用药前、后患者疼痛有无减轻,疼痛的性质和特点有无改变。

（五）基础护理

禁食、水的患者做好口腔护理,高热的患者注意皮肤护理,预防感染和压疮。

（六）心理护理

给患者及家属讲解有关本病的相关知识,减轻患者的紧张及焦虑。

（七）家庭护理

1.饮食指导

饮食要有规律,避免暴饮暴食及酗酒,部分患者要严格戒酒。应避免刺激性强、产气多、高脂和高蛋白食物,防止复发。肥胖患者控制体重及腹围。

2.休息指导

生活规律,劳逸结合,保证充足睡眠。

3.疾病知识指导

讲解本病的诱发因素、预后及并发症知识,积极治疗原发病。

4.随诊

如出现腹痛、腹胀、恶心等表现时及时就诊。

五、健康指导

（一）饮食指导

指导患者及家属掌握饮食卫生知识、平时养成规律进食习惯,避免暴饮暴食及酗酒,平时适度饮酒,酒精性急性胰腺炎患者要戒酒。应避免刺激性强、产气多、高脂和高蛋白食物,防止复发。肥胖的患者要降血脂、控制好体重及腹围。

（二）出院指导

向患者讲解本病的诱发因素、预后及并发症知识。有胆道疾病、十二指肠疾病者应积极治疗,避免此病复发。如出现腹痛、腹胀、恶心等表现时及时就诊。

（张　娣）

第六节　胆囊结石

一、概述

胆囊结石是指原发于胆囊的结石,是胆石症中最多的一种疾病。近年来随着卫生条件的改善及饮食结构的变化,胆囊结石的发病率呈升高趋势,已高于胆管结石。胆囊结石以女性多见,男女之比为1∶（3～4）;其以胆固醇结石或以胆固醇为主要成分的混合性结石为主。少数结石可经胆囊管排入胆总管,大多数存留于胆囊内,且结石越聚越大,可呈多颗小米粒状,在胆囊内可存在数百粒小结石,也可呈单个巨大结石;有些终身无症状而在尸检中发现（静止性胆囊结石）,

大多数反复发作腹痛症状,一般小结石容易嵌入胆囊管发生阻塞引起胆绞痛症状,发生急性胆囊炎。

二、诊断

(一)症状

1.胆绞痛

胆绞痛是胆囊结石并发急性胆囊炎时的典型表现,多在进油腻食物后胆囊收缩,结合移位并嵌顿于胆囊颈部,胆囊压力升高后强力收缩而发生绞痛。小结石通过胆囊管或胆总管时可发生典型的胆绞痛,疼痛位于右上腹,呈阵发性,可向右肩背部放射,伴恶心、呕吐,呕吐物为胃内容物,吐后症状并不减轻。存留在胆囊内的大结石堵塞胆囊腔时并不引起典型的胆绞痛,故胆绞痛常反映结石在胆管内的移动。急性发作特别是坏疽性胆囊炎时还可出现高热、畏寒等显著的感染症状,严重病例由于炎性渗出或胆囊穿孔可引起局限性腹膜炎,从而出现腹膜刺激症状。胆囊结石一般无黄疸,但30%的患者因伴有胆管炎或肿大的胆囊压迫胆管,肝细胞损害时也可有一过性黄疸。

2.胃肠道症状

大多数慢性胆囊炎患者有不同程度的胃肠道功能紊乱,表现为右上腹隐痛不适、厌食油腻、进食后上腹饱胀感,常被误认为"胃病"。有近半数的患者早期无症状,称为静止性胆囊结石,此类患者在长期随访中仍有部分出现腹痛等症状。

(二)体征

1.一般情况

无症状期间患者大多一般情况良好,少数急性胆囊炎患者在发作期可有黄疸,症状重时可有感染中毒症状。

2.腹部情况

如无急性发作,患者腹部常无明显异常体征,部分患者右上腹可有深压痛;急性胆囊炎患者可有右上腹饱满、呼吸运动受限、右上腹触痛及肌紧张等局限性腹膜炎体征,墨菲征阳性。有1/3~1/2的急性胆囊炎患者,在右上腹可扪及肿大的胆囊或由胆囊与大网膜粘连形成的炎性肿块。

(三)检查

1.化验检查

胆囊结石合并急性胆囊炎有白细胞计数升高,少数患者丙氨酸氨基转移酶也升高。

2.B超

B超检查简单易行,价格低廉,且不受胆囊大小、功能、胆管梗阻或结石含钙多少的影响,诊断正确率可达96%以上,是首选的检查手段。典型声像特征是胆囊腔内有强回声光团并伴声影,改变体位时光团可移动。

3.胆囊造影

能显示胆囊的大小及形态并了解胆囊收缩功能,但易受胃肠道功能、肝功能及胆囊管梗阻的影响,应用很少。

4.X线

腹部X线平片对胆囊结石的显示率为10%~15%。

5.十二指肠引流

有无胆汁可确定是否有胆囊管梗阻,胆汁中出现胆固醇结晶提示结石存在,但此项检查目前已很少用。

6.CT、MRI、ERCP、PTC

在 B 超不能确诊或者怀疑有肝内胆管、肝外胆管结石或胆囊结石术后多年复发又疑有胆管结石者,可选用其中某一项或几项诊断方法。

(四)诊断要点

1.症状

20%～40%的胆囊结石可终生无症状,称静止性胆囊结石。有症状的胆囊结石的主要临床表现:进食后,特别是进油腻食物后,出现上腹部或右上腹部隐痛不适、饱胀,伴嗳气、呃逆等。

2.胆绞痛

胆囊结石的典型表现,疼痛位于上腹部或右上腹部,呈阵发性,可向肩胛部和背部放射,多伴恶心、呕吐。

3.Mirizzi 综合征

持续嵌顿、压迫胆囊壶腹部和颈部的较大结石,可引起肝总管狭窄或胆囊管瘘,以及反复发作的胆囊炎、胆管炎、梗阻性黄疸,称"Mirizzi 综合征"。

4.Murphy 征

右上腹部局限性压痛、肌紧张,Murphy 征阳性。

5.B 超

胆囊暗区有一个或多个强回声光团,并伴声影。

(五)鉴别诊断

1.肾绞痛

胆绞痛需与肾绞痛相鉴别,后者疼痛部位在腰部,疼痛向外生殖器放射,伴有血尿或尿路刺激症状。

2.胆囊非结石性疾病

胆囊良、恶性肿瘤、胆囊息肉样病变等,B 超、CT 等影像学检查可提供鉴别线索。

3.胆总管结石

可表现为高热、黄疸、腹痛,超声等影像学检查可以鉴别,但有时胆囊结石可与胆总管结石并存。

4.消化性溃疡穿孔

多有溃疡病史,腹痛发作突然并很快波及全腹,腹壁呈板状强直,腹部 X 线平片可见膈下游离气体。较小的十二指肠穿孔,或穿孔后很快被网膜包裹,形成一个局限性炎性病灶时,易与急性胆囊炎混淆。

5.内科疾病

一些内科疾病如肾盂肾炎、右侧胸膜炎、肺炎等,亦可发生右上腹疼痛症状,根据实验室检查可鉴别。

三、治疗

(一)一般治疗

饮食宜清淡,防止急性发作,对无症状的胆囊结石患者应定期 B 超随诊;伴急性炎症者宜进食,注意维持水、电解质平衡。

(二)药物治疗

溶石疗法服用鹅去氧胆酸或熊去氧胆酸对胆固醇结石有一定溶解效果,主要用于胆固醇结石。但此种药物有肝毒性,服药时间长,反应大,价格贵,停药后结石易复发。其适应证为:胆囊结石直径在 2 cm 以下;胆囊结石为含钙少的 X 线能够透过的结石;胆囊管通畅;患者的肝脏功能正常,无明显的慢性腹泻史。目前多主张采取单用熊去氧胆酸或与鹅去氧胆酸合用,不主张单用鹅去氧胆酸。鹅去氧胆酸总量为15 mg/(kg·d),分次口服。熊去氧胆酸为 8~10 mg/(kg·d),分餐后或晚餐后 2 次口服。疗程 1~2 年。

(三)手术治疗

对于无症状的静止胆囊结石,一般认为无须施行手术切除胆囊。但有下列情况时,应进行手术治疗:①胆囊造影胆囊不显影;②结石直径超过 2~3 cm;③并发糖尿病且在糖尿病已控制时;④老年人或有心肺功能障碍者。

腹腔镜胆囊切除术适于无上腹创伤及手术史者,无急性胆管炎、胰腺炎和腹膜炎及腹腔脓肿的患者。对并发胆总管结石的患者应同时行胆总管探查术。

1.术前准备

胆囊切除术后引起死亡的最常见原因是心血管疾病。这强调了详细询问病史发现心绞痛和仔细进行心电图检查注意有无心肌缺血或以往心肌梗死证据的重要性。此外,还应寻找脑血管疾病特别是一过性缺血发作的症状。若病史阳性或有问题时应做非侵入性颈动脉血流检查。此时胆囊切除术应当延期,按照指征在冠状动脉架桥或颈动脉重新恢复血管流通后施行。除心血管病外,引起胆囊切除术后第二位的死亡原因是肝胆疾病,主要是肝硬化。除了术中出血外,还可发生肝衰竭和败血症。自从在特别挑选的患者中应用预防性措施以来,胆囊切除术后感染中毒性并发症的发生率已有显著下降。慢性胆囊炎患者胆汁内的细菌滋生率占 10%~15%;而在急性胆囊炎消退期患者中则高达 50%。细菌菌种为肠道菌如大肠埃希菌、产气克雷伯杆菌和粪链球菌,其次也可见到产气荚膜杆菌、类杆菌和变形杆菌等。胆管内细菌的发生率随年龄而增长,故主张年龄在 60 岁以上、曾有过急性胆囊炎发作刚恢复的患者,术前应预防性使用抗生素。

2.手术治疗

对有症状胆石症的治疗是建议腹腔镜胆囊切除术。虽然此技术的常规应用时间尚短,但其结果十分突出,以致仅在不能施行腹腔镜手术或手术不安全时,才选用开腹胆囊切除术,包括无法安全地进入腹腔完成气腹,或者由于腹内粘连,或者解剖异常不能安全地暴露胆囊等。外科医师在遇到胆囊和胆管解剖不清以及遇到止血或胆汁渗漏而不能满意地控制时,应当及时中转开腹。目前,中转开腹率在 5% 以下。

(四)其他治疗

体外震波碎石适用于胆囊内胆固醇结石,直径不超过 3 cm,且胆囊具收缩功能。治疗后部分患者可发生急性胆囊炎或结石碎片进入胆总管而引起胆绞痛和急性胆管炎,此外碎石后仍不能防止结石的复发。因并发症多,疗效差,现已基本不用。

四、护理措施

（一）术前护理

1.饮食

指导患者选用低脂肪、高蛋白质、高糖饮食。因为脂肪饮食可促进胆囊收缩排出胆汁，加剧疼痛。

2.术前用药

严重的胆石症发作性疼痛可使用镇痛剂和解痉药，但应避免使用吗啡，因吗啡有收缩胆总管的作用，可加重病情。

3.病情观察

应注意观察胆石症急性发作患者的体温、脉搏、呼吸、血压、尿量及腹痛情况，及时发现有无感染性休克征兆。注意患者皮肤有无黄染及粪便颜色变化，以确定有无胆管梗阻。

（二）术后护理

1.症状观察及护理

定时监测患者生命体征的变化，注意有无血压下降、体温升高及尿量减少等全身中毒症状，及时补充液体，保持出入量平衡。

2.T形管护理

胆总管切开放置T形管的目的是为了引流胆汁，使胆管减压：①T形管应妥善固定，防止扭曲、脱落；②保持T形管无菌，每天更换引流袋，下地活动时引流袋应低于胆囊水平，避免胆汁回流；③观察并记录每天胆汁引流量、颜色及性质，防止胆汁淤积引起感染；④如果T形管引流通畅，胆汁色淡黄、清澄、无沉渣且无腹痛，发热等症状，术后10~14天可夹闭管道。开始每天夹闭2~3小时，无不适可逐渐延长时间，直至全日夹管。在此过程中要观察患者有无体温增高，腹痛，恶心，呕吐及黄疸等。经T形管造影显示胆管通畅后，再引流2~3天，以及时排出造影剂。经观察无特殊反应，可拔除T形管。

3.健康指导

少食油腻食物，多食高维生素、低脂饮食。烹调方式以蒸煮为宜，少吃油炸类的食物。

（张　娣）

第七节　肝　硬　化

肝硬化是长期肝细胞坏死，继发广泛纤维化及结节形成的结果。一种或多种致病因子长期或反复损伤肝实质，致使肝细胞弥漫性变性、坏死和再生，进而引起肝脏结缔组织弥漫性增生和肝细胞再生，最后导致肝小叶结构破坏和重建，肝内血液循环发生障碍。肝功能损害和门脉高压为本病的主要临床表现，晚期常出现严重的并发症。

肝硬化是世界性疾病，所有种族、不论国籍、年龄或性别均可罹患。男性和中年人易罹患。

在我国主要为肝炎后肝硬化。血吸虫病性、单纯酒精性、心源性、胆汁性肝硬化均少见。

一、病因

引起肝硬化的病因很多,以病毒性肝炎最为常见。同一病例可由一种、两种或两种以上病因同时或先后作用引起,有些病例则原因不明。

(一)病毒性肝炎

病毒性肝炎经慢性活动性肝炎阶段逐步演变为肝硬化,称为肝炎后肝硬化。乙型肝炎和丙型肝炎常见,甲型肝炎一般不发展为肝硬化。由急性或亚急性重型肝炎演变的肝硬化称为坏死后肝硬化。

(二)寄生虫感染

感染血吸虫病时,大量血吸虫卵进入肝窦前的门脉小血管内,刺激结缔组织增生引起门脉高压。肝细胞的坏死和增生一般不明显,没有肝细胞的结节再生。但如伴发慢性乙型肝炎,其结果多为混合结节性肝硬化。

(三)酒精中毒

主要由乙醇的中间代谢产物(乙醛)对肝脏的直接损害引起。酗酒引起长期营养失调,使肝脏对某些毒性物质的抵抗力降低,在发病机制上也起一定作用。

(四)胆汁淤积

肝外胆管阻塞或肝内胆汁淤积持续存在时,高浓度的胆酸和胆红素对肝细胞有损害作用,久之可发展为肝硬化。由于肝外胆管阻塞引起的肝硬化称为继发性胆汁性肝硬化。由原因未明的肝内胆汁淤积引起的肝硬化称为原发性胆汁性肝硬化。

(五)循环障碍

慢性充血性心力衰竭、缩窄性心包炎和各种病因引起肝小静脉闭塞综合征等,导致肝脏充血、肝细胞缺氧,引起小叶中央区肝细胞坏死及纤维组织增生,最终发展为肝硬化。

(六)药物和化学毒物

长期服用某些药物如双醋酚汀、辛可芬、异烟肼、甲基多巴、PAS和利福平等或反复接触化学毒物如四氯化碳、磷、砷、氯仿等均可损伤肝脏,引起中毒性肝炎,最后演变为肝硬化。

(七)遗传和代谢性疾病

血友病、肝豆状核变性、半乳糖血症、糖原贮积症等遗传代谢性疾病亦可发展为肝硬化,称为代谢性肝硬化。

(八)慢性肠道感染和营养不良

慢性菌痢、溃疡性结肠炎等常引起消化和吸收障碍,发生营养不良,同时肠内的细菌毒素及蛋白质腐败的分解产物等经门静脉到达肝内,引起肝细胞损害,演变为肝硬化。

(九)隐匿性肝硬化

病因难以肯定地称为隐匿性肝硬化,其中很大部分病例可能与隐匿性无黄疸型肝炎有关。

二、临床表现

肝硬化的病程一般比较缓慢,可能隐伏数年至数十年之久。由于肝脏具有很强的代偿功能,因此,早期临床表现常不明显或缺乏特征性。肝硬化的临床分期为肝功能代偿期和肝功能失代偿期。

（一）肝功能代偿期

一般症状较轻，缺乏特征性。常有乏力、食欲减退、消化不良、恶心、厌油、腹胀、中上腹隐痛或不适及腹泻，部分有脚踝部水肿、鼻衄、齿龈出血等。上述症状多呈间歇性，常因过度疲劳而发病，经适当休息及治疗可缓解。体征一般不明显，肝脏可轻度肿大，无或有轻度压痛，部分患者可有脾脏肿大。肝功能检查结果多在正常范围内或有轻度异常。

（二）肝功能失代偿期

随着疾病的进展，症状逐渐明显，肝脏常逐渐缩小，质变硬。临床表现主要是肝功能减退和门脉高压。

1.肝功能减退

（1）营养障碍：表现为消瘦、贫血、乏力、水肿、皮肤干燥而松弛、面色灰暗、黝黑、口角炎、毛发稀疏无光泽等。

（2）消化道症状：早期出现的食欲缺乏、腹胀、恶心、腹泻等消化道症状逐渐明显，稍进油腻肉食即引起腹泻。部分患者还可出现轻度黄疸。

（3）出血倾向：轻者有鼻衄、齿龈出血；重者有胃肠道黏膜弥漫性出血及皮肤紫癜。这与肝脏合成凝血因子减少，脾大及脾功能亢进引起血小板减少有关。毛细血管脆性增加是出血倾向的附加因素。

（4）发热：部分患者可有低热，多为病变活动及肝细胞坏死时释出的物质影响体温调节中枢所致。此类发热用抗生素治疗无效，只有肝病好转时才能消失。如持续发热或高热，则提示有合并感染、血栓性门静脉炎、原发性肝癌等。

（5）黄疸：表现为巩膜浅黄、尿色黄。如巩膜甚至全身皮肤黏膜呈深度金黄色，应考虑有肝硬化伴肝内胆汁淤积的可能。

（6）内分泌功能失调的表现：肝对雌激素灭活作用减退导致脸、颈、肩、手背及上胸处的蜘蛛痣及（或）毛细血管扩张。肝掌表现为大、小鱼际和指尖斑点状发红，加压后褪色。可出现男性乳房发育、睾丸萎缩、性功能减退；女性月经不调、闭经、不孕等。皮肤色素沉着，面色污黑、晦暗，可能由继发性肾上腺皮质功能减退所致，也可能与肝脏不能代谢黑色素有关。继发性醛固酮、抗利尿激素增加导致水钠潴留，尿量减少，对水肿与腹水的形成亦起重要促进作用。

2.门脉高压症

在肝硬化发展过程中，肝细胞的坏死、再生结节的形成、结缔组织增生和肝细胞结构的改变，使门静脉小分支闭塞、扭曲，门静脉血流障碍，导致门脉压力增高。

（1）脾大及脾功能亢进：门脉压力增高时，脾脏淤血、纤维结缔组织及网状内皮细胞增生，使脾脏肿大（多为正常的2～3倍，部分可平脐或达脐下）。脾大时常伴有脾功能亢进，表现为末梢血中白细胞和血小板减少，红细胞也可减少。胃底静脉破裂出血时脾缩小，输血、补液后渐增大。关于脾功能亢进的原因，可能由于增生的网状内皮细胞对血细胞的吞噬、破坏作用加强；或由于脾脏产生某些体液因素，抑制骨髓造血功能或加速血细胞的破坏。

（2）侧支循环的形成：因门静脉回流受阻，门静脉与腔静脉间的吻合支渐次扩张开放，形成侧支循环。胃冠状静脉与食管静脉丛吻合，形成食管下段和胃底静脉曲张。这些静脉位于黏膜下疏松组织中，常由于腹内压突然增高或消化液反流侵蚀及食物的摩擦而破裂出血。脐旁静脉与脐周腹壁静脉沟通，形成脐周腹壁静脉曲张，有时该处可听到连续的静脉杂音。直肠上静脉与直肠中、下静脉吻合扩张形成内痔。门静脉回流受阻时，侧支循环血流方向见图2-1。

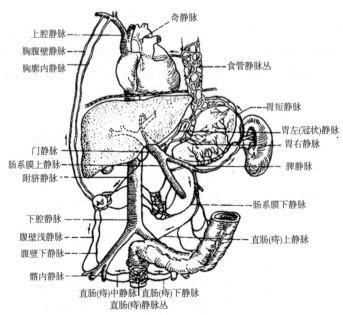

图 2-1 门静脉回流受阻时,侧支循环血流方向

（3）腹水:腹水的产生表明肝硬化病情较重。初起时有腹胀感,体检可发现移动性浊音(腹水量＞500 mL)。大量腹水可使横膈抬高而致呼吸困难和心悸,腹部膨隆,腹壁皮肤绷紧发亮,有移动性浊音和水波感。腹内压力明显增高时,脐可突出而形成脐疝。在腹水出现的同时,常可发生肠胀气。部分腹水患者伴有胸腔积液,其中以右侧多见,两侧者较少。胸腔积液系腹水通过横膈淋巴管进入胸腔所致。腹水为草黄色漏出液。腹水形成的主要因素是清蛋白合成减少、蛋白质摄入和吸收障碍,当血浆清蛋白＜23 g/L时,血浆胶体渗透压降低,促使血浆外渗;门脉压力增高至 2.94～5.88 kPa(正常为 0.785～1.18 kPa),腹腔毛细血管的滤过压增高,组织液回吸收减少而漏入腹腔;进入肝静脉血流受阻使肝淋巴液增加与回流障碍,淋巴管内压增高,造成大量淋巴液从肝包膜及肝门淋巴管溢出;肝脏对醛固酮、抗利尿激素灭活作用减退;腹水形成后循环血容量减少,通过肾小球旁器使肾素分泌增加,产生肾素-血管紧张素-醛固酮系统反应,醛固酮分泌增多,导致肾远曲小管水钠潴留作用加强,腹水进一步加重。

（4）食管和胃底曲张静脉破裂出血:门脉高压症的主要并发症,死亡率为 30％～60％。当门静脉压力超过下腔静脉压力达 1.47～1.60 kPa 时,曲张静脉就可发生出血。曲张静脉大者比曲张静脉小者更易破裂出血。最常见的表现是呕血,出血可以是大量的,并迅速发生休克;也可自行停止,以后再发。偶尔仅表现为便血或黑便。

3.肝肾综合征

肝肾综合征(功能性肾衰竭)指严重肝病患者出现肾功能不良,并排除其他引起肾功不良的原因。肝肾综合征的发病机制尚未明确。肝肾综合征通常见于严重的肝脏疾病患者。主要表现为少尿、蛋白尿、尿钠低(＜10 mmol/L),尿肌酐与血肌酐比值≥30∶1,尿与血浆渗透压比值＞1。这些尿的改变与急性肾小管坏死不同。肾功能损害的发展不一,一些患者于数天内肾功能完全丧失,另一些患者血清肌酐随肝脏功能逐渐恶化而缓慢上升达数周之久。

4.肝性脑病

肝性脑病指肝脏功能衰竭而导致代谢紊乱、中枢神经系统功能失调的综合征。肝性脑病是晚期肝硬化的最严重表现,也是常见致死原因。临床上以意识障碍和昏迷为主要表现。

肝硬化是肝性脑病的最主要原发病因。常见的诱发因素:上消化道出血、感染、摄入高蛋白饮食、大量利尿或放腹水、大手术、麻醉、安眠药和饮酒等。肝性脑病的发病机制尚未明了。主要有氨、硫醇中毒学说,假性神经介质学说、γ-氨基丁酸能神经传导功能亢进等学说。

临床上按意识障碍、神经系统表现和脑电图改变分为4期(表2-2)。

表 2-2 肝性脑病分期

分 期	精神状况	运动改变
亚临床期	常规检查无变化;完成工作或驾驶能力受损	完成常规精神运动试验或床边试验,如画图或数字连接的能力受损
Ⅰ期(前驱期)	思维紊乱、淡漠、激动、欣快、不安、睡眠紊乱	细震颤,协调动作缓慢,扑翼样震颤
Ⅱ期(昏迷前期)	嗜睡、昏睡、定向障碍、行为失常	扑翼样震颤,发音困难,初级反射出现
Ⅲ期(昏睡期)	思维显著紊乱,言语费解	反射亢进,巴宾斯基征,尿便失禁,肌阵挛,过度换气
Ⅳ期(昏迷期)	昏迷	去大脑体位,短促的眼头反射,疼痛刺激反应早期存在,进展为反应减弱和刺激反应消失

肝性脑病患者呼气中常具有一种类似烂苹果样臭味,这与肝脏不能分解甲硫氨酸中间产物二甲基硫和甲基硫醇有关,肝臭可在昏迷前出现,是一种预后不良的征象。

5.其他

肝硬化患者常因抵抗力降低,并发各种感染,如支气管炎、肺炎、自发性腹膜炎、结核性腹膜炎、尿路感染等。腹膜炎发生的机制可能是细菌通过血液或淋巴液播散入腹腔,并可穿过肠壁而入腹腔。腹水患者易于发生,死亡率高,早期诊断非常重要。自发性腹膜炎起病较急者症状常为腹痛和腹胀;起病缓者则多为低热或不规则的发热,伴有腹部隐痛、恶心、呕吐及腹泻。体检可发现腹膜刺激征,腹水性质由漏出液转为渗出液。

长期低钠盐饮食,利尿及大量放腹水易发生低钠血症和低钾血症。长期使用高渗葡萄糖溶液与肾上腺糖皮质激素、呕吐及腹泻亦可使钾、氯减少,而产生低钾、低氯血症,并致代谢性碱中毒和肝性脑病。

(三)肝脏体征

肝脏大小不一,早期肝脏肿大,质地中等或中等偏硬,晚期缩小、坚硬、表面呈颗粒状或结节状。一般无压痛,但在肝细胞进行性坏死或并发肝炎或肝周围炎时,则可有触痛与叩击痛。肝边缘锐利提示无炎症活动,边缘圆钝表明有炎症、水肿、脂肪浸润或纤维化。肝硬化时右叶下缘不易触及而左叶增大。

三、检查

(一)血常规

白细胞和血小板明显减少。失血、营养障碍、叶酸及维生素 B_{12} 缺乏导致缺铁性或巨幼红细胞性贫血。

(二)肝功能检查

早期蛋白电泳即显示球蛋白增高,而清蛋白到晚期才降低。絮状及浊度试验在肝功能代偿期可正常或轻度异常,而在失代偿期多为异常。失代偿期转氨酶活力可呈轻、中度升高,一般以

SGPT 活力升高较显著,肝细胞有严重坏死时,则 SGOT 活力常高于 SGPT。

静脉注射磺溴酞钠 5 mg/kg,45 分钟后,正常人血内滞留量应低于 5%,肝硬化时多有不同程度的增加。磺溴酞钠可有变态反应,检查前应作皮内过敏试验。吲哚(靛青绿)亦是一种染料,一般静脉注射 0.5 mg/kg,15 分钟后,正常人血中滞留量<10%,肝硬化尤其是结节性肝硬化患者的潴留值明显增高,在 30% 以上。本试验为诊断肝硬化的最好的方法,比溴磺酞钠试验更敏感,更安全可靠。

肝功能代偿期,血中胆固醇多正常或偏低;失代偿期,血中胆固醇常低于正常水平。凝血酶原时间测定在代偿期可正常,失代偿期则呈不同程度延长,虽注射维生素 K 亦不能纠正。

（三）影像学检查

B 型超声波检查可探查肝、脾大小及有无腹水。可显示脾静脉和门静脉增宽,有助于诊断。食管静脉曲张时,吞钡 X 线检查可见蚯蚓或串珠状充盈缺损,纵行黏膜皱襞增宽。胃底静脉曲张时,可见菊花样充盈缺损。放射性核素肝脾扫描可见肝摄取减少、分布不规则,脾摄取增加,脾脏增大可明显显影。

（四）纤维食管镜

纤维食管镜检查可见食管钡餐检查阴性的食管静脉曲张。

（五）肝穿刺活组织检查

肝活组织检查常可明确诊断,但此为创伤性检查,仅在临床诊断确有困难时才选用。

（六）腹腔镜检查

可直接观察肝脏表面、色泽、边缘及脾脏等改变,并可在直视下进行有目的穿刺活组织检查,对鉴别肝硬化、慢性肝炎和原发性肝癌以及明确肝硬化的病因很有帮助。

四、基本护理

（一）观察要点

一般症状和体征的观察:观察患者全身情况,有无消瘦、贫血、乏力、面色灰暗黝黑、口角炎、毛发稀疏无光泽等营养障碍表现。观察皮肤黏膜、巩膜有无黄染,尿色有无变化。注意蜘蛛痣、杵状指、色素沉着、肝臭、水肿、男性乳房发育等体征。了解有无肝区疼痛、食欲缺乏、厌油、恶心、呕吐、排便不规则、腹胀等消化道症状。

（二）并发症的观察

1.门脉高压症

观察腹水、腹胀和其他压迫症状,腹壁静脉曲张、痔出血、贫血以及鼻衄、齿龈出血、瘀点、瘀斑、呕血、黑便。

2.腹水

观察尿量、腹围、体重变化和有无水肿。

3.肝性脑病

注意意识和精神活动,有无嗜睡、昏睡、昏迷、定向障碍、胡言乱语,有无睡眠节律紊乱和扑翼样震颤。

（三）一般护理

1.合理的休息

研究证明卧位与站立时肝脏血流量有明显差异,前者比后者多40％以上。因此合理的休息既可减少体能消耗,又能降低肝脏负荷,增加肝脏血流量,防止肝功能进一步受损和促进肝细胞恢复。肝功能代偿期患者应适当减少活动和工作强度,注意休息,避免劳累。若病情不稳定、肝功能试验异常,则应减少活动,充分休息。有发热、黄疸、腹水等表现的失代偿患者,应以卧床休息为主,并保证充足的睡眠。

2.正确的饮食

饮食营养是改善肝功能的基本措施之一。正确的进食和合理的营养,能促进肝细胞再生,反之则会加重病情,诱发上消化道出血、肝昏迷、腹泻等。肝硬化患者应以高热量、高蛋白、高维生素且易消化的食物为宜,适当限制动物脂肪的摄入,不食增加肝脏解毒负荷的食物和药物。一般要求每天总热量在10.46～12.55 kJ(2.5～3.0 kcal)。蛋白质每天 100～150 g,蛋白食物宜多样化、易消化、含有丰富的必需氨基酸。脂肪每天 40～50 g。要有足量的维生素 B、维生素 C 等。为防便秘,可给含纤维素多的食物。肝功能显著减退的晚期患者或有肝性昏迷先兆者给予低蛋白饮食,限制蛋白每天在 30 g 左右;伴有腹水者按病情给予低盐(每天 3～5 g)和无盐饮食,腹水严重时应限制每天的入水量;黄疸患者补充胆盐。禁忌饮酒、咖啡、烟草和高盐食物。避免有刺激性及粗糙坚硬的食物,进食时应细嚼慢咽,以防引起食管或胃底静脉破裂出血。教育患者和家属认识到正确饮食和合理营养的意义,并且理解饮食疗法必须长期持续,要有耐心和毅力,使患者能正确地掌握,家属能予以监督。

（四）心理护理

肝硬化患者病程漫长,久治不愈,尤其进入失代偿期后,患者身心遭受很大痛苦,承受的心理压力大,心理变化也大,因此在常规治疗护理中更应强调心理护理,须做好以下几方面:①保持病房的整洁、安静、舒适,从视、听、嗅、触等方面消除不良刺激,使患者在生活起居感到满意。②对病情稳定者,要主动指导患者和家属掌握治疗性自我护理方法,包括通过多种形式宣教有关医疗知识,消除他们的恐惧悲观感,树立信心;帮助分析并发症发生的诱因,增强患者预防能力;对心理状态稳定型患者可客观地介绍病情及检查化验结果,以取得其配合。③对病情反复发作者,要热情帮助其恢复生活自理能力,增加战胜疾病的信心;对忧郁悲观型患者应予极大的同情心,充分理解他们,帮助他们解决困难;对怀疑类型的患者应明确告知诊断无误,客观介绍病情,并使其冷静面对现实。④根据病情需要适当安排娱乐活动。

（五）药物治疗的护理

严重患者特别是老年患者进食少时可静脉供给能量,以补充机体所需。研究表明,80％～100％的肝硬化患者存在程度不同的蛋白质能量营养不足。因此老年人按每天每千克体重摄入1.0 g 蛋白质作为基础要量,附加由疾病相关因素造成的额外丢失。补充蛋白质(氨基酸)时,应提供以必需氨基酸为主的氨基酸溶液。若肝功损害严重,则以含丰富支链氨基酸(45％)的溶液作为氨源为佳。目前冰冻血浆的使用越来越广泛,使用过程中应注意掌握正确的融化方法和输注不良反应的观察,一般融化后不再复冻。

使用利尿剂时,应教会患者正确服用利尿药物。通常需向患者讲述常用利尿药的作用及不良反应。指导患者掌握利尿药观察方法,如体重每天减少 0.5 kg,尿量每天达 2 000～2 500 mL,腹围逐渐缩小。

（张　娣）

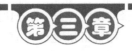

神经外科护理

第一节 面 肌 痉 挛

面肌痉挛是指以一侧面神经所支配的肌群不自主、阵发性、无痛性地抽搐为特征的慢性疾病。抽搐多起于眼轮匝肌,从一侧眼轮匝肌很少的收缩开始,缓慢由上向下扩展到半侧面肌,严重可累及颈肩部肌群。抽搐为阵发性、不自主痉挛,不能控制,情绪紧张、过度疲劳可诱发或加重病情。开始抽搐较轻,持续仅几秒,之后抽搐逐渐延长至几分钟,频率增多,严重者致同侧眼不能睁开,口角向同侧歪斜,严重影响身心健康。女性患者多见,左侧多见,通常在青少年中出现,神经外科常用手术方法为微血管减压术。

一、护理措施

（一）术前护理

1.心理护理

充分休息,减轻心理负担,消除心理焦虑,并向患者介绍疾病知识、治疗方法及术后患者的康复情况,以及术后可能出现的不适和应对办法,使患者对手术做好充分的准备。

2.饮食护理

营养均衡,可进食高蛋白、低脂肪、易消化食物。

3.术前常规护理

选择性备皮（即术侧耳后向上、向下、向后各备皮约 5 cm,尤其适用于长发女性,可以很好地降低因外貌改变造成的不良心理应激）、配血、灌肠、禁食、禁水。

（二）术后护理

（1）密切观察生命体征、意识、瞳孔变化。

（2）观察有无继发性出血。

（3）保持呼吸道通畅,如有恶心、呕吐,去枕头偏向一侧,及时清除分泌物,避免吸入性肺炎。

（4）饮食:麻醉清醒 4 小时后且不伴恶心、呕吐,由护士亲自喂第一口水,观察有无呛咳,防止误吸。术后第一天可进流食,逐渐过渡至正常饮食。鼓励营养均衡,并适当摄取汤类食物,多饮水,以缓解颅内压低症状。

(5)体位:去枕平卧4~6小时,患者无头晕、恶心、呕吐等不适主诉,在主管医师协助下给患者垫薄软枕或毛巾垫。如术后头晕、恶心等明显颅内压低症状,要遵医嘱去枕平卧1~2天。术后2~3天可缓慢坐起,如头晕不适,立即平卧,反复锻炼至症状消失,在他人搀扶下可下床活动,注意避免跌倒。

(6)观察有无颅内感染、切口感染。观察伤口敷料,监测体温4次/天,了解有无头痛、恶心等不适主诉。

(7)手术效果观察:评估术后抽搐时间、强度、频率。部分患者术后面肌痉挛会立即消失,部分患者需要营养受损的神经,一段时间后可消失。

(8)对患者进行健康宣教,告知完全恢复需要3个月时间,加强护患配合。

(9)术后并发症护理。①颅内压低反应:因术中为充分暴露手术视野需放出部分脑脊液,所以导致颅内压降低。术后根据情况去枕平卧1~3天,如恶心、呕吐,头偏向一侧,防止误吸。每天补液1 500~2 000 mL,并鼓励患者多进水、汤类食物,促进脑脊液分泌。鼓励床上活动下肢,防止静脉血栓形成。②脑神经受累:因手术中脑神经根受损可致面部感觉麻木,不完全面瘫。不完全面瘫者注意口腔和眼部卫生,眼睑闭合不全者予抗生素软膏涂抹,饭后及时清理口腔,遵医嘱给予营养神经药物,并做好细致解释,健康指导。③听力下降:因术中损失相邻的听神经,所以导致同侧听力减退或耳聋。密切观察,耐心倾听不适主诉,及时发现异常。遵医嘱使用营养神经药物,并注意避免使用损害听力的药物,保持安静,避免噪声。

(三)健康指导

(1)避免情绪激动,去除不安、恐惧、愤怒、忧虑等不利因素,保持心情舒畅。

(2)饮食清淡,多吃含水分、含纤维素多的食物;多食蔬菜、水果。忌烟、酒及辛辣刺激性强的食物。

(3)定期复查病情。

二、主要护理问题

(1)知识缺乏:与缺乏面肌痉挛相关疾病知识有关。

(2)自我形象紊乱:与不自主抽搐有关。

(3)有出血的可能:与手术有关。

(4)有体液不足的危险:与体液丢失过多有关。

(5)有感染的危险:与手术创伤有关。

(杨青春)

第二节　脊髓损伤

脊髓损伤为脊柱骨折或骨折脱位的严重并发症。损伤高度以下的脊神经所支配的身体部位的功能会丧失。直接与间接的外力对脊柱的重击是造成脊髓损伤的主要原因,常见的原因有交通事故、枪伤、刀伤、自高处跌落,或是被掉落的东西击中脊椎,以及现在流行的一些水上运动,诸如划水、冲浪板、跳水等,也都可能造成脊髓损伤。

一、护理评估

(一)病因分析

脊髓损伤是一种致残率高、后果严重的疾病,直接或间接的暴力作用于脊柱和脊髓皆可造成脊髓损伤,间接暴力损伤比较常见,脊髓损伤的节段常发生于暴力作用的远隔部位,如从高处坠落,两足或臀部着地,或暴力作用于头顶、肩背部,而脊椎骨折发生在活动度较大的颈部和腰骶部,造成相应部位的脊髓损伤。脊柱骨折造成的脊髓损伤可分为屈曲型损伤、伸展型损伤、纵轴型损伤和旋转型损伤。

(二)临床观察

1.脊髓性休克期

脊髓损伤后,在损伤平面以下立即出现肢体的弛缓性瘫痪,肌张力减低,各种感觉和反射均消失,病理反射阴性,膀胱无张力,尿潴留,大便失禁,低血压[收缩压降至 9.3~10.7 kPa(70~80 mmHg)]。脊髓休克是损伤平面以下的脊髓节段失去高级中枢调节的结果,一般持续 2~4 周,再合并压疮或尿路感染时持续时间还可延长。

2.完全性的脊髓损伤

在损伤平面以下,各种感觉均消失,肢体弛缓性瘫痪,深浅反射均消失,括约肌功能也消失,经 2~4 周脊髓休克过后,损伤平面以下肌张力增高,腱反射亢进,病理反射阳性,出现总体反射,即受刺激时,髋、膝关节屈曲,两下肢内收,腹肌收缩,反射性排尿和阴茎勃起等,但运动、感觉和括约肌功能无恢复。

3.不完全性的脊髓损伤

在脊髓休克消失后,可见部分感觉、运动和括约肌功能恢复,但肌张力仍高,腱反射亢进,病理反射可为阳性。

4.脊髓瘫痪

(1)上颈段脊髓损伤:膈肌和肋间肌瘫痪,呼吸困难,四肢瘫痪,死亡率很高。

(2)下颈髓段损伤:两上肢的颈髓受损节段神经支配区,呈下运动神经元损害的表现,该节段支配的肌肉萎缩,呈条状感觉减退区,二头肌或三头肌反射减退;即上肢可有下神经元和上神经元两种损害症状同时存在,而两下肢为上运动神经元损害,表现为痉挛性截瘫。

(3)胸段脊髓损伤:有一清楚的感觉障碍平面,脊髓休克消失后,损伤平面以下、两下肢呈痉挛性瘫痪。

(4)胸腰段脊髓损伤:感觉障碍平面在腹股沟韧带上方或下方,如为 $T_{11~12}$ 胸椎骨折,脊髓为腰段损伤,两下肢主要呈痉挛性瘫痪;$L_{1~2}$ 腰椎骨折,脊髓骶节段和马尾神经上部损伤,两下肢主要呈弛缓性瘫痪,并由于直肠膀胱中枢受损,尿失禁,不能建立膀胱反射性,直肠括约肌松弛,大便也失禁。

(5)马尾神经损伤:$L_{3~5}$ 腰椎骨折,马尾神经损伤大多为不全性,两下肢大腿以下呈弛缓性瘫痪,尿便失禁。

(三)辅助诊断

1.创伤局部检查

了解损伤的原因,分析致伤方式,检查局部有无肿胀、压痛,有无脊柱后突畸形,棘突间隙是否增宽等。

2.神经系统检查

急诊患者反复多次检查,及时发现病情变化。

(1)感觉检查:以手接触患者损伤平面以下的皮肤,如患者有感觉,为不完全性脊髓损伤,然后分别检查触觉、痛觉、温冷觉和深部感觉,划出感觉障碍的上缘,并定时复查其上缘的变化。

(2)运动检查:了解患者肢体有无随意运动,记录肌力的等级,并重复检查,了解肌力变化的情况。

(3)反射检查:脊髓横断性损伤,休克期内所有深浅反射均消失,经2～4周休克消失后,腱反射亢进,病理反射阳性。

(4)括约肌功能检查:了解尿潴留和尿失禁,必要时做膀胱测压。肛门指诊,检查括约肌能否收缩或呈弛缓状态。

3.X线检查

检查脊柱损伤的水平和脱位情况,较大骨折位置及子弹或弹片在椎管内滞留位置及有无骨折,并根据脊椎骨受损位置估计脊椎受损的程度。

4.CT检查

CT检查可显示骨折部位,有无椎管内血肿。

5.MRI检查

MRI检查是目前对脊柱脊髓检查最理想的手段,不仅能直接看到脊髓是否有损伤,还能够判定其损伤的程度、类型及治疗后的估计。同时可清晰地看到椎间盘及脊椎损伤压迫脊髓的情况。

二、常见护理问题

(一)肢体麻痹及下半身瘫痪

因脊髓完全受损的部位不同,故肢体麻痹的范围也不同。

(1)第4颈椎以上损伤:会引起完全麻痹,即躯干和四肢麻痹。

(2)第1胸椎以上损伤:会引起不完全麻痹,上肢神经支配完全,但躯干稳定力较差,下肢完全麻痹。

(3)第6胸椎以下受伤:会造成下半身瘫痪。

(二)营养摄入困难

(1)在脊髓受损后48小时之内,胃肠系统的功能可能会减弱。

(2)脊髓损伤后,患者可能会出现消化功能障碍,以致患者对食物的摄取缺乏耐力,易引起恶心、呕吐,且摄入的食物也不易消化吸收。

(三)排泄问题

1.排尿功能障碍

(1)尿潴留:在脊髓休克期膀胱括约肌功能消失,膀胱无收缩功能。

(2)尿失禁:脊髓休克过后,损伤平面以下肌张力增高,膀胱中枢受损不能建立反射性膀胱,尿失禁。

2.排便功能障碍

由于脊髓受损,直肠失去反射,以至大便排出失去控制或不由自主地排出大便,而造成大便失禁。

（四）焦虑不安

患者在受伤后，突然变成下半身麻痹或四肢瘫痪，患者会出现伤心、失望及抑郁等心理反应，而不能面对现实，或对医疗失去信心。

三、护理目标

（1）护士能及时观察患者呼吸、循环功能变化并给予急救护理。

（2）患者知道良肢位摆放的重要性。

（3）患者有足够的营养供应。

（4）患者能规律排尿。

（5）减轻焦虑。

（6）预防并发症。

四、护理措施

（一）做好现场急救护理

对患者迅速及较准确地作出判断，有无合并伤及重要脏器损伤，并根据其疼痛、畸形部位和功能障碍情况，判断有无脊髓损伤及其性质、部位。对颈段脊髓损伤者，首要是稳定生命体征。高位脊髓损伤患者，多有呼吸浅，呼吸困难，应配合医师立即切开气管，气管内插管。插管时特别注意，有颈椎骨折时，头部制动，绝对不能使头颈部多动；气管插管时，宜采用鼻咽插管，借助纤维喉镜插管。

（二）正确运送患者，保持脊柱平直

现场搬运患者时至少要三人蹲在患者一侧，协调一致平起，防止脊柱扭转屈曲，平放在硬板单架上。对有颈椎骨折者，有一人在头顶部，双手托下颌及枕部，保持轻度向头顶牵引，颈部中立位，旁置沙袋以防扭转。胸腰段骨折者在胸腰部垫一软垫，切不可一人抱腋下，另一人抱腿屈曲搬动，而致脊髓损伤加重。

（三）定时翻身，给予适当的卧位

（1）脊髓损伤患者给其提供硬板床，加用预防压疮的气垫床。

（2）翻身时应采用轴线翻身，保持脊柱呈直线，两人动作一致，防止再次脊髓损伤。每隔两小时翻身一次。

（3）仰卧位：患者仰卧位时髋关节伸展并轻度外展。膝伸展，但不能过伸。踝关节背屈，脚趾伸展。在两腿之间可放一枕头，可保持髋关节轻度外展。肩应内收，中立位或前伸，勿后缩。肘关节伸展，腕背屈约 45°。手指轻度屈曲，拇指对掌。患者双上肢放在身体两侧的枕头上，肩下垫枕头要足够高，确保两肩部后缩，也可将两枕头垫在前臂或手下，使手的位置高于肩部，可以预防重力性肿胀。

（4）侧卧位：髋、膝关节屈曲，两腿之间垫上软枕，使上面的腿轻轻压在下面的枕头上。踝背屈，脚趾伸展。下面的肩呈屈曲位，上肢放于垫在头下和胸背部的两个枕头之间，以减少肩部受压。肘伸展，前臂旋后。上面的上肢也是旋后位，胸壁和上肢之间垫一枕头。

（四）供给营养

（1）在脊髓损伤初期，先给患者静脉输液，并插入鼻胃管以防腹胀。

（2）观察患者肠蠕动情况，当肠蠕动恢复后，可经口摄入饮食。

（3）给予高蛋白、高维生素、高纤维素的食物，以及足够的水分。

（4）若患者长期卧床不动，应限制含钙的食物的摄取，以防泌尿道结石。

（5）若患者有恶心、呕吐，应注意防止患者发生吸入性肺炎。

（五）大小便的护理

（1）脊髓损伤后最初几天即脊髓休克期，膀胱呈弛缓性麻痹，患者出现急性尿潴留，应立即留置导尿管引流膀胱的尿液，导尿采用密闭式引流，使用抗反流尿袋。随时保持会阴部的清洁，每天消毒尿道口，定期更换导尿管，以防细菌感染。

（2）患者出现便失禁及时处理，并保持肛周皮肤清洁、干燥无破损，在肛周涂皮肤保护剂。患者出现麻痹性肠梗阻或腹胀时，给予患者脐周顺时针按摩。可遵医嘱给予肛管排气或胃肠减压，必要时给予缓泻剂，使用热水袋热敷脐部。

（3）饮食中少食或不食产气过多的食物，如甜食、豆类食品等。指导患者食用含纤维素多的食物。鼓励患者多饮用热果汁。

（4）训练患者排便、排尿功能恢复。对痉挛性神经性膀胱患者的训练是定时饮用一定数量的水，使膀胱充盈，定时开放导尿管，引流膀胱内尿液。也可定期刺激膀胱收缩排出尿液，如轻敲患者的下腹部（耻骨上方）、用手刺激大腿内侧，以刺激膀胱收缩。间歇性导尿，即 4 个小时导尿一次，这种方法可以使膀胱有一定的充盈，形成对排尿反应的生理刺激，这种冲动传到脊髓的膀胱中枢，可促进逼尿肌的恢复。

训练患者排便，应先确定患者患病前的排便习惯，并维持适当的高纤维素饮食与水分的摄取，以患者的习惯，选择一天中的一餐后，进行排便训练，因患者饭后有胃结肠反射，可在患者臀下垫便盆，教导患者有效地以腹部压力来引发排便，如无效，则可戴手套，伸入患者肛门口刺激排便，或再加甘油灌肠，每天固定时间训练。

（六）做好基础护理

患者脊髓受损后可出现四肢瘫或截瘫，生活自理能力缺陷，其一切生活料理均由护理人员来完成。每天定时翻身，变换体位，观察皮肤，保护皮肤完整性，保持床单位的平整。

（七）做好呼吸道管理

（1）$C_{3\sim4}$ 受损者，膈神经、横膈及肋间肌的活动均丧失，并且无法深呼吸及咳嗽，为了维持生命，而行气管切开术，并使用呼吸机辅助呼吸，及时吸痰保持呼吸道通畅。

（2）在损伤后 48 小时内应密切观察患者呼吸形态的变化，呼吸的频率和节律。

（3）监测血氧饱和度及动脉血气分析的变化，以了解其缺氧的情况是否加重。

（4）在病情允许的范围内协助患者翻身，并指导患者深呼吸与咳嗽，以预防肺不张及坠积性肺炎等并发症。

（八）观察神经功能的变化

（1）观察脊髓受压的征象，在受伤的 24～36 小时，每隔 2～4 小时就要检查患者四肢的肌力、肌张力、痛触觉等，以后每班至少检查一次，并及时记录患者感觉平面、肌张力、痛温触觉恢复的情况。

（2）检查发现患者有任何变化时，应立即通知医师，以便及时进行手术减压。

（九）脊髓手术护理

1.手术前护理

（1）观察脊髓受压的情况，特别注意维持患者的呼吸。

(2)观察患者脊柱的功能,以及活动与感觉功能的丧失或恢复情况。

(3)做好患者心理护理,解除患者的恐惧、忧虑和不安的心理。

(4)遵医嘱进行术前准备,灌肠排除肠内粪便。可减少手术后的肿胀和压迫。

2.手术后护理

(1)手术后搬运患者时,应保持患者背部平直,避免不必要的震动、旋转、摩擦和任意暴露患者;如为颈椎手术,则应注意颈部的固定,戴颈托。

(2)颈部手术后,应该去掉枕头平卧。必要时使用沙袋固定头部,保持颈椎平直。

(3)观察患者的一般情况,如皮肤的颜色、意识状况、定向力、生命体征以及监测四肢运动、肌力和感觉。

(4)颈椎手术时,由于颈部被固定,不能弯曲。常使口腔的分泌物不易咳出,应及时吸痰保持呼吸道的通畅。

(5)观察伤口敷料是否干燥,有无出血、有无液体自伤口处渗出,观察术后应用止痛泵的效果。

(十)颅骨牵引患者护理

(1)随时观察患者有无局部肿胀或出血的情况。

(2)由于颅骨牵引,时间过长枕部及肩胛骨易发生压疮,可根据情况应用减压贴。

(3)定期检查牵引的位置、功效是否正确,如有松动,及时报告医师。

(4)牵引时使用便器要小心,不可由于使用便器不当造成牵引位置、角度及功效发生改变。

(十一)预防并发症护理

脊髓损伤后常发生的并发症是压疮、泌尿系统感染和结石、肺部感染、深静脉血栓形成和肢体挛缩。

1.压疮

定时评估患者皮肤情况采用诺顿评分,护士按照评分表中五项内容分别打分并相加总分<14分,可认为患者是发生压疮的高危人群,必须进行严格的压疮预防。可应用气垫床,定时翻身缓解患者的持续受压,对于危险区域的皮肤应用减压贴、透明贴、皮肤保护剂赛肤润,保持床单位平整、清洁,每班加强检查。

2.肺部护理

鼓励患者咳嗽,压住胸壁或腹壁辅助咳嗽。不能自行咳痰者进行气管内吸痰。变换体位、进行体位引流,雾化吸入。颈段脊髓损伤者,必要时行气管切开,辅助呼吸。

3.防深静脉血栓形成

深静脉血栓形成常发生在伤后10~40天,主要原因是血流缓慢。临床表现为下肢肿胀、胀痛、皮肤发红,也可肢体温度降低。防治的方法有患肢被动活动,穿预防深静脉血栓的弹力袜。定期测下肢周径,发现肿胀,立即制动。静脉应用抗凝剂,也可行彩色多普勒检查,证实为血栓者可行溶栓治疗,可用尿激酶或东菱克栓酶等。

4.预防痉挛护理

痉挛是中枢神经系统损害后出现的以肌肉张力异常增高为表现的综合征,痉挛可出现在肢体整体或局部,也可出现在胸、背、腹部肌肉。有些痉挛对患者是有利的,比如股四头肌痉挛有助于患者的站立和行走,下肢肌痉挛有助于防止直立性低血压,四肢痉挛有助于防止深静脉血栓形成。但严重的肌痉挛会给患者带来很大的痛苦,妨碍自主运动的恢复,成为功能恢复的主要障碍。痉挛在截瘫患者常表现为以伸肌张力异常增高的痉挛模式,持续的髋、膝、踝的伸展,最后出现跟腱缩短,踝关节旋前畸形及内收肌紧张。患者从急性期开始采用抗痉挛的良肢体位摆放,下肢伸肌张力增高将下肢摆放为屈曲位。对肢体进行主动运动和被动运动。主动运动:做痉挛肌的拮抗肌适度的主动运动,对肌痉挛有交替性抑制作用。被动运动与按摩:进行肌肉按摩,或温和地被动牵张痉挛肌,可降低肌张力,有利于系统康复训练。冷疗或热疗可使肌痉挛一过性放松。水疗的温水浸浴有利于缓解肌痉挛。

(十二)康复护理

(1)在康复医师的指导下,给予患者日常生活活动训练,使患者能恢复自行穿脱衣服,进食、盥洗、大小便、沐浴及开关门窗,电灯、水龙头等改善患者自我照顾的能力。

(2)按照运动计划做肢体运动。颈椎以下受伤的患者,运用各种支具下床行走。

(3)指导患者及家属如何把身体自床上移到轮椅或床边的便器上。

(4)教导患者使用辅助的运动器材,例如轮椅、助行器、手杖来加强自我照顾能力。

(十三)健康教育

患者和家属对突然遭受到脊髓外伤所带来的四肢瘫或截瘫事实不能接受,患者和家属都比较紧张,因此对患者和家属的健康教育就非常重要。

(1)教导患者需保持情绪稳定,向患者简单的解释所有治疗的过程。

(2)鼓励家属参加康复治疗活动。

(3)告知患者注意安全,以防发生意外。

(4)教导运动计划的重要性,并能切实执行。

(5)教导家属能适时给予患者协助及心理支持,并时常给予鼓励。

(6)教导患者及家属,重视日常生活的照顾,预防并发症。

(7)定期返院检查。

五、评价

对脊髓损伤的患者,在提供必要的护理措施之后,应进行下列评价。

(1)患者的脊柱是否保持平直。

(2)患者的呼吸功能和循环功能,是否维持在正常状态。

(3)是否提供足够的营养。

(4)是否为患者摆放良肢位,定时为患者翻身。

(5)患者的大小便排泄功能是否已经逐渐恢复正常,是否已经提供必要的协助和训练。

(6)患者是否经常保持皮肤清洁干燥,皮肤是否完整无破损。

(7)患者的运动、感觉、痛温触觉功能是否逐渐恢复。

(8)对脊髓手术的患者,是否提供了完整的手术前及手术后的护理。

(9)对患者是否进行了健康教育,患者接受的程度如何,是否掌握。

(10)对实施颅骨牵引的患者,是否提供了必要的牵引护理。

(11)在护理患者过程中是否避免了并发症的发生。

(12)患者及家属是否能够接受脊髓损伤这种心理冲击,是否提供了心理护理。

(杨青春)

第三节 垂体腺瘤

垂体腺瘤是发生于腺垂体的良性肿瘤。如果肿瘤增大,压迫周围组织,则出现头痛、视力减退、视野缺损、上睑下垂及眼球运动功能障碍等压迫症状。治疗一般以手术为主,也可行药物和放射治疗。手术治疗包括开颅垂体瘤切除术和经口鼻或经单鼻蝶窦垂体腺瘤切除术。垂体瘤患者有发生垂体卒中的可能。垂体卒中为垂体肿瘤内突然发生出血性坏死或新鲜出血。典型症状为突然头痛,在 1~2 天眼外肌麻痹、视觉障碍、视野缺损及进行性意识障碍等。如发生上述情况应按抢救程序及时进行抢救。

一、护理措施

(一)术前护理

1.预防手术切口感染

为预防手术切口感染,经蝶窦垂体腺瘤切除术患者应在术前 3 天常规口服抗生素,用复方硼砂溶液漱口,用呋麻液滴鼻,每天 4 次,每次双侧鼻腔各 2~3 滴,滴药时采用平卧仰头位,使药液充分进入鼻腔。

2.皮肤准备

经蝶窦手术患者需剪鼻毛,应动作轻稳,防止损伤鼻黏膜致鼻腔感染。近来多采用电动鼻毛修剪器,嘱患者自行予以清理,再由护士检查有无残留鼻毛,此法提高了患者的舒适度,更易于接受,亦便于护士操作。观察有无口鼻疾病,如牙龈炎、鼻腔疖肿等。如有感染存在,则改期手术。

3.物品准备

备好奶瓶(有刻度标记,并预先在奶嘴上剪好"+"字开口,以准确记录入量,便于患者吸吮)、咸菜、纯橙汁、香蕉、猕猴桃等含钾、钠高的食物。

4.术前宣教

向患者讲解有关注意事项,消除恐惧,取得配合。

(二)术后护理

(1)卧位未清醒时,取平卧位,头偏向一侧,清醒后拔除气管插管。无脑脊液鼻漏应抬高床头 $15°~30°$。有脑脊液鼻渗/漏者,一般去枕平卧 3~7 天,具体时间由手术医师决定,床头悬挂"平卧"提示牌。

(2)患者术后返回病室时,需经口吸氧。先将氧流量调至 2~3 L/min,再将吸氧管轻轻放入患者口腔中并用胶布将管路固定于面部,防止不慎脱落。及时吸除口腔及气管插管的内分泌物,维持呼吸道通畅。

(3)生命体征的监测:麻醉清醒前后应定时测量生命体征,特别注意观察瞳孔的对光反射是否恢复。

(4)拔除气管插管指征及方法:①双侧瞳孔等大(或与术前大小相同);②瞳孔对光反射敏感;③呼之能应、可遵医嘱做简单动作;④将口腔内分泌物吸除干净;⑤术中无特殊情况;⑥拔除气管插管时,患者应取平卧位头偏向一侧,抽出气囊中的空气,嘱患者做吐物动作,顺势将插管迅速拔出(目前此项操作多在手术室、恢复室完成)。

(5)伤口护理:如无脑脊液鼻漏者,术后3天左右拔除鼻腔引流条,用呋麻液滴鼻,每天4次,每次2~3滴,防止感染。如有鼻漏,术后5~7天拔除鼻腔引流条。拔除鼻腔引流条后勿用棉球或纱布堵塞鼻腔。

(6)口腔护理:如经口鼻蝶窦入路手术,口腔内有伤口,应每天做口腔护理,保持口腔内的清洁。由于术后用纱条填塞鼻腔止血,患者只能张口呼吸,易造成口腔干燥、咽部疼痛不适,此时,应用湿纱布盖于口唇外,保持口腔湿润,减轻不适,必要时可遵医嘱予以雾化吸入或用金喉健喷咽部。

(7)术后并发症的护理。

脑内出血:常在术后24~48小时发生,当患者出现意识障碍(昏睡或烦躁)、瞳孔不等大或外形不规则、视物不清、视野缺损、血压进行性升高等症状时,提示有颅内出血可能,应及时通知医师,必要时做急诊CT或行急诊手术。如未及时发现或采取有效措施,将出现颅内血肿、脑疝甚至危及患者生命。

尿崩症和(或)水、电解质紊乱:由于手术对神经垂体及垂体柄有影响,术后一过性尿崩发生率较高,表现为大量排尿,每小时尿量200 mL以上,连续2小时以上,此即为尿崩症。需监测每小时尿量,准确记录出入量,合理经口、经静脉补液,必要时口服抗利尿剂如醋酸去氨升压素(弥凝),或静脉泵入垂体后叶素控制尿量,保持出入量平衡。水、电解质紊乱则可由手术损伤下丘脑或尿崩症致大量排尿引起,易造成低血钾等水、电解质紊乱,临床上每天清晨监测血电解质情况,及时给予补充。

脑脊液鼻漏:由于术中损伤鞍隔所致,常发生于术后3~7天,尤其是拔除鼻腔填塞纱条后,观察患者鼻腔中有无清亮液体流出。因脑脊液含有葡萄糖,可用尿糖试纸粉色指示端检测,阳性则提示有脑脊液鼻漏(如混有血液时,也可呈现假阳性,需注意区分)。此时,患者应绝对卧床,去枕平卧2~3周。禁止用棉球、纱条、卫生纸填塞鼻腔,以防逆行感染。

垂体功能低下:由机体不适应激素的变化引起,常发生于术后3~5天。患者可出现头晕、恶心、呕吐、血压下降等症状。此时,应先查血钾浓度,与低血钾相鉴别。一般用生理盐水100 mL＋琥珀酸氢化可的松100 mg静脉滴注后可缓解。

(三)健康指导

(1)出院后患者可以正常进食,勿食刺激性强的食物及咖啡、可乐、茶类。

(2)患者应适当休息,通常1~3个月后即可正常工作。

(3)出现味觉、嗅觉减退多为暂时的,无须特殊处理,一般自行恢复。痰中仍可能带有血丝,如果量不多,属于正常情况,不需处理。

(4)注意避免感冒,尽量少到人员密集的公共场所,如超市、电影院。

(5)如果出现下列情况要考虑肿瘤复发,及时复查。一度改善的视力、视野再次障碍;肢端肥大症患者血压、血糖再次升高;库欣病或者脸色发红,皮肤紫纹不消退或者消退后再次出现,血压升高。

(6)如出院后仍需继续服用激素,应遵医嘱逐渐减少激素用量,如出现厌食、恶心、乏力等感觉,可遵医嘱酌情增加药量。甲状腺激素可遵医嘱每2周减量一次,在减量过程中,如果出现畏寒、心悸、心率缓慢等情况,可根据医嘱酌情增加药量。

(7)如果出现厌食、恶心、乏力、畏寒、心悸等症状,应考虑到垂体功能低下,应及时到当地医院就诊或回手术医院复查。

(8)如果每天尿量超过 3 000 mL,应考虑多尿甚至尿崩症可能。应及时去当地医院诊疗或回手术医院复查。

(9)出院后应定期复查,复查时间为术后三个月、半年和一年。

二、主要护理问题

(一)潜在并发症

(1)窒息:与术后麻醉未醒,带有气管插管有关。

(2)出血:与手术伤口有关。

(3)脑脊液鼻漏:与手术损伤鞍隔有关。

(4)垂体功能低下:与手术后一过性的激素减低有关。

(二)有体液不足的危险

其与一过性尿崩有关。

(三)生活自理能力部分缺陷

其与卧床及补液有关。

(四)有皮肤完整性受损的危险

其与长期平卧有关。

(杨青春)

第四节　神经胶质瘤

神经胶质瘤是颅内最常见的恶性肿瘤,发生于神经外胚层。神经外胚层发生肿瘤包括两类,分别为神经间质细胞形成的胶质瘤和神经元形成的神经细胞瘤。神经胶质瘤占全部脑肿瘤的33.3%～58.6%,以男性较多见,特别在多形性胶质母细胞瘤、髓母细胞瘤中男性明显多于女性。各类型胶质瘤各有其好发年龄,如星形细胞瘤多见于壮年;多形性胶质母细胞瘤多见于中年;室管膜瘤多见于儿童及青年;髓母细胞瘤大多发生在儿童。

一、专科护理

(一)护理要点

在观察患者病情变化的同时,针对患者情绪状态的变化给予心理护理,对癫痫持续状态的患者给予安全护理,同时对长期卧床的患者应避免压疮的发生。

(二)主要护理问题

(1)有皮肤完整性受损的危险与患者意识障碍或肢体活动障碍长期卧床有关。

(2)慢性疼痛与肿瘤对身体的直接侵犯、压迫神经及心理因素有关。

(3)有受伤害的危险与术前或术后癫痫发作有关。

(4)有窒息的危险与癫痫发作有关。

(5)营养失调与营养低于机体需要量、患者频繁呕吐及术后患者无法自主进食有关。

（6）活动无耐力与偏瘫、偏身感觉障碍有关。

（7）无望感与身体状况衰退和肿瘤恶化有关。

（三）护理措施

1.一般护理

将患者安置到相应病床后,责任护士向患者进行自我介绍,并向患者介绍同病室的病友,以增强患者的安全感和对医护人员的信任感。进行入院护理评估,为患者制订个性化的护理方案。

2.对症护理

（1）有皮肤完整性受损的危险的护理:由于长期卧床,神经胶质瘤患者存在皮肤完整性受损的危险,易发生压疮。护士应使用压疮危险因素评估量表进行评估后,再采取相应的护理措施,从而避免压疮的产生。出现中枢性高热的患者应适时给予温水浴等物理降温干预;营养不良或水代谢紊乱的患者在病情允许的情况下给予高蛋白质和富含维生素的饮食;保持床铺清洁、平整、无褶皱。

（2）慢性疼痛的护理:对疼痛的时间、程度、部位、性质、持续性和间断性、疼痛治疗史等进行详细的评估,做好记录并报告医师。当疼痛位于远端或躯干的某些部位时,应遵医嘱给予止痛药物。注意观察药物的作用和变态反应并慎用止疼剂和镇静剂,以免掩盖病情。神经外科患者应慎用哌替啶,因其可导致焦虑、癫痫等。引起慢性疼痛的原因不仅包含患者的躯体因素,还有其心理方面的因素,护士应运用技巧分散患者的注意力以减轻疼痛,如放松疗法、想象疗法、音乐疗法等。

（3）有受伤害的危险的护理:术前对有精神症状的患者,适当应用镇静剂及抗精神病药物如地西泮、苯巴比妥、水合氯醛等,病床两侧加护栏以防止患者坠床;对躁动的患者要避免不良环境的刺激,保持病室安静,适当陪护,同时加强巡视,防止患者自伤及伤人;对皮层运动区及附近部位的手术及术前有癫痫发作的患者,术后要常规给予抗癫痫药物进行预防用药。

（4）有窒息危险的护理:胶质瘤患者在癫痫发作期间可对呼吸产生抑制,导致脑代谢需求增加,引起脑缺氧。若忽视对癫痫持续状态的处理,可产生窒息或永久性神经功能损害。在癫痫发作时,应迅速让患者仰卧,将压舌板垫在其上下牙齿间以防舌咬伤。将患者头偏向一侧,清理口腔分泌物,保持气道通畅。

（5）营养失调的护理:患者由于颅内压增高及频繁呕吐,可导致营养不良和水、电解质失衡,从而降低患者对手术的耐受力,并影响组织的修复,增加手术的危险性。因此,术前应给予营养丰富、易消化的高蛋白、高热量饮食,或静脉补充营养液,以改善患者的全身营养状况。鼓励其多进食富含纤维素的食物,以保持大便通畅,对于术后进食困难或无法自主进食的患者应给予留置胃管,进行鼻饲饮食,合理搭配,制订饮食方案。

（6）活动无耐力的护理:胶质瘤术后患者可能产生偏瘫、偏身感觉障碍等症状,从而导致患者生活自理能力部分缺陷。护士应鼓励患者坚持自我照顾的行为,协助其入浴、如厕、起居、穿衣、饮食等生活护理,指导其进行肢体功能训练,提供良好的康复训练环境及必要的设施。

（7）无望感的护理:对于恶性胶质瘤的患者,随着病程的延长及放疗、化疗,病痛的折磨常让患者产生绝望。护士应对患者表示同情和理解,并采用温和的态度和尊重患者的方式为其提供护理,帮助其正确应对。鼓励患者回想过去的成就,从而证明他的能力和价值,增强其战胜疾病的信心。

（四）护理评价

(1)患者未发生压疮。

(2)患者疼痛有所缓解,能够掌握缓解疼痛的方法。

(3)患者在住院期间安全得到保障。

(4)患者癫痫症状得到控制。

(5)患者营养的摄入能够满足机体的需要。

(6)患者肢体能够进行康复训练。

(7)患者情绪稳定,能够配合治疗与护理。

二、健康指导

（一）疾病知识指导

1.概念

神经胶质瘤又称胶质细胞瘤,简称胶质瘤,是来源于神经上皮的肿瘤。可分为髓母细胞瘤、多形性胶质母细胞瘤、星形细胞瘤、少突胶质细胞瘤、室管膜瘤等。其中,多形性胶质母细胞瘤恶性程度最高,病情进展很快,对放疗、化疗均不敏感;髓母细胞瘤也为高度恶性,好发于2～10岁儿童,多位于颅后窝中线部位,常占据第四脑室、阻塞导水管而引发脑积水,对放射治疗较敏感;少突胶质细胞瘤占神经胶质瘤的7%,生长速度较慢,分界较清,可手术切除,但术后往往复发,需要进行放疗及化疗;室管膜瘤约占12%,术后需放疗及化疗;星形细胞瘤在胶质瘤当中最常见,占40%,恶性程度比较低,生长速度缓慢,呈实质性者与周围组织分界不清,常不能彻底切除,术后容易复发。

2.临床表现

可表现为颅内占位性病变引起的颅内压增高症状,如头痛、呕吐、视盘水肿等,或者因为肿瘤生长部位不同而出现局灶性症状,如偏瘫、失语、感觉障碍等。部分肿瘤患者有精神及癫痫症状,表现为性格改变、注意力不集中、记忆力减退、癫痫大发作或局限性发作等。

3.神经胶质瘤的辅助诊断

主要为颅脑CT、MRI、EEG等。

4.神经胶质瘤的处理原则

由于颅内肿瘤浸润性生长,与脑组织间无明显边界,难以做到手术全部切除,一般给予综合疗法,即手术后配合以放疗、化疗、分子靶向治疗及免疫治疗等,通常可延缓肿瘤复发,延长患者生存期。对于复发恶性胶质瘤,局部复发推荐再次手术或者放疗、化疗;如果曾经接受过放疗不适合再放疗者,推荐化疗;化疗失败者,可改变化疗方案;对于弥漫或多灶复发的患者,推荐化疗和(或)分子靶向治疗。

(1)手术治疗:胶质瘤患者以手术治疗为主,即在最大限度保存正常神经功能的前提下,最大范围安全切除肿瘤病灶。但对不能实施最大范围安全切除肿瘤的患者,酌情采用肿瘤部分切除术,活检术或立体定向穿刺活检术,以明确肿瘤的组织病理学诊断。胶质瘤手术治疗的目的在于:①明确诊断。②减少肿瘤负荷,改善辅助放疗和化疗的结果。③缓解症状,提高患者的生活质量。④延长患者的生存期。⑤为肿瘤的辅助治疗提供途径。⑥降低进一步发生耐药性突变的概率。

(2)放射治疗:放射线作用于细胞后会将细胞杀死。高级别胶质瘤属于早期反应组织,对放射敏感性相对较高,同时又由于肿瘤内存在部分乏氧细胞,较适合进行多次分割放疗使得乏氧细胞不断氧化并逐步被杀死。目前美国国立综合癌症网络发布的胶质瘤指南、欧洲恶性胶质瘤指南及国内共识均将恶性胶质瘤经手术切除后 4 周开始放射治疗作为恶性胶质瘤综合治疗的标准方法。

(3)化学治疗:利用化疗可以进一步杀死实体肿瘤的残留细胞,有助于提高患者的无进展生存时间及平均生存时间。

(4)分子靶向治疗:即在细胞分子水平上,针对已经明确的致癌位点(该位点可以是肿瘤细胞内部的一个蛋白分子,也可以是一个基因片段),来设计相应的治疗药物。药物进入体内会特异地选择致癌位点相结合发生作用,使肿瘤细胞特异性死亡,而不会波及肿瘤周围的正常组织细胞的一种治疗方法。

(5)免疫治疗:免疫疗法可以通过激发自身免疫系统来定位和杀灭胶质瘤细胞。目前在胶质瘤免疫治疗方面虽然取得了一些进展,但所有的免疫治疗方案在临床试验中均不能完全清除肿瘤。尽管这种治疗方法有各种不足,但由于免疫治疗可以调动人体自身的免疫系统,产生特异性抗肿瘤免疫反应,其理论上是较理想的胶质瘤治疗方法。

5.神经胶质瘤的预后

随着影像诊断技术的发展、手术理念和设备的进步、放疗技术的日益更新及化疗药物的不断推出,胶质瘤患者的预后得到了很大的改善。但神经胶质瘤侵袭性很强,目前仍无确切有效的治愈手段,特别是恶性胶质瘤,绝大多数患者预后很差,即使采取外科手术、放疗及化疗等综合疗法,五年生存率约 25%。

(二)饮食指导

(1)合理进食,保持良好的饮食习惯。注意低盐饮食,防止由于钠离子在机体潴留而引起血压升高,进而导致颅内压升高。

(2)增加纤维素类食物的摄入,如蔬菜、水果等,减少便秘发生,必要时可口服缓泻剂,促进排便。

(3)对胶质瘤术后的患者,除一般饮食外,可多食营养脑神经的食品,如酸枣仁、桑椹、白木耳、黑芝麻等。避免食用含有致癌因子的食物,如腌制品、发霉的食物、烧烤、烟熏类食品等。

(三)预防指导

(1)通过向患者提供有关疾病的康复知识,以提高患者自我保健的意识。

(2)为预防胶质瘤患者癫痫发作,应遵医嘱合理使用抗癫痫药物。口服药应按时服用,不可擅自减量、停药。若患者以往没有接受过化疗,可给予替莫唑胺口服,防止肿瘤复发。剂量为 $200 \ mg/(m^2 \cdot d)$,28 天为 1 个周期,连续服用 5 天;若患者以往接受过其他方案化疗,建议患者起始量为 $150 \ mg/(m^2 \cdot d)$,28 天为一个周期,连续服用 5 天。

(四)日常生活指导

(1)指导患者建立良好的生活习惯,鼓励患者日常活动自理,树立恢复健康的信心。

(2)指导患者要保持心情舒畅,避免不良情绪刺激。家属要关心体贴患者,给予生活照顾和精神支持,避免因精神因素引起病情变化。

三、循证护理

胶质瘤是常见的颅内肿瘤,流行病学调查结果显示,尽管世界各地胶质瘤发病率存在差异,但就整体而言,其发病率约占原发脑肿瘤的一半,且近年来有不断上升的趋势。目前以手术治疗为主,同时配合其他手段如放射治疗、化学治疗、免疫治疗等,因此对胶质瘤的围术期的观察与护理及术后并发症的护理显得尤为重要。研究结果显示对观察组 30 例脑胶质瘤患者进行中西医结合护理,包括鼓励患者饮用蜂蜜水,花生衣煮水,化疗次日饮用当归、何首乌、灵芝炖乌鸡汤,使用耳穴贴等,效果显著。有学者对 60 例脑胶质瘤患者间质内化疗的护理研究中提到化疗前要帮助患者增强战胜疾病的信心,并取得家属的配合,发挥社会支持系统的作用。在对免疫治疗脑胶质瘤患者的研究结果中显示,术后 4~5 天要警惕颅内感染的发生,护士需监测患者的体温变化;在疫苗稀释液回输时,可能发生过敏性休克,因此输注时要有10~15 分钟的观察期,同时要控制滴速,观察期的滴速应为每分钟 10~20 滴,观察期结束后如无不适可调至每分钟 30~40 滴,输注完毕后应观察 4~6 小时后方可离院;免疫治疗过程中要注意观察患者是否有肌无力及关节疼痛发生,如有则应及时停止治疗或调整治疗方案。

中枢神经系统损伤的患者基础营养需求原因如下:①代谢率增高。②蛋白质需要量增加。③脂肪需要量增加。

中枢神经系统损伤时,患者的代谢反应过度。多数研究者证明,昏迷患者在安静状态下的代谢消耗是正常基础代谢率的 120%~250%。此时的机体为满足高代谢的能量需求,糖异生和肝清蛋白的合成显著增加,蛋白、碳水化合物和脂肪的利用增加。增加蛋白质和脂肪的利用不仅导致营养供给困难,还会加速禁食患者的营养不良。对于神经系统受损的患者,需要营养成分的比例发生改变,对蛋白和脂肪热量的需要增多,而对碳水化合物的需要相对减少。

（杨青春）

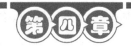

普外科护理

第一节　急性乳腺炎

一、疾病概述

(一)概念

急性乳腺炎是乳腺的急性化脓性感染。多发生于产后3～4周的哺乳期妇女,以初产妇最常见。主要致病菌为金黄色葡萄球菌,少数为链球菌。

(二)相关病理生理

急性乳腺炎开始时局部出现炎性肿块,数天后可形成单房或多房性的脓肿。浅表脓肿可向外破溃或破入乳管自乳头流出;深部脓肿不仅可向外破溃,也可向深部穿至乳房与胸肌间的疏松组织中,形成乳房后脓肿。感染严重者,还可并发脓毒血症。

(三)病因与诱因

病因主要如下。

1.乳汁淤积

乳汁是细菌繁殖的理想培养基,引起乳汁淤积的主要原因:①乳头发育不良(过小或凹陷)妨碍哺乳;②乳汁过多或婴儿吸乳过少导致乳汁不能完全排空;③乳管不通(脱落上皮或衣服纤维堵塞),影响乳汁排出。

2.细菌入侵

当乳头破损时,细菌沿淋巴管入侵是感染的主要途径。细菌也可直接侵入乳管,上行至腺小叶而致感染。细菌主要来自婴儿口腔、母亲乳头或周围皮肤。多数发生于初产妇,因其缺乏哺乳经验;也可发生于断奶时,6个月以后的婴儿已经长牙,易致乳头损伤。

(四)临床表现

1.局部表现

初期患侧乳房红、肿、胀、痛,可有压痛性肿块,随病情发展症状进行性加重,数天后可形成单房或多房性的脓肿。脓肿浅表时局部皮肤可有波动感和疼痛,脓肿向深部发展可穿至乳房与胸肌间的疏松组织中,形成乳房后脓肿和腋窝脓肿,并出现患侧腋下淋巴结肿大、压痛。局部表现可有个体差异,应用抗生素治疗的患者,局部症状可被掩盖。

2.全身表现

感染严重者,可并发败血症,出现寒战、高热、脉快、食欲减退、全身不适、白细胞上升等症状。

（五）辅助检查

1.实验室检查

白细胞计数及中性粒细胞比例增多。

2.B超检查

B超检查可确定有无脓肿及脓肿的大小和位置。

3.诊断性穿刺

在乳房肿块波动最明显处或压痛最明显的区域穿刺,抽出脓液可确诊脓肿已经形成。脓液应做细菌培养和药敏试验。

（六）治疗原则

主要原则为控制感染,排空乳汁。脓肿形成以前以抗生素治疗为主,脓肿形成后,需及时切开引流。

1.非手术治疗

(1)一般处理:①患乳停止哺乳,定时排空乳汁,消除乳汁淤积。②局部外敷,用25%硫酸镁湿敷,或采用中药蒲公英外敷,也可用物理疗法促进炎症吸收。

(2)全身抗菌治疗:原则为早期、足量应用抗生素。针对革兰氏阳性球菌有效的药物,如青霉素、头孢菌素等。由于抗生素可被分泌至乳汁,故避免使用对婴儿有不良影响的抗生素,如四环素、氨基苷类、磺胺类和甲硝唑。如治疗后病情无明显改善,则应重复穿刺以了解有无脓肿形成,或根据脓液的细菌培养和药敏试验结果选用抗生素。

(3)中止乳汁分泌:患者治疗期间一般不停止哺乳,因停止哺乳不仅影响婴儿的喂养,且提供了乳汁淤积的机会。但患侧乳房应停止哺乳,并用吸乳器或手法按摩排出乳汁,局部热敷。若感染严重或脓肿引流后并发乳瘘(切口常出现乳汁)需回乳。

常用方法:①口服溴隐亭1.25 mg,每天2次,服用7~14天;或口服己烯雌酚1~2 mg,每天3次,服用2~3天。②肌内注射苯甲酸雌二醇,每次2 mg,每天一次,至乳汁分泌停止。③中药炒麦芽,每天60 mg,分2次煎服或芒硝外敷。

2.手术治疗

脓肿形成后切开引流。于压痛、波动最明显处先穿刺抽吸取得脓液后,于该处切开放置引流,脓液做细菌培养及药物敏感试验。脓肿切开引流时注意:①切口一般呈放射状,避免损伤乳管引起乳瘘;乳晕部脓肿沿乳晕边缘做弧形切口;乳房深部较大脓肿或乳房后脓肿,沿乳房下缘,做弧形切口,经乳房后间隙引流。②分离多房脓肿的多房间隔,以利引流。③为保证引流通畅,引流条应放在脓腔最低部位,必要时另加切口作对口引流。

二、护理评估

（一）一般评估

1.生命体征

评估是否有体温升高、脉搏加快。急性乳腺炎患者通常有发热,也可有低热或高热;发热时呼吸、脉搏加快。

2.患者主诉

询问患者是否为初产妇,有无乳腺炎、乳房肿块、乳头异常溢液等病史;询问有无乳头内陷;评估有无不良哺乳习惯,如婴儿含乳睡觉、乳头未每天清洁等;询问有无乳房胀痛、浑身发热、无力、寒战等症状。

3.相关记录

记录体温、脉搏、皮肤异常等结果。

(二)身体评估

1.视诊

观察乳房皮肤有无红、肿、破溃、流脓等异常情况;乳房皮肤红、肿的开始时间、位置、范围、进展情况。

2.触诊

评估乳房乳汁淤积的位置、范围、程度及进展情况;乳房有无肿块,乳房皮下有无波动感,脓肿是否形成,脓肿形成的位置、大小。

(三)心理-社会评估

评估患者心理状况,患者是否担心婴儿喂养与发育、是否担心乳房功能及形态改变。

(四)辅助检查阳性结果评估

患者血常规检查示血白细胞计数及中性粒细胞比例升高提示有炎症的存在;根据B超检查的结果判断脓肿的大小及位置,诊断性穿刺后方可确诊脓肿形成;根据脓液的药物敏感试验结果选择抗生素。

(五)治疗效果的评估

1.非手术治疗评估要点

应用抗生素是否有效果,乳腺炎症是否得到控制,患者体温是否恢复正常;回乳措施是否起效,乳汁淤积情况有无改善,患者乳房肿胀疼痛有无减轻或加重;患者是否了解哺乳卫生和预防乳腺炎的知识,情绪是否稳定。

2.手术治疗评估要点

手术切开排脓是否彻底;伤口愈合情况是否良好。

三、主要护理诊断(问题)

(一)疼痛

其与乳汁淤积、乳房急性炎症使乳房压力显著增加有关。

(二)体温过高

其与乳腺急性化脓性感染有关。

(三)知识缺乏

其与不了解乳房保健和正确哺乳知识有关。

(四)潜在并发症

乳瘘。

四、主要护理措施

（一）对症处理

定时测患者体温、脉搏、呼吸、血压，监测白细胞计数及分类变化，必要时做血培养及药物敏感试验。密切观察患者伤口敷料引流、渗液情况。

1.发热

高热者，给予冰袋、乙醇擦浴等物理降温措施，必要时遵医嘱应用解热镇痛药；脓肿切开引流后，保持引流管通畅，定时更换切口敷料。

2.缓解疼痛

（1）患乳暂停哺乳，定时用吸乳器吸空乳汁。若乳房肿胀过大，不能使用吸乳器，应每天坚持用手揉挤乳房以排空乳汁，防止乳汁淤积。

（2）用乳罩托起肿大的乳房以减轻疼痛。

（3）疼痛严重时遵医嘱给予止痛药。

3.炎症已经发生

（1）消除乳汁淤积：用吸乳器吸出乳汁或用手顺乳管方向加压按摩，使乳管通畅。

（2）局部热敷：每次 20～30 分钟，促进血液循环，利于炎症消散。

（二）饮食与运动

给予高蛋白、高维生素、低脂肪食物，保证足量水分摄入。注意休息，适当运动，劳逸结合。

（三）用药护理

遵医嘱早期使用抗生素，根据药物敏感试验选择合适的抗生素，注意评估患者有无药物不良反应。

（四）心理护理

观察了解患者心理状况，给予必要的疾病有关的知识宣教，抚慰其紧张急躁情绪。

（五）健康教育

1.保持乳头和乳晕清洁

每次哺乳前后清洁乳头，保持局部干燥清洁。

2.纠正乳头内陷

妊娠期每天挤捏、提拉乳头。

3.养成良好的哺乳习惯

定时哺乳，每次哺乳时让婴儿吸净乳汁，如有淤积，及时用吸乳器或手法按摩排出乳汁；培养婴儿不含乳头睡眠的习惯；注意婴儿口腔卫生，及时治疗婴儿口腔炎症。

4.及时处理乳头破损

乳晕破损或皲裂时暂停哺乳，用吸乳器吸出乳汁哺乳婴儿；局部用温水清洁后涂以抗生素软膏，待愈合后再行哺乳；症状严重时及时诊治。

五、护理效果评估

（1）患者的乳汁淤积情况有无改善，是否学会正确排出淤积乳汁的方法，是否坚持每天挤出已经淤积的乳汁，回乳措施是否产生效果，乳房胀痛有无减轻。

（2）患者乳房皮肤的红、肿情况有无好转，乳房皮肤有无溃烂，乳房肿块有无消失或增大。

（3）患者应用抗生素后体温有无恢复正常，炎症有无消退，炎症有无进一步发展为脓肿。

（4）患者脓肿有无及时切开引流，伤口愈合情况是否良好。

（5）患者是否了解哺乳卫生和预防乳腺炎的知识，焦虑情绪是否改善。

（赵欣欣）

第二节　胆　囊　炎

胆囊炎是最常见的胆囊疾病，常与胆石症同时存在。女性多于男性。胆囊炎分为急性和慢性两种。

一、临床表现

急性胆囊炎可出现右上腹疼痛，体位改变和呼吸时疼痛加剧，右肩或后背部放射性疼痛、高热、寒战，并可有恶心、呕吐。慢性胆囊炎，常出现消化不良、上腹不适或钝疼，可有恶心、腹胀及嗳气，进食油腻食物后加剧。

胆囊炎并发胆石症者，结石嵌顿时，可引起穿孔，导致腹膜炎，疼痛加重，甚至出现中毒性休克或衰竭。胆囊炎胆石症可加重或诱发冠心病，引起心肌缺血性改变。胆囊炎胆石症常可引起胰腺炎，由胆管疾病引起的急性胰腺炎约占50%。

二、治疗

（1）无症状的胆囊结石根据结石大小、数目，胆囊壁病变确定是否手术及手术时机。

（2）有症状的胆囊结石用开放法或腹腔镜方法。

（3）胆囊结石伴有并发症时，如急性、胆囊积液或积脓，胆源性急性胰腺炎、胆管结石或胆管炎，应即刻行胆囊切除术。

三、护理

（一）术前护理

（1）按一般外科术前常规护理。

（2）低脂饮食。

（3）急性期应给予静脉输液，以纠正电解质紊乱，输血或血浆，以改善全身情况。

（4）患者如有中毒性休克表现，应先补足血容量，用升压药等纠正休克，待病情好转后手术治疗。

（5）黄疸严重，有皮肤瘙痒者，做好皮肤护理，防止瘙痒时皮肤破损，出现皮肤感染，同时注意黄疸患者，由于胆管内胆盐缺乏，维生素K吸收障碍，容易引起凝血功能障碍，术前应注射维生素K。出现高热者，按高热护理常规护理。

（6）协助医师做好各项检查，如肝功能、心电图、凝血酶原时间测定、超声波、胆囊造影等，肝功能损害严重者应给予保肝治疗。

（7）需做胆总管与胆管吻合术时，应做胆管准备。

(8)手术前1天晚餐禁食,术晨按医嘱留置胃管,抽尽胃液。

（二）术后护理

(1)按一般外科手术后护理常规及麻醉后护理常规护理。

(2)血压平稳后改为半坐卧位,以利于引流。

(3)禁食期间,给予静脉输液。维持水、电解质平衡。

(4)停留胃管,保持胃管通畅,观察并记录引流液性质及引流量,术后2～3天肠蠕动恢复正常,可拔除胃管,进流质饮食,以后逐渐改为低脂半流质饮食,注意患者进食后反应。

(5)注意腹部伤口渗液,如渗液多应及时更换敷料。

(6)停留"T"形管引流,保持胆管引流管通畅,并记录24小时引流量及性质。

(7)引流管停留时间长,引流量多者,要注意患者饮食及消化功能,食欲差者,可口服去氧胆酸、胰酶片或中药。

(8)胆总管内有残存结石或泥沙样结石,术后两周可行"T"形管冲洗。

(9)防止"T"形管脱落,除手术时要固定牢靠外,应将"T"形管用别针固定于腹带上。

(10)防止逆行感染。"T"形管引流所接的消毒引流瓶(袋)每周更换两次,更换引流袋要在无菌操作下进行。腹壁引流伤口每天更换敷料一次。

(11)注意水、电解质平衡,注意有无低钾、低钠症状出现,注意黄疸消退情况。

(12)拔"T"形管指征及注意事项:一般术后10～14天,患者无发热、无腹痛、大便颜色正常,黄疸消退,胆汁引流量逐日减少至50 mL以下,胆汁颜色正常时,用低浓度的胆影葡胺作"T"形管造影,以了解胆管远端是否通畅,如通畅可试行钳夹"T"形管或提高"T"形管距离腋后线10～20 cm,如有上腹胀痛、发热、黄疸加深等情况出现,说明胆管下端仍有梗阻,应立即开放引流管,继续引流,如钳夹"T"形管48小时后无任何不适,方可拔管。拔管后1～2天可有少量胆汁溢出,应及时更换敷料,如有大量胆汁外溢,应报告医师处理。拔管后还应观察患者食欲及腹胀、腹痛、黄疸、体温和大便情况。

（赵欣欣）

第三节 肝 脓 肿

一、细菌性肝脓肿

当全身性细菌感染,特别是腹腔内感染时,细菌侵入肝脏,如果患者抵抗力弱,可发生细菌性肝脓肿。细菌可以从下列途径进入肝脏。①胆道:细菌沿着胆管上行,是引起细菌性肝脓肿的主要原因。包括胆石、胆囊炎、胆道蛔虫,以及其他原因所致胆管狭窄与阻塞等。②肝动脉:体内任何部位的化脓性病变,细菌可经肝动脉进入肝脏。如败血症、化脓性骨髓炎、痈、疖等。③门静脉:已较少见,如坏疽性阑尾炎、细菌性痢疾等,细菌可经门静脉入肝。④肝开放性损伤:细菌可直接经伤口进入肝,引起感染而形成脓肿。细菌性肝脓肿的致病菌多为大肠埃希菌、金黄色葡萄球菌、厌氧链球菌等。肝脓肿可以是单个脓肿,也可以是多个小脓肿,数个小脓肿可以融合成为一个大脓肿。

（一）护理评估

1.健康史

注意询问有无胆道感染和胆道疾病、有无全身其他部位的化脓性感染特别是肠道的化脓性感染、有无肝脓肿病史、有无肝脏外伤病史。

2.身体状况

通常继发于某种感染性先驱疾病，起病急，主要症状为骤起寒战、高热、肝区疼痛和肝大，体温可达39～40℃，多表现为弛张热，伴有大汗、恶心、呕吐、食欲缺乏。肝区疼痛多为持续性钝痛或胀痛，有时可伴有右肩牵涉痛，右下胸及肝区叩击痛，增大的肝有压痛。肝前下缘比较表浅的脓肿，可引起上腹肌紧张和局部明显触痛。巨大的肝脓肿可使右季肋区呈饱满状态，甚至可见局限性隆起，局部皮肤可出现凹陷性水肿。严重时或并发胆道梗阻者，可出现黄疸。

3.心理-社会状况

细菌性肝脓肿起病急剧，症状重，如果治疗不彻底容易反复发作转为慢性，并且细菌性肝脓肿极易引起严重的全身性感染，导致感染性休克，患者产生焦虑心理。

4.辅助检查

（1）血液检查：化验检查显示白细胞计数及中性粒细胞增多，有时出现贫血。肝功能检查可出现不同程度的损害和低蛋白血症。

（2）X线胸腹部检查：右叶脓肿可见右膈肌升高，运动受限；肝影增大或局限性隆起；有时伴有反应性胸膜炎或胸腔积液。

（3）B超：在肝内可显示液平段，可明确其部位和大小，阳性诊断率在96％以上。B超为首选的检查方法。必要时可做CT检查。

（4）诊断性穿刺：抽出脓液即可证实本病。

（5）细菌培养：脓液细菌培养有助于明确致病菌，选择敏感的抗生素，并与阿米巴性肝脓肿相鉴别。

5.治疗要点

（1）全身支持疗法：给予充分营养，纠正水和电解质及酸碱平衡失调，必要时少量多次输血和血浆以纠正低蛋白血症，增强机体抵抗力。

（2）抗生素治疗：应使用大剂量抗生素。由于肝脓肿的致病菌以大肠埃希菌、金黄色葡萄球菌和厌氧性细菌最为常见，在未确定病原菌之前，可首选对此类细菌有效的抗生素，然后根据细菌培养和抗生素敏感试验结果选用有效的抗生素。

（3）经皮肝穿刺脓肿置管引流术：适用于单个较大的脓肿。在B超引导下进行穿刺。

（4）手术治疗：对于较大的单个脓肿，估计有穿破可能，或已经穿破胸腹腔；胆源性肝脓肿；位于肝左外叶脓肿，穿刺易污染腹腔；慢性肝脓肿，应施行经腹切开引流。病程长的慢性局限性厚壁脓肿，也可行肝叶切除或部分肝切除术。多发性小脓肿不宜行手术治疗，但对其中较大的脓肿，也可行切开引流。

（二）护理诊断及合作性问题

1.营养失调

低于机体需要量，与高代谢消耗或慢性消耗病程有关。

2.体温过高

其与感染有关。

3.急性疼痛

其与感染及脓肿内压力过高有关。

4.潜在并发症

急性腹膜炎、上消化道出血、感染性休克。

(三)护理目标

患者能维持适当营养,维持体温正常,疼痛减轻;无急性腹膜炎休克等并发症发生。

(四)护理措施

1.术前护理

(1)观察病情,配合抢救中毒性休克。

(2)高热护理:保持病室空气新鲜、通风、温湿度合适,采用物理降温措施。衣着适量,及时更换汗湿衣。

(3)维持适当营养:对于非手术治疗和术前的患者,给予高蛋白、高热量饮食,纠正水、电解质平衡失调和低蛋白血症。

(4)遵医嘱正确应用抗生素。

2.术后护理

(1)经皮肝穿刺脓肿置管引流术术后护理:术前做术区皮肤准备,协助医师进行穿刺部位的准确定位。术后向医师询问术中情况及术后有无特殊观察和护理要求。患者返回病房后,观察引流管固定是否牢固,观察引流液性状,引流管道是否密闭。术后第二天或数天开始进行脓腔冲洗,冲洗液选用等渗盐水(或遵医嘱加用抗生素)。冲洗时速度缓慢,压力不宜过高,估算注入液与引出液的量。每次冲洗结束后,可遵医嘱向脓腔内注入抗生素。待到引流出或冲洗出的液体变清澈,B超检查脓腔直径<2 cm即可拔管。

(2)切开引流术术后护理:切开引流术术后护理遵循腹部手术术后护理的一般要求。除此之外,每天用生理盐水冲洗脓腔,记录引流液量,<10 mL或脓腔容积<15 mL,即考虑拔除引流管,改凡士林纱布引流,致脓腔闭合。

3.健康指导

为了预防肝脓肿疾病的发生,应教育人们积极预防和治疗胆道疾病,及时处理身体其他部位的化脓性感染。告知患者应用抗生素和放置引流管的目的和注意事项,取得患者的信任和配合。术后患者应加强营养和提高抵抗力,定期复查。

(五)护理评价

患者是否能维持适当营养,体温是否正常;疼痛是否减轻,有无急性腹膜炎、上消化道出血、感染性休克等并发症发生。

二、阿米巴性肝脓肿

阿米巴性肝脓肿是阿米巴肠病的并发症,阿米巴原虫从结肠溃疡处经门静脉血液或淋巴管侵入肝内并发脓肿。常见于肝右叶顶部,多数为单发性。原虫产生溶组织酶,导致肝细胞坏死、液化组织和血液、渗液组成脓肿。

(一)护理评估

1.健康史

注意询问有无阿米巴痢疾病史。

2.身体状况

阿米巴性肝脓肿与细菌性肝脓肿有相似的表现,两者的区别详见表4-1。

表 4-1　细菌性肝脓肿与阿米巴性肝脓肿的鉴别

鉴别要点	细菌性肝脓肿	阿米巴性肝脓肿
病史	继发于胆道感染或其他化脓性疾病	继发于阿米巴痢疾后
症状	病情急骤严重,全身中毒症状明显,有寒战、高热	起病较缓慢,病程较长,可有高热,或不规则发热、盗汗
血液化验	白细胞计数及中性粒细胞可明显增加。血液细菌培养可阳性	白细胞计数可增加,如无继发细菌感染细菌培养阴性。血清学阿米巴抗体检查阳性
粪便检查	无特殊表现	部分患者可找到阿米巴滋养体或结肠溃面(乙状结肠镜检)黏液或刮取涂片可找阿米巴滋养体或包囊
脓液	多为黄白色脓液,涂片和培养可发现细菌	大多为棕褐色脓液,无臭味,镜检有时可找到阿米巴滋养体。若无混合感染,涂片和培养无细菌
诊断性治疗	抗阿米巴药物治疗无效	抗阿米巴药物治疗有好转
脓肿	较小,常为多发性	较大,多为单发,多见于肝右叶

3.心理-社会状况

患者常因病程长、忍受较重的痛苦、担忧预后或经济拮据等产生焦虑、悲伤或恐惧心理。

4.辅助检查

基本同细菌性肝脓肿。

5.治疗要点

阿米巴性肝脓肿以非手术治疗为主。应用抗阿米巴药物,加强支持疗法纠正低蛋白、贫血等,无效者穿刺置管闭式引流或手术切开引流,多可获得良好的疗效。

(二)护理诊断及合作性问题

(1)营养失调:低于机体需要量,与高代谢消耗或慢性消耗病程有关。

(2)急性疼痛:与脓肿内压力过高有关。

(3)潜在并发症:合并细菌感染。

(三)护理措施

1.非手术疗法和术前护理

(1)加强支持疗法:给予高蛋白、高热量和高维生素饮食必要时少量多次输新鲜血、补充丙种球蛋白,增强抵抗力。

(2)正确使用抗阿米巴药物,注意观察药物的不良反应。

2.术后护理

除继续做好非手术疗法护理外,重点做好引流的护理。宜用无菌水封瓶闭式引流,每天更换消毒瓶,接口处保持无菌,防止继发细菌感染。如继发细菌感染须使用抗生素。

(赵欣欣)

第四节 门静脉高压症

门静脉高压症指门静脉血流受阻、血液淤滞、门静脉系统压力升高,继而引起脾大及脾功能亢进、食管和胃底静脉曲张及破裂出血、腹水等一系列症状和体征的疾病。门静脉主干由肠系膜上、下静脉和脾静脉汇合而成,其左、右两干分别进入左、右半肝后逐渐分支。门静脉系与腔静脉系之间存在 4 个交通支,即胃底-食管下段交通支、直肠下端-肛管交通支、前腹壁交通支和腹膜后交通支,其中以胃底食管下段交通支为主。正常情况下,上述交通支血流量很少,于门静脉高压症时开放。门静脉血流量占全肝血流的 $60\%\sim80\%$,门静脉压力超过 1.3 kPa(10 mmHg)或肝静脉压力梯度超过 0.7 kPa(5 mmHg)就可诊断为门静脉高压症。

一、病因与病理生理

门静脉无瓣膜,其压力由流入的血量和流出阻力形成并维持。门静脉血流阻力增加是门静脉高压症的始动因素。按阻力增加的部位,可将门静脉高压症分为肝前型、肝内型和肝后型3 类,其中肝内型门静脉高压症在我国最常见。门静脉高压形成后发生下列病理变化。

(一)脾大、脾功能亢进

门静脉高压时可见脾窦扩张,单核-吞噬细胞增生和红细胞吞噬现象。外周血细胞计数减少,以白细胞和血小板计数减少明显,称为脾功能亢进。

(二)静脉交通支扩张

门静脉高压时正常的门静脉通路受阻,加之门静脉无静脉瓣,因而 4 个交通支大量开放,并扩张、扭曲形成静脉曲张。其中最有临床意义的是食管下段、胃底形成的曲张静脉,因离门静脉主干和腔静脉最近,压力差最大,因而受门静脉高压的影响最早,最明显。肝硬化患者常因胃酸反流而腐蚀食管下段黏膜,引起反流性食管炎,或由于坚硬、粗糙食物的机械性损伤,以及咳嗽、呕吐、用力排便、重负等因素使腹腔内压力突然升高,造成曲张静脉破裂,引起致命性大出血。

(三)腹水

门静脉压力升高,门静脉系统毛细血管床的滤过压增加,肝硬化引起的低蛋白血症,血浆胶体渗透压下降及淋巴液生成增加,都是促使液体从肝表面、肠浆膜面漏入腹腔而形成腹水的原因,且中心静脉血流量降低,继发性醛固酮分泌增多,导致水钠潴留而加剧腹水形成。

(四)门静脉高压性胃病

约 20%的门静脉高压症患者有门静脉高压性胃病,占门静脉高压症上消化道出血的 $5\%\sim20\%$。门静脉高压性胃病是由于门静脉高压时,胃壁淤血、水肿、胃黏膜下层的动-静脉交通支大量开放,胃黏膜微循环发生障碍,导致胃黏膜防御屏障的破坏而形成。

(五)肝性脑病

门静脉高压症时由于自身门体血流短路或手术分流,造成大量门静脉血流绕过肝细胞或因肝实质细胞功能严重受损,致使有毒物质(如氨、硫醇和 γ-氨基丁酸)不能代谢与解毒而直接进入体循环,对脑产生毒性作用并出现精神神经综合征,称为肝性脑病或门体性脑病。常因胃肠道出血、感染、过量摄入蛋白质、镇静药和利尿剂而诱发肝性脑病。

二、临床表现

门静脉高压症多见于中年男子,病情发展缓慢。主要表现是脾大、脾功能亢进、呕血或黑粪、腹水或非特异性全身症状(如疲乏、嗜睡、畏食)。曲张的食管、胃底静脉一旦破裂,可发生急性大出血。因肝功能损害引起凝血功能障碍,以及脾功能亢进引起血小板计数减少,因此出血不易停止。由于大出血引起肝组织严重缺氧,可导致肝性脑病。

三、辅助检查

(一)血常规

脾功能亢进时,血细胞计数减少,以白细胞计数降至 $3 \times 10^9/L$ 以下和血小板计数减少至 $70 \times 10^9/L$ 以下最为明显。

(二)肝功能检查

肝功能检查表现为血浆清蛋白降低而球蛋白升高,白、球蛋白比例倒置。血清总胆红素 $>51~\mu mol/L(3~mg/dL)$,血浆清蛋白 $<30~g/L$ 提示肝功严重失代偿。

(三)影像学检查

腹部超声可显示腹水、肝密度及质地、血流情况;食管吞钡 X 线检查和内镜检查可见曲张静脉形态;腹腔动脉造影的静脉或直接肝静脉造影,可明确静脉受阻部位及侧支回流情况,对于术式选择有参考价值。

四、治疗

(一)预防和控制急性食管、胃底曲张静脉破裂出血

肝硬化患者中仅有 40% 出现食管、胃底静脉曲张,其中 50%～60% 并发大出血。控制大出血的具体治疗方案须依据门静脉高压症的病因、肝功能储备、门静脉系统主要血管的可利用情况,以及医师的操作技能和经验来制订。

目前常用 Child 肝功能分级评价肝功能储备(表 4-2)。Child A 级、B 级和 C 级患者的手术死亡率分别为 0～5%、10%～15% 和超过 25%。

表 4-2　Child 肝功能分级

项目	异常程度得分		
	1	2	3
血清胆红素(pmol/L)	<34.2	34.2～51.3	>51.3
血浆清蛋白(g/L)	>35	28～35	<28
腹水	无	少量,易控制	中等量,难控制
肝性脑病	无	轻度	中度以上
凝血酶原延长时间(秒)	1～3	4～6	>5
凝血酶原比率(%)	>30	30～50	<30

注:总分 5～6 分者肝功能良好(A 级),7～9 分者肝功能中等(B 级),10 分以上肝功能差(C 级)

1.非手术治疗

食管胃底曲张静脉及其破裂出血,肝功能储备 Child C 级的患者,尽可能采用非手术治疗。

对有食管胃底静脉曲张但没有出血的患者,不宜做预防性手术。

(1)初步处理:输液、输血、防治休克。但应避免过度扩容,防止门静脉压力反跳性增加而引起再出血。

(2)药物治疗:首选血管收缩药,或与血管扩张药硝酸酯类药物合用。如三甘氨酰赖氨酸加压素、生长抑素及其八肽衍生物奥曲肽。药物治疗早期再出血率较高,须采取进一步措施防止再出血。

(3)内镜治疗:包括硬化剂注射疗法和经内镜食管曲张静脉套扎术两种方法。但二者对胃底曲张静脉破裂出血无效。

(4)三腔管压迫止血:利用充气的气囊压迫胃底和食管下段的曲张静脉,达到止血目的。常适用于药物和内镜治疗无效的患者。三腔管压迫可使80%的食管、胃底曲张静脉出血得到控制,但约50%的患者排空气囊后又再出血。

结构:三腔管有3腔,一通圆形气囊,充气后压迫胃底;一通椭圆形气囊,充气后压迫食管下段;一通胃腔,通过此腔可行吸引、冲洗和注入止血药。

用法:先向两个气囊各充气约150 mL,将气囊置于水下,证实无漏气后抽出气体。液状石蜡润滑导管,由患者鼻孔缓慢插管至胃内。插入50~60 cm,抽出胃内容物为止。此后,先向胃气囊充气150~200 mL后,向外拉提管直到三腔管不能被拉出,并有轻度弹力时予以固定;也可利用滑车装置,于尾端悬挂重量0.25~0.5 kg的物品作牵引压迫。观察止血效果,如仍有出血可再向食管气囊注气100~150 mL。放置三腔管后,应抽除胃内容物,并反复用生理盐水灌洗,同时观察胃内有无鲜血吸出。如无鲜血,且脉搏、血压渐趋稳定,说明出血已基本控制。三腔管一般放置24小时,持续时间不宜超过5天。出血停止时先排空食管气囊,后排空胃气囊,观察12~24小时,如明确出血已停止,将管慢慢拉出。

并发症及预防:包括吸入性肺炎、食管破裂和窒息等,其发生率为10%~20%。故应在严密监护下进行三腔管压迫止血,注意下列事项:①置管期间严密观察患者的呼吸情况,慎防气囊上滑或胃囊破裂食管气囊堵塞咽喉引起窒息。②做好肺部护理,以防发生吸入性肺炎。③置管期间每隔12小时将气囊放空10~20分钟,避免食管或胃底黏膜因长时间受压而发生溃烂、坏死、食管破裂。

(5)经颈内静脉肝内门体分流术(transjugular intrahepatic patesystenic shunt,TIPS):采用介入放射方法,经颈静脉在肝内肝静脉与门静脉主要分支间建立通道,置入支架以实现门体分流。TIPS用于食管胃底曲张静脉破裂出血经药物和内镜治疗无效,肝功能失代偿(Child C级)不宜行急诊门体分流手术的患者。并发症包括肝性脑病和支架狭窄或闭塞。

2.手术治疗

手术治疗包括分流手术和断流手术两种方法。此外,肝移植是治疗终末期肝病并发门静脉高压食管胃底曲张静脉出血患者的最理想方法。

(二)解除或改善脾大、脾功能亢进

对于严重脾大,合并明显的脾功能亢进者,单纯行脾切除术效果良好。

(三)治疗顽固性腹水

对于肝硬化引起的顽固性腹水,有效的治疗方法是肝移植。

五、护理措施

(一)术前护理

1.休息与活动

肝功能代偿较好的患者应适当休息,注意劳逸结合,肝功能代偿差的患者应卧床休息,避免腹压增加活动,如咳嗽、打喷嚏,用力大便,提举重物等,防止食管、胃底静脉因腹内压升高而破裂出血。

2.心理护理

对门静脉高压出血者,应稳定患者的情绪,避免恐惧,防止出血量增多或因误吸而造成窒息。

3.饮食护理

进食高热量、高维生素、无渣软食,避免粗糙、干硬及刺激性食物,以避免诱发大出血。为减少腹水形成,须限制液体和钠的摄入,每天钠摄入量限制在 500~800 mg(氯化钠 1.2~2.0 g),少食含钠高的食物,如咸肉、酱菜、酱油、罐头和含钠味精等。

4.维持体液平衡

定时、定部位测量体重和腹围,了解患者腹水变化情况。遵医嘱使用利尿剂,记录 24 小时出入液量,并观察有无低钾、低钠血症。

5.预防和处理出血

择期手术患者可于术前输全血,补充 B 族维生素、维生素 C、维生素 K 及凝血因子,防止术中和术后出血。术前一般不放置胃管,断流术患者必须放置时应选择细、软胃管,插入时涂大量润滑油,动作轻巧,在手术室放置。当患者出现出血时应迅速建立静脉通路、备血,及时补充液体及输血。肝硬化患者宜用新鲜血,有利止血和预防肝性脑病;严密监测患者的生命体征、中心静脉压和尿量,呕吐物的颜色、性状、量,大便的颜色、性状、量;遵医嘱给予止血药物,注意药物不良反应。

6.预防肝性脑病

急性出血时,肠道内血液在细菌作用下分解成氨,肠道吸收氨增加而导致肝性脑病。故使用弱酸性溶液灌肠(禁忌碱性溶液灌肠)清除肠道内积血,减少氨的吸收;或使用肠道杀菌剂,减少肠道菌群,减少氨的生成。择期手术术前日口服肠道杀菌剂,术前晚灌肠,防止术后肝性脑病。

(二)术后护理

1.体位

脾切除术患者血压平稳后取半卧位;行分流术者,为使血管吻合口保持通畅,1 周内取平卧位或低坡半卧位(<15°),1 周后可逐渐下床活动。

2.引流管护理

膈下置引流管者应保持负压引流系统的无菌、通畅;观察和记录引流液的颜色、性状和量。如引流量逐日减少、色清淡、每天少于 10 mL 时可拔管。

3.并发症的预防和护理

(1)出血:密切观察血压、脉搏呼吸及有无伤口、引流管和消化道出血情况。若 1~2 小时内经引流管引出 200 mL 以上血性液体应警惕出血的发生。

(2)感染:加强基础护理,预防皮肤、口腔和肺部感染的发生。

(3)静脉血栓:脾切除术后 2 周内隔天检查血小板,注意观察有无腹痛、腹胀和便血等肠系膜血栓形成的迹象。必要时,遵医嘱给予抗凝治疗,注意用药后的凝血时间延长、易出血等不良反应。

4.肝性脑病的观察和预防

(1)病情观察:分流术后患者按时监测肝功能和血氨浓度,观察有无性格异常、定向力减退、嗜睡与躁动,黄疸是否加深,有无发热畏食、肝臭等肝功能衰竭表现。

(2)饮食:术后24～48小时进流质饮食,待肠蠕动恢复后逐渐过渡到普食。分流术后患者严格限制蛋白质摄取量(<30 g/d),避免诱发或加重肝性脑病。

(3)肠道准备:为减少肠道细菌量,分流术后应用非肠道吸收的抗生素;采用生理盐水灌肠或缓泻剂刺激排泄;保持大便通畅,促进氨由肠内排出。

5.其他

分流术取自体静脉者须观察局部有无静脉回流障碍;取颈内静脉者须观察有无头痛呕吐等颅内压升高表现,必要时根据医嘱快速滴注甘露醇。

六、健康指导

(一)饮食

少量多餐,养成规律进食习惯。进食无渣软食,避免粗糙、干硬及刺激性食物,以免诱发大出血。进食高热量、丰富维生素饮食,维持足够的能量摄入。肝功能损害较轻者,可酌情摄取优质高蛋白(50～70 g/d);肝功能严重受损及分流术后患者,限制蛋白质摄入;腹水患者限制水和钠摄入。指导患者戒烟戒酒。

(二)活动

逐步增加活动量,一旦出现头晕、心慌、出汗等症状,应卧床休息。避免劳累和过度活动,保证充分休息。

(三)避免腹内压升高

避免咳嗽、打喷嚏、用力大便、提举重物等活动,以免诱发曲张静脉破裂出血。

(四)维持良好心理状态

避免精神紧张、抑郁等不良情绪,保持乐观、稳定的心理状态。

(五)注意自身防护

避免牙龈出血,用软毛牙刷刷牙,防止外伤。

(六)观察病情和及时就诊

指导患者及家属注意避免出血的诱因并掌握出血先兆、急救电话号码、紧急就诊的途径和方法。

(赵欣欣)

第五节 肠 梗 阻

肠腔内容物不能正常运行或通过肠道发生障碍时,称为肠梗阻,是外科常见的急腹症之一。

一、疾病概要

(一)病因和分类

1.按梗阻发生的原因分类

(1)机械性肠梗阻:最常见。机械性肠梗阻是由各种原因引起的肠腔变窄、肠内容物通过障碍,主要原因如下。①肠腔堵塞:如寄生虫、粪块、异物等。②肠管受压:如粘连带压迫、肠扭转、嵌顿性疝等。③肠壁病变:如先天性肠道闭锁、狭窄、肿瘤等。

(2)动力性肠梗阻:较机械性肠梗阻少见。肠管本身无病变,梗阻原因是神经反射和毒素刺激引起肠壁功能紊乱,致肠内容物不能正常运行。可分为:①麻痹性肠梗阻。常见于急性弥漫性腹膜炎、腹部大手术、腹膜后血肿或感染等。②痉挛性肠梗阻。由于肠壁肌肉异常收缩所致,常见于急性肠炎或慢性铅中毒。

(3)血运性肠梗阻:较少见。由于肠系膜血管栓塞或血栓形成,使肠管血运障碍,继而发生肠麻痹,肠内容物不能通过。

2.按肠管血运有无障碍分类

(1)单纯性肠梗阻:无肠管血运障碍。

(2)绞窄性肠梗阻:有肠管血运障碍。

3.按梗阻发生的部位分类

高位性肠梗阻(空肠上段)和低位性肠梗阻(回肠末段和结肠)。

4.按梗阻的程度分类

完全性肠梗阻(肠内容物完全不能通过)和不完全性肠梗阻(肠内容物部分可通过)。

5.按梗阻病情的缓急分类

急性肠梗阻和慢性肠梗阻。

(二)病理生理

1.肠管局部的病理生理变化

(1)肠蠕动增强:单纯性机械性肠梗阻,梗阻以上的肠蠕动增强,以克服肠内容物通过的障碍。

(2)肠管膨胀:肠腔内积气、积液所致。

(3)肠壁充血水肿、血运障碍,严重时可导致坏死和穿孔。

2.全身性病理生理变化

(1)体液丢失和电解质、酸碱平衡失调。

(2)全身性感染和毒血症,甚至发生感染中毒性休克。

(3)呼吸和循环功能障碍。

(三)临床表现

1.症状

(1)腹痛:单纯性机械性肠梗阻的特点是阵发性腹部绞痛;绞窄性肠梗阻表现为持续性剧烈腹痛伴阵发性加剧;麻痹性肠梗阻呈持续性胀痛。

(2)呕吐:早期常为反射性呕吐胃内容物,随后因梗阻部位不同,呕吐的性质各异。高位肠梗阻呕吐出现早且频繁,呕吐物主要为胃液、十二指肠液、胆汁;低位肠梗阻呕吐出现晚,呕吐物常为粪样物;若呕吐物为血性或棕褐色,常提示肠管有血运障碍;麻痹性肠梗阻呕吐多为溢出性。

（3）腹胀：高位肠梗阻腹胀不明显；低位肠梗阻及麻痹性肠梗阻则腹胀明显。

（4）停止肛门排气排便：完全性肠梗阻时，患者多停止排气、排便，但在梗阻早期，梗阻以下肠管内尚存的气体或粪便仍可排出。

2.体征

（1）腹部体征。①视诊：单纯性机械性肠梗阻可见腹胀、肠型和异常蠕动波，肠扭转时腹胀多不对称。②触诊：单纯性肠梗阻可有轻度压痛但无腹膜刺激征，绞窄性肠梗阻可有固定压痛和腹膜刺激征。③叩诊：绞窄性肠梗阻时腹腔有渗液，可有移动性浊音。④听诊：机械性肠梗阻肠鸣音亢进，可闻及气过水声或金属音，麻痹性肠梗阻肠鸣音减弱或消失。

（2）全身体征：单纯性肠梗阻早期多无明显全身性改变，梗阻晚期可有口唇干燥、眼窝凹陷、皮肤弹性差、尿少等脱水征。严重脱水或绞窄性肠梗阻时，可出现脉搏细速、血压下降、面色苍白、四肢发冷等中毒和休克征象。

3.辅助检查

（1）实验室检查：肠梗阻晚期，血红蛋白和血细胞比容升高，并有水、电解质及酸碱平衡失调。绞窄性肠梗阻时，白细胞计数和中性粒细胞比例明显升高。

（2）X线检查：一般在肠梗阻发生 4～6 小时后，立位或侧卧位 X 线平片可见肠胀气及多个液气平面。

（四）治疗原则

1.一般治疗

（1）禁食。

（2）胃肠减压：是治疗肠梗阻的重要措施之一。通过胃肠减压，吸出胃肠道内的气体和液体，从而减轻腹胀、降低肠腔内压力，改善肠壁血运，减少肠腔内的细菌和毒素。

（3）纠正水、电解质及酸碱平衡失调。

（4）防治感染和中毒。

（5）其他：对症治疗。

2.解除梗阻

解除梗阻的手段分为非手术治疗和手术治疗两大类。

（五）常见几种肠梗阻

1.粘连性肠梗阻

粘连性肠梗阻是肠粘连或肠管被粘连带压迫所致的肠梗阻，较为常见。主要由于腹部手术、炎症、创伤、出血、异物等所致。以小肠梗阻为多见，多为单纯性不完全性梗阻。粘连性肠梗阻多采取非手术治疗，如无效或发生绞窄性肠梗阻时应及时手术治疗。

2.肠扭转

肠扭转指一段肠管沿其系膜长轴旋转而形成的闭袢性肠梗阻，常发生于小肠，其次是乙状结肠。①小肠扭转：多见于青壮年，常在饱餐后立即进行剧烈活动时发病。表现为突发腹部绞痛，呈持续性伴阵发性加剧，呕吐频繁，腹胀不明显。②乙状结肠扭转：多见于老年人，常有便秘习惯，表现为腹部绞痛，明显腹胀，呕吐不明显。

肠扭转是较严重的机械性肠梗阻，可在短时间内发生肠绞窄、坏死，一经诊断，应行急症手术治疗。

3.肠套叠

肠套叠指一段肠管套入与其相连的肠管内,以回结肠型(回肠末端套入结肠)最多见。肠套叠多见于2岁以下婴幼儿。典型表现为阵发性腹痛、果酱样血便和腊肠样肿块(多位于右上腹),右下腹触诊有空虚感。X线空气或钡剂灌肠显示空气或钡剂在结肠内受阻,梗阻端的钡剂影像呈"杯口状"或"弹簧状"阴影。早期肠套叠可试行空气灌肠复位,无效者或病期超过48小时,怀疑有肠坏死或肠穿孔者,应行手术治疗。

4.蛔虫性肠梗阻

由于蛔虫聚集成团并刺激肠管痉挛致肠腔堵塞,多见于2～10岁儿童,驱虫不当常为诱因。主要表现为阵发性脐部周围腹痛,伴呕吐,腹胀不明显。部分患者腹部可触及变形、变位的条索状团块。少数患者可并发肠扭转或肠壁坏死穿孔,蛔虫进入腹腔引起腹膜炎。单纯性蛔虫堵塞多采用非手术治疗,包括解痉挛止痛、禁食、酌情胃肠减压、输液、口服植物油驱虫等,若无效或并发肠扭转、腹膜炎时,应行手术取虫。

二、肠梗阻患者的护理

(一)护理诊断/问题

1.疼痛

其与肠内容物不能正常运行或通过障碍有关。

2.体液不足

其与呕吐、禁食、胃肠减压、肠腔积液有关。

3.潜在并发症

肠坏死、腹腔感染、休克。

(二)护理措施

1.非手术治疗的护理

(1)饮食:禁食,梗阻缓解12小时后可进少量流质饮食,忌甜食和牛奶;48小时后可进半流质饮食。

(2)胃肠减压:做好相关护理。

(3)体位:生命体征稳定者可取半卧位。

(4)解痉挛、止痛:若无肠绞窄或肠麻痹,可用阿托品解除痉挛、缓解疼痛,禁用吗啡类止痛药,以免掩盖病情。

(5)输液:纠正水、电解质和酸碱失衡,记录24小时出入液量。

(6)防治感染和中毒:遵照医嘱应用抗生素。

(7)严密观察病情变化,出现下列情况时应考虑有绞窄性肠梗阻的可能,及早采取手术治疗:①腹痛发作急骤,为持续性剧烈疼痛,或在阵发性加重之间仍有持续性腹痛。肠鸣音可不亢进。②早期出现休克。③呕吐早、剧烈而频繁。④腹胀不对称,腹部有局部隆起或触及有压痛的包块。⑤明显的腹膜刺激征,体温升高,脉快,白细胞计数和中性粒细胞比例增高。⑥呕吐物、胃肠减压抽出液、肛门排出物为血性或腹腔穿刺抽出血性液。⑦腹部X线检查可见孤立、固定的肠袢;⑧经积极非手术治疗后症状、体征无明显改善者。

2.手术前后的护理

(1)术前准备:除上述非手术护理措施外,按腹部外科常规行术前准备。

（2）术后护理：①病情观察，观察患者生命体征、腹部症状和体征的变化，伤口敷料及引流情况，及早发现术后并发症。②麻醉清醒、血压平稳后取半卧位。③禁食、胃肠减压，待排气后逐步恢复饮食。④防止感染，遵照医嘱应用抗生素。⑤鼓励患者早期活动。

（赵欣欣）

第六节　结直肠息肉

凡从黏膜表面突出到肠腔的息肉状病变，在未确定病理性质前均称为息肉。分为腺瘤性息肉和非腺瘤性息肉两类，腺瘤性息肉上皮增生活跃，多伴有上皮内瘤变，可以恶变成腺癌；非腺瘤性息肉一般不恶变，但如伴有上皮内瘤变则也可恶变。结直肠息肉是一种癌前病变，近年来随着生活条件和饮食结构的改变，结直肠息肉发展为癌性病变的发病率也呈增高趋势。其发生率随年龄增加而上升，男性多见。临床上以结肠和直肠息肉为最多，小肠息肉较少，可分为单个或多个。小息肉一般无症状，大的息肉可有出血、黏液便及直肠刺激症状。息肉可采用经肠镜下切除，经腹或经肛门切除等多种方法进行治疗。

一、病因与发病机制

（一）感染
炎性息肉与肠道慢性炎症有关，腺瘤性息肉的发生可能与病毒感染有关。

（二）年龄
结直肠息肉的发病率随年龄增大而增高。

（三）胚胎异常
幼年性息肉病多为错构瘤，可能与胚胎发育异常有关。

（四）生活习惯
低食物纤维饮食与结直肠息肉有关，吸烟与腺瘤性息肉有密切关系。

（五）遗传
某些息肉病的发生与遗传有关，如家族性腺瘤性息肉病。

二、临床表现

根据息肉生长的部位、大小、数量多少，临床表现不同。

（1）多数结直肠息肉患者无明显症状，部分患者可有间断性便血或大便表面带血，多为鲜红色；继发炎症感染可伴多量黏液或黏液血便；可有里急后重；便秘或便次增多。长蒂息肉较大时可引致肠套叠；息肉巨大或多发者可发生肠梗阻；长蒂且位置近肛门者息肉可脱出肛门。

（2）少数患者可有腹部闷胀不适、隐痛或腹痛症状。

（3）伴发出血者可出现贫血，出血量较大时可出现休克状态。

三、辅助检查

（1）直肠指诊可触及低位息肉。

（2）肛镜、直肠镜或纤维结肠镜可直视到息肉。

（3）钡灌肠可显示充盈缺损。

（4）病理检查明确息肉性质，排除癌变。

四、治疗要点

结直肠息肉是临床常见的、多发的一种疾病，因为其极易引起癌变，在临床诊疗过程中，一旦确诊就应及时切除。结直肠息肉完整的治疗方案应该包括：正确选择首次治疗方法，确定是否需要追加肠切除，以及术后随访等三部分连续的过程。

（一）微创治疗（内镜摘除）

随着现代医疗技术的不断发展和进步，结肠镜检查和治疗结直肠息肉已经成为一种常见的诊疗手段，由于其方便、安全、有效，被越来越多的医护工作者和患者所接受。但内镜下治疗结直肠息肉依然存在着术后病情复发及穿孔、出血等手术并发症。符合内镜下治疗指征的息肉可行内镜下切除，并将切除标本送病理检查。直径<2 cm 的结直肠息肉，外观无恶性表现者，一律予以切除；直径<0.3 cm 息肉，以电凝器凝除；对于>0.3 cm 且<2 cm 的结直肠息肉，或息肉体积较大，但蒂部<2 cm 者可行圈套器高频电凝电切除术。

（二）手术治疗

息肉有恶变倾向或不符合内镜下治疗指征，或内镜切除后病理发现有残留病变或癌变，则需手术治疗。距肛缘 8 cm 以下且直径≥2 cm 的单发直肠息肉可以经肛门摘除；距肛缘 8 cm 以上、盆腹膜反折以下的直径≥2 cm 单发直肠息肉者可以经切断肛门括约肌入路或经骶尾入路直肠切开行息肉局部切除术；息肉直径≥2 cm 的长蒂、亚蒂或广基息肉，经结肠镜切除风险大，需行经腹息肉切除，术前钛夹定位或术中结肠镜定位。

（三）药物治疗

如有出血，给予止血，并根据出血量多少进行相应处置。

五、护理诊断

（一）焦虑与恐惧

其与担忧预后有关。

（二）急性疼痛

其与血栓形成、术后创伤等有关。

（三）便秘

其与不良饮食、排便习惯等有关。

（四）潜在并发症

贫血、创面出血、感染等。

六、护理措施

（1）电子结肠镜检查及经电子结肠镜息肉电切前 1 天进半流质、少渣饮食，检查及治疗前4～5 小时口服复方聚乙二醇电解质散行肠道准备，术前禁食。如患者检查前所排稀便为稀薄水样，说明肠道准备合格；如所排稀便为粪水，或混有大量粪渣，说明肠道准备差，可追加清洁灌肠或重新预约检查，待肠道准备合格后再行检查或治疗。

（2）肠镜下摘除息肉后应卧床休息,以减少出血并发症,息肉<1 cm的患者手术后卧床休息6小时,1周内避免紧张、情绪激动和过度活动,息肉>1 cm的患者应卧床休息4天,2周内避免过度体力活动和情绪激动。注意观察有无活动性出血、呕血。便血,有无腹胀、腹痛及腹膜刺激症状,有无血压、心率等生命体征的改变。

（3）结直肠息肉内镜下摘除术后即可进流质或半流质饮食,1周内忌食粗糙食物。禁烟酒及干硬刺激性食物,防止肠胀气和疼痛的发生。避免便秘摩擦使结痂过早脱落引起出血。

七、护理评价

通过治疗与护理,患者是否情绪稳定,能配合各项诊疗和护理;疼痛是否得到缓解;术后并发症是否得到预防,或被及时发现和处理。

八、健康教育

（一）饮食指导

多食新鲜蔬菜、水果等含膳食纤维高的食物,少吃油炸、烟熏和腌制的食物。

（二）生活指导

保持健康的生活方式;增加体育锻炼,增强免疫力,戒烟酒。

（三）随访

单个腺瘤性息肉切除,术后第1年随访复查,如检查阴性者则每3年随访复查一次。多个腺瘤切除或腺瘤>20 mm伴不典型增生,则术后6个月随访复查一次,阴性则以后每年随访复查一次,连续两次阴性者则改为3年随访复查一次,随访复查时间不少于15年。

（赵欣欣）

第七节　直肠肛管周围脓肿

直肠肛管周围脓肿是指直肠肛管周围间隙内或其周围软组织内的急性化脓性感染,并发展成为脓肿。

一、病因

大多数直肠肛管周围脓肿源于肛腺感染,少数可继发于损伤、内痔、肛裂或痔疮药物注射治疗等,溃疡性结肠炎、克罗恩病及血液病患者易并发直肠肛管周围脓肿。

二、临床表现

（一）肛门周围脓肿

肛门周围脓肿以肛门周围皮下脓肿最为常见,占40%～48%,位置多表浅,以局部症状为主,全身感染症状不明显。疼痛、肿胀和局部压痛为主要表现。疼痛为持续跳动性,可因排便、局部受压、按摩或咳嗽而使疼痛加剧、坐立不安、行动不便;早期局部红肿、发硬、压痛明显,脓肿形成后则波动明显,若自行穿破皮肤,则脓液排出。

（二）坐骨肛管间隙脓肿（坐骨直肠窝脓肿）

其较多见，占 20%～25%，该间隙较大，因此形成的脓肿较大且深，全身感染症状明显，患者在发病初期就可出现寒战、发热、乏力、恶心等全身表现。早期局部症状不明显，之后出现持续性胀痛并逐渐发展为明显持续性跳痛，排便或行走时疼痛加剧；有的患者可出现排尿困难，里急后重，感染初期无明显局部体征，以后患处口出现红肿，双臀不对称。

（三）骨盆直肠间隙脓肿（骨盆直肠窝脓肿）

较前两者少见，此处位置深、空隙大，因此全身感染症状严重而无明显局部表现，早期即出现持续高热、寒战、头痛、疲倦等全身中毒症状；局部症状为直肠坠胀感、便意不尽等，常伴排尿困难。会阴部多无异常体征，直肠指诊可在直肠壁上触及隆起肿块，有压痛及波动感。

（四）其他

肛管括约肌间隙脓肿、直肠后间隙脓肿、高位肌间脓肿、直肠壁内脓肿（黏膜下脓肿）。由于位置较深，局部症状多不明显，主要表现为会阴、直肠坠胀感，排便时疼痛加重，患者同时有不同程度的全身感染症状。直肠触诊可扪及疼痛性肿块。

三、治疗原则及要点

（一）非手术治疗

可应用抗生素治疗，控制感染；温水坐浴；局部理疗；为缓解患者排便时疼痛，可口服缓泻剂或液状石蜡促进排便。

（二）手术治疗

主要方法是脓肿切开引流。

1.肛门周围脓肿

在局麻下，于波动最明显处做放射状切口，不必填塞，以保证引流通畅。

2.坐骨肛管间隙脓肿

在腰麻或骶管麻醉下，于压痛明显处，用粗针头先做穿刺，抽出脓液后，作一平行于肛缘的弧形切口，置管或放油纱条引流，切口距离肛缘 3～5 cm，避免损伤括约肌。

3.骨盆直肠间隙脓肿

在腰麻或全麻下，根据脓肿位置选择切开部位，脓肿向肠腔突出，手指于直肠内可触及波动，在肛镜下行相应部位直肠壁地切开引流术。

四、护理评估

（一）健康史

了解患者有无肛周软组织感染、内痔、损伤、肛裂、药物注射等病史，有无血液病、溃疡性结肠炎等。

（二）身体状况

1.局部

评估脓肿位置，局部有无肿胀和压痛，评估疼痛的性质，是否因排便、局部受压、按摩或咳嗽而使疼痛加剧，是否有肛周瘙痒、分泌物等肛窦炎或肛腺感染的临床表现；有无排尿困难。

2.全身

患者是否出现寒战、高热、头痛、乏力、食欲缺乏、恶心等全身表现。

（三）辅助检查

评估实验室检查结果,有无白细胞计数及中性粒细胞比例增高,MRI检查明确脓肿与括约肌的关系,有无多发脓肿。

（四）心理-社会状况

由于疾病迁延不愈,甚至形成肛瘘,为患者的生活和工作带来不便,注意评估患者心理状态变化,注意患者有无因疾病产生的情绪变化,了解其家属对患者疾病的认识程度及支持情况。

五、护理措施

（一）休息与活动

术后24小时内,卧床休息,协助并指导患者在床上翻身、活动四肢。但不宜过早下床,以免伤口疼痛、出血,24小时后可适当下床活动。

（二）饮食护理

术后1～2天以无渣或少渣流质、半流质饮食为主,如稀粥、面条等,以减少肠蠕动,促进切口愈合。鼓励患者多饮水,摄入有助于促进排便的食物。

（三）控制感染

（1）遵医嘱应用抗生素,脓肿切开引流者,密切观察引流液的色、量、性状并记录。

（2）定时冲洗脓腔,保持引流通畅。

（3）当脓液变稀且引流量＜50 mL/d时,可考虑拔管。

（4）高热患者嘱其多饮水并给予物理降温。

（5）其他护理措施参见痔围术期护理。

六、健康教育

（1）向患者讲解疾病的发病原因及相应的治疗、护理配合要点,鼓励患者养成良好的饮食及排便习惯,预防便秘;避免长时间久站或久坐;术后告知患者进行肛门括约肌舒缩运动,防止肛门括约肌松弛。

（2）直肠肛管周围脓肿主要是因肛窦腺感染引起,告知患者应注意个人肛门卫生和生活习惯,避免肛窦炎的发生。

（3）对未行一次性切开治疗的患者术后存在较高发生肛瘘的风险,一旦发生肛瘘应行二次肛瘘手术治疗。

（赵欣欣）

第八节　痔

痔是肛肠疾病当中最常见的一种。痔随年龄增长,发病率逐渐增高。

一、病因

(一)肛垫下移学说

人体在肛管的黏膜下有一层肛垫,有闭合肛管和节制排便的作用。肛垫充血、下移而形成痔。

(二)静脉曲张学说

有人认为直肠下静脉丛扩张淤血是痔形成的原因。

此外,痔的诱发因素还有便秘、长期饮酒、进食刺激性食物及久坐久立。

二、分类及临床表现

(一)内痔

出血、脱出。

(二)外痔

肛门不适、潮湿不洁、瘙痒。

(三)混合痔

兼有内痔、外痔表现。

三、肛管检查方法

(一)肛门视诊

观察肛门处有无血、外痔、疣状物、溃疡等。

(二)直肠指诊

直肠指诊有无硬结、触痛、出血。

(三)肛门镜检查

了解直肠、肛管内情况。

四、处理原则及治疗要点

(一)手术治疗

(1)肛门成形术。

(2)吻合器痔上黏膜环切术。

(3)血栓性外痔剥离术。

(二)非手术治疗

(1)一般疗法:温盐水坐浴,局部热敷,保持排便通畅。

(2)注射疗法。

(3)胶圈套扎疗法。

(4)超声多普勒引导下痔动脉结扎术。

五、护理评估

(一)术前评估

1.健康史

了解患者发病前有无久站久坐、饮食不当、过劳、妊娠等诱因。

2.身体状况

(1)排便情况:询问患者有无便秘、便血;便血的时间及便血量。

(2)肛门皮肤颜色:异常时出现红色或出现暗红色。

(3)肛门情况:取蹲位并用力后,是否有痔、息肉从肛门脱出。

3.心理状态

了解和评估患者的心理状态。

(二)术后评估

1.手术情况

麻醉、手术方式、用药等情况。

2.身体情况

监测生命体征、意识状态、体位、尿量等。观察肛周切口包扎情况,敷料渗出情况。

3.心理状态与认知程度

患者是否有紧张、焦虑的心理,对术后恢复是否配合,远期治疗是否有信心等。

六、护理措施

(一)术前护理

(1)戒烟、戒酒、预防感冒,月经期女性给予宣教。

(2)向患者及家属讲解各项检查及处置的意义,减少其对手术的顾虑。

(3)术前嘱患者禁食、禁水,取下手表、义齿、饰品等,更换清洁病服。

(4)教会患者疼痛评分方法,练习床上排尿、便。

(5)肠道准备:术前1天进少渣饮食,术前晚口服泻药,术前排空大便,必要的时候灌肠。

(二)术后护理

1.活动

根据不同麻醉方式选择适当卧位,术后待生命体征平稳后采取自由体位。可适当下床活动,不可久站或久坐。

2.饮食

手术当天及术后第1天禁食,术后第2天进流质饮食,正常情况下第3～4天可进普食。

3.控制排便

术后早期由于肛管压迫会使患者产生肛门下坠感或便意,术后3天内尽量控制排便,促进伤口愈合,术后第4天应保持排便通畅,必要时可口服缓泻剂。

4.疼痛

判断疼痛原因并给予相应处理,遵医嘱按时应用镇痛药,必要时加用阿片类药物或去除肛管。

(三)并发症观察护理

1.尿潴留

其与手术、麻醉刺激、疼痛等原因有关。嘱患者4～6小时排尿一次,必要时可给予留置尿管。

2.出血

(1)观察切口敷料渗血情况、肛管脱出情况及时间。

（2）术后保持排便通畅。

（3）必要时遵医嘱应用止血药物预防出血。

（4）发生出血时立即通知医师，进行肛管压迫止血。

3.切口感染

（1）换药时观察患者切口愈合情况，防止切口感染。

（2）遵医嘱使用抗生素以控制感染。

（3）温盐水坐浴，控制温度 36～46 ℃，早晚各一次，每次 10～15 分钟，保持肛门周围皮肤清洁干燥。

4.肛门狭窄

术后观察患者有无排便困难及粪便变细，如发生狭窄及早行扩肛治疗。

七、健康教育

（一）术后指导

（1）术后早期可离床活动，术后第 3 天后应保持排便通畅，进食粗纤维、易消化食物，早晚进餐后可口服缓泻剂。

（2）便后按时坐浴，保持肛门清洁，用丁字带固定切口敷料，避免脱落，如有污染，及时更换，防止切口感染。

（3）为患者做好疼痛知识的宣教，按时镇痛，排便或者换药前 30 分钟可以口服镇痛药物。

（二）出院指导

（1）多食膳食纤维，保持良好排便习惯。

（2）避免久坐、久站，避免剧烈运动。

（3）每天温盐水坐浴、保持局部清洁。

（4）适当进行体育锻炼，练习提肛运动（收缩肛门，每天 50～100 次）.

（5）定期复查。

（赵欣欣）

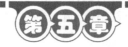

胸外科护理

第一节　胸壁软组织损伤

胸壁软组织损伤临床非常多见,单纯胸壁软组织损伤主要为外力或用力不当致胸壁肌肉的损伤或撕伤。由于胸壁对疼痛刺激比较敏感且伤后无法完全限制活动这一特殊的解剖学特点,使此类损伤远较其他部位软组织损伤的自然病程长,多在4～6周。严重胸部外伤中均合并有胸壁软组织损伤,本节仅涉及单纯胸壁软组织损伤。

一、病因

胸壁软组织受到钝性或锐性暴力损伤时,均可以引起胸壁软组织(包括胸壁皮肤、皮下组织、肌肉、胸膜,其中包含有神经、血管和淋巴组织)的挫伤和(或)裂伤,有时损伤的原因很轻微以致患者不能准确叙述受伤原因及时间。

二、临床表现

损伤部位均有明显压痛,部分患者伴局部组织肿胀、皮下淤血斑或皮肤划伤痕迹,胸部锐器伤可以有伤口。

三、诊断

胸壁软组织伤诊断时,应特别注意以下几点。

(1)有无伤口,以及伤口的深浅、损伤的轻重,要排除是否穿入胸膜腔,以便决定清创的范围和麻醉的选择。通常可在清创时以质地较硬的导尿管顺其自然地反复试探,以了解伤道及其深浅和方向。污染严重时,可注入亚甲蓝,以便彻底清创、预防感染。

(2)闭合伤时注意皮肤挫伤痕迹或青紫,有无血肿、血肿的深浅和大小。浅层血肿可触及波动感,深部血肿张力较大时难以触摸或可触及"硬块",可做双侧对比检查,必要时可行B超定位和血肿穿刺。血肿早期可加压包扎,以防止扩大、促其吸收;较大血肿尽量以粗针头抽吸,以防血肿继发感染变成胸壁脓肿;一旦深部脓肿形成,可有红、肿、热、痛,应行早期切开引流。

(3)胸部异物,特别是与纵隔重叠的金属异物,在诊断时应摄高电压X线后前位及侧位或加摄切线位全胸片,以防漏诊。

四、治疗

(一)镇痛

根据受伤的程度可给予止痛、化痰等中西药物治疗,皮肤完整者受伤局部可外敷跌打损伤药物。

(二)理疗

外伤后 6 小时内局部肿胀处可用冷敷,6 小时后可用热敷或以音频电疗法或运动创伤治疗机进行方波治疗,有一定效果。

(三)清创

有胸壁伤口者必须常规清创,清除异物及坏死组织,充分止血。术后常规做破伤风抗毒血清(TAT)皮肤试验,如为阴性则肌内注射,如为阳性应脱敏分次肌内注射,并根据伤口污染情况给予抗生素治疗。只有深部较大异物(2 cm 以上)或表浅可触及异物才考虑取出,但术前定位诊断很重要,一种简便的办法是先以针头扎探,只有在碰及异物后,手术成功率才能提高。

(张秀玲)

第二节　胸廓出口综合征

胸廓出口综合征是对臂丛神经或锁骨下血管在胸廓出口处受卡压而引起的一组症状的统称。

一、解剖

胸廓出口由 T_1、第 1 肋骨、锁骨和胸骨柄的上缘围成。锁骨下血管和臂丛神经在胸廓上口处经颈腋管进入上肢。颈腋管被第 1 肋分为两部分,近端包括斜角肌三角和肋锁间隙,远端为腋窝部分。近端部分对胸廓出口综合征的成因有重大意义。锁骨下静脉位于前斜角肌的前方与锁骨下肌之间,锁骨下动脉及臂丛神经则位于前斜角肌后方与中斜角肌之间,即是斜角肌三角,其前界为前斜角肌、后界为中斜角肌、下界为第 1 肋骨(图 5-1)。斜角肌三角的上角解剖变异可造成臂丛上部 C_5、C_6 神经受压的高位前斜角肌综合征,而底部的抬高可造成锁骨下动脉和 C_7、C_8 和 T_1 神经受压的低位前斜角肌综合征。

二、病因

胸廓出口处神经血管受卡压,基本原因有先天性、创伤性和动脉粥样硬化等。骨骼异常原因占多数,如颈肋、C_7 横突过长、第 1 肋或锁骨两叉畸形、外生骨疣、外伤引起的锁骨或第 1 肋骨骨折、肱骨头移位等。此外斜角肌痉挛、纤维化、肩带下垂和上肢过度外展及韧带纤维结构的异常均可引起胸廓出口的变窄,对锁骨下血管和臂丛神经造成压迫。

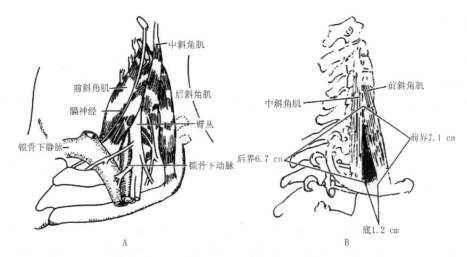

图 5-1 斜角肌与锁骨下动、静脉和臂丛之间的解剖（已切除锁骨）

A 胸廓出口处的局部解剖;B 斜角肌三角

三、临床表现

临床表现主要因神经和锁骨下动静脉血管受压引起,神经受压症状可见于 90% 以上患者,也可有神经和血管同时受压症状表现。

（一）神经受压症状

神经受压症状表现为疼痛、感觉异常,出现于尺神经支配区域,包括前臂和手的内侧面及第5 指、第 4 指侧面。疼痛可累及颈、肩,可因强力活动或持续肩外展、颈过伸诱发与加重。另外,检查时可发现前臂和手内侧面感觉减退,可有小鱼际和骨间肌的肌萎缩,形成爪形手。有些患者疼痛症状不典型,若症状累及前胸壁或肩胛时需与心绞痛鉴别。

（二）血管受压症状

动脉受压可造成前臂和手变冷、麻木、弥漫性疼痛及无力易疲乏,须与雷诺病区别。当发生锁骨下动脉闭塞时,表现为手指持续发冷、青紫或苍白,甚至发生溃疡和坏疽。静脉受压引起症状较少见,表现为上臂水肿、肤色改变、浅静脉扩张等。如有静脉血栓形成,可触及静脉条索状改变。

四、诊断

胸廓出口综合征的诊断依据病史、体检及神经检查,胸部及颈椎摄片、上肢肌电图及尺神经传导速度检查。以下辅助检查对诊断确立较有意义。

（一）上肢外展试验

上肢外展 90°、135° 和 180°,手外旋,颈伸展位,上肢疼痛加重,桡动脉搏动减弱,血压下降 2.0 kPa（15 mmHg）为阳性。锁骨下动脉区可能出现收缩期杂音。

（二）斜角肌压迫试验

斜角肌压迫试验在扪及桡动脉搏动时进行。患者深呼吸、伸颈、将下颌转向健侧,此试验能减小斜角肌间隙,加重对锁骨下动脉和臂丛压迫。如桡动脉搏动减弱或消失则为阳性。

（三）3分钟举臂试验

患者坐位，前臂外展$90°$，曲肘$90°$，缓慢稳固张开与握紧拳头3分钟，正常人可有轻度肢体疲劳；而胸廓出口综合征患者则肢体沉重，极度疲劳，上肢疼痛加剧，受试的上肢常在检查的3分钟内落下。

（四）尺神经传导速度

分别测定胸廓出口、肘部、前臂的尺神经传导速度，正常人分别为72 m/s、55 m/s、59 m/s，胸廓出口综合征患者胸廓出口尺神经传导速度常减少至32～65 m/s。

（五）多普勒超声检查和选择性血管造影

多普勒超声检查和选择性血管造影常用于严重动静脉受压、合并动脉瘤、粥样斑块、栓塞等情况，可明确病变性质和排除其他血管病变。

（六）X线

胸部和颈椎X线片常能发现骨性畸形，特别是颈肋和骨性退行性改变，如平片显示有骨赘和椎间隙狭窄，应进一步行颈部CT扫描或MRI以排除椎管和椎间孔狭窄以及其他骨性压迫。

五、治疗

对于症状较轻者，胸廓出口尺神经传导速度在60 m/s以上的患者，可实行局部封闭、理疗，以及口服消炎镇痛药物治疗。症状较重或保守治疗无效、胸廓出口尺神经传导速度低于60 m/s者，应采取手术治疗。手术原则是解除对血管神经束的压迫，手术治疗的核心是截除第1肋骨全长，同时解除其他相关压迫因素。手术途径有以下几种。

（一）腋下途径

全麻下斜卧位，患肢抬高$45°$，腋下缘第3肋骨水平做长6～7 cm横向切口，在胸大肌和背阔肌间解剖至胸壁和腋窝顶部，在第1肋上缘见到神经血管束。抬举上肢使血管神经束离开第1肋骨，切断前斜角肌，切除第1肋骨前端至肋软骨、后端至横突，术毕检查肋骨残端有无压迫臂丛。此术式创伤较小、出血较少，但显露差，易造成第1肋骨切除不彻底（图5-2）。

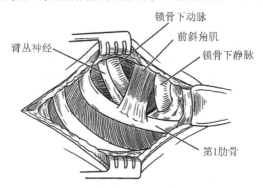

臂丛神经　锁骨下动脉　前斜角肌　锁骨下静脉　第1肋骨

图 5-2　腋下途径手术治疗胸廓出口综合征

（二）肩胛旁途径

全麻下侧卧位，患肢上抬$90°$。切口上自高位肩胛骨旁，沿肩胛内侧绕至腋窝，切断背阔肌、菱形肌和前锯肌。将肩胛骨向上向外撑开，切断中斜角肌纤维，显露第1肋骨，切除第2肋骨后段可帮助显露第1肋骨。切断前斜角肌和第1肋骨全长，对骨性异常如颈肋、椎体横突过长或异常纤维束带等均予以切除，此术式切口创伤较大，但能满意切除第1肋。术中牵拉臂丛可能引起术后一过性臂丛损伤症状。

(三)颈部途径

经颈部锁骨上切口也可切除第 1 肋骨全长,同时切除异常的纤维结构,松解瘢痕组织,创伤较小。

(四)胸腔镜辅助途径

观察孔置第 5 肋间腋中线,取腋窝底部第 3 肋间操作孔 3~4 cm。可良好显露第 1 肋全长,创伤小,缺点是对于一些肋骨以外的压迫因素解除不佳。

(张秀玲)

第三节 肺 栓 塞

肺栓塞是指各种栓子进入肺循环阻塞肺动脉或分支引起肺循环障碍的临床和病理生理综合征,包括肺动脉血栓栓塞、脂肪栓塞、羊水栓塞、空气栓塞、肿瘤细胞群、组织碎片、细菌性赘生物、寄生虫卵、医源性异物(如导管和封堵器)栓塞等。

肺栓塞在我国的发病率逐年增加,一方面由于对该疾病的认识和诊断水平提高,另一方面和生活水平提高、生活方式西化有关。肺栓塞多见于中老年人,随年龄增大而发病率增加,男性可能多于女性。肺栓塞的危险因素包括长期卧床、长途飞行旅行、心力衰竭、妊娠、长期口服避孕药、恶性肿瘤、血栓静脉炎、肺功能不全、糖尿病、高血压、体型肥胖、脑血管意外、骨折、创伤、外科大手术、静脉导管留置、睡眠呼吸暂停和抗磷脂抗体综合征等。肺栓塞的流行病学特点是漏诊率高、误诊率高和病死率高。在欧美国家,肺栓塞病死率一度在心脑血管疾病和恶性肿瘤之后,列第三位。

一、发病机制、病理学和病理生理学

急性肺栓塞引起的病理生理改变和病情轻重与血栓大小和位置有密切关系,对人体造成的危害取决于肺动脉被血栓阻塞的范围和患者心肺储备功能的大小。肺栓塞常累及两侧肺动脉,右侧肺动脉及其分支栓塞比左侧多见,下叶比上叶多见。大块肺栓塞病例肺动脉主干或左右肺动脉突然被血栓阻塞,立即产生右心室排血机械梗阻,肺循环血流量减少,右心室压力升高,严重者可在舒张期将心室间隔推向左心室,影响左心室舒张期充盈。肺泡通气量虽未受影响而且往往因过度换气而有所增多,但因肺血流灌注量明显减少,在肺泡内未能进行正常的气体交换,于是动脉血 O_2 分压明显降低, CO_2 分压也降低。心脏排血量急剧减少,造成组织缺血、缺氧及重要内脏器官功能障碍。肺栓塞还将诱致反射性肺小动脉痉挛,表现为心率增快、肺动脉高压和体循环低血压。血栓中聚集的血小板释放出 5-羟色胺等生物活性物质还可导致肺血管和支气管痉挛,患者在很短时间内即可发生循环衰竭而死于休克。大块肺栓塞病例肺动脉阻塞范围 50% 以上,老年及心肺功能不全的病例肺动脉阻塞范围即便少于 50%,亦可导致死亡。体积较小的血栓造成肺栓塞的范围仅局限于肺叶动脉或其分支者,可以不产生明显的生理功能障碍。经过一定时间后,血栓可被溶解或机化,在临床不易被发现。

慢性肺栓塞是继发性重度肺动脉高压的主要病因之一,传统观念认可"下肢深静脉血栓形成-急性肺栓塞-慢性肺栓塞-慢性阻塞性肺动脉高压"这一疾病进程,长期肺动脉高压可导致肺源性心脏病和右心衰竭。年轻、有肺栓塞史、红细胞异常增生症行脾切除术史、肺动脉压>6.7 kPa(50 mmHg)和原发性肺栓塞(无静脉血栓形成史)都是急性肺栓塞发展成慢性栓塞性肺动脉高压的高危因素。约50%慢性阻塞性肺动脉高压病例没有明确的静脉血栓形成和急性肺栓塞病史,其可能原因有:没有症状的静脉血栓形成和肺栓塞史;在原发性肺小动脉病变或内皮功能不全基础上血栓形成。栓塞的肺组织淤血实变、色暗红、稍隆起,边界清晰呈锥形,尖端指向肺门。肺组织可发生坏死或肺泡内充满血液,常伴有局部纤维化胸膜炎和少量胸腔积液。梗死肺组织可纤维化、感染或破裂。

慢性肺栓塞病理改变主要有腔内血栓机化、内膜增生、纤维性狭窄阻塞肺动脉。慢性肺栓塞根据手术标本病理分4型。①Ⅰ型:血栓位于叶及叶以上肺动脉主干;②Ⅱ型:内膜增厚纤维化在段以上动脉;③Ⅲ型:血栓或内膜增厚局限于段以下肺动脉;④Ⅳ型:肺动脉病变已没有明显血栓可见。

Ⅰ型和Ⅱ型病变手术疗效最佳,Ⅲ型病变需要手术技术较高,Ⅳ型病变无手术指征,预后较差。

二、临床表现

（一）症状

症状可因肺栓塞的大小、部位、范围、进展速度等表现多种多样,可以从无症状、隐匿,到血流动力学不稳定,甚至发生猝死。

1.呼吸困难

突发呼吸困难为肺栓塞最常见的症状,活动后明显,一部分患者呼吸困难由于急性支气管痉挛引起。

2.疼痛

疼痛包括胸膜炎性疼痛,累及膈肌亦可出现肩部疼痛,少数患者初始疼痛部位可位于腹部。

3.咳嗽

肺栓塞咳嗽最常见的表现为持续性干咳。

4.咯血

咯血常为少量咯血,大量咯血少见。

5.晕厥

晕厥常发生在严重的肺栓塞患者,微小的栓塞可以导致一过性晕厥和低血压。

6.其他

大汗淋漓、烦躁不安、恐惧感、濒死感。

（二）体征

1.呼吸系统

肺栓塞患者体检可见明显发绀、呼吸快速、肺部湿啰音或哮鸣音、胸膜摩擦音、胸膜腔积液等。

2.循环系统

循环系统可见颈静脉怒张、心率增快、心律失常、心前区奔马律和肺动脉第二心音亢进,严重肺栓塞可出现血压下降、休克、心搏骤停、心源性猝死。

3.下肢症状

约 1/3 肺栓塞患者有下肢深静脉血栓的体征,如静脉炎、下肢肿胀和疼痛、皮肤颜色改变等。

4.其他

可伴发热,多为低热。

三、诊断

2014 年 ESC 指南推荐把肺栓塞的诊断流程和患者的血流动力学状态结合起来。对于血流动力学不稳定且高度怀疑肺栓塞的患者,建议即刻行肺动脉 CT 造影或床旁超声心动图检查。对于血流动力学稳定的患者,诊断过程中首先要临床评估肺栓塞的可能性,新的指南根据各个级别医院情况推荐多种诊断策略来确诊或排除肺栓塞。肺栓塞的危险评分推荐采用简化的 Wells 评分规则:心率>100 次/分(1.5 分);近期有制动或外科手术(1.5 分);有深静脉血栓形成史(1.5 分);咯血(1.0 分);近 6 个月有恶性肿瘤接受治疗(1.0 分)。评分大于 4 分患者被认为临床肺栓塞可能性较大,下一步需要检测血浆 D-二聚体浓度,以避免不必要的影像学检查。对于评分小于 4 分的患者,且血浆 D-二聚体浓度正常,可以直接排除肺栓塞的诊断。

(一)血气分析

肺栓塞患者由于通气灌注不匹配,血氧分压常常低于 10.7 kPa(80 mmHg)。广泛的肺栓塞可以导致严重低氧血症、代谢性酸中毒。

(二)血浆 D-二聚体

血浆 D-二聚体是交联纤维蛋白特异性的降解产物,其含量增高,常提示体内的高凝状态及微血栓的形成。对于年龄>50 岁的患者,新的指南引入年龄校正后的 D-二聚体浓度作为临界值(年龄×10 μg/L),而不是一律以 500 μg/L 作为标准来诊断肺栓塞。

(三)心电图

肺栓塞患者不一定都有心电图改变,而且心电图的改变常不具有特征性。所谓肺栓塞典型心电图改变是标准导联上提示心电轴右偏、顺钟向转位,心前区导联上提示不完全性或完全性右束支传导阻滞,T 波倒置,但这些改变也可见于其他右心室功能不全疾病者。

(四)胸部 X 线

微小的肺栓塞患者胸部 X 线检查可能正常。肺动脉主干或左右肺动脉栓塞患者胸部 X 线检查急性期可表现为肺动脉主干增宽,肺血管纹理显著减少或缺失,肺野透亮度增高,患侧膈肌抬高。晚期(24 小时至 1 周)并发肺梗死时表现为三角形肺实变影,底边面向胸壁,并可伴有局部胸膜反应及少量积液,也可出现盘状肺不张及 Hampton 驼峰征(膈上外周楔形致密影),Palla 征(右下肺动脉增宽),但均少见。反复发生肺栓塞导致肺动脉高压或肺心病者则可显示右心室增大、肺动脉段突出、肺门区动脉扩大和肺动脉外围分支纤细等。

(五)肺动脉血管造影术

肺动脉血管造影术是一种有创的检查手段,其在临床应用渐少,但对高度怀疑肺栓塞病例,无创性检查表现为阴性,仍应进行。右心导管可以测量肺动脉周围血管阻力,同时可以作为溶栓的通路在肺动脉中留置 48～72 小时。

（六）高速螺旋 CT

随着 CT 技术不断提高,高速螺旋 CT 可以清晰显示肺段甚至亚段肺动脉,其诊断肺栓塞阳性预测值高于 92%,已逐步取代肺动脉血管造影术而成为首选方法。但是,新的指南不推荐全身应用 CT 静脉造影诊断静脉系统血栓栓塞,因为增加了辐射剂量;下腔静脉、盆腔静脉血栓发生概率低;彩超检查与之相比同样敏感且安全。

（七）磁共振成像

2014 年 ESC 指南不推荐采用磁共振成像来诊断可疑的肺栓塞。

（八）心脏超声心动图

心脏超声对肺栓塞诊断特异性不高,但对已明确诊断的肺栓塞病例的风险评估和术后随访有重要意义。心脏超声可直接或间接发现肺动脉内的血栓,前者是指可发现肺动脉主干及其左右分支栓塞;后者是指可发现右心室扩大、室间隔扑动、左室变小呈 D 字形、右室运动减弱,肺动脉增宽、三尖瓣反流及肺动脉压升高等异常。

（九）肺通气/灌注扫描

肺通气/灌注扫描是简单而安全的无创性诊断肺栓塞方法。肺栓塞的特征性改变是病灶栓塞区域血流灌注缺失,而通气正常。静脉注射放射性核素标记的微粒后作肺灌注显像,可以显示两肺血流分布情况,在肺栓塞的早期即可呈现栓塞部位的放射性核素显影。吸入放射性核素标记的气溶胶后做肺扫描,肺栓塞病例通气显像大多无异常,对比肺灌注显像与通气显像对肺栓塞的诊断有一定意义。肺灌注显像正常可以排除肺栓塞的诊断。灌注显像不正常尚需与肺炎、肺大泡、肺癌、慢性阻塞性肺部疾病相鉴别。

四、预防

肺栓塞的绝大多数血栓来源于下肢静脉,因此应着重预防下肢静脉血栓形成。具体措施有抬高下肢,加速静脉血液回流,防止血流淤滞;穿弹性袜压瘪浅静脉可增加深静脉血流量和流速;经常锻炼小腿肌肉,做伸屈脚和踝部运动,可明显降低腓肠肌静脉血栓的发病率;保持水分平衡,防止血液黏稠度和凝固性增大,以及术后早期起床活动等。对于明确有下肢静脉血栓形成的患者,应预防性安置下腔静脉滤器。早期预防性应用抗凝药可以减少深静脉血栓形成,促进肺血管局部小血管形成的微栓溶解,尤其对肺栓塞高危病例,如曾有血栓栓塞病史、长期卧床、老年、体型肥胖、肿瘤、心血管病,以及拟施行腹部、盆腔、妇科、髋、膝部骨科手术等。2014 年 ESC 指南推荐新型口服抗凝剂,达比加群、利伐沙班、阿哌沙班、依度沙班等,可以作为传统的肝素或维生素 K 拮抗剂的替代治疗来预防下肢深静脉血栓。

五、治疗

（一）急性肺栓塞的治疗

根据 2014 年 ESC 指南推荐,对于血流动力学不稳定患者(休克或低血压),建议进行再灌注治疗:首选溶栓治疗,如果存在溶栓禁忌,可以考虑行外科血栓切除术,或者经皮介入栓子清除术。对于血流动力学稳定患者,首先根据肺栓塞危险指数进行分层,低危患者可以早期出院,在家完成治疗;中危患者需要住院接受口服抗凝治疗,对于影像学检查提示右室功能障碍,或反映心肌损伤的标志物改变的患者,建议溶栓治疗,若存在溶栓禁忌,采用外科手术或经皮介入栓子清除术作为补救措施。

1.基础治疗

肺栓塞病例应绝对卧床。缺氧及低碳酸血症在肺栓塞中很常见，且多伴有血流动力学不稳定，给予纠正和支持等对症治疗非常重要。给予鼻导管或面罩吸氧，严重者需呼吸机支持。胸痛剧烈者应皮下注射吗啡或哌替啶。血压下降及休克可静脉滴注多巴胺，注意静脉补液速度和总量。

2.抗凝治疗

对于中高危、临床尚未确诊的肺栓塞患者，指南推荐就有指征采用肠外途径普通肝素、低分子肝素或者磺达肝素进行抗凝治疗。对于肺栓塞患者或中低危、不存在肾功能不全的患者，推荐使用低分子肝素或磺达肝素，可以降低出血风险和肝素诱导的血小板减少症。高危患者的再灌注治疗，新的指南保留了普通肝素的使用。肠外抗凝治疗需要持续至少5天，直到口服维生素K拮抗剂（华法林），INR达到2～3。新的指南中，最显著的更新就是对新型口服抗凝剂（达比加群、利伐沙班、阿哌沙班、依度沙班）的推荐强度和证据级别与传统的维生素K拮抗剂一致，可以作为其替代治疗。推荐剂量：利伐沙班，15 mg/12 h，持续3周，继而20 mg/24 h；阿哌沙班，10 mg/12 h，持续1周，继而5 mg/12 h；达比加群，150 mg/12 h，或者110 mg/12 h对于大于80岁以上患者。

3.溶栓治疗

对于高危患者（休克或者低血压），新版指南仍然推荐积极溶栓治疗，但推荐强度降低一级，主要因为血流动力学不稳定患者的溶栓治疗在降低死亡率方面还缺乏足够的证据。中低危肺栓塞患者不推荐溶栓治疗。

对于大面积肺栓塞患者溶栓治疗可迅速溶解血栓和恢复肺动脉血流，逆转右心衰竭，增加肺毛细血管血容量。溶栓治疗越早越好，时间窗是2周内的新鲜血栓栓塞。

常用的溶栓药物有尿激酶、链激酶和重组组织型纤溶酶原激活剂，我国常用的成人治疗方案是：①尿激酶20 000 IU/kg，2小时静脉滴注；②链激酶负荷剂量25 000 IU，静脉滴注30分钟，随后10 IU/h持续滴注24小时；③重组组织型纤溶酶原激活剂50～100 mg/2 h，静脉滴注。

溶栓治疗结束后，常规继以肝素和口服抗凝剂治疗。溶栓治疗的绝对禁忌证有：活动性内出血、近期自发性颅内出血。相对禁忌证主要有：10天内外科大手术；分娩；近期严重胃肠道出血；肝、肾衰竭；严重创伤及高血压病例收缩压≥24.0 kPa（180 mmHg），舒张压≥14.7 kPa（110 mmHg）。次要的有心肺复苏；左房血栓；感染性心内膜炎；肝、肾疾病；出血性疾病；妊娠及糖尿病；出血性视网膜炎等。

4.介入治疗

对于高危肺栓塞患者，合并血流动力学不稳定（休克或低血压）存在溶栓禁忌或溶栓失败，经皮导管介入治疗可以作为外科血栓切除术的替代治疗。

目前肺栓塞的介入治疗包括导管内溶栓、导丝引导下导管血栓捣碎术、局部机械消散术、球囊血管成形术、导管内溶栓术与血栓捣碎术联合应用等。

抗凝治疗失败或者有绝对抗凝禁忌的患者可以考虑安装下腔静脉滤器。尽管有间接证据表明标准抗凝治疗联合下腔静脉滤器置入可以减少肺栓塞患者的病死率，目前的指南并不推荐肺栓塞患者常规安装下腔静脉滤器。

5.外科治疗

肺动脉切开取栓术治疗急性肺栓塞的适应证为用于伴有休克的大块肺栓塞，收缩压

<13.3 kPa(100 mmHg),中心静脉压增高,肾衰竭,溶栓治疗失败或情况紧急不宜溶栓治疗者。对于循环呼吸衰竭患者,术前可行体外膜肺支持。

手术在体外循环下进行,无论术前 CT 是否提示有双侧肺栓塞,均应探查主肺动脉和双侧肺动脉。上、下腔静脉套带阻断,主动脉通过横窦套带。上腔静脉、主动脉套带分别向两侧牵引,充分解剖右肺动脉至右侧肺门,沿右肺动脉长轴中线切开肺动脉。主动脉套带向右侧牵拉,同法暴露、切开左肺动脉(图 5-3)。

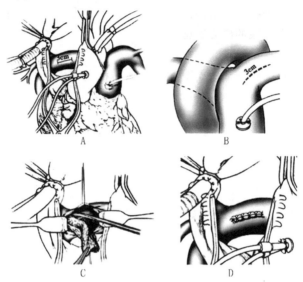

图 5-3 肺动脉切开取栓术
A.右肺动脉切开;B.左肺动脉切开;C.剥离肺栓塞;D.缝合肺动脉切口

(二)慢性血栓性肺动脉高压的治疗

2014 年 ESC 指南推荐慢性血栓性肺动脉高压的首选治疗方式是采用外科肺动脉内膜剥脱术,口服鸟苷酸环化酶激活剂用于改善不适合手术患者的临床症状,或者外科术后仍然反复出现慢性血栓性肺动脉高压患者的替代方法。不论采用何种治疗策略,这些患者需要终身抗凝治疗。

1.肺动脉内膜剥脱术

(1)手术指征:肺动脉内膜剥脱术主要适用于治疗 Ⅰ 型、Ⅱ 型和 Ⅲ 型肺动脉栓塞。Ⅵ 型病变手术效果常常不理想。

(2)手术原则:手术入路采用正中开胸;体外循环辅助;术中操作过程中采用停循环技术;双侧肺动脉血栓内膜均需要剥脱;建立正确的内膜剥离层面;完整彻底剥离增厚内膜。

(3)手术方式:经典手术方式是在体外循环深低温停搏状态下,在相对无血的手术野内完成。左右肺动脉暴露技术同急性肺栓塞的外科治疗。手术关键是剥脱增厚内膜而不仅取出机化血栓,寻找内膜和中膜之间剥离的正确层面对手术成功有重要意义。在剥脱过程中要不断评估间隙的深度,过浅不能完全剥离增厚的内膜和血栓,过深有肺动脉破裂的危险。肺动脉破裂往往发生在肺动脉段分支,修补困难,可以在破口近端缝闭该分支,严重有行肺叶切除可能。慢性阻塞性肺动脉高压较多合并三尖瓣反流,对是否需要同期处理三尖瓣反流仍有争议。因为梗阻解除后肺动脉压力明显下降,三尖瓣反流可以明显改善。若术前心脏超声发现有房缺,则术中关闭房缺或未闭卵圆窝可以有效防止术后肺动脉高压导致的右向左分流。

2.药物治疗

对有手术禁忌证或在等待手术的病例,药物治疗可以有效提高生存率和手术成功率。肺动脉内膜剥脱术者,术后 10％～15％ 的病例仍持续肺动脉高压,此类病例亦需要药物治疗。

3.肺动脉球囊成形术

目前还处于探索阶段,近期 2～3 年可能获益,但是远期效果不明朗。该方法不能完全替代外科手术,而只能是作为一种补充。目前只适用于无法手术患者。需要有经验的多学科团队仔细的选择患者,且只能在有经验的中心实施。

4.终末期肺高压

对于Ⅳ型病变或反复肺栓塞者,肺移植或心肺移植是唯一治疗方案,但供体缺乏是主要问题。

（张秀玲）

妇产科护理

第一节 子宫颈炎

  子宫颈炎是指子宫颈发生的急性/慢性炎症。子宫颈炎是妇科常见疾病之一,包括宫颈阴道部炎症及宫颈管黏膜炎症。临床上分为急性子宫颈炎和慢性子宫颈炎。临床多见的子宫颈炎是急性子宫颈管黏膜炎,若急性子宫颈炎未经及时诊治或病原体持续存在,可导致慢性子宫颈炎症。

  由于宫颈管黏膜上皮为单层柱状上皮,抗感染能力较差,当遇到多种病原体侵袭、物理化学因素刺激、机械性子宫颈损伤、子宫颈异物等,引起子宫颈局部充血、水肿,上皮变性、坏死,黏膜、黏膜下组织、腺体周围大量中性粒细胞浸润,或子宫颈间质内有大量淋巴细胞、浆细胞等慢性炎细胞浸润,可伴有子宫颈腺上皮及间质增生和鳞状上皮化生。因子宫颈阴道部鳞状上皮与阴道鳞状上皮相延续,亦可由阴道炎症引起宫颈阴道部炎症。

  病原体种类。①性传播疾病的病原体:主要是淋病奈瑟菌及沙眼衣原体。②内源性病原体:与细菌性阴道病病原体、生殖道支原体感染有关。

一、护理评估

（一）健康史

1.一般资料

年龄、月经史、婚育史,是否处在妊娠期。

2.既往疾病史

详细了解有无阴道炎、性传播疾病及子宫颈炎症的病史,包括发病时间、病程经过、治疗方法及效果。

3.既往手术史

详细询问分娩手术史,了解阴道分娩时有无宫颈裂伤;是否做过妇科阴道手术操作及有无宫颈损伤、感染史。

4.个人生活史

了解个人卫生习惯,分析可能的感染途径。

（二）生理状况

1.症状

（1）急性子宫颈炎：阴道分泌物增多，呈黏液脓性，阴道分泌物的刺激可引起外阴瘙痒及灼热感；可出现月经间期出血、性交后出血等症状；常伴有尿道症状，如尿急、尿频、尿痛。

（2）慢性子宫颈炎：患者多无症状，少数患者可有阴道分泌物增多，呈淡黄色或脓性，偶有接触性出血、月经间期出血，偶有分泌物刺激引起外阴瘙痒或不适。

2.体征

（1）急性子宫颈炎：检查见脓性或黏液性分泌物从子宫颈管流出；用棉拭子擦拭子宫颈管时，容易诱发子宫颈管内出血。

（2）慢性子宫颈炎：检查可见宫颈呈糜烂样改变，或有黄色分泌物覆盖子宫颈口或从宫颈管流出，也可见子宫颈息肉或子宫颈肥大。

3.辅助检查

（1）实验室检查：分泌物涂片做革兰氏染色，中性粒细胞＞30/高倍视野；阴道分泌物湿片检查白细胞＞10/高倍视野；做淋菌奈瑟菌及沙眼衣原体检测，以明确病原体。

（2）宫腔镜检查：镜下可见血管充血，宫颈黏膜及黏膜下组织、腺体周围大量中性粒细胞浸润，腺腔内可见脓性分泌物。

（3）宫颈细胞学检查：宫颈刮片、宫颈管吸片，与宫颈上皮瘤样病变或早期宫颈癌相鉴别。

（4）阴道镜及活组织检查：必要时进行，以明确诊断。

（三）高危因素

（1）性传播疾病，年龄＜25岁，多位性伴侣或新性伴侣且为无保护性交。

（2）细菌性阴道病。

（3）分娩、流产或手术致子宫颈损伤。

（4）卫生不良或雌激素缺乏，局部抗感染能力差。

（四）心理-社会因素

1.对健康问题的感受

是否存在因无明显症状，而不重视或延误治疗。

2.对疾病的反应

是否因病变在宫颈，又涉及生殖器官与性，而不愿及时就诊；或因阴道分泌物增多引起不适；或治疗效果不明显而烦躁不安；或遇有白带带血或接触性出血时，担心疾病的严重程度，疑有癌变而恐惧、焦虑。

3.家庭、社会及经济状况

家人对患者是否关心；家庭经济状况及是否有医疗保险。

二、护理诊断

（一）皮肤完整性受损

其与宫颈上皮糜烂及炎性刺激有关。

（二）舒适的改变

其与白带增多有关。

（三）焦虑

其与害怕宫颈癌有关。

三、护理措施

（一）症状护理

1.阴道分泌物增多

观察阴道分泌物颜色、性状、气味及量，选择合适的药液进行阴道冲洗。在不清楚种类时，不可滥用冲洗液，指导患者勤换会阴垫及内裤，保持外阴清洁干燥。

2.外阴瘙痒与灼痛

嘱患者尽量避免搔抓，防止外阴部皮肤破损，减少活动，避免摩擦外阴。

（二）用药护理

药物治疗主要用于急性子宫颈炎。

1.遵医嘱用药

（1）经验性抗生素治疗：在未获得病原体检测结果前，采用针对衣原体的经验性抗生素治疗，阿奇霉素 1 g，单次顿服，或多西环素 100 mg，每天 2 次，连服 7 天。

（2）针对病原体的抗生素治疗：临床上除选用抗淋病奈瑟菌的药物外，同时应用抗衣原体感染的药物。对于单纯急性淋病奈瑟菌性子宫颈炎，常用药物有头孢菌素，如头孢曲松钠 250 mg，单次肌内注射，或头孢克肟 400 mg，单次口服等；对沙眼衣原体所致子宫颈炎，治疗药物有四环素类，如多西环素 100 mg，每天 2 次，连服 7 天。

2.用药观察

注意观察药物的不良反应，若出现不良反应，立即停药并通知医师。

3.用药注意事项

注意药物的半衰期及有效作用时间；注意药物的配伍禁忌；抗生素应现配现用。

4.用药指导

若病原体为沙眼衣原体及淋病奈瑟菌，应对性伴侣进行相应的检查和治疗。

（三）物理治疗及手术治疗的护理

1.宫颈糜烂样改变

若为无症状的生理性柱状上皮异位，无须处理；对伴有分泌物增多、乳头状增生或接触性出血，可给予局部物理治疗，包括激光、冷冻、微波等，也可以给予中药作为物理治疗前后的辅助治疗。

2.慢性子宫颈黏膜炎

针对病因给予治疗，若病原体不清可试用物理治疗，方法同上。

3.子宫颈息肉

配合医师行息肉摘除术。

4.子宫颈肥大

一般无须治疗。

（四）心理护理

（1）加强疾病知识宣传，引导患者正确认识疾病，及时就诊，接受规范治疗。

（2）向患者解释疾病与健康的问题，鼓励患者表达自己的想法。对病程长、迁延不愈的患者，给予关心和耐心解说,告知疾病的过程及防治措施;对病理检查发现宫颈上皮有异常增生的病例,告知通过密切监测,坚持治疗,可阻断癌变途径,以缓解焦虑心理,增加治疗的信心。

(3)与家属沟通,让其多关心患者,支持患者,坚持治疗,促进康复。

四、健康指导

(一)讲解疾病知识

向患者讲解子宫颈炎的疾病知识,告知及时就诊和规范治疗的重要性。

(二)个人卫生指导

嘱患者保持外阴清洁,每天清洗外阴 2 次,养成良好的卫生习惯,尤其是经期、孕产期及产褥期卫生,避免感染发生。

(三)随访指导

告知患者,物理治疗后分泌物增多,甚至有多量水样排液,在术后 1～2 周脱痂时可有少量出血,是创面愈合的过程,不必应诊;如出血量多于月经量则需到医院就诊处理;在物理治疗后 2 个月内禁止性生活、盆浴和阴道冲洗;治疗后经过 2 个月经周期,于月经干净后 3～7 天来院复查,评价治疗效果,效果欠佳者可进行第二次治疗。

(四)体检指导

坚持每 1～2 年做一次体检,及早发现异常,及早治疗。

五、注意事项

(1)治疗前,应按常规做宫颈刮片行细胞学检查。

(2)在急性生殖器炎症期不做物理治疗。

(3)治疗时间应选在月经干净后 3～7 天内进行。

(4)物理治疗后可出现阴道分泌物增多,甚至有大量水样排液,在术后 1～2 周脱痂时可有少许出血。

(5)应告知患者,创面完全愈合时间为 4～8 周,期间禁盆浴、性交和阴道冲洗。

(6)物理治疗有引起术后出血、宫颈管狭窄、感染的可能,应定期复查,观察创面愈合情况直到痊愈,同时检查有无宫颈管狭窄。

(王春英)

第二节　子宫内膜异位症

子宫内膜异位症是指具有生长功能的子宫内膜生长在子宫腔内壁以外引起的症状和体征。异位的子宫内膜绝大多数局限在盆腔内的生殖器官和邻近器官的腹膜面,故临床上称为盆腔子宫内膜异位症。当子宫内膜生长在子宫肌层内称子宫腺肌病,部分患者两者可合并存在。

子宫内膜异位症的发病率近年来明显增高,是目前常见的妇科病之一。多见于 30～40 岁的妇女。本病为良性病变,但有远距离转移和种植能力。初潮前无发病者,绝经后异位的子宫内膜组织可逐渐萎缩吸收,妊娠或使用性激素抑制卵巢功能可暂时阻止本病的发展,因此,子宫内膜的发病与卵巢的周期性变化有关。也发生周期性出血,引起周围组织纤维化、粘连,病变局部形成紫蓝色硬结或包块。卵巢的子宫内膜异位症最为常见,卵巢内的异位内膜因反复出血而形成多个囊肿,但以单个多见,故又称为卵巢子宫内膜异位囊肿。囊肿内含暗褐色黏稠的陈旧血,状似巧克力液体,故又称为卵巢巧克力囊肿。

一、护理评估

（一）病史

1.月经史

初潮年龄,月经周期、经期、经量是否正常,有无痛经或其他伴随症状。痛经的性质,是否为进行性加重。

2.婚育史

结婚年龄,婚次,夫妻性生活情况,有无经期性交,生育情况,足月产、早产、流产次数,现有子女数等。

3.既往病史

有无先天性生殖道畸形、子宫手术或经期盆腔检查等情况。

（二）身心状态

1.身体状态

（1）痛经:痛经是子宫内膜异位症的典型症状,其特点为继发性和进行性加重。疼痛多位于下腹部和腰骶部,可放射至阴道、会阴、肛门或大腿,常于月经来潮前1～2天开始,经期第一天最为剧烈,以后逐渐减轻,至月经干净时消失。

（2）月经失调:部分患者有经量增多和经期延长,少数出现经前期点滴出血。月经失调可能与卵巢无排卵、黄体功能不足等有关。

（3）性交痛:由于异位的内膜出现在子宫直肠陷凹或病变导致子宫后倾固定,性交时子宫颈受到碰撞及子宫收缩和向上提升,可引起疼痛。

（4）不孕:占40％左右,其不孕的原因可能与盆腔内器官和组织广泛粘连和输卵管的蠕动减弱,影响卵子的排出、摄取和受精卵的运行有关。

2.心理状态

由于疼痛、不孕造成患者顾虑重重,心理压力大,需要手术的患者会有紧张、恐惧等心理问题。

（三）诊断性检查

1.妇科检查

典型者子宫后倾固定,盆腔检查可扪及盆腔内有触痛性结节或子宫旁有不活动的囊性包块。

2.辅助检查

（1）B超检查:可确定卵巢子宫内膜异位囊肿的位置、大小和形状。

（2）腹腔镜检查:可发现盆腔内器官或子宫直肠陷凹、子宫骶骨韧带等处有紫蓝色结节。

二、护理诊断

（一）焦虑

其与不孕和需要手术有关。

（二）知识缺乏

其与缺乏自我照顾及与手术相关的知识有关。

（三）舒适改变

其与痛经及手术后伤口有关。

三、护理目标

（1）患者能正确认识疾病的性质及发生原因,解除紧张、恐惧的心理,坚定治疗信心。

（2）患者自觉疼痛症状缓解。

四、护理措施

（1）心理护理:许多年轻患者因顽固的痛经、不孕等情况而焦虑。护理人员应多关心和理解患者,说明该病只要坚持用药或采取必要的手术便可改善症状,鼓励患者树立信心,积极配合治疗,对尚未生育的患者应给予指导和帮助,促使其尽早受孕。

（2）做好卫生宣传教育工作,防止经血逆流,如有先天性生殖道畸形或后天性炎性阴道狭窄、宫颈粘连等应及时手术。凡进入宫腔内的经腹手术,应保护腹壁切口和子宫切口,防止子宫内膜种植到腹壁切口或子宫切口。经期应避免盆腔检查和性交。

（3）使用激素治疗患者,应介绍服药的注意事项及用后可能出现的反应(恶心、食欲缺乏、闭经、乏力或体重增加等),使其解除思想顾虑,提高治疗效果。

（4）用药期间注意有无卵巢子宫内膜异位囊肿破裂的征象,如出现急性腹痛应及时通知医师,并做好剖腹探查的各项准备。

（5）对需要手术者应按腹部手术做好术前准备和术后护理。

（6）出院健康教育,加强患者对病程及治疗的认识,指导伤口处理和康复教育,术后6周避免盆浴和性生活,6周后来院复查。

五、评价

（1）患者无焦虑的表现并对治疗充满信心。

（2）患者能按时服药并了解药物的反应。

（3）自觉症状缓解和消失。

（王春英）

第三节 子宫肌瘤

子宫肌瘤是女性生殖器官中最常见的一种良性肿瘤。主要由子宫平滑肌组织增生而成,其间还有少量的纤维结缔组织。多见于30～50岁女性。由于肌瘤生长速度慢,对机体影响不大。所以,子宫肌瘤的临床报道发病率远比真实的要低。

一、病因

确切病因仍不清楚。好发于生育年龄女性,而且绝经后肌瘤停止生长,甚至萎缩、消失,发生子宫肌瘤的女性常伴发子宫内膜的增生。所以,绝大多数的人认为子宫肌瘤的发生与女性激素有关,特别是雌激素。雌激素可以使子宫内膜增生,使子宫肌纤维增生肥大,肌层变厚,子宫增大,而且肌瘤组织经过检验,其中雌激素受体和雌二醇的含量比正常子宫肌组织高。所以,目前认为子宫肌瘤与长期和大量的雌激素刺激有关。

二、病理

(一)巨检

肌瘤为实质性球形结节,表面光滑,与周围肌组织有明显界限。外无包膜,但是肌瘤周围的肌层受压可形成假包膜。肌瘤切开后,切面呈漩涡状结构,颜色和质地与肌瘤成分有关,若含平滑肌较多,则肌瘤质地较软,颜色略红;若纤维结缔组织多,则质地较硬、颜色发白。

(二)镜检

肌瘤由皱纹状排列的平滑肌纤维相互交叉组成,切面呈漩涡状,其间掺有不等量的纤维结缔组织。细胞大小均匀,呈卵圆形或杆状,核染色质较深。

三、分类

(一)按肌瘤生长部位分类

子宫体肌瘤(90%)与子宫颈肌瘤(10%)。

(二)按肌瘤生长方向与子宫肌壁的关系分类

1.肌壁间肌瘤

肌壁间肌瘤最多见,占总数的60%~70%。肌瘤全部位于肌层内,四周均被肌层包围。

2.浆膜下肌瘤

浆膜下肌瘤占总数的20%。肌瘤向子宫浆膜面生长,突起于子宫表面,外面仅有一层浆膜包裹。这种肌瘤还可以继续向浆膜面生长,仅留一细蒂与子宫相连,成为带蒂的浆膜下肌瘤,活动度大。蒂内有供应肌瘤生长的血管,若因供血不足,肌瘤易变性、坏死;若发生蒂扭转,可出现急腹痛。若因扭转而造成断裂,肌瘤脱落至腹腔或盆腔,可形成游离性肌瘤。有些浆膜下肌瘤生长在宫体侧壁,突入阔韧带,形成阔韧带肌瘤。

3.黏膜下肌瘤

黏膜下肌瘤占总数的10%~15%。肌瘤向宫腔内生长,并突出于宫腔,仅由黏膜层覆盖,称黏膜下肌瘤。黏膜下肌瘤使宫腔变形、增大,易形成蒂。在宫腔内就好像长了异物一样,可刺激子宫收缩,在宫缩的作用下,黏膜下肌瘤可被挤压出宫颈口外,或堵于宫颈口处,或脱垂于阴道。

各种类型的肌瘤可发生在同一子宫,称为多发性子宫肌瘤(图6-1)。

四、临床表现

(一)症状

多数患者无明显症状,只是偶尔在进行盆腔检查时发现。肌瘤临床表现的出现与肌瘤的部位、生长速度及是否发生变性有关。而与其数量及大小关系不大。

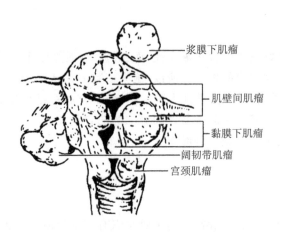

浆膜下肌瘤

肌壁间肌瘤

黏膜下肌瘤

阔韧带肌瘤

宫颈肌瘤

图 6-1　各型子宫肌瘤示意图

1.月经改变

月经改变为最常见的症状。主要表现为月经周期缩短,经期延长,经量过多,不规则阴道出血。其中以黏膜下肌瘤最常见。其次是肌壁间肌瘤。浆膜下肌瘤及小的肌壁间肌瘤对月经影响不明显。若肌瘤发生坏死、溃疡、感染,则可出现持续或不规则阴道流血或脓血性白带。

2.腹部包块

腹部包块常为患者就诊的主诉。当肌瘤增大超过妊娠 3 个月子宫大小时,可在下腹部扪及肿块,质硬,无压痛,清晨膀胱充盈将子宫推向上方时更加清楚。

3.白带增多

子宫肌瘤使宫腔面积增大,内膜腺体分泌增多,加之盆腔充血,所以患者白带增多。若为黏膜下肌瘤脱垂于阴道,则表面易感染、坏死,产生大量脓血性排液及腐肉样组织排出,伴臭味。

4.腰酸、腹痛、下腹坠胀

患者常有腰酸或下腹坠胀,经期加重症状。通常无腹痛,只是在发生一些意外情况时才会出现:如浆膜下肌瘤蒂扭转时,可出现急性腹痛;妊娠期肌瘤发生红色变性时,可出现腹痛剧烈伴发热、恶心,黏膜下肌瘤被挤出宫腔时,可因宫缩引起痉挛性疼痛。

5.压迫症状

大的子宫肌瘤使子宫体积增大,可对周围的组织器官产生一定的压迫。如前壁肌瘤压迫膀胱可出现尿频、尿急;宫颈肌瘤可引起排尿困难、尿潴留,后壁肌瘤可压迫直肠引起便秘、里急后重;较大的阔韧带肌瘤压迫输尿管可致肾盂积水。

6.不孕或流产

肌瘤压迫输卵管使其扭曲管腔不通,或使宫腔变形,影响受精或受精卵着床,导致不孕、流产。

7.继发性贫血

长期月经过多、不规则出血,部分患者可出现继发性贫血,严重时全身乏力,面色苍白、气短、心悸。

(二)体征

肌瘤较大时,可在腹部触及质硬。表面不规则,结节状物质。妇科检查时,肌壁间肌瘤子宫增大,表面不规则,有单个或多个结节状突起。浆膜下肌瘤外面仅包裹一层浆膜,所以质地坚硬,呈球形块状物,与子宫有细蒂相连,可活动;黏膜下肌瘤突出于宫腔,像孕卵一样,所以整个子宫均匀增大,有时宫口扩张,肌瘤位于宫口内或脱出于阴道,呈红色、实质、表面光滑,若感染则表面有渗出液覆盖或溃疡形成,排液有臭味。

五、治疗原则

根据患者的年龄、症状、有无生育要求及肌瘤的大小等情况综合考虑。

(一)随访观察

若肌瘤小(子宫＜孕2月)且无症状,通常不需治疗,尤其近绝经年龄患者,雌激素水平低落,肌瘤可自然萎缩或消失,每3～6个月随访一次;随访期间若发现肌瘤增大或症状明显时,再考虑进一步治疗。

(二)药物治疗(保守治疗)

肌瘤在2个月妊娠子宫大小以内,症状不明显或较轻,近绝经年龄及全身情况不能手术者,均可给予药物对症治疗。

1.雄性激素

雄性激素常用药物有丙酸睾酮。可对抗雌激素,使子宫内膜萎缩,直接作用于平滑肌,使其收缩而减少出血,并使近绝经期的患者提早绝经。

2.促性腺激素释放激素类似物(gonadotrophin releasing hormone analoyue,GnRH-a)

促性腺激素释放激素类似物常用药物有亮丙瑞林或戈舍瑞林。可抑制垂体及卵巢的功能,降低雌激素水平,使肌瘤缩小或消失。适用于肌瘤较小、经量增多或周期缩短、围绝经期患者。不宜长期使用,以免因雌激素缺乏导致骨质疏松。

3.其他药物

常用药物有米非司酮。作为术前用药或提前绝经使用。但不宜长期使,以防其拮抗糖皮质激素的不良反应。

(三)手术治疗

手术治疗为子宫肌瘤的主要治疗方法。若肌瘤≥2.5个月妊娠子宫大小或症状明显出现贫血者,应手术治疗。

1.肌瘤切除术

肌瘤切除术适用于年轻要求保留生育功能的患者,可经腹或腹腔镜切除肌瘤,突出宫内或脱出于阴道内的带蒂的黏膜下肌瘤也可经阴道或经宫腔镜下摘除。

2.子宫切除术

肌瘤较大,多发,症状明显,年龄较大,无生育要求或已有恶变者可行子宫全切。50岁以下,卵巢外观正常者,可保留卵巢。

六、护理评估

(一)健康史

了解患者一般情况,评估月经史、婚育史,是否有不孕、流产史;询问有无长期使用雌激素类药物。如果接受过治疗,还应了解治疗的方法及所用药物的名称、剂量、用法及用药后的反应等。

（二）身体状况

1.症状

了解有无月经异常、腹部肿块、白带增多或贫血、腹痛等临床表现，了解出现症状的时间及具体表现。

2.体征

了解妇科检查结果，子宫是否均匀或不规则增大、变硬，阴道有无子宫肌瘤脱出等情况。了解B超检查所示结果中肌瘤的大小、个数及部位等。

（三）心理社会状况

患者及家属对子宫肌瘤缺乏认识，担心肿瘤为恶性，对治疗方案的选择犹豫不决，对需要手术治疗而焦虑不安，担心手术切除子宫可能会影响其女性特征，影响夫妻生活。

七、护理诊断

(1)营养失调：低于机体需要量，与月经改变、长期出血导致贫血有关。

(2)知识缺乏：缺乏子宫肌瘤疾病发生、发展、治疗及护理知识。

(3)焦虑：与月经异常，影响正常生活有关。

(4)自我形象紊乱：与手术切除子宫有关。

八、护理目标

(1)患者获得子宫肌瘤及其健康保健知识。

(2)患者贫血得到纠正，营养状况改善。

(3)患者出院时，不适症状缓解。

九、护理措施

（一）心理护理

评估患者对疾病的认知程度，尊重患者，耐心解答患者提出的问题，告知患者和家属子宫肌瘤是妇科最常见的良性肿瘤，手术或药物治疗都不会影响今后日常生活和工作，让患者消除顾虑，纠正错误认识，配合治疗。

（二）缓解症状

对出血多需住院的患者，护士应严密观察并记录其生命体征变化情况，协助医师完成血常规及凝血功能检查、备血、核对血型、交叉配血等。注意收集会阴垫，评估出血量。按医嘱给予止血药和子宫收缩剂，必要时输血、补液、抗感染或刮宫止血。巨大子宫肌瘤者常出现局部压迫症状，如排尿不畅者应予以导尿；便秘者可用缓泻剂缓解不适症状。带蒂的浆膜下肌瘤发生扭转或肌瘤红色变性时应评估腹痛的程度、部位、性质，有无恶心、呕吐、体温升高征象。需剖腹探查时，护士应迅速做好急诊手术前准备和术中、术后护理。保持患者的外阴清洁干燥，如黏膜下肌瘤脱出宫颈口者，应保持其局部清洁，预防感染，为经阴道摘取肌瘤者做好术前准备。

（三）手术护理

经腹或腹腔镜下行肌瘤切除或子宫切除术的患者按腹部手术患者的一般护理，并要特别注意观察术后阴道流血情况。经阴道黏膜下肌瘤摘除术常在蒂部留置止血钳24～48小时，取出止血钳后需继续观察阴道流血情况，按阴道手术患者进行护理。

（四）健康教育

1.保守治疗的患者

需定期随访,护士要告知患者随访的目的、意义和随访时间。应3～6个月定期复查,其间监测肌瘤生长状况、了解患者症状的变化,如有异常及时和医师联系,修正治疗方案。对应用激素治疗的患者,护士要向患者讲解用药的相关知识,使患者了解药物的治疗作用、使用剂量、服用时间、方法、不良反应及应对措施,避免擅自停药和服药过量引起撤退性出血和男性化。

2.手术后的患者

出院后1个月门诊复查,了解患者术后康复情况,并给予术后性生活、自我保健、日常工作恢复等健康指导。任何时候出现不适或异常症状,需及时随诊。

十、结果评价

（1）患者能叙述子宫肌瘤保守治疗的注意事项或术后自我护理措施。

（2）患者面色红润,无疲倦感。

（3）患者出院时,能列举康复期随访时间及注意问题。

（王春英）

第四节　子宫颈癌

子宫颈癌又称宫颈浸润癌,是除乳腺癌以外最常见的妇科恶性肿瘤。虽然它的发病率很高,但是宫颈癌有较长的癌前病变阶段,加上近40年来国内外已经普遍开展宫颈细胞防癌普查,使宫颈癌和癌前病变得以早期诊断和早期治疗,宫颈癌的发病率和死亡率也随之不断下降。

一、分类及病理

宫颈癌的好发部位是位于宫颈外口处的鳞-柱状上皮交界区。根据发生癌变的组织不同,宫颈癌可分为:鳞状细胞浸润癌,占宫颈癌的80％～85％;腺癌,占宫颈癌的15％～20％;鳞腺癌,由鳞癌和腺癌混合构成,占宫颈癌的3％～5％,少见,但恶性度最高,预后最差。

本节原位癌、浸润癌指的都是鳞癌。鳞癌与腺癌在外观上并无特殊差别,因为鳞状细胞与柱状细胞都可侵入对方领域,所以,两者均可发生在宫颈阴道部或宫颈管内。

（一）巨检

在发展为浸润癌以前,鳞癌肉眼观察无特殊异常,类似一般的宫颈糜烂(主要是环绕宫颈外口有较粗糙的颗粒状糜烂区,或有不规则的溃破面,触之易出血),随着浸润癌的出现,子宫颈可以表现为以下4种不同类型(图6-2)。

1.外生型

外生型又称增生型或菜花型,癌组织开始向外生长,最初呈息肉样或乳头状隆起,继而又发展为向阴道内突出的大小不等的菜花状赘生物,质地脆,易出血。

2.内生型

内生型又称浸润型,癌组织向宫颈深部组织浸润,宫颈变得肥大而硬,甚至整个宫颈段膨大像直筒一样。但宫颈表面还比较光滑或是仅有浅表溃疡。

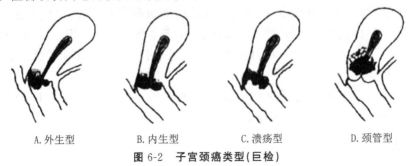

A.外生型　　　B.内生型　　　C.溃疡型　　　D.颈管型

图 6-2　子宫颈癌类型(巨检)

3.溃疡型

不论外生型还是内生型,当癌进一步发展时,肿瘤组织发生坏死脱落,可形成凹陷性溃疡,有时整个子宫颈都为空洞所代替,形如火山口。

4.颈管型

癌灶发生在宫颈外口内,隐蔽在宫颈管,侵入宫颈及子宫峡部供血层,以及转移到盆壁的淋巴结。不同于内生型,后者是由特殊的浸润性生长扩散到宫颈管。

(二)显微镜检

1.宫颈上皮内瘤样病变(CIN)

在移行带区形成过程中,未分化的化生鳞状上皮代谢活跃,在一些物质(精子、精液组蛋白、人乳头瘤病毒等)的刺激下,可发生细胞分化不良、排列紊乱,细胞核异常、有丝分裂增加,形成宫颈上皮内瘤样病变,包括宫颈不典型增生和宫颈原位癌。这两种病变是宫颈浸润癌的癌前病变。

通过显微镜下的观察,宫颈癌的进展可分为以下几个阶段(图 6-3)。

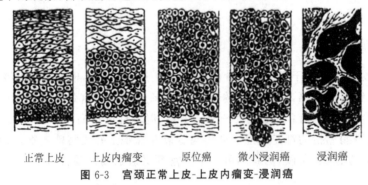

正常上皮　　　上皮内瘤变　　　原位癌　　　微小浸润癌　　　浸润癌

图 6-3　宫颈正常上皮-上皮内瘤变-浸润癌

(1)宫颈不典型增生:指上皮底层细胞增生活跃、分化不良,从正常的1~2层增生至多层,甚至占据了大部分上皮组织,而且细胞排列紊乱,细胞核增大、染色加深、染色质分布不均,出现很多核异质改变,称为不典型增生。又可分为轻、中、重3种不同程度。重度时与原位癌不易区别。

(2)宫颈原位癌:鳞状上皮全层发生癌变,但是基底膜仍然保持完整,称原位癌。不典型增生和原位癌均局限于上皮内,所以合称子宫颈上皮内瘤样病变(CIN)。

2.宫颈早期浸润癌

原位癌继续发展,已有癌细胞穿过鳞状上皮基底层进入间质,但浸润不深(<5 mm),并未侵

犯血管及淋巴管,癌灶之间孤立存在未出现融合。

3.宫颈浸润癌

癌继续发展,浸润深度＞5 mm,且侵犯血管及淋巴管,癌灶之间呈网状或团块状融合。

二、转移途径

转移途径以直接蔓延和淋巴转移为主,血行转移极少见。

(一)直接蔓延

直接蔓延最常见。癌组织直接侵犯邻近组织和器官,向下蔓延至阴道壁。向上累及到子宫腔;向两侧扩散至主韧带、阴道旁组织直至骨盆壁;向前、后可侵犯膀胱、直肠、盆壁等。

(二)淋巴转移

癌组织局部浸润后侵入淋巴管形成瘤栓,随淋巴液引流进入局部淋巴结,在淋巴管内扩散。淋巴转移一级组包括宫旁、宫颈旁、闭孔、髂内、髂外、髂总、骶前淋巴结;二级组包括腹股沟深浅淋巴结、腹主动脉旁淋巴结。

(三)血行转移

血行转移极少见,晚期可转移至肺、肝或骨骼等。

三、临床分期

采用国际妇产科联盟(FIGO,2000 年)修订的宫颈癌临床分期,大体分为 5 期(表 6-1,图 6-4)。

表 6-1　**子宫颈癌的临床分期**(FIGO,2000 年)

期别	肿瘤累及范围
0 期	原位癌(浸润前癌)
Ⅰ期	癌灶局限于宫颈(包括累及宫体)
Ⅰ$_a$期	肉眼未见癌灶,仅在显微镜下可见浸润癌
Ⅰ$_{a1}$期	间质浸润深度≤3 mm,宽度≤7 mm
Ⅰ$_{a2}$期	间质浸润深度＞3 至≤5 mm,宽度≤7 mm
Ⅰ$_b$期	肉眼可见癌灶局限于宫颈,或显微镜下可见病变＞Ⅰ$_{A2}$期
Ⅰ$_{b1}$期	肉眼可见癌灶最大直径≤4 cm
Ⅰ$_{b2}$期	肉眼可见癌灶最大直径＞4 cm
Ⅱ期	癌灶已超出宫颈,但未达盆壁。癌累及阴道,但未达阴道下 1/3
Ⅱ$_a$期	无宫旁浸润
Ⅱ$_b$期	有宫旁浸润
Ⅲ期	癌肿扩散至盆壁和(或)累及阴道下 1/3,导致肾盂积水或无功能肾
Ⅲ$_a$期	癌累及阴道下 1/3,但未达盆壁
Ⅲ$_b$期	癌已达盆壁,或有肾盂积水或无功能肾
Ⅳ期	癌播散超出真骨盆,或癌浸润膀胱黏膜及直肠黏膜
Ⅳ$_a$期	癌播散超出真骨盆或癌浸润膀胱黏膜或直肠黏膜
Ⅳ$_b$期	远处转移

早期可无症状;随着癌细胞的进展,可出现以下表现。

1.阴道流血

阴道流血由癌灶浸润间质内血管所致,出血量根据病灶大小、受累间质内血管的情况而定。年轻患者常表现为接触性出血,即性生活后或妇科检查后少量出血;也有表现为经期延长、周期缩短、经量增多等。年老患者常表现为绝经后不规则阴道流血。

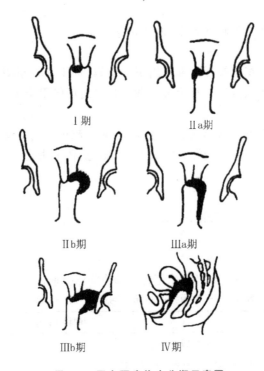

图 6-4　子宫颈癌临床分期示意图

四、临床表现

(一)症状

一般外生型癌出血较早,量多;内生型癌出血较晚,量少。一旦侵犯较大血管可引起致命大出血。

2.阴道排液

阴道排液一般发生在阴道出血之后,白色或血性,稀薄如水或米泔。初期量不多、有腥臭;晚期,癌组织坏死、破溃,继发感染则出现大量脓性或米汤样恶臭白带。

3.疼痛

疼痛为癌晚期症状。当宫旁组织明显浸润,并已累及盆壁、神经,可引起严重的腰骶部或坐骨神经痛。盆腔病变严重时,可以导致下肢静脉回流受阻,引起下肢肿胀和疼痛。

4.其他

(1)邻近器官受累症状。①压迫或侵犯膀胱、尿道及输尿管:排尿困难、尿痛、尿频、血尿、尿闭、膀胱阴道瘘、肾盂积水、尿毒症等。②累及直肠:里急后重、便血、排便困难、便秘或肠梗阻、直肠阴道瘘。③宫旁组织受侵:组织增厚、变硬、弹性消失,可直达盆壁,子宫固定不动,可形成"冰冻盆腔"。

(2)恶病质:晚期癌症,长期消耗,出现身心交瘁、贫血、低热、消瘦、虚弱等全身衰竭表现。

（二）体征

早期宫颈癌局部无明显病灶，宫颈光滑或轻度糜烂与一般宫颈炎肉眼难以区别。随着病变的发展，类型不同，体征也不同。外生型宫颈上有赘生物呈菜花状、乳头状，质脆易出血。内生型宫颈肥大、质硬、如桶状，表面可光滑。晚期癌组织坏死脱落可形成溃疡或空洞。阴道受累时，阴道壁变硬弹性减退，有赘生物生长。若侵犯宫旁组织，三合诊检查可扪及宫颈旁组织增厚、变硬、呈结节状，甚至形成冰冻骨盆。

五、治疗原则

治疗以手术治疗为主，配合放疗和化疗。

（一）手术治疗

手术治疗适用于Ⅰ_A期～ⅡA期无手术禁忌证患者。根据临床分期不同，可选择全子宫切除术、子宫根治术和盆腔淋巴结清扫术。年轻患者可保留卵巢及阴道。

（二）放疗

放疗适用于各期患者，主要是年老、严重并发症、Ⅲ期以上不能手术的患者。分为腔内和体外照射两种方法。早期以腔内放射为主、体外照射为辅；晚期则以体外照射为主、腔内放射为辅。

（三）手术加放疗

手术加放疗适用于癌灶较大，先行放疗局限病灶后再行手术治疗；或手术后疑有淋巴或宫旁组织转移者，放疗作为手术的补充治疗。

（四）化疗

化疗用于晚期或有复发转移的患者，也可用于手术或放疗的辅助治疗，目前多主张联合化疗方案。

六、护理评估

（一）健康史

详细了解年轻患者有无接触性出血、年老患者绝经后阴道不规则流血情况。评估患者有无患病的高危因素存在，如慢性宫颈炎的病史及是否有 HPV、巨细胞病毒等的感染；婚育史、性生活史、高危男子性接触史等。

（二）身体状况

1.症状

详细了解患者阴道流血的时间、量、质、色等，有无妇科检查或性生活后的接触性出血；阴道排液的性状、气味；有无邻近器官受累的症状；有无疼痛，疼痛的部位、性质、持续时间等。全身有无贫血、消瘦、乏力等恶病质的表现。

2.体征

评估妇科检查的结果，如宫颈有无异常、有无糜烂和赘生物，宫颈是否出血、肥大、质硬、宫颈管外形呈桶状等。

（三）心理社会状况

子宫颈癌确诊早期，患者常因无症状或症状轻微，往往对诊断表示怀疑和震惊而四处求医，希望否定癌症诊断；当诊断明确，患者会感到恐惧和绝望，害怕疼痛和死亡，迫切要求治疗，以减轻痛苦、延长寿命。另外,恶性肿瘤对患者身体的折磨会给患者带来巨大的心理应激,而且手术范围大,留置尿管的时间长,疾病和手术对身体的损伤大,恢复时间长,患者很长时间不能正常地生活、工作。

（四）辅助检查

宫颈癌发展过程长尤其是癌前病变阶段,所以应该积极开展防癌普查,提倡"早发现、早诊断,早治疗"。早期宫颈癌因无明显症状和体征,需采用以下辅助检查。

1.宫颈刮片细胞学检查

普查宫颈癌的主要方法,也是早期发现宫颈癌的主要方法之一。注意在宫颈外口鳞-柱上皮交界处取材,防癌涂片用巴氏染色。结果分5级:Ⅰ级正常、Ⅱ级炎症、Ⅲ级可疑癌、Ⅳ级高度可疑癌、Ⅴ级癌。巴氏Ⅲ级及以上细胞,需行活组织检查。

2.碘试验

将碘溶液涂于宫颈和阴道壁,观察其着色情况。正常宫颈阴道部和阴道鳞状上皮含糖原丰富,被碘溶液染成棕色或深赤褐色。若不染色为阳性,说明鳞状上皮不含糖原。瘢痕、囊肿、宫颈炎或宫颈癌等鳞状上皮不含糖原或缺乏糖原,均不染色,所以本试验对癌无特异性。碘试验主要识别宫颈病变危险区,以便确定活检取材部位,提高诊断率。

3.阴道镜检查

宫颈刮片细胞学检查Ⅲ级或以上者,应行阴道镜检查,观察宫颈表面上皮及血管变化,发现病变部位,指导活检取材,提高诊断率。

4.宫颈和宫颈管活组织检查

确诊宫颈癌和癌前病变的金标准。

可在宫颈外口鳞-柱上皮交界处 3、6、9、12 点四处取材或碘试验不着色区、阴道镜病变可疑区取材做病理检查。宫颈活检阴性时,可用小刮匙刮取宫颈管组织送病理检查。

七、护理诊断

（1）排尿异常:与宫颈癌根治术后对膀胱功能影响有关。

（2）营养失调:与长期的阴道流血造成的贫血及癌症的消耗有关。

（3）焦虑:与子宫颈癌确诊带来的心理应激有关。

（4）恐惧:与宫颈癌的不良预后有关。

（5）自我形象紊乱:与阴道流恶臭液体及较长时间留置尿管有关。

八、护理目标

（1）患者能接受诊断,配合各种检查、治疗。

（2）出院时,患者排尿功能恢复良好。

（3）患者能接受现实,适应术后生活方式。

九、护理措施

（一）心理护理

多陪伴患者,经常与患者沟通,了解其心理特点,与患者、家属一起寻找引起不良心理反应的原因,教会患者缓解心里应激的措施,学会用积极的应对方法,如寻求别人的支持和帮助、向别人倾诉内心的感受等,使患者能以最佳的心态接受并积极配合治疗。

（二）饮食与营养

根据患者的营养状况、饮食习惯协助制订营养食谱,鼓励患者进食高能量、高维生素及营养素全面的饮食,以满足机体的需要。

（三）阴道、肠道准备

术前3天需每天行阴道冲洗2次,冲洗时动作应轻柔,以免损伤子宫颈脆性癌组织引起阴道大出血;肠道按清洁灌肠来准备。另外,术前教会患者进行肛门、阴道肌肉的缩紧与舒张练习,掌握锻炼盆底肌肉的方法。

（四）术后帮助膀胱功能恢复

由于手术范围大,可能损伤支配膀胱的神经,膀胱功能恢复缓慢,所以,一般留置尿管7～14天,甚至21天。

1.盆底肌肉的锻炼

术前教会患者进行盆底肌肉的缩紧与舒张练习,术后第2天开始锻炼,术后第4天开始锻炼腹部肌肉,如抬腿、仰卧起坐等。有资料还报道改变体位的肌肉锻炼有利于排尿功能的恢复,锻炼的强度应逐渐增加。

2.膀胱肌肉的锻炼

在拔除尿管前3天开始定时开放尿管,每2～3小时放尿一次,锻炼膀胱功能,促进排尿功能的恢复。

3.导残余尿

在膀胱充盈的情况下拔除尿管,让患者立即排尿,排尿后,导残余尿,每天一次。如残余尿连续3次在100 mL以下,证明膀胱功能恢复尚可,不需再留置尿管;如残余尿超过100 mL,应及时给患者再留置尿管,保留3～5天后,再行拔管,导残余尿,直至低于100 mL以下。

（五）保持负压引流管的通畅

手术创面大,渗出多,同时淋巴回流受阻,术后常在盆腔放置引流管,应密切注意引流管是否通畅,引流液的量、色、质,一般引流管于48～72小时后拔除。

（六）出院指导

（1）定期随访:护士应向出院患者和家属说明随访的重要性及随访要求。第1年内,出院后1个月首次随访,以后每2～3个月随访一次;第2年每3～6个月随访一次;第3～5年,每半年随访一次;第6年开始每年随访一次。如有不适随时就诊。

（2）少数患者出院时尿管未拔,应教会患者留置尿管的护理,强调多饮水、外阴清洁的重要性,勿将尿袋高于膀胱口,避免尿液倒流,继续锻炼盆底肌肉、膀胱功能,及时到医院拔尿管、导残余尿。

（3）康复后应逐步增加活动强度,适当参加社交活动及正常的工作等,以便恢复原来的角色功能。

十、结果评价

（1）患者住院期间能以积极态度配合诊治全过程。

（2）出院时,患者无尿路感染症状,拔管后已经恢复正常排尿功能。

（3）患者能正常与人交往,正确树立自我形象。

（王春英）

第五节　卵　巢　肿　瘤

卵巢肿瘤是女性生殖系统常见肿瘤之一,可发生于任何年龄。由于卵巢位于盆腔深部,卵巢肿瘤早期无症状,又缺乏早期诊断的有效方法,患者就医时,恶性肿瘤多为晚期,预后差。其死亡率已居妇科恶性肿瘤的首位,严重地威胁着妇女生命和健康。

一、分类

卵巢肿瘤的分类方法较多,世界卫生组织(WHO)1973年制订的卵巢肿瘤组织学分类方法,将卵巢肿瘤分为卵巢上皮性肿瘤、性索间质肿瘤、生殖细胞肿瘤和转移性肿瘤。

二、常见肿瘤及病理特点

(一)卵巢上皮性肿瘤

卵巢上皮性肿瘤是最常见的卵巢肿瘤,占卵巢肿瘤的2/3,来源于卵巢表面的表面上皮。可分良性、交界性、恶性三种。交界性肿瘤是一种低度潜在恶性肿瘤,无间质浸润,生长缓慢,转移率低,复发迟。

1.浆液性囊腺瘤

浆液性囊腺瘤约占卵巢良性肿瘤的25%。多为单侧,分单纯性和乳头状两种。前者中等大小,囊壁光滑。单房,囊内为淡黄色清亮液体,后者多房,囊壁上有乳头状物生长,穿透囊壁可发生腹腔种植。镜下可见囊壁内为单层立方上皮或柱状上皮,间质内见砂粒体。

2.浆液性囊腺癌

浆液性囊腺癌是最常见的卵巢恶性肿瘤,占40%~50%。多为双侧,实性或囊实性,表面光滑,或有乳头状生长,有出血坏死。镜下见瘤细胞大小不一,复层,排列紊乱,并向间质浸润。恶性度高,预后差。

3.黏液性囊腺瘤

黏液性囊腺瘤约占卵巢良性肿瘤的20%。常为单侧多房,表面光滑,灰白色,囊壁较厚,内为胶冻状黏液,可长成巨大卵巢肿瘤。镜下见囊壁内衬单层柱状上皮,产生黏液,可见杯状细胞和嗜银细胞。如囊壁破裂,瘤细胞可广泛种植于腹膜上,继续生长并分泌黏液,形成结节状,称腹膜黏液瘤。

4.黏液性囊腺癌

黏液性囊腺癌约占卵巢恶性肿瘤的10%,由黏液性囊腺瘤恶变而来,多为单侧,表面光滑,实性或囊实性。镜下见腺体密集,间质较少,瘤细胞复层排列,有间质浸润。预后较好。

(二)卵巢生殖细胞肿瘤

卵巢生殖细胞肿瘤为来源于生殖细胞的一组肿瘤,其发生率仅次于上皮性肿瘤,多见于儿童及青少年。

1.畸胎瘤

畸胎瘤通常由2~3个胚层组织组成,这些组织可以是成熟的,或不成熟,肿瘤可以是囊性,也可以是实性。其恶性程度与组织分化程度有关。

（1）成熟畸胎瘤：又称皮样囊肿，是最常见的卵巢良性肿瘤。可发生于任何年龄。单侧为主，中等大小，圆形或椭圆形，表面光滑呈灰白色，囊腔内充满油脂及毛发，有时可见牙齿或骨组织。

（2）未成熟畸胎瘤：由分化程度不同的未成熟的胚胎组织组成，多为原始神经组织。多为实性，转移及复发率均较高，预后差。

2.无性细胞瘤

无性细胞瘤属中度恶性肿瘤。单侧居多，中等大小，实性，表面光滑，切面呈淡棕色。间质中常有淋巴浸润，对放疗极敏感。

3.内胚窦瘤

内胚窦瘤又称卵黄囊瘤，较罕见。瘤体较大，单侧，圆形或卵圆形。切面实性为主，灰黄色，常有出血坏死。瘤细胞可产生甲胎蛋白（AFP）。生长迅速，早期即出现转移，故恶性度极高，预后差。

（三）卵巢性索间质肿瘤

来源于原始性腺中的性索及间质，占卵巢恶性肿瘤的 $5\%\sim8\%$。本组肿瘤多具有内分泌功能，可分泌性激素。

1.颗粒细胞瘤

颗粒细胞瘤占性索间质肿瘤的 80% 左右，为低度恶性肿瘤，任何年龄均可发生，$45\sim55$ 岁常见。多为单侧，圆形或卵圆形，大小不一，表面光滑。切面组织脆而软，伴有出血坏死灶。一般预后良好，5 年生存率达 80% 以上。

2.卵泡膜细胞瘤

卵泡膜细胞瘤为实质性的良性肿瘤，单侧，大小不一，呈圆形或卵圆形，切面灰白色，瘤细胞呈短梭形，胞浆中含有脂质，排列呈漩涡状。可分泌雌激素，故有女性化作用。

3.纤维瘤

纤维瘤为良性肿瘤，多发生于中年妇女，常为单侧，中等大小，实性，表面光滑。切面灰白色，质地坚硬，纤维组织呈编织状排列。可伴有胸腔积液或腹水，称为梅格斯综合征，肿瘤切除后，胸腔积液、腹水可自然消退。

4.支持细胞-间质细胞瘤

支持细胞-间质细胞瘤又称睾丸母细胞瘤，是一种能分泌男性激素的肿瘤，为低度恶性，罕见，多发生于 40 岁以下的妇女。单侧，实性，较小，表面光滑，有时呈分叶状，切面灰白色。镜下可见不同程度的支持细胞及间质细胞。患者常有男性化症状。5 年存活率为 $70\%\sim90\%$。

（四）卵巢转移性肿瘤

卵巢转移性肿瘤占卵巢肿瘤的 $5\%\sim10\%$。身体各部位的肿瘤均可能转移到卵巢，以乳腺、胃肠道、子宫的肿瘤最多见。库肯勃瘤是来自胃肠道的卵巢转移癌，呈双侧性、实性、中等大小、表面光滑。镜下可见印戒细胞。恶性度高，预后极差。

三、恶性肿瘤的分期

采用国际妇产科联盟（FIGO，2000）的手术病理分期（表 6-2）。

表 6-2　原发性卵巢恶性肿瘤的手术病理分期(FIGO,2000)

期别	肿瘤累及范围
Ⅰ期	肿瘤局限于卵巢
Ⅰ$_a$	肿瘤局限于一侧卵巢,包膜完整,表面无肿瘤,腹水或腹腔冲洗液中未查见恶性细胞
Ⅰ$_b$	肿瘤局限于两侧卵巢,包膜完整。表面无肿瘤。腹水或腹腔冲洗液中未查见恶性细胞
Ⅰ$_c$	肿瘤局限于单侧或两侧卵巢,伴有以下任何一项者:包膜破裂、卵巢表面有肿瘤、腹水或腹腔冲洗液中查见恶性细胞
Ⅱ期	肿瘤累及一侧或双侧卵巢,伴盆腔内扩散
Ⅱ$_a$	蔓延和(或)转移到子宫和(或)输卵管,腹水或冲洗液中无恶性细胞
Ⅱ$_b$	蔓延到其他盆腔组织,腹水或冲洗液中无恶性细胞
Ⅱ$_c$	Ⅱ$_a$或Ⅱ$_b$病变,但腹水或冲洗液中查见恶性细胞
Ⅲ期	一侧或双侧卵巢肿瘤,镜检证实有盆腔外的腹膜转移和(或)区域淋巴结转移,肝表面转移为Ⅲ期
Ⅲ$_a$	淋巴结阴性,组织学证实盆腔外腹膜表面有镜下转移
Ⅲ$_b$	淋巴结阴性,腹腔转移灶直径≤2 cm
Ⅲ$_c$	腹膜转移灶直径>2 cm 和(或)腹膜后区域淋巴结阳性
Ⅳ期	远处转移(胸腔积液有癌细胞,肝实质转移)

四、临床表现

(一)症状

卵巢肿瘤早期多无自觉症状,常在妇科检查或做 B 超时发现。随着肿瘤的增大,出现腹胀不适、尿频、便秘、心悸、气急等压迫症状,腹部触及肿块。如为恶性肿瘤,腹部肿块短期内迅速增大,出现腹胀、腹水;若肿瘤压迫神经、血管或向周围组织浸润,可引起腹痛、腰痛、下肢疼痛及水肿。晚期可出现恶病质。

(二)体征

妇科检查在子宫一侧或双侧扪及囊性或实质性肿物,良性肿瘤包块多囊性、表面光滑、活动与子宫不相连;恶性肿瘤包块多为双侧、实性、表面高低不平、固定不动,子宫直肠陷凹可触及大小不等的结节。

(三)卵巢良、恶性肿瘤的鉴别

卵巢良、恶性肿瘤的鉴别如表 6-3。

表 6-3　卵巢良性肿瘤与恶性肿瘤的鉴别

	卵巢良性肿瘤	卵巢恶性肿瘤
病史	生长缓慢,病程长,多无症状,生育期多见	生长迅速,病程短,幼女、青春期或绝经后妇女多见
体征	多为单侧,囊性,表面光滑,活动,一般无腹水	多为双侧,实性或囊性表面不规则,固定,子宫直肠陷凹可触及结节,常伴腹水,且为血性,可查见癌细胞
一般情况	良好,多无不适	逐渐出现恶病质
B 超	边界清楚,液性暗区,有间隔光带	肿块边界不清,液性暗区,光点杂乱

五、常见并发症

(一)蒂扭转

蒂扭转是卵巢肿瘤最常见的并发症,也是妇科常见的急腹症之一。多见于瘤蒂长,活动度好,中等大小,重心不均的肿瘤,以成熟畸胎瘤最多见。常发生于体位改变或妊娠期、产褥期子宫位置发生变化时。卵巢肿瘤的蒂由骨盆漏斗韧带、卵巢固有韧带及输卵管组成。发生扭转后,因血液循环障碍,瘤体增大、缺血坏死呈紫黑色,可发生破裂或继发感染(图 6-5)。

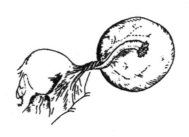

图 6-5　卵巢肿瘤蒂扭转

其主要症状是突然发生的下腹部一侧剧烈疼痛,伴有恶心、呕吐甚至休克,系腹膜牵引绞窄所致。妇科检查子宫一侧扪及肿块,张力较高,压痛以瘤蒂部最明显,并有局限性肌紧张。扭转有时可自然复位,腹痛随之缓解。

蒂扭转一旦确诊,应立即手术切除肿瘤。手术时应先钳夹蒂根部,再切除肿瘤及瘤蒂,钳夹前切不可将扭转复位,以免栓子脱落引起栓塞。

(二)破裂

有外伤性破裂和自发性破裂两种。外伤性破裂可因腹部受到重击、分娩、性交、妇科检查及穿刺引起,自发性破裂则可由肿瘤生长过快所致或恶性肿瘤浸润穿透囊壁。其症状轻重与破口大小、流入腹腔囊液的性质、数量有关。轻者仅有轻度腹痛,重者致剧烈腹痛伴恶心、呕吐,有时导致内出血、腹膜炎。

(三)感染

感染多继发于蒂扭转或破裂后,也可由邻近器官感染蔓延所致。主要表现为发热、腹痛、肿块压痛、腹肌紧张、白细胞升高。

(四)恶变

恶变早期多无症状,若肿瘤短时间内迅速增大,应疑有恶变。若出现腹水,已属晚期。因此,确诊为卵巢肿瘤者应尽早手术。

六、治疗原则

(一)良性肿瘤

良性肿瘤一经确诊,即应手术治疗。可根据患者的年龄、有无生育要求及对侧卵巢情况决定手术范围。年轻、单侧良性肿瘤可行卵巢肿瘤剥出术、卵巢切除术或患侧附件切除术。围绝经期妇女可行全子宫及双附件切除术。

(二)恶性肿瘤

恶性肿瘤以手术为主,辅以化疗、放疗。

1.手术

手术是恶性卵巢肿瘤的首选方法。首次手术尤为重要。疑为恶性肿瘤者,应尽早剖腹探查。早期患者一般做全子宫、双附件加大网膜切除及盆腔、腹主动脉旁淋巴结清扫术。晚期可行肿瘤细胞减灭术。

2.化疗

化疗为主要的辅助治疗方法。卵巢恶性肿瘤对化疗比较敏感,可用于预防肿瘤复发、消除残留病灶,或已无法施行手术的晚期患者。常用的化疗药物有顺铂、环磷酰胺、多柔比星、氟尿嘧啶、放线菌素 D 等。多采用联合化疗。

3.放疗

放疗常作为手术后的辅助治疗,无性细胞瘤对放疗最敏感;颗粒细胞瘤中度敏感,上皮性癌也有一定的敏感性。

七、护理评估

(一)健康史

卵巢肿瘤病因不清楚,一般认为与遗传和家族史有关,20％～25％卵巢恶性肿瘤患者有家族史;此外,还与饮食习惯(如长期食用高胆固醇食物)及内分泌因素有关。所以需评估患者年龄、生育史、有无其他肿瘤疾病史及卵巢肿瘤的家族史。了解有无相关的内分泌、饮食等高危因素。

(二)身体状况

1.症状

卵巢肿瘤体积较小或发病初期常无症状。产生激素的卵巢肿瘤在发病初期可以引起月经紊乱。随着卵巢肿瘤体积增大,患者会有肿胀感,继续长大可出现尿频、便秘等压迫症状。晚期卵巢肿瘤患者出现消瘦、贫血、恶病质表现。

2.体征

评估患者妇科检查的结果,注意有无腹围增大、有无腹水、卵巢肿瘤的性质、肿瘤的部位及其大小等情况。

(三)心理社会状况

卵巢肿瘤性质确定之前,患者及家属多表现为紧张不安和焦虑,既想得到确切的结果,又怕诊断为恶性肿瘤。而一旦确诊为恶性,因手术和反复化疗影响其正常生活、疾病可能导致死亡等原因,患者表现为悲观、抑郁甚至绝望的情绪。

(四)辅助检查

1.B 超检查

B 超检查可了解肿块的位置、大小、形态和性质,与子宫的关系,并可鉴别卵巢肿瘤、腹水或结核性包裹性积液。

2.细胞学检查

腹水或腹腔冲洗液找癌细胞,可协助诊断及临床分期。

3.腹腔镜检查

其可直接观察肿块的部位、形态、大小、性质,并可行活检或抽取腹腔液进行细胞学检查。

4.肿瘤标志物检查

卵巢上皮性癌患者血清中癌抗原(CA125)水平升高,黏液性卵巢癌时癌胚抗原(CEA)升高,

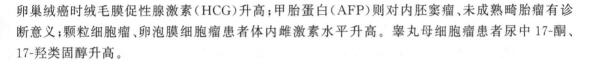

卵巢绒癌时绒毛膜促性腺激素(HCG)升高;甲胎蛋白(AFP)则对内胚窦瘤、未成熟畸胎瘤有诊断意义;颗粒细胞瘤、卵泡膜细胞瘤患者体内雌激素水平升高。睾丸母细胞瘤患者尿中17-酮、17-羟类固醇升高。

八、护理诊断

(1)疼痛:与卵巢肿瘤蒂扭转或肿瘤压迫有关。

(2)营养失调,低于机体需要量:与恶性肿瘤、治疗不良反应及产生腹水有关。

(3)预感性悲哀:与卵巢癌预后不佳有关

九、护理目标

(1)患者疼痛减轻或消失。

(2)患者营养摄入充足。

(3)患者能正确面对疾病,焦虑程度减轻。

十、护理措施

(一)心理护理

护理人员应有同情心,关心体贴患者,建立良好的护患关系,详细了解患者的疑虑和需求,认真听取患者的诉说,并对患者所提出的各种疑问给予明确答复;鼓励患者尽可能参与护理计划,鼓励家属参与照顾患者,让患者能感受到来自多方面的关爱,尤其是确定肿瘤是良性者,要及时将诊断结果告诉患者,消除其紧张焦虑心理,从而增强战胜疾病的信心。

(二)饮食护理

疾病及化疗通常会使患者营养失调。应鼓励患者进食高蛋白、高维生素、营养素全面且易消化的饮食。进食不足和全身营养状况极差者,遵医嘱静脉补充高营养液及成分输血等,保证治疗效果。

(三)病情观察

术后注意观察切口及阴道残端有无渗血、渗液并及时更换敷料与会阴血垫。对切口疼痛者遵医嘱应用镇痛剂;对行肿瘤细胞减灭术者,术后一般放置腹膜外引流管与腹腔化疗管各1根;对留置的化疗管末端用无菌纱布包扎,固定于腹壁,防止脱落,以备术后腹腔化疗所用。引流管接负压引流袋,固定好,保持引流通畅,记录引流量与引流液性质。

(四)接受各种检查和治疗的护理

1.手术后一般护理

一般术后第2天血压稳定后取半卧位,利于腹腔及阴道分泌物的引流,减少炎症与腹胀发生。对行肠切除患者应暂禁食,根据医嘱行持续胃肠减压,保持通畅,记录引流量及性质。对未侵及肠管者,于第2天可给流质饮食,同时服用胃肠动力药,促进肠蠕动恢复,3天后根据肠蠕动恢复情况改半流质饮食或普通饮食,保持大便通畅。卧床期间,做好皮肤护理,避免压疮。鼓励床上活动,叩背,及时清除痰液,防止肺部并发症,待病情许可后,协助患者离床活动。

2.腹腔插管化疗的护理

卵巢癌患者术中往往发现盆腹腔各脏器浆膜表面广泛播散粟粒样或较大的植入病灶,经肿瘤减灭术后仍存散在病灶,术后腹腔插管化疗可使化疗药物与病灶直接接触,使局部药物浓度升高,而体循环的药物浓度较低。腹腔化疗能提高疗效并减少因化疗引起的全身反应。化疗方案根据组织学分类而定,多在腹部切口拆除缝线后行第1个疗程,或术中腹腔即放置化疗药,待1个月后再行第2个疗程。腹腔灌注化疗药物时应严格无菌操作,防止感染,注药前先注入少量生理盐水,观察注药管是否通畅、有无外渗。灌注药液量多时,应先将液体适当加温,避免药液过凉,导致患者寒战。灌注完毕,注药管末端包扎,嘱患者翻身活动,使药物在腹腔内均匀分布。

3.并发症观察与护理

同腹部手术后并发症观察与护理。

(五)健康教育

1.预防

30岁以上妇女,应每年进行一次妇科检查。高危人群不论年龄大小,最好每半年接受一次检查,以排除卵巢肿瘤。

2.出院指导

对手术后患者出院前应进行康复指导,对单纯一侧附件切除的患者也可因性激素水平波动而出现停经、潮热等症状。让患者了解这些症状,有一定心理准备,必要时可在医师指导下接受雌激素补充治疗,以缓解症状。对行卵巢癌根治术后患者应根据病理报告的组织学类型、临床分期和组织学分级,告知家属,并讲清后期化疗的必要性,化疗既可用于预防复发,也可用于手术未能全部切除者。化疗多需8～10个疗程,一般为每月一次,化疗应在医院进行,以便随时进行各系统化疗不良反应的监测,护士应督促、协助患者克服实际困难,正确指导患者减轻化疗反应,顺利完成治疗计划。

3.做好随访

未手术的患者3～6个月随访一次,观察肿瘤的大小变化情况。良性肿瘤术后按一般腹部手术后1个月常规进行复查;恶性肿瘤术后易于复发,应长期随访。术后1年每月一次;术后第2年每3个月一次;术后3～5年每3～6个月一次;以后可每年一次。

十一、结果评价

(1)患者能说出应对疼痛的方法,自述疼痛减轻。

(2)患者能合理膳食,维持体重。

(3)患者能正常与人交往,树立正确自我形象。

(王春英)

第六节　前置胎盘

妊娠28周后,胎盘附着于子宫下段,甚至胎盘下缘达到或覆盖宫颈内口,其位置低于胎先露部,称为前置胎盘。前置胎盘是妊娠晚期严重并发症,也是妊娠晚期阴道流血最常见的原因。其发病率国外报道0.5%,国内报道0.24%～1.57%。

一、病因

目前尚不清楚,高龄初产妇(年龄>35岁)、经产妇及多产妇、吸烟或吸毒妇女为高危人群。其病因可能与下述因素有关。

(一)子宫内膜病变或损伤

多次刮宫、分娩、子宫手术史等是前置胎盘的高危因素。上述情况可损伤子宫内膜,引起子宫内膜炎或萎缩性病变,再次受孕时子宫蜕膜血管形成不良、胎盘血供不足,刺激胎盘面积增大延伸到子宫下段。前次剖宫产手术瘢痕可妨碍胎盘在妊娠晚期向上迁移。增加前置胎盘的可能性。据统计发生前置胎盘的孕妇,85%～95%为经产妇。

(二)胎盘异常

双胎妊娠时胎盘面积过大,前置胎盘发生率较单胎妊娠高1倍;胎盘位置正常而副胎盘位于子宫下段接近宫颈内口;膜状胎盘大而薄,扩展到子宫下段,均可发生前置胎盘。

(三)受精卵滋养层发育迟缓

受精卵到达子宫腔后,滋养层尚未发育到可以着床的阶段,继续向下游走到达子宫下段,并在该处着床而发育成前置胎盘。

二、分类

根据胎盘下缘与宫颈内口的关系,将前置胎盘分为3类(图6-6)。

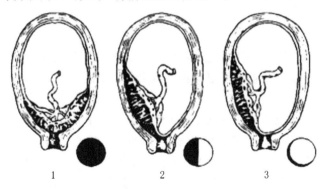

图6-6　前置胎盘的类型
1.完全性前置胎盘;2.部分性前置胎盘;3.边缘性前置胎盘

(1)完全性前置胎盘又称中央性前置胎盘,胎盘组织完全覆盖宫颈内口。

(2)部分性前置胎盘宫颈内口部分为胎盘组织所覆盖。

(3)边缘性前置胎盘附着于子宫下段,胎盘边缘到达宫颈内口,未覆盖宫颈内口。

胎盘位于子宫下段,与胎盘边缘极为接近,但未达到宫颈内口,称为低置胎盘。胎盘下缘与宫颈内口的关系可因宫颈管消失、宫口扩张而改变。前置胎盘类型可因诊断时期不同而改变,如临产前为完全性前置胎盘,临产后因宫口扩张而成为部分性前置胎盘。目前临床上均依据处理前最后一次检查结果来决定其分类。

三、临床表现

(一)症状

前置胎盘的典型症状是妊娠晚期或临产时,发生无诱因、无痛性反复阴道流血。妊娠晚期子宫下段逐渐伸展,牵拉宫颈内口,宫颈管缩短;临产后规律宫缩使宫颈管消失成为软产道的一部分。宫颈外口扩张,附着于子宫下段及宫颈内口的胎盘前置部分不能相应伸展而与其附着处分离,血窦破裂出血。前置胎盘出血前无明显诱因,初次出血量一般不多,剥离处血液凝固后,出血自然停止;也有初次即发生致命性大出血而导致休克的。由于子宫下段不断伸展,前置胎盘出血常反复发生,出血量也越来越多。阴道流血发生的迟早、反复发生次数、出血量多少与前置胎盘类型有关。完全性前置胎盘初次出血时间早,多在妊娠28周左右,称为"警戒性出血"。边缘性前置胎盘出血多发生于妊娠晚期或临产后,出血量较少。部分性前置胎盘的初次出血时间、出血量及反复出血次数,介于两者之间。

(二)体征

患者一般情况与出血量有关,大量出血呈现面色苍白、脉搏增快微弱、血压下降等休克表现。腹部检查:子宫软,无压痛,大小与妊娠周数相符。由于子宫下段有胎盘占据,影响胎先露部入盆,故胎先露高浮,易并发胎位异常。反复出血或一次出血量过多,使胎儿宫内缺氧,严重者胎死宫内。当前置胎盘附着于子宫前壁时,可在耻骨联合上方听到胎盘杂音。临产时检查见宫缩为阵发性,间歇期子宫完全松弛。

四、处理原则

处理原则是抑制宫缩、止血、纠正贫血和预防感染。根据阴道流血量、有无休克、妊娠周数、胎位、胎儿是否存活、是否临产及前置胎盘类型等综合作出决定。

(一)期待疗法

应在保证孕妇安全的前提下尽可能延长孕周,以提高围生儿存活率。适用于妊娠<34周、胎儿体重<2 000 g、胎儿存活、阴道流血量不多、一般情况良好的孕妇。

尽管国外有资料证明,前置胎盘孕妇的妊娠结局在住院与门诊治疗间并无明显差异,但我国仍应强调住院治疗。住院期间密切观察病情变化,为孕妇提供全面优质护理是期待疗法的关键措施。

(二)终止妊娠

1.终止妊娠指征

孕妇反复发生多量出血甚至休克者,无论胎儿成熟与否,为了母亲安全应终止妊娠;期待疗法中发生大出血或出血量虽少,但胎龄达孕36周以上,胎儿成熟度检查提示胎儿肺成熟者;胎龄未达孕36周,出现胎儿窘迫征象,或胎儿电子监护发现胎心异常者;出血量多;危及胎儿;胎儿已死亡或出现难以存活的畸形,如无脑儿。

2.剖宫产

剖宫产可在短时间内娩出胎儿,迅速结束分娩,对母儿相对安全,是处理前置胎盘的主要手段。剖宫产指征应包括:完全性前置胎盘,持续大量阴道流血;部分性和边缘性前置胎盘出血量较多,先露高浮,短时间内不能结束分娩;胎心异常。术前应积极纠正贫血、预防感染等,备血,做好处理产后出血和抢救新生的准备。

3.阴道分娩

边缘性前置胎盘、枕先露、阴道流血不多、无头盆不称和胎位异常,估计在短时间内能结束分娩者,可予试产。

五、护理

(一)护理评估

1.病史

除个人健康史外,在孕产史中尤其注意识别有无剖宫产术、人工流产术及子宫内膜炎等前置胎盘的易发因素。此外妊娠中特别是孕 28 周后,是否出现无痛性、无诱因、反复阴道流血症状,并详细记录具体经过及医疗处理情况。

2.身心状况

患者的一般情况与出血量的多少密切相关。大量出血时可见面色苍白、脉搏细速、血压下降等休克症状。孕妇及其家属可因突然阴道流血而感到恐惧或焦虑,既担心孕妇的健康,更担心胎儿的安危,可能显得恐慌、紧张、手足无措。

3.诊断检查

(1)产科检查:子宫大小与停经月份一致,胎儿方位清楚,胎先露高浮,胎心可以正常,也可因孕妇失血过多致胎心异常或消失。前置胎盘位于子宫下段前壁时,可于耻骨联合上方听见胎盘血管杂音。临产后检查,宫缩为阵发性,间歇期子宫肌肉可以完全放松。

(2)超声波检查:B 超断层像可清楚看到子宫壁、胎头、宫颈和胎盘的位置,胎盘定位准确率达 95% 以上,可反复检查,是目前最安全、有效的首选检查方法。

(3)阴道检查:目前一般不主张应用。只有在近临产期出血不多时,终止妊娠前为除外其他出血原因或明确诊断决定分娩方式前考虑采用。要求阴道检查操作必须在输血、输液和做好手术准备的情况下方可进行。怀疑前置胎盘的个案,切忌肛查。

(4)术后检查胎盘及胎膜:胎盘的前置部分可见陈旧血块附着呈黑紫色或暗红色,如这些改变位于胎盘的边缘,而且胎膜破口处距胎盘边缘<7 cm,则为部分性前置胎盘。如行剖宫产术,术中可直接了解胎盘附着的部分并确立诊断。

(二)护理诊断

1.潜在并发症

出血性休克。

2.有感染的危险

有感染的危险与前置胎盘剥离面靠近子宫颈口、细菌易经阴道上行感染有关。

(三)预期目标

(1)接受期待疗法的孕妇血红蛋白不再继续下降,胎龄可达或更接近足月。

(2)产妇产后未发生产后出血或产后感染。

(四)护理措施

根据病情须立即接受终止妊娠的孕妇,立即安排孕妇去枕侧卧位,开放静脉,配血,做好输血准备。在抢救休克的同时,按腹部手术患者的护理进行术前准备,并做好母儿生命体征监护及抢救准备工作。接受期待疗法的孕妇的护理措施如下:

1.保证休息，减少刺激

孕妇需住院观察，绝对卧床休息，尤其以左侧卧位为佳，并定时间断吸氧，每天 3 次，每次 1 小时，以提高胎儿血氧供应。此外，还需避免各种刺激，以减少出血机会。医护人员进行腹部检查时动作要轻柔，禁做阴道检查及肛查。

2.纠正贫血

除采取口服硫酸亚铁、输血等措施外，还应加强饮食营养指导，建议孕妇多食高蛋白及含铁丰富的食物，如动物肝脏、绿叶蔬菜和豆类等，一方面有助于纠正贫血，另一方面还可以增强机体抵抗力，同时也促进胎儿发育。

3.监测生命体征，及时发现病情变化

严密观察并记录孕妇生命体征，阴道流血的量、色，流血事件及一般状况，检测胎儿宫内状态。按医嘱及时完成实验室检查项目，并交叉配血备用。发现异常及时报告医师并配合处理。

4.预防产后出血和感染

(1)产妇回病房休息时严密观察产妇的生命体征及阴道流血情况，发现异常及时报告医师处理，以防止或减少产后出血。

(2)及时更换会阴垫，以保持会阴部清洁、干燥。

(3)胎儿娩出后，及早使用宫缩剂，以预防产后大出血；对新生儿严格按照高危儿护理。

5.健康教育

护士应加强对孕妇的管理宣教。指导围孕期妇女避免吸烟、酗酒等不良行为，避免多次刮宫、引产或宫内感染，防止多产，减少子宫内膜损伤或子宫内膜炎。对妊娠期出血，无论量多少均应就医，做到及时诊断、正确处理。

（五）护理评价

(1)接受期待疗法的孕妇胎龄接近(或达到)足月时终止妊娠。

(2)产妇产后未出现产后出血和感染。

（王春英）

第七节　胎儿窘迫

胎儿窘迫是指孕妇、胎儿、胎盘等各种原因引起的胎儿宫内缺氧，影响胎儿健康甚至危及生命。胎儿窘迫是一种综合征，主要发生在临产过程，也可发生在妊娠后期。发生在临产过程者，可以是妊娠后期的延续和加重。

一、病因

胎儿窘迫的病因涉及多方面，可归纳为三大类。

（一）母体因素

妊娠妇女患有高血压疾病、慢性肾炎、妊娠高血压综合征、重度贫血、心脏病、肺源性心脏病、高热、吸烟、产前出血性疾病和创伤、急产或子宫不协调性收缩、缩宫素使用不当、产程延长、子宫过度膨胀、胎膜早破等；或者产妇长期仰卧位，镇静药、麻醉药使用不当等。

（二）胎儿因素

胎儿心血管系统功能障碍、胎儿畸形,如严重的先天性心血管疾病、母婴血型不合引起的胎儿溶血、胎儿贫血、胎儿宫内感染等。

（三）脐带、胎盘因素

脐带因素有长度异常、缠绕、打结、扭转、狭窄、血肿、帆状附着;胎盘因素有植入异常、形状异常、发育障碍、循环障碍等。

二、病理生理

胎儿窘迫的基本病理生理变化是缺血、缺氧引起的一系列变化。缺氧早期或者一过性缺氧时。机体主要通过减少胎盘和自身耗氧量代偿,胎儿则通过减少对肾与下肢血供等方式来保证心脑血流量,不产生严重的代偿障碍及器官损害。缺氧严重则可引起严重的并发症。缺氧初期通过自主神经反射兴奋交感神经,使肾上腺儿茶酚胺及皮质醇分泌增多,引起血压上升及心率加快。此时胎儿的大脑、肾上腺、心脏及胎盘血流增加,而肾、肺、消化系统等血流减少,出现羊水减少、胎儿发育迟缓等。若缺氧继续加重,则转为兴奋迷走神经,血管扩张,有效循环血量减少,主要器官的功能由于血流不能保证而受损,于是胎心率减慢。缺氧继续发展下去可引起严重的器官功能损害,尤其可以引起缺血缺氧性脑病甚至胎死宫内。此过程基本是低氧血症至缺氧,然后至代谢性酸中毒,主要表现为胎动减少、羊水少、胎心监护基线变异差、出现晚期减速甚至呼吸抑制。由于缺氧时肠蠕动加快,肛门括约肌松弛引起胎粪排出。此过程可以形成恶性循环,更加重母体及胎儿的危险。不同原因引起的胎儿窘迫表现过程可以不完全一致,所以应加强监护、积极评价、及时发现高危征象并积极处理。

三、临床表现

胎儿窘迫的主要表现为胎心音改变、胎动异常及羊水胎粪污染或羊水过少,严重者胎动消失。根据其临床表现,胎儿窘迫可以分为急性胎儿窘迫和慢性胎儿窘迫。急性胎儿窘迫多发生在分娩期,主要表现为胎心率加快或减慢;CST 或者 OCT 等出现频繁的晚期减速或变异减速;羊水胎粪污染和胎儿头皮血 pH 下降,出现酸中毒。羊水胎粪污染可以分为三度:Ⅰ度羊水呈浅绿色;Ⅱ度羊水呈黄绿色,浑浊;Ⅲ度羊水呈棕黄色,稠厚。慢性胎儿窘迫发生在妊娠末期,常延续至临产并加重,主要表现为胎动减少或消失、NST 基线平直、胎儿发育受限、胎盘功能减退、羊水胎粪污染等。

四、处理原则

急性胎儿窘迫者,应积极寻找原因并给予及时纠正。若宫颈未完全扩张、胎儿窘迫情况不严重者,给予吸氧,嘱产妇左侧卧位,若胎心率变为正常,可继续观察;若宫口开全、胎先露部已达坐骨棘平面以下3 cm者,应尽快助产经阴道娩出胎儿;若因缩宫素使宫缩过强造成胎心率减慢者。应立即停止使用,继续观察,病情紧迫或经上述处理无效者立即剖宫产结束分娩。慢性胎儿窘迫者,应根据妊娠周、胎儿成熟度和窘迫程度决定处理方案。首先应指导妊娠妇女采取左侧卧位,间断吸氧,积极治疗各种并发症,密切监护病情变化。若无法改善,则应在促使胎儿成熟后迅速终止妊娠。

五、护理评估

（一）健康史

了解妊娠妇女的年龄、生育史、内科疾病史如高血压疾病、慢性肾炎、心脏病等；本次妊娠经过，如妊娠高血压综合征、胎膜早破、子宫过度膨胀（如羊水过多和多胎妊娠）；分娩经过，如产程延长（特别是第二产程延长）、缩宫素使用不当；有无胎儿畸形、胎盘功能的情况。

（二）身心状况

胎儿窘迫时，妊娠妇女自感胎动增加或停止。在窘迫的早期可表现为胎动过频（每24小时大于20次）；若缺氧未纠正或加重，则胎动转弱且次数减少，进而消失。胎儿轻微或慢性缺氧时，胎心率加快（>160次/分）；若长时间或严重缺氧，则会使胎心率减慢；若胎心率<100次/分则提示胎儿危险。胎儿窘迫时主要评估羊水量和性状。

孕产妇夫妇因为胎儿的生命遭遇危险而产生焦虑，对需要手术结束分娩产生犹豫、无助感。对于胎儿不幸死亡的孕产妇夫妇，其感情上受到强烈的创伤，通常会经历否认、愤怒、抑郁、接受的过程。

（三）辅助检查

1.胎盘功能检查

出现胎儿窘迫的妊娠妇女一般24小时尿E_3值急骤减少30%～40%，或于妊娠末期连续多次测定在每24小时10 mg以下。

2.胎心监测

胎动时胎心率加速不明显，基线变异率<3次/分，出现晚期减速、变异减速等。

3.胎儿头皮血血气分析

pH<7.20。

六、护理诊断/诊断问题

（一）气体交换受损（胎儿）

气体交换受损（胎儿）与胎盘子宫的血流改变、血流中断（脐带受压）或血流速度减慢（子宫-胎盘功能不良）有关。

（二）焦虑

焦虑与胎儿宫内窘迫有关。

（三）预期性悲哀

预期性悲哀可能与胎儿死亡有关。

七、预期目标

（1）胎儿情况改善，胎心率在120～160次/分。

（2）妊娠妇女能运用有效的应对机制控制焦虑。

（3）产妇能够接受胎儿死亡的现实。

八、护理措施

（1）妊娠妇女左侧卧位，间断吸氧。严密监测胎心变化，一般每15分钟听一次胎心或进行胎心监护,注意胎心变化。

(2)为手术者做好术前准备,如宫口开全、胎先露部已达坐骨棘平面以下 3 cm 者,应尽快阴道助产娩出胎儿。

(3)做好新生儿抢救和复苏的准备。

(4)心理护理:①向孕产妇提供相关信息,包括医疗措施的目的、操作过程、预期结果及孕产妇需做的配合;将真实情况告知孕产妇,有助于其减轻焦虑,也可帮助产妇面对现实。必要时陪伴产妇,对产妇的疑虑给予适当的解释。②对于胎儿不幸死亡的父母亲,护理人员可安排一个远离其他婴儿和产妇的单人房间,陪伴他们或安排家人陪伴他们,勿让其独处;鼓励其诉说悲伤,接纳其哭泣及抑郁的情绪,陪伴在旁提供支持及关怀;若他们愿意,护理人员可让他们看看死婴并同意他们为死产婴儿做一些事情,包括沐浴、更衣、命名、拍照或举行丧礼,但事先应向他们描述死婴的情况,使之有心理准备。解除"否认"的态度而进入下一个阶段,提供足印卡、床头卡等作为纪念,帮助他们使用适合自己的压力应对技巧和方法。

九、结果评价

(1)胎儿情况改善,胎心率在 120～160 次/分。

(2)妊娠妇女能运用有效的应对机制来控制焦虑,叙述心理和生理上的感受。

(3)产妇能够接受胎儿死亡的现实。

(王春英)

第八节　羊水栓塞

羊水栓塞(amniotic fluid embolism,AFE)是指在分娩过程中,羊水突然进入母体血循环而引起的急性肺栓塞、休克和弥散性血管内凝血(DIC)、肾衰竭和猝死的严重分娩并发症。其起病急、病情凶险,是造成孕产妇死亡的重要原因之一,发生于足月分娩者死亡率达 70%～80%。也可发生在妊娠早、中期的流产,但病情较轻,死亡率较低。

一、病因

羊水栓塞是由污染羊水中的有形物质(胎儿毳毛、角化上皮、胎脂、胎粪)进入母体血循环引起。通常有以下几个原因。

(1)羊膜腔内压力增高(子宫收缩过强),胎膜与宫颈壁分离或宫颈口扩张引起宫颈黏膜损伤时,静脉血窦开放,羊水进入母体血循环。

(2)宫颈裂伤、子宫破裂、前置胎盘、胎盘早剥或剖宫产术中羊水通过病理性开放的子宫血窦进入母体血循环。

(3)羊膜腔穿刺或钳刮术时子宫壁损伤处静脉窦也可以成为羊水进入母体通道。

二、病理生理

近年来研究认为,羊水栓塞主要是变态反应。羊水进入母体循环后,通过阻塞肺小血管,引起变态反应而导致凝血机制异常,使机体发生一系列的病理生理变化。

(一)肺动脉高压

羊水内的有形物质如胎儿毳毛、胎脂、胎粪、角化上皮细胞等直接形成栓子。一方面,羊水的有形物质激活凝血系统,使小血管内形成广泛的血栓而阻塞肺小血管,反射性引起迷走神经兴奋,使肺小血管痉挛加重;另一方面,羊水内有形物质经肺动脉进入肺循环,阻塞小血管,引起肺内小支气管痉挛,支气管内分泌物增加,使肺通气、换气量减少,反射性地引起肺小血管痉挛,肺小管阻塞而引起肺动脉压增高,导致急性右心衰竭,继而发生呼吸和循环功能衰竭、休克,甚至死亡。

(二)过敏性休克

羊水中有形物质成为致敏原,作用于母体,引起变态反应所导致的过敏性休克,多在羊水栓塞后立即出现血压骤降甚至消失,甚至心、肺功能衰竭的表现。

(三)弥散性血管内凝血(DIC)

妊娠时母体血液呈高凝状态。羊水中含有大量促凝物质可激活母体凝血系统,进入母血循环后,在血管内产生大量的微血栓,消耗大量的凝血因子和纤维蛋白原,从而导致 DIC。同时纤维蛋白原下降时,可激活纤溶系统,由于大量凝血物质的消耗和纤溶系统的激活,产妇血液系统由高凝状态转变为纤溶亢进,血液不凝固,极易发生严重的产后出血及失血性休克。

(四)急性肾衰竭

由于休克和 DIC,导致肾脏急剧缺血,进一步发生肾衰竭。

三、临床表现

(一)症状

羊水栓塞起病急骤、来势凶险,多发生于分娩过程中,尤其发生在胎儿娩出前后的短时间内。临床经过可分为以下三个阶段。

1.急性休克期

在分娩过程中,尤其是刚破膜不久,产妇突感寒战、烦躁不安、气急、恶心、呕吐等先兆症状,继而出现呛咳、呼吸困难、发绀、抽搐、昏迷,迅速出现循环衰竭,进入休克或昏迷状态。病情严重者仅在数分钟内死亡。

2.出血期

患者渡过呼吸、循环衰竭和休克而进入凝血功能障碍阶段,表现为难以控制的大量出血,血液不凝,身体其他部位出血如切口渗血、全身皮肤黏膜出血、血尿、消化道大出血或肾脏出血,产妇可死于出血性休克。

3.急性肾衰竭

后期存活的患者出现少尿、无尿和尿毒症的症状。主要为循环功能衰竭引起的肾脏缺血,DIC 早期形成的血栓堵塞肾内小血管,引起肾脏缺血、缺氧,导致肾脏器质性损害。

(二)体征

心率增快,血压骤降,肺部听诊可闻及湿啰音。全身皮肤黏膜有出血点及瘀斑,阴道流血不止,切口渗血不凝。

四、处理原则

及时处理,立即抢救,抗过敏,纠正呼吸、循环系统衰竭和改善低氧血症,抗休克,防止 DIC

和肾衰竭的发生。

五、护理

（一）护理评估

1.病史

评估发生羊水栓塞临床表现的各种诱因，有无胎膜早破或人工破膜，前置胎盘或胎盘早剥，宫缩过强或强直性宫缩，中期妊娠引产或钳刮术，羊膜腔穿刺术等病史。

2.身心状况

胎膜破裂后，胎儿娩出后或手术中产妇突然出现寒战、呛咳、气急、烦躁不安、尖叫、呼吸困难、发绀、抽搐、出血不凝、不明原因休克等症状和体征，血压下降或消失，应考虑为羊水栓塞，立即进行抢救。

3.辅助检查

（1）血涂片查找羊水有形物质：采集下腔静脉血，镜检见到羊水有形成分可确诊。

（2）床旁胸部 X 线片：可见肺部双侧弥漫性点状、片状浸润影，沿肺门分布，伴轻度肺不张和右心扩大。

（3）床旁心电图或心脏彩色多普勒超声检查：提示有心房、心室扩大，ST 段下降。

（4）若患者死亡，行尸检时，可见肺水肿、肺泡出血。心内血液查到有羊水有形物质，肺小动脉或毛细血管有羊水中有形成分栓塞，子宫或阔韧带血管内查到羊水中有形物质。

（二）护理诊断

（1）气体交换受损：与肺血管阻力增加、肺动脉高压、肺水肿有关。

（2）组织灌注无效：与弥散性血管内凝血及失血有关。

（3）有胎儿窘迫的危险：与羊水栓塞、母体血循环受阻有关。

（三）护理目标

（1）实施抢救后，患者胸闷、气急、呼吸困难等症状有所改善。

（2）患者心率、血压恢复正常，出血量减少，肾功能恢复正常。

（3）新生儿无生命危险。

（四）护理措施

1.羊水栓塞的预防

加强产前检查，及时注意有无诱发因素，及时发现前置胎盘、胎盘早剥等并发症并予以积极处理。严密观察产程进展情况，正确掌握缩宫素的使用方法，防止宫缩过强。严格掌握人工破膜的指征和时间，宜在宫缩间歇期行人工破膜术，破口要小，并注意控制羊水流出的速度。

2.配合医师，并积极抢救患者

（1）吸氧：最初阶段是纠正缺氧。给予患者半卧位，加压给氧，必要时给予气管插管或者气管切开，减轻肺水肿，改善脑缺氧。

（2）抗过敏：根据医嘱，尽快给予大剂量肾上腺糖皮质激素抗过敏、解除痉挛，保护细胞。可予地塞米松 20～40 mg 静脉推注，以后根据病情可静脉滴注维持。氢化可的松 100～200 mg 加入 5%～10% 葡萄糖注射液 50～100 mL 快速静脉滴注，后予 300～800 mg 加入 5% 葡萄糖注射液 250～500 mL 静脉滴注，每天 500～1 000 mg。

（3）缓解肺动脉高压：解痉药物能改善肺血流灌注，预防有心衰竭所致的呼吸循环衰竭。首选盐酸罂粟碱,30~90 mg 加入 25% 葡萄糖注射液 20 mL 缓慢推注,能松弛平滑肌,扩张冠状动脉、肺和脑动脉,降低小血管阻力。与阿托品合用扩张小动脉效果更佳。其次使用阿托品,阿托品能阻断迷走神经反射所导致的肺血管和支气管痉挛。1 mg 阿托品加入 10%~25% 葡萄糖注射液 10 mL,每 15~30 分钟静脉推注一次。直至症状缓解,微循环改善为止。第三,使用氨茶碱。氨茶碱具有松弛支气管平滑肌、解除肺血管痉挛的作用,250 mg 氨茶碱加入 25% 葡萄糖注射液 20 mL 缓慢推注。第四,酚妥拉明为 α 肾上腺素能抑制剂,能解除肺血管痉挛,降低肺动脉阻力,消除肺动脉高压。可用 5~10 mg 加入 10% 葡萄糖注射液100 mL 静脉滴注。

(4)抗休克。①补充血容量、使用升压药物:扩容常使用低分子右旋糖酐静脉滴注,并且补充新鲜的血液和血浆。在抢救过程中,监测中心静脉压,了解心脏负荷情况,并据此调节输液量和输液速度。升压药物可用多巴胺 20 mg 加入 5% 葡萄糖溶液 250 mL 静脉滴注,随时根据血压调节滴速。②纠正酸中毒:根据血氧分析和血清电解质结果,判断是否存在酸中毒。一旦发现,5% 碳酸氢钠 250 mL 静脉滴注,及时应用可纠正休克和代谢失调,并根据血清电解质,及时纠正电解质紊乱。③纠正心衰消除肺水肿:使用毛花苷 C 或毒毛花苷 K 静脉滴注,同时使用呋塞米静脉推注,有利于消除肺水肿,防止急性肾衰竭。

(5)防治 DIC:DIC 阶段应早期抗凝,补充凝血因子,及时输注新鲜血液和血浆、纤维蛋白原等;应用肝素,尤其在羊水栓塞时其血液呈高凝状态时短期内使用。用药过程中监测出凝血时间,如使用肝素过量(凝血时间>30 分钟),则出现出血倾向,如伤口渗血、血肿、阴道流血不止等,可用鱼精蛋白对抗。

DIC 晚期纤溶时期,抗纤溶可使用氨基己酸、氨甲苯酸、氨甲环酸抑制纤溶激活酶,使纤溶酶原不被激活,从而抑制纤维蛋白溶解。抗纤溶的同时补充纤维蛋白原和凝血因子,防止大出血。

(6)预防肾衰竭:抢救的同时注意尿量,如补足血容量后仍然少尿或无尿,需要及时使用呋塞米等利尿剂,预防与治疗肾衰竭。

(7)预防感染:使用肾毒性较小的抗生素防止感染。

(8)产科处理:第一产程发病的产妇应立即考虑行剖宫产终止妊娠,去除病因。第二产程发病者,及时行阴道助产结束分娩,并且密切观察出血量、出凝血时间等,如果发生产后出血不止,应及时配合医师,做好子宫切除术的准备。

3.提供心理支持

如果在发病抢救过程中,产妇神志清醒,应给予产妇鼓励,安抚其紧张和恐惧的心理,使其配合医师抢救;对于家属要表示理解和抚慰,向家属解释产妇的病情,争取家属的支持和配合。在产妇病情稳定的情况下,可允许家属探视并且陪伴产妇,同时,病情稳定的康复期,可与产妇和家属一起制订康复计划,适时地给予相应的健康教育。

(王春英)

第九节　子宫破裂

子宫破裂是指在分娩期或妊娠晚期子宫体部或子宫下段发生破裂,是产科严重的并发症,若不及时诊治,可随时威胁母儿生命。

根据子宫破裂发生的时间可分为妊娠期破裂和分娩期破裂；根据子宫破裂发生的部位可分为子宫体部破裂和子宫下段破裂；根据子宫破裂发生的程度可分为完全性破裂和不完全性破裂。完全破裂是指子宫壁的全层破裂，导致宫腔内容物进入腹腔，破裂常发生于子宫下段。不完全破裂是指子宫内膜、肌层部分或全部破裂，而浆膜层完整，常发生于子宫下段，宫腔与腹腔不相通，而往往在破裂侧进入阔韧带之间，形成阔韧带血肿。

一、病因

（一）梗阻性难产

它是引起子宫破裂最常见的原因。骨盆狭窄、头盆不称、软产道阻塞（发育畸形、瘢痕或肿瘤等）、胎位异常（肩先露、额先露）、胎儿异常（巨大胎儿、胎儿畸形）等，均可以导致胎先露部下降受阻，子宫上段为克服产道阻力而强烈收缩，使子宫下段过分伸展变薄超过最大限度，而发生子宫破裂。

（二）瘢痕子宫

剖宫产、子宫修补术、子宫肌瘤剔除术等都会使术后子宫肌壁留有瘢痕，于妊娠晚期或者临产后因子宫收缩牵拉及宫腔内压力增高而致子宫瘢痕破裂。宫体部瘢痕多于妊娠晚期发生自发破裂，多为完全破裂；子宫下段瘢痕破裂多发生于临产后，为不完全破裂。前次手术后伴感染或愈合不良者，发生子宫破裂概率更大。

（三）宫缩剂使用不当

分娩前肌内注射缩宫素或过量静脉滴注缩宫素，使用前列腺素栓剂及其他子宫收缩药物使用不当，均可导致子宫收缩过强，造成子宫破裂。多产、高龄、子宫畸形或发育不良、多次刮宫史、宫腔感染等都会增加子宫破裂的概率。

（四）手术创伤

手术创伤多发生于不适当或粗暴的阴道助产手术，如宫颈口未开全时行产钳或臀牵引术，强行剥离植入性胎盘或严重粘连胎盘，行毁胎术、穿颅术时器械、胎儿骨片伤及子宫等情况均可导致子宫破裂。

二、临床表现

子宫破裂多发生于分娩期，通常是个逐渐发展的过程，可分为先兆子宫破裂和子宫破裂两个阶段。其症状与破裂发生的时间、部位、范围、出血量、胎儿及子宫肌肉收缩情况有关。

（一）先兆子宫破裂

子宫病理性缩复环形成、下腹部压痛、胎心率异常、血尿，是先兆子宫破裂的四大主要表现。

1.症状

常见于产程长、有梗阻性难产因素的产妇。产妇通常在临产过程中宫缩强，但胎儿下降受阻，产妇表现为烦躁不安、疼痛难忍、下腹部拒按、呼吸急促、脉搏加快，同时膀胱受压充血，出现排尿困难及血尿。

2.体征

因胎先露部下降受阻，子宫收缩过强，子宫体部肌肉增厚变短，子宫下段肌肉变薄拉长，在两者间形成环状凹陷，称为病理性缩复环。可见该环逐渐上升至脐平或脐上，压痛明显（图6-7）。因子宫收缩过强过频，胎儿可能触不清，胎心率先加快后减慢或听不清，胎动频繁。

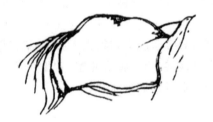

图 6-7　病理性缩复环

（二）子宫破裂

1.症状

产妇突感下腹部撕裂样剧痛，子宫收缩停止，腹部稍感舒适。后因血液、羊水进入腹腔，出现全腹持续性疼痛，伴有面色苍白、冷汗淋漓、脉搏细速、呼吸急促等现象。

2.体征

产妇全腹压痛、反跳痛，腹壁下可扪及胎体，子宫位于侧方，胎心胎动消失。阴道出血可见鲜血流出，下降中的胎儿先露部消失，扩张的宫颈口回缩，部分产妇可扪及子宫下段裂口及宫颈。若为子宫不完全破裂者，上述体征不明显，仅在不全破裂处有压痛、腹痛，若破裂口累及两侧子宫血管，可致急性大出血或形成阔韧带内血肿，查体时可在子宫一侧扪及逐渐增大且有压痛的包块。

三、处理原则

（一）先兆子宫破裂

立即抑制宫缩，使用麻醉药物或者肌内注射哌替啶，即刻行剖宫产终止妊娠。

（二）子宫破裂

在输血、输液、吸氧等抢救休克的同时，无论胎儿是否存活，都尽快做好剖宫产的准备，进行手术治疗。根据产妇全身状况、破裂的部位和程度、破裂的时间、有无感染征象等决定手术方法。

四、护理

（一）护理评估

1.病史

收集产妇既往有无与子宫破裂相关的病史，如子宫手术瘢痕、剖宫产史；此次妊娠有无出现高危因素，如胎位不正、头盆不称等；临产期间有无滥用缩宫素。

2.身心状况

评估产妇目前的临床表现和生命体征、情绪变化。如宫缩的强度、间隔时间、腹部疼痛的性质，有无排尿困难、有无血尿、有无出现病理性缩复环，同时监测胎儿宫内情况，了解有无出现胎儿窘迫征象。产妇精神状态有无烦躁不安、恐惧、焦虑、衰竭等现象。

3.辅助检查

（1）腹部检查：可了解产妇腹部疼痛的部位和体征，从而判断子宫破裂的阶段。

（2）实验室检查：血常规检查可了解有无白细胞计数升高、血红蛋白下降等感染、出血征象；同时尿常规检查可了解有无肉眼血尿。

（3）超声检查：可协助发现子宫破裂的部位和胎儿的位置。

（二）护理诊断

1.疼痛

疼痛与产妇出现强直行宫缩、子宫破裂有关。

2.组织灌注无效

组织灌注无效与子宫破裂后出血量多有关。

3.预感性悲哀

预感性悲哀与担心自身预后和胎儿可能死亡有关。

（三）护理目标

（1）及时补充血容量，予以纠正产妇低血容量。

（2）能够抑制强直性子宫收缩，产妇疼痛略有缓解。

（3）产妇情绪能够得到安抚和平稳。

（四）护理措施

1.预防子宫破裂

向孕产妇宣教，做好计划生育工作，避免多次人工流产，减少多产。认真做好产前检查，如有瘢痕子宫、产道异常者提前入院待产。正确处理产程，严密观察产程进展，尽早发现先兆子宫破裂的征象并进行及时处理。严格掌握使用缩宫素的指征和禁忌证，避免滥用，滴注缩宫素时应有专人看护并记录，从小剂量起，逐渐增加，严防发生过强宫缩。

2.先兆子宫破裂的护理

密切观察产程进展，注意胎儿心率变化。待产时，如果宫缩过强过频，下腹部压痛明显，或出现病理性缩复环时，及时报告医师，停止缩宫素等一切操作，严密监测产妇生命体征，根据医嘱使用抑制宫缩药物。

3.子宫破裂的护理

迅速开放静脉通路，短时间内补充液体、输血，补足血容量，同时吸氧、保暖，纠正酸中毒，进行抗休克处理，根据医嘱做好手术前各项准备，严密监测产妇生命体征、24小时出入量、各种实验室检查结果，评估出血量，根据医嘱使用抗生素防止感染。

4.心理支持

协助医师根据产妇的情况，向产妇及家属解释病情治疗计划，取得家属的支持和产妇的配合。如果出现胎儿死亡的产妇，要努力开解其悲伤的心情，鼓励其说出内心感受，为其提供安静的环境，同时给予关心和生活上的护理，努力帮助其接受现实，调整情绪，为产妇提供相应的产褥期休养计划，做好关于其康复的各种宣教。

（王春英）

第十节　产　褥　感　染

　　产褥感染是指分娩时及产褥期生殖道受病原体感染，引起局部和全身的炎性变化。发病率为1％～7.2％，是产妇死亡的四大原因之一。产褥病率是指分娩24小时以后的10天内用口表每天测量4次,体温有2次达到或超过38℃。可见产褥感染与产褥病率的含义不同。虽然造成产褥病率的原因以产褥感染为主,但也包括产后生殖道以外的其他感染与发热,如泌尿系统感染、乳腺炎、上呼吸道感染等。

一、病因

(一)感染来源

1.自身感染

正常孕妇生殖道或其他部位的病原体,当出现感染诱因时使机体抵抗力低下而致病。孕妇生殖道病原体不仅可以导致产褥感染,而且在孕期即可通过胎盘、胎膜、羊水间接感染胎儿,并导致流产、早产、死胎、IUGR、胎膜早破等。有些病原体造成的感染,在孕期只表现出阴道炎、宫颈炎等局部症状,常常不被患者重视,而在产后机体抵抗力低下时发病。

2.外来感染

由被污染的衣物、用具、各种手术器械、物品等接触患者后引起感染,常常与无菌操作不严格有关。产后住院期间探视者、陪伴者的不洁护理和接触,是引起产褥感染极其重要的来源,也是极容易被疏忽的感染因素,应引起产科医师、医院管理者的高度重视。

(二)感染病原体

引起产褥感染的病原体种类较多,较常见者有链球菌、大肠埃希菌、厌氧菌等,其中内源性需氧菌和厌氧菌混合感染的发生有逐渐增高的趋势。需氧性链球菌是外源性感染的主要致病菌,有极强的致病力、毒力和播散力,可致严重的产褥感染。大肠埃希菌属包括大肠埃希菌及其相关的革兰氏阴性杆菌、变形杆菌等,亦为外源性感染的主要致病菌之一,也是菌血症和感染性休克最常见的病原体。在阴道、尿道、会阴周围均有寄生,平常不致病,产褥期机体抵抗力低下时可迅速增殖而发病。厌氧性链球菌存在于正常阴道中,当产道损伤、机体抵抗力下降,可迅速大量繁殖,并与大肠埃希菌混合感染,其分泌物异常恶臭。

(三)感染诱因

1.一般诱因

机体对入侵的病原体的反应,取决于病原体的种类、数量、毒力,以及机体自身的免疫力。女性生殖器官具有一定的防御功能,任何削弱产妇生殖道和全身防御功能的因素均有利于病原体的入侵与繁殖,如贫血、营养不良,和各种慢性疾病,如肝功能不良、妊娠合并心脏病、糖尿病,等等,以及临近预产期前性交、羊膜腔感染。

2.与分娩相关的诱因

(1)胎膜早破是完整的胎膜对病原体的入侵起着有效的屏障作用,胎膜破裂导致阴道内病原体上行性感染是病原体进入宫腔并进一步入侵输卵管、盆腔、腹腔的主要原因。

(2)产程延长、滞产、多次反复的肛查和阴道检查增加了病原体入侵机会。

(3)剖宫产操作中无菌措施不严格、子宫切口缝合不当,导致子宫内膜炎的发生率为阴道分娩的20倍,并伴随严重的腹壁切口感染,尤以分枝杆菌所致者为甚。

(4)产程中宫内仪器使用不当或使用次数过多、使用时间过长,如宫内胎儿心电监护、胎头皮血采集等,将阴道及宫颈的病原体直接带入宫腔而感染。宫内监护超过8小时者,产褥病率可达71%。

(5)各种产科手术操作(产钳助产、胎头吸引术、臀牵引等),以及产道损伤、产前产后出血、宫腔填塞纱布、产道异物、胎盘残留等,均为产褥感染的诱因。

二、分型及临床表现

发热、腹痛和异常恶露是最主要的临床表现。由于机体抵抗力不同,炎症反应程度、范围和部位的不同,临床表现有所不同。根据感染发生的部位可将产褥感染分为以下几种类型。

(一)急性外阴、阴道、宫颈炎

此常由于分娩时会阴损伤或手术产、孕前有外阴阴道炎者而诱发,表现为局部灼热、坠痛、肿胀,炎性分泌物刺激尿道可出现尿痛、尿频、尿急。会阴切口或裂伤处缝线嵌入肿胀组织内,针孔流脓。阴道与宫颈感染者其黏膜充血、水肿、溃疡、化脓,日久可致阴道粘连甚至闭锁。病变局限者,一般体温不超过38 ℃,病情发展可向上或宫旁组织,导致盆腔结缔组织炎。

(二)剖宫产腹部切口、子宫切口感染

剖宫产术后腹部切口的感染多发生于术后3～5天,局部红肿、触痛。组织侵入有明显硬结,并有浑浊液体渗出,伴有脂肪液化者其渗出液可呈黄色浮油状,严重患者组织坏死,切口部分或全层裂开,伴有体温明显升高,超过38 ℃。Soper 报道剖宫产术后的持续发热主要为腹部切口的感染,尤其是普通抗生素治疗无效者。

据报道,3.97％的剖宫产术患者有切口感染、愈合不良,常见的原因有合并糖尿病、妊娠期高血压疾病、贫血等。剖宫产术后子宫切口感染者则表现为持续发热,早期低热多见,伴有阴道出血增多,甚至晚期产后大出血,子宫切口缝合过紧过密是其因素之一。妇检子宫复旧不良、子宫切口处压痛明显,B超检查显示子宫切口处隆起呈混合性包块,边界模糊,可伴有宫腔积液(血),彩色多普勒超声检查显示有子宫动脉血流阻力异常。

(三)急性子宫内膜炎、子宫肌炎

此为产褥感染最常见的类型,由病原体经胎盘剥离而侵犯至蜕膜所致者为子宫内膜炎,侵及子宫肌层者为子宫肌炎,两者常互相伴随。临床表现为产后 3～4 天开始出现低热,下腹疼痛及压痛,恶露增多且有异味,如早期不能控制,病情加重,出现寒战、高热、头痛、心率加快、白细胞及中性粒细胞增高,有时因下腹部压痛不明显及恶露不多而容易误诊。Figucroa 报道急性子宫内膜炎的患者 100％有发热,61.6％其恶露有恶臭,60％患者子宫压痛明显。最常培养分离出的病原体主要有溶血性葡萄球菌、大肠埃希菌、链球菌等。当炎症波及子宫肌壁时,恶露反而减少,异味亦明显减轻,容易误认为病情好转。感染逐渐发展可于肌壁间形成多发性小脓肿,B超检查显示子宫增大复旧不良、肌层回声不均,并可见小液性暗区,边界不清。如继续发展,可导致败血症甚至死亡。

(四)急性盆腔结缔组织炎、急性输卵管炎

此多继发于子宫内膜炎或宫颈深度裂伤,病原体通过淋巴道或血行侵及宫旁组织,并延及输卵管及其系膜。临床表现主要为一侧或双侧下腹持续性剧痛,妇检或肛查可触及宫旁组织增厚或有边界不清的实质性包块,压痛明显,常常伴有寒战和高热。炎症可在子宫直肠聚积聚形成盆腔脓肿,如脓肿破溃则向上播散至腹腔。如侵及整个盆腔,使整个盆腔增厚呈巨大包块状,不能辨别其内各器官,整个盆腔似乎被冻结,称为"冰冻骨盆"。

(五)急性盆腔腹膜炎、弥漫性腹膜炎

炎症扩散至子宫浆膜层。形成盆腔腹膜炎,继续发展为弥漫性腹膜炎,出现全身中毒症状:高热、寒战、恶心、呕吐、腹胀、下腹剧痛,体检时下腹明显压痛、反跳痛。产妇因产后腹壁松弛,腹

肌紧张多不明显。腹膜炎性渗出及纤维素沉积可引起肠粘连,常在直肠子宫陷凹形成局限性脓肿,刺激肠管和膀胱导致腹泻、里急后重及排尿异常。病情不能彻底控制者可发展为慢性盆腔炎。

(六)血栓性静脉炎

细菌分泌肝素酶分解肝素导致高凝状态,加之炎症造成的血流淤滞静脉脉壁损伤,尤其是厌氧菌和类杆菌造成的感染极易导致血栓性静脉炎。可累及卵巢静脉、子宫静脉、髂内静脉、髂总静脉及下腔静脉,病变常为单侧性,患者多在产后1~2周,继子宫内膜炎之后出现寒战、高热、反复发作,持续数周,不易与盆腔结缔组织炎鉴别。下肢血栓性静脉炎者:病变多位于一侧股静脉和腘静脉及大隐静脉,表现为弛张热、下肢持续性疼痛、局部静脉压痛或触及硬索状包块,血液循环受阻,下肢水肿,皮肤发白,称为股白肿。可通过彩色多普勒超声血流显像检测确诊。

(七)脓毒血症及败血症

病情加剧则细菌进入血液循环引起脓毒血症、败血症,尤其是当感染血栓脱落时,可致肺、脑、肾脓肿或栓塞死亡。

三、处理原则

治疗原则是抗感染。辅以整体护理、局部病灶处理、手术或中医中药治疗。

(一)支持疗法

纠正贫血与电解质紊乱,增强免疫力。半卧位以利脓液流于陶氏腔,使之局限化。进食高蛋白、易消化的食物,多饮水,补充维生素,纠正贫血和水、电解质紊乱。发热者以物理退热方法为主,高热者酌情给予50~100 mg双氯芬酸栓塞肛门退热,一般不使用安替比林退热,以免体温不升。重症患者应少量多次输新鲜血或血浆、清蛋白,以提高机体免疫力。

(二)清除宫腔残留物

有宫腔残留应予以清宫,对外阴或腹壁切口感染者可采用物理治疗,如红外线或超短波局部照射,有脓肿者应切开引流,盆腔脓肿者行阴道后穹隆穿刺或切肿引流,并取分泌物培养及药物敏感试验。严重的子宫感染,经积极的抗感染治疗无效,病情继续扩展恶化者,尤其是出现败血症、脓毒血症者,应果断及时地行子宫全切术或子宫次全切除术,以清除感染源,拯救患者的生命。

(三)抗生素的应用

应注意需氧菌与厌氧菌及耐药菌株的问题。感染严重者:首选广谱高效抗生素,如青霉素、氨苄阿林、头孢类或喹诺酮类抗生素等,必要时进行细菌培养及药物敏感试验,并应用相应的有效抗生素。可短期加用肾上腺糖皮质激素,提高机体应激能力。

(四)活血化瘀

血栓性静脉炎者产后在抗感染同时,加用肝素48~72小时,即肝素50 mg加5%葡萄糖溶液静脉滴注,6~8小时一次,体温下降后改为每天2次,维持4~5天,并口服双香豆素、双嘧达莫(潘生丁)等,也可用活血化瘀中药及溶栓类药物治疗。若化脓性血栓不断扩散,可考虑结扎卵巢静脉、髂内静脉等,或切开病变静脉直接取栓。

四、护理

(一)护理评估

1.病史

认真进行全身及局部体检,注意有无引起感染的诱因,排除可致产褥病率的其他因素或切口感染等,查血尿常规、C反应蛋白(CRP)、红细胞沉降率(ESR)则有助于早期诊断。

2.身心状况

通过全身检查,三合诊或双合诊检查,有时可触到增粗的输卵管或盆腔脓肿包块,辅助检查如B超、彩色超声多普勒、CT、磁共振等检测手段能对产褥感染形成的炎性包块、脓肿,以及静脉血栓作出定位及定性诊断。

3.辅助检查

病原体的鉴定对产褥感染诊断与治疗非常重要,方法有以下几种。

(1)病原体培养:常规消毒阴道与宫颈后,用棉拭子通过宫颈管。取宫腔分泌物或脓液进行需氧菌和厌氧菌的双重培养。

(2)分泌物涂片检查:若需氧培养结果为阴性,而涂片中出现大量细菌,应怀疑厌氧菌感染。

(3)病原体抗原和特异抗体检查:已有许多商品药盒问世,可快速检测。

(二)护理诊断

(1)疼痛:与产褥感染有关。

(2)体温过高:与伤口、宫内等感染有关。

(3)焦虑:与自身疾病有关。

(三)护理目标

(1)产妇疼痛减轻,体温正常。

(2)产妇感染得到控制,舒适感增加。

(3)产妇焦虑减轻或消失,能积极配合治疗。

(四)护理措施

(1)卧床休息:取半卧位,有利于恶露的排出及炎症的局限。

(2)注意观察子宫复旧情况:给予宫缩剂即缩宫素,促使子宫收缩,及时排出恶露。

(3)饮食:增强营养,提高机体抵抗力,高热量、高蛋白、高维生素、易消化饮食。产后3天内不能吃过于油腻、汤太多的食物。饮食中必须含足量的蛋白质、矿物质及维生素。少食或不食辛辣刺激性食物。保持精神愉快,心情舒畅,避免精神刺激。

(4)体温升高的护理:严密观察体温、脉搏,每4小时测量一次,体温在39 ℃以上者,可采取物理降温(冰帽、温水、乙醇擦洗),鼓励患者多饮水。

(5)食欲缺乏者:可静脉补液,注意纠正酸中毒,纠正电解质紊乱,必要时输血。

(6)保持会阴部清洁、干燥:每天消毒、擦洗外阴2次;会阴水肿严重者,可用50%硫酸镁湿热敷;会阴伤口感染扩创引流者每天用消毒液换药或酌情坐浴;盆腔脓肿切开者,注意引流通畅。

(7)抗感染治疗:使用大剂量的抗生素。应用抗生素的原则是早用、快速、足量;对于严重的病例要采取联合用药(氨苄霉素、庆大霉素、卡那霉素、甲硝唑等);必要时取分泌物做药敏试验。

(8)下肢血栓性静脉炎:卧床休息,局部保暖并给予热敷,以促进血液循环而减轻肿胀,注意抬高患肢,防栓子脱落栓塞肺部。急性期过后,指导和帮助患者逐渐增加活动。

(9)做好患者的口腔、乳房护理,感染患者实施床边隔离,尤其是患者使用的便盆要严格隔离,防止交叉感染;及时消毒患者用物,产妇出院后应严格消毒所用物品。

(五)护理评价

(1)产妇疼痛减轻,体温正常。

(2)产妇感染得到控制,舒适感增加。

(3)产妇焦虑减轻或消失,积极配合治疗。

(王春英)

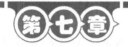

儿科护理

第一节　小儿脑积水

脑是人体最重要的器官,脑重量虽占全身重量的 2％ 左右,但其血流占全身血液循环的 15％,儿童的脑耗氧量为全身耗氧量的 40％,脑组织又是一个半液体器官,水分占 80％,一旦水、电解质在脑组织中病理蓄积即成为脑水肿。所谓脑水肿是指脑组织的水分含量增加引起脑增大的病理改变,增加的水分可位于细胞内或细胞外。脑水肿是儿科临床常见的危重综合征,可直接危害小儿生命中枢,甚至危及患儿生命。

一、临床分型

脑水肿的分类方法尚无统一标准,目前常用的是从病理、病程及病因角度进行分型。

(一)病程分型

从病程上,将脑水肿的原因分为急性与慢性两大类。

1.急性脑水肿

儿科临床最常见的原因为感染、中毒与缺氧。

(1)急性感染:包括各种颅内感染及全身性感染如中毒性肺炎、中毒性菌痢、败血症及瑞氏综合征等。

(2)脑缺氧或缺血:包括窒息、溺水、溺粪、急性心力衰竭或呼吸衰竭。

(3)中毒:食物中毒与药物中毒如维生素 A、维生素 D 等可导致小儿急性脑水肿。

(4)其他:如惊厥持续状态、电解质紊乱、中毒、高血压脑病、颅内出血、输液或输血反应等均可导致脑水肿。

2.慢性脑水肿

(1)颅内病变:颅内肿瘤、慢性硬膜下血肿、脑脓肿、颅内寄生虫病、脑积水或颅内静脉窦栓塞等。

(2)全身性疾病:包括脑膜白血病、尿毒症、维生素 A 过量或缺乏、严重贫血、慢性肺部感染均可致慢性脑水肿。

(二)病理分型

这是较早且是最经典的分类方法。1965 年第一届国际脑水肿会议上,根据神经病学和实验室的观察,将脑水肿分为两种主要类型,即血管源性脑水肿与细胞毒性脑水肿。Fishman 在 1975 年又补充提出了一类间质性脑水肿,使这一分类方法更加完整,且为大多数学者所接受。

（三）病因分型

根据病因不同可将小儿脑水肿分为感染性脑水肿、缺氧缺血性脑水肿、中毒性脑水肿、外伤性脑水肿等。

1.感染性脑水肿

因各种急性感染性疾病引起毒血症所导致的脑水肿,包括颅内感染如脑炎、脑膜炎、中毒性脑病及颅外感染如中毒性肺炎、中毒性菌痢、败血症等。此种脑水肿在儿科临床最常见,开始以血管源性脑水肿为主,也常同时发生细胞毒性脑水肿或脑积水性脑水肿,即已发展为混合性脑水肿,后者见于部分严重化脓性脑膜炎及结核性脑膜炎。

2.缺氧缺血性脑水肿

缺氧缺血性脑水肿是细胞毒性脑水肿最常见的原因,儿科临床多见于新生儿窒息、严重肺炎与颅内高压症等,此型脑水肿以细胞毒性水肿开始,后期出现血管源性水肿,亦属于混合性脑水肿。

3.中毒性脑水肿

一些食物、毒物或药物的毒性均可引起小儿中毒而致脑水肿,误服有机磷农药抑制体内胆碱酯酶而使体内乙酰胆碱大量蓄积,从而导致惊厥、昏迷及脑水肿,食物中毒有毒蕈、白果、发芽的马铃薯,食后可引起中毒,发生惊厥、脑水肿。此外,维生素过量或对维生素过敏均可致小儿脑水肿与颅内压增高。

4.外伤性脑水肿

多由颅脑外伤所致病灶周围脑组织水肿,此类水肿以血管源性脑水肿为主,常伴有脑血管扩张或收缩。

二、诊断

（一）原发病的诊断

小儿脑水肿多因严重感染、脑缺氧缺血或颅脑外伤等引起,病情来势凶猛,颅内高压症常与原发性疾病相继或同时出现,临床表现常易被混淆,故根据病史、体征做出原发病的诊断。

（二）脑水肿与颅内高压的临床诊断

国内虞佩兰提出脑水肿及颅内高压的临床诊断,将小儿颅内高压最常见的临床表现归纳为 10 大指征。根据主要指标 1 项、次要指标 2 项以上,可初步做出脑水肿的临床诊断。

1.主要指征

指征如下:①呼吸不规律;②高血压:高于年龄×2＋13.3 kPa(100 mmHg);③视盘水肿;④瞳孔改变:缩小、扩大或双侧瞳孔不等大及对光反射迟钝等;⑤前囟紧张或隆起。

2.次要体征

指征如下:①昏迷;②惊厥;③头痛;④呕吐;⑤静脉推注甘露醇 0.25～1.0 g/kg 后,4 小时内症状明显好转。

（三）特殊检查

1.CT 检查

CT 能直观显示脑水肿及其累及范围和程度,进行脑水肿的定位、定性和定量分析。CT 上脑水肿区显示密度降低,脑水肿愈严重或距离病灶愈近,CT 值降低愈明显。CT 上的占位效应是诊断脑水肿的间接征象,局限性脑水肿表现为局部脑室受压变窄和中线结构移位,弥散性脑水肿脑室系统普遍受压变窄,呈小脑室改变,而无中线移位。CT 增强扫描,脑水肿不出现明显的强化,因而可与强化较明显的病变区分开来。

2.MRI 检查

MRI 在诊断脑水肿中,比 CT 图像更清晰,发现更多、更早。异常信号即 T_1 加权像呈低信号,T_2 加权像呈高信号,且以 T_2 加权像上显示清楚。

3.颅脑 B 超显像

迄今尚未公认为诊断脑水肿的诊断技术。该技术可显示脑室系统被压情况,能间接了解到脑组织肿胀而诊断脑组织弥散性肿胀,间接推测可能有脑水肿存在。

4.单光子发射断层扫描(SPECT)

SPECT 不仅可以了解脑缺血或充血的病变、部位与形态,还能反映脑局部血流量与脑的代谢状态,对于脑水肿的诊断有一定的价值。

三、治疗

(一)一般治疗

保持安静与卧床休息,以减少耗氧量,有躁动不安或惊厥者,应给予镇静剂与止痉药尽快控制症状。以侧卧位为最佳体位,抬高床头 20°～30°,以利于静脉回流,减轻脑水肿,但休克及血压过低者不宜抬高床头。保持呼吸道通畅,并给予氧气吸入。

(二)病因治疗

小儿脑水肿病因复杂,故对脑水肿的治疗,应针对其不同的病因采取积极的措施。如控制炎症、恢复脑血液循环、心搏骤停的及时复苏等,在小儿急性脑水肿中,各种严重感染必须积极地予以治疗,根据血及病灶分泌物的培养选用抗生素。抗生素治疗原则是早用、足量、杀菌、联合、静脉给药。在未明病原菌前,应选用 2～3 种抗生素联合应用,首剂用量可加倍,疗程根据致病菌不同来决定。

(三)小儿脑水肿的药物治疗

1.脱水疗法

(1)甘露醇:甘露醇是目前临床上使用最广且最有效的高渗性脱水剂,近年来发现它不但有脱水、利尿、改善微循环的作用,还具有清除氧自由基、减少脑脊液分泌的作用。甘露醇于静脉注射后 10 分钟发生明显的脱水作用。30 分钟作用达高峰,降低颅内压作用持续 4～6 小时,一般用 20% 溶液。用量为每次 0.5～1 g/kg。30 分钟内静脉注射完毕,4～6 小时一次。合并脑疝者可酌情加大剂量(每次最大不超过 2 g/kg),可每 2 小时一次,有心、肺、肾功能障碍者,或婴儿、新生儿则一般每次 0.5 g/kg,可于 45～90 分钟静脉滴注,甘露醇无肯定的禁忌证,但心脏功能不全者应慎用,同时甘露醇常可导致水、电解质紊乱,故应每天测定电解质与记录出入水量。注射 3～6 小时后,可有反跳现象。新生儿、幼婴或有出血倾向者,在快速降颅压后,可导致颅内出血。

(2)甘油:10% 甘油也是高渗性脱水剂,疗效好,不良反应少,且可提供热量,仅 10%～20% 无变化地从尿中排出,可减少导致水、电解质紊乱与反跳现象,尤其适用于无呕吐的脑水肿或颅内高压的患儿。其降低颅内压的机制可能是提高血浆浓度,使组织水分转移到血浆内,因而引起脑组织脱水。口服或鼻饲甘油每次 0.5～1 g/kg,每 4 小时一次,用药后 30～60 分钟起作用,甘油的不良反应很少,可长期服用。

(3)清蛋白:20%清蛋白有增加循环血容量和维持血管胶体渗透压的作用,对脑水肿有明显的脱水作用。剂量为每次 0.5~1 g/kg,加 10%葡萄糖稀释至 5%,缓慢静脉滴注,每天 1~2 次。清蛋白尤其适用于新生儿及营养不良患儿。

2.利尿剂

目前,临床应用的最强的利尿剂是髓袢利尿剂,其中以呋塞米为最常用。呋塞米静脉注射后 2~5 分钟,口服 20~30 分钟发生利尿作用,作用持续 4~8 小时,其通过全身脱水而改善脑水肿。呋塞米与甘露醇合用有协同作用,可减少甘露醇的用量与延长间隔时间,防止反跳现象。且特别适用于脑水肿并发心衰、肺水肿、肾衰竭患儿,呋塞米用量每次 0.5~2 mg/kg 静脉用药或肌内注射。根据尿量每天 2~6 次,呋塞米的毒副作用以水、电解质紊乱最常见,故在使用过程中应测电解质与血压,及时补充钠、钾、钙、镁等。

3.肾上腺糖皮质激素

目前认为,肾上腺皮质激素通过抑制核转录因子-κB 的活性,进一步抑制多种细胞因子、NO 等炎症因子的活化及释放,从而改善脑组织的炎症反应,减轻脑水肿。糖皮质激素是唯一有效的作用较长的抗脑水肿制剂,用药后约 12 小时颅内压明显降低,可持续 6~9 天,故与甘露醇有协同作用。临床上首选地塞米松,开始每次静脉注射 0.5~1 mg/kg,4~6 小时一次,连用 2~4 次后,改为每天 0.1~0.5 mg/kg,根据病情应用 3~5 天,也可选用氢化可的松,但效果不如地塞米松。地塞米松可抑制机体免疫力而加重或扩散感染,故对于感染性脑水肿必须与强有力的抗生素合用。因该药可致上消化道出血,故在大剂量使用时加用胃黏膜保护剂。

4.其他药物

(1)氧自由基清除剂:临床常用的有维生素 E 与维生素 C,维生素 C 剂量为每天 0.1 g/kg,维生素 E 则为每天 20~30 mg/kg,两药合用较单用效果好。

(2)脑组织代谢激活剂:儿科临床常用的有脑活素、胞磷胆碱。脑活素剂量为每天 2~5 mL 加入 10%葡萄糖中,静脉滴注,不少于 2 小时滴注完毕。连用 10~15 天,偶有发热的不良反应。间隔 7~10 天后,可再用 1~2 个疗程。胞磷胆碱剂量为每天 125~250 mg,加入 10%葡萄糖 50 mL 于 30~60 分钟滴完,10~14 为 1 个疗程,必要时间隔 7 天,再用 1~2 个疗程,其他脑代谢激活剂如细胞色素 C、ATP、泛醌、γ-氨酪酸、吡拉西坦片(脑复康)、盐酸吡硫醇片(脑复新)、都可喜等均可选用。

(3)纳洛酮:为阿片受体拮抗剂,对脑组织损伤有保护作用,剂量为每天 0.01~0.03 mg/kg,静脉滴注,疗程 1~3 天。

(四)液体疗法

对于小儿脑水肿应采取"边补边脱"的液体疗法进行补液治疗。分为以下几种情况:①脑水肿合并休克或严重脱水者,应"快补慢脱"以及时纠正休克与脱水,维持正常脑灌注压;②脑水肿合并脑疝或呼吸衰竭者,应"快脱慢补"以防治加重脑水肿;③脑水肿合并休克及脑疝或呼吸衰竭者,应"快补快脱",根据病情随时调整"补"与"脱"的快慢;④应用脱水剂与利尿剂后,尿量增多者,应"快补慢脱",以防发生利尿导致血液量不足、低血压等;⑤脑水肿合并心肌炎、心功能障碍者,应先利尿,再慢补、慢脱,以防加重心脏负荷而导致心力衰竭;⑥新生儿及婴儿脑水肿应先利尿,再慢补慢脱;⑦脑水肿合并尿少或尿闭者,必须首先分辨是因血容量不足还是急性肾衰竭所致;⑧轻症或恢复期脑水肿者,应少补少脱。以上 8 种情况均需使患儿始终保持轻度脱水状态。

即眼窝稍下陷,口唇黏膜稍干燥,而皮肤弹性及血压在正常范围内。在治疗过程密切观察病情变化,随时调整输液速度与液体成分。

四、护理评估

(一)病因分析

宫内病毒、弓形虫、螺旋体及细菌感染,引起先天异常如中脑导水管闭塞、脑池发育不良、室间孔闭锁等;蛛网膜研究证明,胎儿宫内脑积水的病因有异质性,约75%的宫内脑积水的胎儿出生后死亡,只有7.5%的宫内脑积水的胎儿出生后可正常生长发育。如是先天性导水管狭窄畸形:除发育畸形外,先天性病毒感染也有影响;先天性第四脑室形成大囊,枕部突出及小脑畸形称之为 Dandy-Walker;Galen 大静脉畸形,压迫导水管引起脑积水;Arnold-Chiari 综合征,小脑扁桃体下蚓部疝入椎管内,脑桥和延髓扭曲延长,并且部分延髓向椎管内移位;在先天性脑积水中,有些发生在儿童期或以后出现导水管狭窄性脑积水多为散发性,病因不清。散发性导水管狭窄也可在儿童期或青春期出现进行性脑积水。

(二)临床观察

儿童脑积水的临床表现是根据患者的发病年龄而变化的。婴幼儿期以头围不正常的速度增长,颅缝裂开,前囟饱满,头皮变薄,头皮静脉清晰可见并有怒张,用强光照射时有头颅透光现象,叩诊头顶呈实性鼓音。患儿易激惹,表情淡漠,饮食差,出现持续高调短促的哭泣。头颅与面不相称,头大而面小,双眼球呈下视状态,亦称"落日征",2周岁以内儿童出现弱视。儿童期由于骨缝闭合,脑积水与婴幼儿不同,主要表现为颅压高症状,双侧颈部疼痛,恶心、呕吐。部分有暂时或持久性视力降低及智力发育障碍,精神运动发育迟缓,轻度痉挛及瘫痪。

(三)辅助检查

颅透光试验阳性,颅脑超声或 CT 观察脑室大小。

(四)治疗

1.药物治疗

药物治疗只适用于轻度脑积水,一般用于分流术前暂时控制脑积水的发展。

2.脑室分流术

儿童脑积水目前主要以手术治疗为主,临床通常首选脑室-腹腔分流术。另外不能行腹腔分流的患者可采用脑室-心房分流;脊髓-蛛网膜下腔-脑室分流术只适用于交通性脑积水。

3.非分流手术

切除侧脑室脉络丛和第三脑室造瘘,效果不好,很少用。

五、护理诊断

(一)颅压增高

在婴幼儿期颅压增高主要表现为骨缝裂开、前囟饱满、严重者头皮变薄和头皮静脉清晰可见,并有怒张;儿童期由于骨缝闭合,颅压高的症状同颅内占位。

(二)神经系统发育障碍

脑积水严重者可引起神经系统功能损害,如智力低下、语言障碍和发育异常。

(三)营养低于机体需要量

脑积水引起颅内压增高后,食欲缺乏、恶心、呕吐。

（四）自理能力缺陷

自理能力缺陷与年龄和疾病有关。

（五）家庭应对能力改变

家庭应对能力改变与脑积水可能威胁生命有关。

六、护理目标

（1）发现颅压高的症状及时抢救。

（2）提供合理营养膳食。

（3）保证患者生活需要得到满足。

（4）让家长了解脑积水对儿童生长发育的损害,提高应对能力。

七、护理措施

（一）观察疾病进展情况

（1）定时测量和记录头围（枕额径:沿眉毛上方、耳朵顶端到枕骨隆凸处）。

（2）观察及记录前囟门的大小及膨胀程度。

（3）观察颅压增高的症状（有无恶心、呕吐、前囟门张力、意识、瞳孔和生命体征改变）。

（4）外观改变:头大小、额是否突出、落日眼、角弓反张姿势。

（二）及时处理颅压高情况

（1）通知医师,备好抢救物品。

（2）头部抬高30°。

（3）保持呼吸道通畅,防止误吸、窒息。

（4）开放静脉,按医嘱给药,控制输液速度。

（5）给予心电监护,监测生命体征、瞳孔变化。

（6）保持病室安静,减少环境对患儿的不良刺激。

（三）给予适当营养

（1）少量多餐喂患儿,喂食前后减少活动,减少呕吐,若频繁呕吐应配合医师监测体液不足及电解质变化。

（2）抱着患儿成半坐位姿势,如患儿头很重,护士手臂应放在椅子把手上以支托头部,卧位时应抬高床头侧卧或头偏向一侧。

（3）喂食后抬高床头,防止呕吐后发生吸入性肺炎,给予充裕时间排气。

（4）记录出入量。

（四）保持皮肤完整性及功能位

（1）患儿置于柔软平整的床上,有条件可用气垫床。

（2）保持头皮和全身皮肤清洁干燥。

（3）定时翻身、翻身时注意头部与身体轴向旋转,保持良肢位。

（4）眼睑闭合不良的患儿,要保持眼睛潮湿,预防角膜溃疡及感染。

（五）给予患儿父母情感支持,促进应对能力

（1）提供正确的知识和相关解释。

（2）纠正错误观念,以减轻家属的焦虑与自责。

（3）若发现有严重的不良反应,由专业医师给予解答、咨询与辅导。

（六）术后护理

（1）保持伤口完整性,防止患儿用手抓伤口,枕上应垫无菌巾,配合医师换药。患儿哭闹、护理人员或家长要耐心护理,禁止使用镇静剂。

（2）术后有饮食差、加之呕吐频繁的患儿要及时补充各种营养,防止水、电解质紊乱。

（3）观察患儿头部、腹部伤口有无渗出、感染。记录引流量、颜色和尿量、尿色及尿比重。观察患儿腹部有无不耐管体征,如腹痛、腹泻、呕吐等。观察感染指征:体温变化、伤口脓性分泌物、分流管路周围红肿及压痛、血常规变化。

（4）观察有无颅内压增高症状:如情绪激动、囟门膨胀、嗜睡、呕吐和血压变化等。

（5）患儿应卧于健侧,避免头部伤口骨骼及硬脑膜受压,耳部应放棉垫保护。

（6）脑脊液分流术后,应观察记录囟门膨出或紧绷的情况,作为调整患儿姿势的依据。

（7）较大患儿很在意术前剃发,术后头皮下导管,护士应与患儿沟通,让他们表达自己的害怕和担忧,建立自尊,鼓起面对现实的勇气。

（苑东欣）

第二节 小儿急性感染性喉炎

急性感染性喉炎是由病毒或细菌等引起的喉部黏膜的急性炎症,多见于 5 岁以下的儿童,冬、春季发病较多。由于小儿喉腔狭小、黏膜下血管淋巴组织丰富,声门下组织疏松等解剖特点,患儿易出现犬吠样咳嗽、声音嘶哑、吸气性喉鸣伴呼吸困难,严重时出现喉梗阻症状,若处理不及时,可危及生命。

一、临床特点

（一）症状

1.发热

患儿可有不同程度的发热,严重时体温可高达 40 ℃以上并伴有中毒症状。

2.咳嗽

轻者为刺激性咳嗽,伴有声音嘶哑,较重的有犬吠样咳嗽。

3.喉梗阻症状

呈吸气性喉鸣、三凹症,重者迅速出现烦躁不安、吸气性呼吸困难、青紫、心率加快等缺氧症状。临床将喉梗阻分为 4 度。

（1）Ⅰ度喉梗阻:安静时如常人,但活动（或受刺激）后可出现喉鸣及吸气性呼吸困难。胸部听诊呼吸音清晰,心率无改变。

（2）Ⅱ度喉梗阻:即使在安静状态下也有喉鸣和吸气性呼吸困难。听诊可闻喉鸣传导或气管呼吸音,呼吸音强度大致正常。心率稍快,一般状况尚好。

（3）Ⅲ度喉梗阻:吸气性呼吸困难严重,除上述表现外,还因缺氧严重而出现明显发绀,患儿常极度不安、躁动、恐惧、大汗,胸廓塌陷,呼吸音明显减低。心率增快,常＞140 次/分,心音低钝。

(4)Ⅳ度喉梗阻:由于呼吸衰竭及逐渐体力耗竭,患儿极度衰竭,呈昏睡状或进入昏迷,三凹征反而不明显,呼吸微弱,呼吸音几乎消失,胸廓塌陷明显,心率或慢或快,心律失常,心音微弱,面色由发绀变成苍白或灰白。

(二)体征

咽部充血,肺部无湿性啰音。直达喉镜检查可见黏膜充血肿胀,声门下黏膜呈梭状肿胀,黏膜表面有时附有黏稠性分泌物。

二、护理评估

(一)健康史

询问发病情况,病前有无上呼吸道感染现象。

(二)症状、体征

检查患儿有无发热、声音嘶哑、咳嗽、气促、三凹征。

(三)社会、心理

评估患儿及家长的心理状态、对疾病的了解程度、家庭环境及经济情况,了解患儿有无住院的经历。

(四)辅助检查

了解病原学及血常规检查结果。

三、常见护理问题

(一)低效性呼吸形态

其与喉头水肿有关。

(二)舒适的改变

其与咳嗽、呼吸困难有关。

(三)有窒息的危险

其与喉梗阻有关。

(四)体温过高

其与感染有关。

四、护理措施

(一)改善呼吸功能,保持呼吸道通畅

(1)保持室内空气清新,每天定时通风 2 次,保持室内湿度在 60% 左右,以缓解喉肌痉挛,湿化气道。

(2)适当抬高患儿颈肩部,怀抱小儿使头部稍后仰以保持气道通畅,体位舒适。

(3)Ⅱ度以上喉梗阻患儿应给予吸氧。

(4)吸入用布地奈德混悬液＋肾上腺素用生理盐水稀释后雾化吸入,每天 3～4 次,以消除喉水肿,恢复气道通畅。

(5)指导较大患儿进行有效的咳嗽,当患儿剧烈咳嗽时,可嘱患儿深呼吸以抑制咳嗽。

（二）密切观察病情变化

根据患儿三凹征、喉鸣、青紫及烦躁的表现来判断缺氧的程度，及时发现喉梗阻，积极处理，避免窒息。如有喉梗阻先兆，立即通知医师，备好抢救物品，积极配合抢救。

（三）发热护理

监测体温变化，发热时给温水擦浴，解热贴敷前额，必要时按医嘱给予药物降温。

（四）提高患儿的舒适度

卧床休息，减少活动，各种护理操作尽量集中进行，避免哭闹。一般情况下不用镇静剂，若患儿过度烦躁不安，可遵医嘱用地西泮、苯巴比妥肌内注射或 10%水合氯醛灌肠。因氯丙嗪及吗啡有抑制呼吸的作用，不宜应用。

五、健康教育

（1）向患儿家长讲解疾病的有关知识和护理要点，指导家长耐心细致地喂养，进食易消化的流质或半流质，多饮水，不吃有刺激性的食物，避免患儿进食时发生呛咳。

（2）向家长说明雾化吸入的重要性，鼓励患儿配合治疗。

（3）避免哭闹时间过长，吸入有害气体或进食辛辣食物，刺激损伤喉部。

六、出院指导

（1）注意锻炼身体，合理喂养，增强机体抵抗力。

（2）养成良好卫生生活习惯，饭后漱口，多饮水，保持口腔清洁。

（3）一旦发生痉挛性喉炎（出现呼吸紧促如犬吠，喉鸣，吸气困难，胸廓塌陷，唇色青紫）应立即送医院治疗，并保持气道通畅（患儿头向后仰，解开衣领）。

（苑东欣）

第三节　小儿急性上呼吸道感染

急性上呼吸道感染是小儿最常见的疾病，主要侵犯鼻、鼻咽和咽部，常诊断为"急性鼻咽炎（普通感冒）""急性咽炎""急性扁桃体炎"等，也可统称为上呼吸道感染，或简称"上感"。

一、病因

各种病毒和细菌都可引起上呼吸道感染，尤以病毒为多见，占"上感"发病病原体的60%甚至90%以上，常见有鼻病毒、腺病毒、副流感病毒、流感病毒、呼吸道合胞病毒等，其他病毒如冠状病毒、肠道病毒、单纯疱疹病毒、EB病毒等也可引起。细菌感染常继发于病毒感染之后，其中溶血性链球菌占重要地位，其次为肺炎链球菌、葡萄球菌、嗜血流感杆菌，偶尔也有革兰氏阴性杆菌，亦有报告肺炎支原体菌亦可引起上呼吸道感染。

二、病理改变

病变部位早期表现为毛细血管和淋巴管扩张，黏膜充血水肿、腺体及杯状细胞分泌增加及单核细胞和吞噬细胞浸润,以后转为中性粒细胞浸润,上皮细胞和纤毛上细胞坏死脱落。恢复期上皮细胞新生、黏膜修复、恢复正常。

三、临床表现

本病多为散发,偶然亦见流行。婴幼儿患病症状较重,年长儿较轻。婴幼儿患病时可有或无流涕、鼻塞、打喷嚏等呼吸道症状,常突发高热、呕吐、腹泻,甚至因高热而引起惊厥;年长儿患者常有流涕、鼻塞、打喷嚏、咽部不适、发热等症状,可伴有轻度咳嗽与声嘶;部分患儿发病早期可出现脐周围阵痛、咽炎、咽痛等症状,咽黏膜充血,若咽侧索也受累,则在咽两外侧壁上各见一纵行条索状肿块突出。疱疹性咽峡炎,在咽弓、软腭、悬雍垂黏膜上可见数个或数十个灰白色小疱疹,直径 1~3 mm,周围有红晕,1~2 天破溃成溃疡。咽结膜热患者,临床特点为发热 39 ℃左右,咽炎及结膜炎同时存在,而有别于其他类型的上呼吸道感染。急性扁桃体炎除了发热咽痛外,扁桃体可见明显红肿,表面有黄白色脓点,可融合成假膜状。

四、实验室检查

病毒感染时白细胞计数多偏低或正常,粒细胞不增高。病因诊断除病毒分离与血清反应外,近年来广泛利用免疫荧光、酶联免疫等方法开展病毒学的早期诊断,对初步鉴别诊断有一定帮助。细菌感染时白细胞计数及中性粒细胞可增高;由链球菌引起者血清抗链球菌溶血素"O"滴度增高,咽拭子培养可有致病菌生长。

五、诊断

急性上呼吸道感染具有典型症状,如发热、鼻塞、咽痛、扁桃体肿大等全身和局部症状,结合季节、流行病学特点等,临床诊断并不困难,但对病原学的诊断则需依靠病毒学和细菌学检查。

六、鉴别诊断

(1)症状中以高热惊厥和腹痛严重者,须与中枢神经系统感染和急腹症等疾病相鉴别。

(2)很多急性传染病早期,也有上呼吸道感染的症状,虽然现在预防接种比较普遍及传染病发病率明显下降,但在传染病流行季节要仔细询问麻疹、猩红热、腮腺炎、百日咳、流感以及脊髓灰质炎的流行接触史。当夏季时尤要注意和中毒性疾病的早期相鉴别。

(3)如有高热、流涎、拒食、咽后壁及扁桃体周围有小疱疹及小溃疡者,可诊断为疱疹性咽峡炎;如高热、咽红伴眼结膜充血,可诊为咽结膜热;扁桃体红肿且有渗出者为急性扁桃体炎或化脓性扁桃体炎;如有明显流行史、高热、四肢酸痛、头痛等全身症状而较鼻咽部症状更重时,要考虑为流行性感冒。

七、治疗

(一)一般治疗

充分休息,多饮水,注意隔离,预防并发症。WHO 在急性呼吸道感染的防治纲要中指出,关于感冒的治疗主要是家庭护理和对症处理。

（二）对症治疗

1.高热

高热时口服阿司匹林类,剂量为每次 10 mg/kg,持续高热可每 4 小时口服一次;亦可用对乙酰氨基酚(扑热息痛),剂量为每次 5～10 mg/kg,市场上多为糖浆剂,便于小儿服用。高热时还可用赖氨酸阿司匹林或阿尼利定等肌内注射,同时亦可用冷敷、温湿敷、乙醇擦浴等物理方法降温。

2.高热惊厥

出现高热惊厥可针刺人中、十宣等穴位或肌内注射苯巴比妥钠每次 4～6 mg/kg,有高热惊厥史的小儿可在服退热剂同时服用苯巴比妥等镇静剂。

3.鼻塞

乳儿鼻塞妨碍喂奶时,可在喂奶前用 0.5％麻黄碱 1～2 滴滴鼻,年长儿亦可加用氯苯那敏等脱敏剂。

4.咽痛

疱疹性咽峡炎时可用冰硼酸、锡类散、金霉素鱼肝油或碘甘油涂抹口腔内疱疹或溃疡处。年长儿可口含碘喉片及其他中药利咽喉片,如华素片、度美芬、四季润喉片、草珊瑚、西瓜霜润喉片等。

（三）病因治疗

如诊断为病毒感染,目前常用 1％利巴韦林滴鼻,每 2～3 小时双鼻孔各滴 2～3 滴,或口服利巴韦林口服液(威乐星),或用利巴韦林口含片;亦有用口服金刚烷胺、病毒灵(吗啉胍片),但疗效不肯定。如明确腺病毒或单纯性溃疡病毒感染亦有用碘苷(疱疹净)、阿糖胞苷。近年来有报道用干扰素治疗重症病毒性感染取得较好疗效。如诊断为细菌感染,大多合并有中耳炎、鼻窦炎、化脓性扁桃体炎、淋巴结炎以及下呼吸道炎症时,可选用复方新诺明、氨苄西林、阿莫西林或其他抗生素。但多数上呼吸道感染病例不应滥用抗生素。

（四）风热两型

风热两型治法以清热解表为主,常用中成药有银翘解毒片、桑菊感冒片、感冒退热冲剂、板蓝根冲剂及双黄连口服液等。

八、预防

减少上呼吸道感染的根本办法在于预防。平时要多户外活动,增强体质,要避免交叉感染,特别是在感冒流行季节要少去公共场所或串门;注意气候骤变,及时添减衣服;对体弱儿及反复呼吸道感染儿可服玉屏风散或左旋咪唑,0.25～3 mg/(kg·d),每周服 2 天停 5 天,3 个月为一个疗程,亦可口服卡慢舒。这些治疗目的多是增强机体抵抗力,预防呼吸道感染复发。

九、并发症

正常 5 岁以下小儿每年患急性呼吸道感染 4～6 次,但有的患儿患呼吸道感染的次数过于频繁,可称为反复呼吸道感染,简称复感儿。

（一）影响因素

由于小儿正处在生长发育之中,身体的免疫系统还未发育完善,缺乏抵御微生物侵入的能力,故很容易患急性呼吸道感染,但有的患儿由于环境或机体本身条件比一般小儿更易患急性呼吸道感染,影响因素有以下几点。

1.机体条件

如患儿长期营养不良,婴儿母乳不足又未及时添加辅食,体内缺乏必需的蛋白质、脂肪及热量不足,影响器官组织的正常发育致抵抗力低下;也有的家庭经济条件并不差,但父母缺乏科学育儿知识,偏食或喂养不合理,特别是只喝牛奶、巧克力,缺乏多种维生素和微量元素如铁、锌等,也会对免疫系统造成损害,抗病能力下降而易患病。

2.环境因素

环境因素特别是大气污染或被动吸烟。如冬天屋内生炉子,空气中大量烟雾、粉尘以及有害物质进入小儿呼吸道;同样被动吸烟也是。这些有害物质不但损伤呼吸道正常黏膜,而且还可降低抵抗力,诱发呼吸道感染。有报道在吸烟家庭中生长的婴儿比无吸烟家庭的小儿患急性呼吸道感染的机会大数倍至近10倍。

3.先天因素

小儿患有先天的免疫缺陷病或暂时性免疫低下也可造成反复呼吸道感染。

(二)诊断

根据1987年全国小儿呼吸道疾病学术会议讨论标准做出诊断(表7-1)。

表7-1　小儿反复呼吸道疾病诊断标准

年龄(岁)	上呼吸道感染(次/年)	下呼吸道感染(次/年)
0～2	7	3
3～5	5	2
6～12	5	2

(三)治疗

急性感染可参照上述方法外,还要针对引起反复上感的原因,如增加营养、改善环境因素。应该指出患先天性免疫缺陷的小儿是极少数,大部分还是护理问题,因此,增强患儿体质是治疗及预防之根本。加强体育锻炼及注意户外活动,使患儿增强适应外界环境及气候变化的能力;同时注意对反复呼吸道感染患儿的生活护理,随气候变化增减衣服,切忌过捂过冷,这些都是治疗反复呼吸道感染的关键。

十、护理评估

(一)健康史

询问发病情况,注意有无受凉史,或当地有无类似疾病的流行,患儿发热开始时间、程度,伴随症状及用药情况;了解患儿有无营养不良、贫血等病史。

(二)身体状况

观察患儿精神状态,注意有无鼻塞、呼吸困难,测量体温,检查咽部有无充血和疱疹,扁桃体及颈部淋巴结是否肿大,结合咽喉膜有无充血,皮肤有无皮疹,腹痛及支气管、肺受累的表现,了解血常规等实验室检查结果。

(三)心理-社会状况

了解患儿及家长的心理状态和对该病因的预防及护理知识的认识程度;评估患儿家庭环境及经济情况,注意疾病流行趋势。

十一、常见护理诊断与合作性问题

（一）体温过高

其与上呼吸道感染有关。

（二）潜在并发症（惊厥）

其与高热有关。

（三）有外伤的危险

其发生外伤与发生高热惊厥时抽搐有关。

（四）有窒息的危险

其与发生高热惊厥时胃内容物反流或痰液阻塞有关。

（五）有体液不足的危险

其与高热大汗及摄入减少有关。

（六）低效性呼吸形态

其与呼吸道炎症有关。

（七）舒适的改变

其与咽痛、鼻塞等有关。

十二、护理目标

（1）患儿体温降至正常范围（36.0～37.5 ℃）。

（2）患儿不发生惊厥或惊厥时能被及时发现。

（3）患儿维持于舒适状态，无自伤及外伤发生。

（4）患儿呼吸道通畅，无误吸及窒息发生。

（5）患儿体温正常，能接受该年龄组的液体入量。

（6）患儿呼吸在正常范围，呼吸道通畅。

（7）患儿感到舒适，不再哭闹。

十三、护理措施

（1）保持室内空气新鲜，每天通风换气 2～4 次，保持室温 18～22 ℃，湿度 50％～60％，空气每天用过氧乙酸或含氯制剂喷雾消毒 2 次。有患儿居住的房间最好用空气消毒机，消毒净化空气。

（2）密切观察体温变化，体温超过 38.5 ℃时给予物理降温，如头部冷敷、腋下及腹股沟处置冰袋，温水或乙醇擦浴。冷盐水灌肠，必要时给予药物降温：对乙酰氨基酚、安乃近、柴胡、肌内注射尼日利亚。

（3）发热者卧床休息直到退热 1 天以上可适当活动，做好心理护理，提供玩具、画册等，有利于减轻焦虑、不安情绪。

（4）防止发生交叉感染，患儿与正常小儿分开，接触者戴口罩，防止继发细菌感染。

（5）保持口腔清洁，每天用生理盐水漱口 1～2 次，婴幼儿可经常喂少量温开水以清洗口腔，防止口腔炎的发生。

（6）保持鼻咽部通畅，及时清除鼻腔分泌物和干痂，鼻孔周围应保持清洁，避免增加鼻腔压力,使炎症经咽管向中耳发展引起中耳炎。鼻腔严重时于清洁鼻腔分泌部后用0.5%麻黄碱液滴鼻,每次1~2滴;对鼻塞而妨碍吸吮的婴幼儿,宜在哺乳前10~15分钟滴鼻,使鼻腔通畅,保持吸吮。

(7)多饮温开水,以加速毒物排泄和降低体温,患儿衣着、被子不宜过多,出汗后及时给患儿用温水擦干汗液,更换衣服。

(8)每4小时测体温一次,体温骤升或骤降时要随时测量并记录,如患儿病情加重,体温持续不退,应考虑并发症的可能,需要及时报告医师并及时处理,如病程中出现皮疹,应区别是否为某种传染病的早期征象,以便及时采取措施。

(9)注意观察咽部充血、水肿等情况,咽部不适时给予润喉含片或雾化吸入(雾化吸入药物可用利巴韦林、糜蛋白酶、地塞米松加20~40 mL注射用水,2次/天)。

(10)室内安静减少刺激,发生高热惊厥时按惊厥护理常规。

(11)给予易消化和富含维生素的清淡饮食,必要时静脉补充营养和水分。

(12)患儿安置在有氧气、吸痰器的病室内。

(13)平卧、头偏向一侧,注意防止舌咬伤。防止呕吐物误吸,防止舌后倒引起窒息,应托起患儿下颌同时解开衣物及松开腰带,以减轻呼吸道阻力。

(14)密切观察病情变化,防止发生意外,如坠床或摔伤等。

(15)抽搐时上、下牙之间放牙垫,防止舌及口唇咬伤,患儿持续发作时,可按照医嘱给予对症处理。

(16)按医嘱用止惊药物,如地西泮、苯巴比妥等,观察患儿用药后的反应,并记录。

(17)治疗、护理等集中进行,保持安静,减少刺激。

(18)保持呼吸道通畅,及时吸痰,发绀者给予吸氧,窒息者给人工呼吸,注射呼吸兴奋剂。

(19)高热者给予物理降温或退热剂降温,在严重感染并伴有循环衰竭,抽搐、高热者,可行冬眠疗法,冬眠期间不能搬动患儿或突然竖起,防止直立性休克。

(20)详细记录发作时间,抽动的姿势、次数及特点,因有的患儿抽搐时间相当短暂,虽有几秒钟,抽搐姿势也不同,有的像眨眼一样,有的口角微动,有的肢体像无意乱动一样等,因此需仔细注视才能发现。

(21)密切观察血压、呼吸、脉搏、瞳孔的变化,并做好记录。

十四、健康教育

(1)指导家庭护理:因上呼吸道感染患儿多不住院,要帮助患儿家长掌握上呼吸道感染的护理要点。让患儿多饮水,促进代谢及体内毒素的排泄;饮食要清淡,少食多餐,给高蛋白、高热量、高维生素的流质或半流质饮食;要注意休息,避免剧烈活动,防止咳嗽加重。患儿鼻塞时呼吸不畅可在哺乳及临睡前用0.5%的麻黄碱溶液滴鼻,每次1~2滴,可使鼻腔通畅。但不能用药过频,以免引起心悸等表现。

(2)指导预防并发症的方法,以免引起中耳炎、鼻窦炎,介绍如何观察并发症的早期表现,如高热持续不退而复升,淋巴结肿大,耳痛或外耳道流脓,咳嗽加重、呼吸困难等,应及时与医护人员联系并及时处理。

(3)介绍上呼吸道感染的预防重点,增加营养和体格锻炼,避免受凉;在上呼吸道感染流行季节避免到人多的公共场所;有流行趋势时给易感儿服用板蓝根、金银花、连翘等中药汤剂预防,对反复发生上呼吸道感染的小儿应积极治疗原发病,改善机体健康状况。鼓励母乳喂养,积极防治各种慢性病,如维生素 D 缺乏性佝偻病、营养不良及贫血等,在集体儿童机构中,有如上感流行趋势,应早期隔离患儿,室内用食醋熏蒸法消毒。

(4)用药指导:指导患儿家长不要给患儿滥服感冒药,如成人速效伤风胶囊,以及其他市场流行各种感冒药、消炎药、抗病毒药,必须在医师指导下服药,服药时不要与奶粉、糖水同服,两种药物必须间隔半小时以上再服用。

(苑东欣)

第四节 小 儿 肺 炎

肺炎系指不同病原体或其他因素所致的肺部炎症,以发热、咳嗽、气促、呼吸困难和肺部固定湿啰音为共同临床表现,该病是儿科常见疾病中能威胁生命的疾病之一。据联合国儿童基金会统计,全世界每年有 350 万左右<5 岁儿童死于肺炎,占<5 岁儿童总病死率的 28%;我国每年<5 岁儿童因肺炎死亡者约 35 万,占全世界儿童肺炎死亡数的 10%。因此积极采取措施,降低小儿肺炎的病死率,是 21 世纪世界儿童生存、保护和发展纲要规定的重要任务。

目前,小儿肺炎的分类尚未统一,常用方法有四种,各种肺炎可单独存在,也可两种同时存在。①病理分类:可分为支气管肺炎、大叶性肺炎、间质性肺炎等。②病因分类:感染性肺炎,如病毒性肺炎、细菌性肺炎、支原体肺炎、衣原体肺炎、真菌性肺炎、原虫性肺炎;非感染性肺炎,如吸入性肺炎、坠积性肺炎等。③病程分类:急性肺炎(病程<1 个月),迁延性肺炎(病程 1~3 个月),慢性肺炎(病程>3 个月)。④病情分类:轻症肺炎(主要为呼吸系统表现)、重症肺炎(除呼吸系统受累外,其他系统也受累,且全身中毒症状明显)。

临床上若病因明确,则按病因分类,否则按病理分类。

一、病因与发病机制

引起肺炎的主要病原体为病毒和细菌,病毒中最常见的为呼吸道合胞病毒,其次为腺病毒、流感病毒等;细菌中以肺炎链球菌多见,其他有葡萄球菌、链球菌、革兰氏阴性杆菌等。低出生体重、营养不良、维生素 D 缺乏性佝偻病、先天性心脏病等患儿易患本病,且病情严重,容易迁延不愈,病死率也较高。

病原体多由呼吸道入侵,也可经血行入肺,引起支气管、肺泡、肺间质炎症,支气管因黏膜水肿而管腔变窄,肺泡壁因充血水肿而增厚,肺泡腔内充满炎症渗出物,影响了通气和气体交换;同时由于小儿呼吸系统的特点,当炎症进一步加重时,可使支气管管腔更加狭窄,甚至阻塞,造成通气和换气功能障碍,导致低氧血症及高碳酸血症。为代偿缺氧,患儿呼吸与心率加快,出现鼻翼翕动和三凹征,严重时可产生呼吸衰竭。由于病原体作用,重症常伴有毒血症,引起不同程度的感染中毒症状。缺氧、二氧化碳潴留及毒血症可导致循环系统、消化系统、神经系统的一系列症状以及水、电解质和酸碱平衡紊乱。

(一)循环系统

缺氧使肺小动脉反射性收缩,肺循环压力增高,形成肺动脉高压;同时病原体和毒素侵袭心肌,引起中毒性心肌炎。肺动脉高压和中毒性心肌炎均可诱发心力衰竭。重症患儿常出现微循环障碍、休克甚至弥散性血管内凝血。

（二）中枢神经系统

缺氧和高碳酸血症使脑血管扩张、血流减慢,血管通透性增加,致使颅内压增高。严重缺氧和脑供氧不足使脑细胞无氧代谢增加,造成乳酸堆积、ATP生成减少和Na-K离子泵转运功能障碍,引起脑细胞内水、钠潴留,形成脑水肿。病原体毒素作用亦可引起脑水肿。

（三）消化系统

低氧血症和毒血症可引起胃黏膜糜烂、出血、上皮细胞坏死脱落等应激性反应,导致黏膜屏障功能破坏,使胃肠功能紊乱,严重者可引起中毒性肠麻痹和消化道出血。

（四）水、电解质和酸碱平衡紊乱

重症肺炎可出现混合性酸中毒,因为严重缺氧时体内需氧代谢障碍、酸性代谢产物增加,常可引起代谢性酸中毒;而二氧化碳潴留、H_2CO_3增加又可导致呼吸性酸中毒。缺氧和二氧化碳潴留还可导致肾小动脉痉挛而引起水钠潴留,重症者可造成稀释性低钠血症。

二、临床表现

（一）支气管肺炎

支气管肺炎为小儿最常见的肺炎。多见于3岁以下婴幼儿。

1.轻症

以呼吸系统症状为主,大多起病较急。主要表现为发热、咳嗽和气促。

(1)发热:热型不定,多为不规则热,新生儿或重度营养不良儿可不发热,甚至体温不升。

(2)咳嗽:较频,早期为刺激性干咳,以后有痰,新生儿则表现为口吐白沫。

(3)气促:多发生在发热、咳嗽之后,呼吸频率加快,每分钟可达40～80次,可有鼻翼翕动、点头呼吸、三凹征、唇周发绀。肺部可听到较固定的中、细湿啰音,病灶较大者可出现肺实变体征。

2.重症

重症肺炎常有全身中毒症状及循环、神经、消化系统受累的临床表现。

(1)循环系统:常见心肌炎、心力衰竭及微循环障碍。心肌炎表现为面色苍白、心动过速、心音低钝、心律失常,心电图显示ST段下移和T波低平、倒置;心力衰竭表现为呼吸突然加快,心律＞60次/分;极度烦躁不安,明显发绀,面色发灰;心率增快,＞180次/分,心音低钝有奔马率;颈静脉怒张,肝脏迅速增大,尿少或无尿,颜面或下肢水肿等。

(2)神经系统:表现为烦躁或嗜睡,脑水肿时出现意识障碍、反复惊厥、前囟膨隆、脑膜刺激征等。

(3)消化系统:常有食欲缺乏、腹胀、呕吐、腹泻等;重症可引起中毒性肠麻痹和消化道出血,表现为严重腹胀、肠鸣音消失、便血等。

若延误诊断或病原体致病力强,可引起脓胸、脓气胸、肺大泡等并发症,多表现为体温持续不退,或退而复升,中毒症状或呼吸困难突然加重。

（二）几种不同病原体所致肺炎的特点

1.呼吸道合胞病毒性肺炎

其由呼吸道合胞病毒感染所致,多见于2岁以内婴幼儿,尤以2～6个月婴儿多见。常于上呼吸道感染后2～3天出现干咳、低至中度发热,喘憋为突出表现,2～3天后病情逐渐加重,出现呼吸困难和缺氧症状。肺部听诊可闻及多量哮鸣音、呼气性喘鸣,肺基底部可听到细湿啰音。喘憋严重时可合并心力衰竭、呼吸衰竭。临床上有两种类型。

(1)毛细支气管炎:有上述临床表现,但中毒症状不严重,当毛细支气管接近完全阻塞时,呼吸音可明显减低,胸部 X 线常显示不同程度的梗阻性肺气肿和支气管周围炎,有时可见小点片状阴影或肺不张。

(2)间质性肺炎:全身中毒症状较重,呼吸困难明显,肺部体征出现较早,胸部 X 线呈线条状或单条状阴影增深,或互相交叉成网状阴影,多伴有小点状致密阴影。

2.腺病毒性肺炎

此为腺病毒引起,在我国以 3、7 两型为主,11、12 型次之。本病多见于 6 个月～2 岁的婴幼儿。起病急骤,呈稽留高热,全身中毒症状明显,咳嗽较剧,可出现喘憋、呼吸困难、发绀等。肺部体征出现较晚,常在发热 4～5 天后出现湿啰音,以后病变融合而呈现肺实变体征,少数患儿可并发渗出性胸膜炎。胸部 X 线改变的出现较肺部体征为早,可见大小不等的片状阴影或融合成大病灶,并多见肺气肿,病灶吸收较缓慢,需数周至数月。

3.葡萄球菌肺炎

这主要包括金黄色葡萄球菌及白色葡萄球菌所致的肺炎,多见于新生儿及婴幼儿。临床起病急,病情重,进展迅速;多呈弛张高热,婴儿可呈稽留热;中毒症状明显,面色苍白、咳嗽、呻吟、呼吸困难,皮肤常见一过性猩红热样或荨麻疹样皮疹,有时可找到化脓灶,如疖肿等。肺部体征出现较早,双肺可闻及中、细湿啰音,易并发脓胸、脓气胸等,可合并循环、神经及胃肠功能障碍。胸部 X 线常见浸润阴影,易变性是其特征。

4.流感嗜血杆菌肺炎

此类肺炎由流感嗜血杆菌引起。近年来,由于广泛使用广谱抗生素和免疫抑制剂,加上院内感染等因素,流感嗜血杆菌感染有上升趋势,多见于<4 岁的小儿,常并发于流感病毒或葡萄球菌感染者。临床起病较缓,病情较重,全身中毒症状明显,有发热、痉挛性咳嗽、呼吸困难、鼻翼翕动、三凹征、发绀等。体检肺部有湿啰音或肺实变体征,易并发脓胸、脑膜炎、败血症、心包炎、中耳炎等。胸部 X 线表现多种多样。

5.肺炎支原体肺炎

本型肺炎由肺炎支原体引起,多见于年长儿,婴幼儿发病率也较高。以刺激性咳嗽为突出表现,有的酷似百日咳样咳嗽,咯出黏稠痰,甚至带血丝;常有发热,热程 1～3 周。年长儿可伴有咽痛、胸闷、胸痛等症状,肺部体征不明显,常仅有呼吸音粗糙,少数闻及干湿啰音。婴幼儿起病急,呼吸困难、喘憋和双肺哮鸣音较突出。部分患儿出现全身多系统的临床表现,如心肌炎、心包炎、溶血性贫血、脑膜炎等。胸部 X 线检查可分为四种改变:①肺门阴影增浓。②支气管肺炎改变。③间质性肺炎改变。④均一的实变影。

6.衣原体肺炎

沙眼衣原体肺炎多见于 6 个月以下的婴儿,可于产时或产后感染,起病缓,先有鼻塞、流涕,后出现气促、频繁咳嗽,有的酷似百日咳样阵咳,但无回声,偶有呼吸暂停或呼气喘鸣,一般无发热。可同时患有结膜炎或有结膜炎病史。胸部 X 线呈弥漫性间质性改变和过度充气。肺炎衣原体肺炎多见于 5 岁以上小儿,发病隐匿,体温不高,咳嗽逐渐加重,两肺可闻及干湿啰音。X 线显示单侧肺下叶浸润,少数呈广泛单侧或双侧浸润。

三、治疗要点

采取综合措施,积极控制感染,改善肺的通气功能,防止并发症。

（一）控制感染

根据不同病原体选用敏感抗生素积极控制感染,使用原则:早期、联合、足量、足疗程,重症宜静脉给药。

WHO推荐的四种第1线抗生素:复方磺胺甲基异噁唑、青霉素、氨苄西林、阿莫西林,其中青霉素为首选药,复方磺胺甲基异噁唑不能用于新生儿。怀疑有金葡菌肺炎者,推荐用氨苄西林、氯霉素、苯唑西林或氯唑西林和庆大霉素。我国卫健委对轻症肺炎推荐使用头孢氨苄（头孢菌素Ⅳ）。大环内酯类抗生素如红霉素、交沙霉素、罗红霉、阿奇霉素素等对支原体肺炎、衣原体肺炎等均有效;除阿奇霉素外,用药时间应持续至体温正常后 5～7 天,临床症状基本消失后3 天。支原体肺炎至少用药 2～3 周。应用阿奇霉素3～5 天1 个疗程,根据病情可再重复1 个疗程,以免复发。葡萄球菌肺炎比较顽固,疗程宜长,一般于体温正常后继续用药 2 周,总疗程6 周。

病毒感染尚无特效药物,可用利巴韦林、干扰素、聚肌胞、乳清液等,中药治疗有一定疗效。

（二）对症治疗

止咳、止喘、保持呼吸道通畅;纠正低氧血症,水、电解质与酸碱平衡紊乱;对于中毒性肠麻痹者,应禁食、胃肠减压,皮下注射新斯的明。对有心力衰竭、感染性休克、脑水肿、呼吸衰竭者,采取相应的治疗措施。

（三）肾上腺皮质激素的应用

若中毒症状明显,或严重喘憋,或伴有脑水肿、中毒性脑病、感染性休克、呼吸衰竭等以及胸膜有渗出者,可应用肾上腺皮质激素,常用地塞米松,每天 2～3 次,每次 2～5 mg,疗程3～5 天。

（四）防治并发症

对并发脓胸、脓气胸者及时抽脓、抽气;对年龄小、中毒症状明显、脓液黏稠经反复穿刺抽脓不畅者,以及有张力气胸者进行胸腔闭式引流。

四、护理措施

（一）改善呼吸功能

（1）保持病室环境舒适,空气流通,温湿度适宜,尽量使患儿安静,以减少氧的消耗。不同病原体肺炎患儿应分室居住,以防交叉感染。

（2）置患儿于有利于肺扩张的体位并经常更换,或抱起患儿,以减少肺部淤血和防止肺不张。

（3）给氧:凡有低氧血症,有呼吸困难、喘憋、口唇发绀、面色灰白等情况立即给氧;婴幼儿可用面罩法给氧,年长儿可用鼻导管法;若出现呼吸衰竭,则使用人工呼吸器。

（4）正确留取标本,以指导临床用药;遵医嘱使用抗生素治疗,以消除肺部炎症,促进气体交换;注意观察治疗效果。

（二）保持呼吸道通畅

（1）及时清除患儿口鼻分泌物,经常协助患儿转换体位,同时轻拍背部,边拍边鼓励患儿咳嗽,以促使肺泡及呼吸道的分泌物借助重力和震动易于排出;病情许可的情况下可进行体位引流。

（2）给予超声雾化吸入，以稀释痰液，利于咳出，必要时予以吸痰。

（3）遵医嘱给予祛痰剂，如复方甘草合剂等；对严重喘憋者，遵医嘱给予支气管解痉剂。

（4）给予易消化、营养丰富的流质、半流质饮食，少食多餐，避免过饱影响呼吸；哺喂时应耐心，防止呛咳引起窒息；重症不能进食者，给予静脉营养。保证液体的摄入量，以湿润呼吸道黏膜，防止分泌物干结，利于痰液排出；同时可以防止发热导致的脱水。

（三）加强体温监测

观察体温变化并警惕高热惊厥的发生，对高热者给予降温措施，保持口腔及皮肤清洁。

（四）密切观察病情

（1）如患儿出现烦躁不安、面色苍白、气喘加剧、心率加速（＞160次/分）、肝脏在短时间内急剧增大等心力衰竭的表现，及时报告医师，给予氧气吸入并减慢输液速度，遵医嘱给予强心、利尿药物，以增强心肌收缩力，减慢心率，增加心搏出量，减轻体内水钠潴留，从而减轻心脏负荷。

（2）若患儿出现烦躁或嗜睡、惊厥、昏迷、呼吸不规则等，提示颅内压增高，立即报告医师并共同抢救。

（3）患儿腹胀明显伴低钾血症时，及时补钾；若有中毒性肠麻痹，应禁食，予以胃肠减压，遵医嘱皮下注射新斯的明，以促进肠蠕动，消除腹胀，缓解呼吸困难。

（4）如患儿病情突然加重，出现剧烈咳嗽、烦躁不安、呼吸困难、胸痛、面色发绀、患侧呼吸运动受限等，提示并发脓胸或脓气胸，应及时配合进行胸穿或胸腔闭式引流。

（五）健康教育

向患儿家长讲解疾病的有关知识和护理要点，指导家长合理喂养，加强体格锻炼，以改善小儿呼吸功能；对易患呼吸道感染的患儿，在寒冷季节或气候骤变外出时，应注意保暖，避免着凉；定期健康检查，按时预防接种；对年长儿说明住院和注射等对疾病痊愈的重要性，鼓励患儿克服暂时的痛苦，与医护人员合作；教育患儿咳嗽时用手帕或纸捂嘴，不随地吐痰，防止病原菌污染空气而传染给他人。

（苑东欣）

第五节　小儿原发性心肌病

小儿原发性心肌病是指病因不明，病变局限于心肌的一组疾病。依据临床和病理改变可分为扩张性心肌病、肥厚性心肌病、限制性心肌病，以前两类常见。临床上以缓慢进展的心脏增大、心律失常及心功能不全为主要表现，病因尚不清楚，可能与遗传因素、免疫因素及感染因素有关，个别柯萨奇病毒所致心肌炎可转化为心肌病。本病预后不良，常并发心力衰竭而死亡。

一、临床特点

（一）扩张性心肌病

扩张性心肌病(dilated cardiomyopathy,DCM)又称充血型心肌病(congestive cardio myopathy,CCM)，主要表现为慢性充血性心力衰竭。

1.症状与体征

较大儿童表现为乏力、食欲缺乏、不爱活动、腹痛,活动后呼吸困难及心动过速,尿少、水肿。婴儿出现喂养困难、体重不增、吮奶时呼吸困难、多汗、烦躁不安、食量减少。约10%患儿会发生晕厥。体检时心率、呼吸加快,脉搏细弱,血压正常或偏低,有的可有奔马律,可闻及Ⅱ~Ⅲ/6级收缩期杂音,肝脏增大,下肢水肿。

2.辅助检查

(1)X线检查:心脏增大,并以左心室为主或普遍性增大,呈球形。心搏减弱,肺淤血明显。

(2)心电图:左心肥厚,各种心律失常以及非特异性ST-T改变。

(3)超声心电图:左心房、左心室明显扩大,左心室流出道增宽,心室壁活动减弱。

(二)肥厚性心肌病

肥厚性心肌病(hypertrophic cardiomyopathy,HCM)是一种遗传性疾病,其特征为心室肥厚,心腔无扩大。临床表现具有多变性。

1.症状与体征

婴儿常见症状有呼吸困难,心动过速,喂养困难。较重者发生心力衰竭,伴随青紫。儿童多无明显症状,常因心脏杂音而首次就诊。少数儿童有呼吸加快、乏力、心绞痛、晕厥,并可于活动后发生猝死。体检有的可听到奔马律,有的在胸骨左缘下端及心尖部可听到Ⅰ~Ⅲ/6级收缩期杂音。

2.辅助检查

(1)X线检查:左室轻到中度增大。

(2)心电图:左室肥厚伴劳损,可有ST-T改变及病理性Q波及各种心律失常。

(3)超声心动图:室间隔非对称性肥厚,室间隔厚度与左心室后壁厚度之比大于或等于1.3。左心室流出道狭窄。

(三)限制性心肌病

限制性心肌病(restrictive cardiomyopathy,RCM)又称闭塞性心肌病,常见于儿童及青少年,预后不良。

1.症状与体征

起病缓慢,表现为原因不明的心力衰竭。右心病变主要表现为静脉压升高、颈静脉怒张、肝大、腹水及下肢水肿,很像缩窄性心包炎。左心病变有呼吸困难、咳嗽、咯血、胸痛,有时伴有肺动脉高压的表现。

2.辅助检查

(1)X线检查:心影扩大,肺血减少。

(2)心电图:心房肥大、房性期前收缩、心房颤动、ST-T改变、P-R间期延长及低电压。

(3)超声心动图:左右心房明显扩大(左房尤为明显)、左右心室腔正常或变小。

二、护理评估

(一)健康史

询问患儿发病前有无感染的病史及其家族史。

(二)症状、体征

测量生命体征,评估心率、心律、呼吸、血压、心功能。

（三）社会、心理

了解患儿及其家长对疾病的性质、预后的认识程度和心理需求。

（四）辅助检查

了解分析 X 线、心电图、超声等各种检查结果。

三、常见护理问题

（一）心排血量减少

其与心室扩大、肥厚致心肌收缩力减弱有关。

（二）体液过多

其与肾灌注量减少、水、钠潴留、尿量排出减少有关。

（三）有感染的危险

其与机体抵抗力降低有关。

（四）合作性问题

猝死。

四、护理措施

（一）限制活动

卧床休息，让患儿保持稳定、愉悦的心情。

（二）饮食护理

低盐饮食，增加维生素、蛋白质、微量元素的摄入，对服用利尿剂者应鼓励多进食含钾丰富的食物，如香蕉、橘子等。

（三）供氧

根据缺氧程度可给予鼻导管或面罩吸氧。

（四）密切观察病情

监测患儿血压、脉搏、呼吸、心律、尿量及意识状态。注意观察心力衰竭的早期表现，有无心律失常及栓塞症状。

（五）用药护理

应用强心药、利尿剂、扩血管药物时要观察其疗效及不良反应，尤其是扩张性心肌病因其对洋地黄耐受性差，故尤应警惕发生中毒。

（六）预防诱因

心力衰竭者应避免过度劳累。饮食清淡，忌暴饮暴食，预防便秘，以免用力大便诱发心力衰竭。控制输液速度，保持病室安静、整洁、舒适，保证充足睡眠，保持室内空气新鲜和温度适宜，防止呼吸道感染。

（七）健康教育

（1）向家长解释该病病程长及本病预后等情况，需要长期调整生活及精神状况。

（2）合理安排活动与休息时间。

（3）当患儿出现心悸、呼吸困难时应立即停止活动，并取平卧位，必要时予以吸氧。

五、出院指导

（1）调整情绪，促进身心健康。

（2）饮食要易消化、低盐、高维生素、少量多餐。

（3）扩张性心肌病患儿应避免劳累,宜长期卧床休息,减轻与延缓心脏扩大,促进心功能的恢复;肥厚性心肌病患儿要避免剧烈运动,情绪激动,突然用力或提取重物致猝死。

（4）本病进展缓慢,应定期复查及指导合理用药。

（5）避免感染居室空气清新,经常通风,不去人群集中的公共场所,注意气候变化,及时增减衣服,避免受凉而引发感冒。

（苑东欣）

第六节　小儿病毒性心肌炎

一、概述

病毒性心肌炎是由多种病毒侵犯心脏,引起局灶性或弥漫性心肌间质炎性渗出和心肌纤维变性、坏死或溶解的疾病,有的可伴有心包或心内膜炎症改变。可导致心肌损伤、心功能障碍、心律失常和周身症状。可发生于任何年龄,近年来发生率有增多的趋势,是儿科常见的心脏疾病之一。据全国九省市"病毒性心肌炎协作组"调查,其发病率占住院患儿总数的5.97%,占门诊患者总数的0.14%。

（一）病因

近年来由于病毒学及免疫病理学的迅速发展,通过大量动物实验及临床观察,证明多种病毒皆可引起心肌炎。其中柯萨奇病毒B6(1~6型)最常见,其他如柯萨奇病毒A、ECHO病毒、脊髓灰质炎病毒、流感及副流感病毒、腮腺炎病毒、水痘病毒、单纯疱疹病毒、带状疱疹病毒及肝炎病毒等也可能致病。由于柯萨奇病毒具有高度亲心肌性和流行性,据报道在很多原因不明的心肌炎和心包炎中,约39%系由柯萨奇病毒B所致。

尽管罹患病毒感染的机会很多,而多数不发生心肌炎,在一定条件下才发病。例如当机体由于继发细菌感染(特别是链球菌感染)、发热、缺氧、营养不良、接受类固醇或放射治疗等,而抵抗力低下时,可诱发发病。

病毒性心肌炎的发病原理至今未完全了解,目前提出病毒学说、免疫学说、生化机制等几种学说。

（二）病理

病毒性心肌炎病理改变轻重不等。轻者常以局灶性病变为主,而重者则多呈弥漫性病变。局灶性病变的心肌外观正常,而弥漫性者则心肌苍白、松软,心脏呈不同程度的扩大、增重。镜检可见病变部位的心肌纤维变性或断裂、心肌细胞溶解、水肿、坏死。间质有不同程度水肿,以及淋巴细胞、单核细胞和少数多核细胞浸润。病变以左室及室间隔最显著,可波及心包、心内膜及传导系统。

慢性病例心脏扩大,心肌间质炎症浸润及心肌纤维化并有瘢痕组织形成,心内膜呈弥漫性或局限性增厚,血管内皮肿胀等变化。

二、临床表现

病情轻重悬殊。轻症可无明显自觉症状,仅有心电图改变。重型可出现严重的心律失常、充血性心力衰竭、心源性休克,甚至个别患者因此而死亡。大约有 1/3 以上病例在发病前 1～3 周或发病同时呼吸道或消化道病毒感染,同时伴有发热、咳嗽、咽痛、周身不适、腹泻、皮疹等症状,继而出现心脏症状如年长儿常诉心悸、气短、胸部及心前区不适或疼痛、疲乏感等。发病初期常有腹痛、食欲缺乏、恶心、呕吐、头晕、头痛等表现。3 个月以内婴儿有拒乳、苍白、发绀、四肢凉、两眼凝视等症状。心力衰竭者,呼吸急促、突然腹痛、发绀、水肿等;心源性休克者,烦躁不安,面色苍白、皮肤发花、四肢厥冷或末梢发绀等;发生窦性停搏或心室颤动时可突然死亡;高度房室传导阻滞在心室自身节律未建立前,由于脑缺氧而引起抽搐、昏迷称心脑综合征,如病情拖延至慢性期,常表现为进行性充血心力衰竭、全心扩大,可伴有各种心律失常。

体格检查:多数心尖区第一心音低钝。一般无器质性杂音,仅在胸前或心尖区闻及Ⅰ～Ⅱ级吹风样收缩期杂音。有时可闻及奔马律或心包摩擦音。心律失常多见如阵发性心动过速、异位搏动、心房颤动、心室扑动、停搏等。严重者心脏扩大,脉细数,颈静脉怒张,肝大和压痛,肺部啰音等;或面色苍白、四肢厥冷、皮肤发花、指(趾)发绀、血压下降等。

三、辅助检查

(一)实验室检查

(1)白细胞计数在(10～20)×10⁹/L,中性粒细胞偏高。血沉、抗链“O”大多数正常。

(2)血清肌酸磷酸激酶、乳酸脱氢酶及其同工酶、谷草转氨酶在病程早期可增高。超氧化歧化酶急性期降低。

(3)若从心包、心肌或心内膜分离到病毒,或用免疫荧光抗体检查找到心肌中有特异的病毒抗原,电镜检查心肌发现有病毒颗粒,可以确定诊断;咽洗液、粪便、血液、心包液中分离出病毒,同时结合恢复期血清中同型病毒中和抗体滴度较第一份血清升高或下降 4 倍以上,则有助于病原诊断。

(4)补体结合抗体的测定以及用分子杂交法或聚合酶链反应检测心肌细胞内的病毒核酸也有助于病原诊断。部分病毒性心肌炎患者可有抗心肌抗体出现,一般于短期内恢复,如持续提高,表示心肌炎病变处于活动期。

(二)心电图检查

心电图在急性期有多变与易变的特点,对可疑病例应反复检查,以助诊断。其主要变化为 ST-T 改变,各种心律失常和传导阻滞。恢复期以各种类型的期前收缩为多见。少数为慢性期患儿可有房室肥厚的改变。

(三)X 线检查

心影正常或不同程度的增大,多数为轻度增大。若反复迁延不愈或合并心力衰竭,心脏扩大明显。后者可见心搏动减弱,伴肺淤血、肺水肿或胸腔少量积液。有心包炎时,有积液征。

(四)心内膜心肌活检

心导管法心内膜心肌活检,在成人患者中早已开展,小儿患者仅是近年才有报道,为心肌炎诊断提供了病理学依据。据报道,原因不明的心律失常、充血性心力衰竭患者,经心内膜心肌活检证明约 40% 为心肌炎;临床表现和组织学相关性较差。原因是 EMB 取材很小且局限,以及取材时不一定是最佳机会;心内膜心肌活检本身可导致心肌细胞收缩,而出现一些病理性伪迹。因此,对于心内膜心肌活检病理无心肌炎表现者不一定代表心脏无心肌炎,此时临床医师不能忽视临床诊断。此项检查一般医院尚难开展,不作为常规检查项目。

四、诊断与鉴别诊断

(一)诊断要点

1.病原学诊断依据

(1)确诊指标:自患儿心内膜、心肌、心包(活检、病理)或心包穿刺液检查,发现以下之一者可确诊心肌炎由病毒引起。①分离到病毒。②用病毒核酸探针查到病毒核酸。③特异性病毒抗体阳性。

(2)参考依据:有以下之一者结合临床表现可考虑心肌炎系病毒引起。①自患儿粪便、咽拭子或血液中分离到病毒,且恢复期血清同抗体滴度较第一份血清升高或降低 4 倍以上。②病程早期患儿血中特异性 IgM 抗体阳性。③用病毒核酸探针自患儿血中查到病毒核酸。

2.临床诊断依据

(1)心功能不全、心源性休克或心脑综合征。

(2)心脏扩大(X 线、超声心动图检查具有表现之一)。

(3)心电图改变以 R 波为主的两个或两个以上主要导联(I、II、aVF、V_5)的 ST-T 改变持续 4 天以上伴动态变化,窦房传导阻滞,房室传导阻滞,完全性右或左束支阻滞,成联律、多形、多源、成对或并行性期前收缩,非房室结及房室折返引起的异位性心动过速,低电压(新生儿除外)及异常 Q 波。

(4)CK-MB 升高或心肌肌钙蛋白(cTnI 或 cTnT)阳性。

3.确诊依据

(1)具备临床诊断依据 2 项,可临床诊断为心肌炎。发病同时或发病前 1～3 周有病毒感染的证据支持诊断者。

(2)同时具备病原学确诊依据之一,可确诊为病毒性心肌炎,具备病原学参考依据之一,可临床诊断为病毒性心肌炎。

(3)凡不具备确诊依据,应给予必要的治疗或随诊,根据病情变化,确诊或除外心肌炎。

(4)应除外风湿性心肌炎、中毒性心肌炎、先天性心脏病、结缔组织病,以及代谢性疾病的心肌损害、甲状腺功能亢进症、原发性心肌病、原发性心内膜弹力纤维增生症、先天性房室传导阻滞、心脏自主神经功能异常、β受体功能亢进及药物引起的心电图改变。

4.临床分期

(1)急性期:新发病,症状及检查阳性发现明显且多变,一般病程在半年以内。

(2)迁延期:临床症状反复出现,客观检查指标迁延不愈,病程多在半年以上。

(3)慢性期:进行性心脏增大,反复心力衰竭或心律失常,病情时轻时重,病程在 1 年以上。

(二)鉴别诊断

在考虑九省市心肌炎协作组制订的心肌炎诊断标准时,应首先除外其他疾病,包括风湿性心肌炎、中毒性心肌炎、结核性心包炎、先天性心脏病、结缔组织病或代谢性疾病或代谢性疾病的心肌损害(包括维生素 B_1 缺乏症)、原发性心肌病、先天性房室传导阻滞、高原性心脏病、克山病、川崎病、良性期前收缩和神经功能紊乱、电解质紊乱及药物等引起的心电图改变。

五、治疗、预防、预后

本症尚无特殊治疗。应结合患儿病情采取有效的综合措施,可使大部患儿痊愈或好转。

(一)一般治疗

1.休息

急性期至少应卧床休息至热退 3~4 周,有心功能不全或心脏扩大者,更应强调绝对卧床休息,以减轻心脏负荷及减少心肌耗氧量。

2.抗生素

虽对引起心肌炎的病毒无直接作用,但因细菌感染是病毒性心肌炎的重要条件因子,故在开始治疗时,均主张适当使用抗生素。一般应用青霉素肌内注射 1~2 周,以清除链球菌和其他敏感细菌。

3.保护心肌

大剂量维生素 C,具有增加冠状血管血流量、心肌糖原、心肌收缩力、改善心功能、清除自由基、修复心肌损伤的作用。剂量为 100~200 mg/(kg・d),溶于 10%~25% 葡萄糖液 10~30 mL 内静脉注射,每天一次,15~30 天为 1 个疗程;抢救心源性休克时,第一日可用 3~4 次。

至于极化液、能量合剂及 ATP 等均因难进入心肌细胞内,故疗效差,近年来多推荐:①辅酶 Q_{10} 1 mg/(kg・d),口服,可连用 1~3 个月。②1,6-二磷酸果糖 0.7~1.6 mL/kg 静脉注射,最大量不超过 2.5 mL/kg(75 mg/mL),静脉注射速度 10 mL/min,每天一次,10~15 天为 1 个疗程。

(二)激素治疗

肾上腺皮质激素可用于抢救危重病例及其他治疗无效的病例。口服泼尼松 1~1.5 mg/(kg・d),用 3~4 周,症状缓解后逐渐减量停药。对反复发作或病情迁延者,依据近年来对本病发病机制研究的进展,可考虑较长期的激素治疗,疗程不少于半年,对于急重抢救病例可采用大剂量,如地塞米松 0.3~0.6 mg/(kg・d),或氢化可的松 15~20 mg/(kg・d),静脉滴注。

(三)免疫治疗

动物及临床研究均发现丙种球蛋白对心肌有保护作用。从 1990 年开始,在美国波士顿及洛杉矶儿童医院已将静脉注射丙种球蛋白作为病毒性心肌炎治疗的常规用药。

(四)抗病毒治疗

动物试验中联合应用利巴韦林和干扰素可提高生存率,目前欧洲正在进行干扰素治疗心肌炎的临床试验,其疗效尚待确定。环孢霉素 A、环磷酰胺目前尚无肯定疗效。

(五)控制心力衰竭

心肌炎患者对洋地黄耐受性差,易出现中毒而发生心律失常,故应选用快速作用的洋地黄制剂如毛花苷 C 或地高辛。病重者用地高辛静脉滴注,一般病例用地高辛口服,饱和量用常规的 1/2~2/3 量,心力衰竭不重,发展不快者,可用每天口服维持量法。利尿剂应早用和少用,同时注意补钾,否则易导致心律失常。注意供氧,保持安静。若烦躁不安,可给镇静剂。发生急性左心功能不全时,除短期内并用毛花苷 C、利尿剂、镇静剂、氧气吸入外,应给予血管扩张剂如酚妥拉明 0.5~1 mg/kg 加入 10% 葡萄糖液 50~100 mL 内快速静脉滴注。紧急情况下,可先用半量以 10% 葡萄糖液稀释静脉缓慢注射,然后将其余半量静脉滴注。

（六）抢救心源性休克

镇静、吸氧、大剂量维生素 C、扩容、激素、升压药、改善心功能及心肌代谢等。

近年来,应用血管扩张剂硝普钠取得良好疗效,常用剂量 5～10 mg,溶于 5% 葡萄糖 100 mL 中,开始 0.2 $\mu g/(kg \cdot min)$ 滴注,以后每隔 5 分钟增加 0.1 $\mu g/kg$,直到获得疗效或血压降低,最大剂量不超过每分钟 4～5 $\mu g/kg$。

（七）纠正严重心律失常

心律失常的纠正在于心肌病变的吸收或修复。一般轻度心律失常如期前收缩、一度房室传导阻滞等,多不用药物纠正,而主要是针对心肌炎本身进行综合治疗。若发生严重心律失常如快速心律失常、严重传导阻滞都应迅速及时纠正,否则威胁生命。

六、护理

（一）护理诊断

(1)活动无耐力:与心肌功能受损,组织器官供血不足有关。

(2)舒适的改变:胸闷与心肌炎症有关。

(3)潜在并发症:心力衰竭、心律失常、心源性休克。

（二）护理目标

(1)患儿活动量得到适当控制休息得到保证。

(2)患儿胸闷缓解或消失。

(3)患儿无并发症发生或有并发症时能被及时发现和适当处理。

（三）护理措施

1.休息

(1)急性期卧床休息至热退后 3～4 周,以后根据心功能恢复情况逐渐增加活动量。

(2)有心功能不全者或心脏扩大者应绝对卧床休息。

(3)总休息时间不少于 6 个月。

(4)创造良好的休息环境,合理安排患儿的休息时间,保证患儿的睡眠时间。

(5)主动提供服务,满足患儿的生活需要。

2.胸闷的观察与护理

(1)观察患儿的胸闷情况,注意诱发和缓解因素,必要时给予吸氧。

(2)遵医嘱给予心肌营养药,促进心肌恢复正常。

(3)保证休息,减少活动。

(4)控制输液速度和输液总量,减轻心肌负担。

3.并发症的观察与护理

(1)密切注意心率、心律、呼吸、血压和面色改变,有心力衰竭时给予吸氧、镇静、强心等处理,应用洋地黄制剂时要密切观察患儿有无洋地黄中毒表现,如出现新的心律失常、心动过缓等。

(2)注意有无心律失常的发生,警惕危险性心律失常的发生,如频发室早、多源室早、二度以上房室传导阻滞房颤、室颤等。一旦发生,需及时通知医师并给予相应处理。如高度房室传导阻滞者给异丙肾上腺素和阿托品提升心率。

(3)警惕心源性休克,注意血压、脉搏、尿量、面色等变化,一旦出现心源性休克,立即取平卧位,配合医师给予大剂量维生素 C 或肾上腺皮质激素治疗。

（四）康复与健康指导

(1)讲解病毒性心肌炎的病因、病理、发病机制、临床特点及诊断、治疗措施。

(2)强调休息的重要性,指导患儿控制活动量,建立合理的休息制度。

(3)讲解本病的预防知识,如预防上呼吸道感染和肠道感染等。

(4)有高度房室传导阻滞者讲解安装心脏起搏器的必要性。

七、展望

近年来,由于对心肌炎的病原学进一步了解和诊断方法的改进,心肌炎已成为常见心脏病之一,对人类健康构成了不同程度的威胁,因而对此病的诊治研究也正日益受到重视。其中,胸闷、心悸常可提示心脏波及,心脏扩大、心律失常或心力衰竭为心脏明显受损的表现,心电图 ST-T 改变与异位心律或传导阻滞反映心肌病变的存在。但对于怀疑为病毒性心肌炎的患者,提倡进行心脏活检以行病理学检查。

但分离病毒检查或特异性荧光抗体检查存在以下几个问题。

(1)患者不宜接受。

(2)炎性组织在心肌中呈灶状分布,由于活检标本小而致病灶标本不一定取到。

(3)提取 RNA 的质量和检测方法的敏感性不同。

(4)心脏上有病毒存在,而血液中不一定有抗原或抗体检出;心脏上无病毒存在,而心脏中有抗原或抗体检出;即使二者构成阳性反应也不足以证实有病毒性心肌炎存在;只有当感染某种病毒并引起相应的心脏损害时,心脏和血液检查呈阳性反应才有意义。在检查血液中抗原或抗体时,也会因检测试剂、检查方法、操作技术的不同而使结果迥异。

因此,病毒性心肌炎的确诊相当困难。由于抗病毒药物的疗效不显著,目前建议采用中西医结合疗法。有人用黄芪、牛磺酸及一般抗心律失常等药物为主的中西医结合方法治疗病毒感染性心肌炎,取得了比较满意的效果,如中药黄芪除具有抗病毒、调节免疫、保护心肌的作用,还可拮抗病毒感染心肌细胞对 L 型钙离子通道的增加,抑制内向钠钙交换电流,改善部分心电活动,清除氧自由基,而广泛应用于临床。牛磺酸是心肌游离氨基酸的重要成分,也可通过抑制病毒复制,抑制病毒感染心肌细胞引起的钙电流增加,使受感染而降低的最大钙电流膜电压及外向钾电流趋于正常,使心肌细胞钙内流减少,在病毒性心肌炎动物模型及临床病毒性心肌炎患者中,具有保护心肌、改善临床症状等作用。

(苑东欣)

第七节　小儿先天性心脏病

一、室间隔缺损

室间隔缺损是左、右心室之间有缺损,是先天性心脏病最常见的类型,可分为流入道型、膜周型、流出道型、肌部四种。室间隔缺损可单独存在,也可与肺动脉狭窄、房间隔缺损、动脉导管未闭、大动脉错位等并存。

（一）疾病概述

1.临床表现

（1）症状：小型室间隔缺损可无症状。缺损大者左向右分流增多,肺循环血量增多,体循环血量减少,影响生长发育,患儿多消瘦、乏力、多汗,易患肺部感染,易导致心力衰竭。

（2）体征：胸骨左缘第3～4肋间可闻及Ⅲ～Ⅳ级全收缩期杂音,分流量大者,于心杂音最响处可扪及震颤,伴肺动脉高压时心杂音可减轻,P₂亢进,若伴有主动脉瓣脱垂,则可在心前区听到连续性杂音。

2.辅助检查

（1）X射线胸部片：缺损小者,改变不明显。缺损大者,即提示左、右心室增大,肺动脉段明显突出,肺门充血。

（2）心电图：缺损小者可无异常,缺损大示左心室肥大或左、右心室肥大。

（3）超声心动图：左心房、左心室内径增宽,多普勒彩色血流显像可直接见到分流的位置、方向和区别分流大小。

（4）心导管检查：并发肺动脉高压的年长患儿需要心导管检查,以确定肺高压和肺血管阻力升高的程度、对纯氧吸入和血管扩张剂的反应性。

（二）护理评估

1.健康史

评估患儿活动耐受力、饮食状况、体重增加情形,有无反复发生呼吸道感染,有无发绀及心力衰竭史。了解平常是否服用药物及其药名、服用目的、剂量、时间等。询问母亲妊娠史。

2.症状、体征

评估患儿有无因心功能不全造成的活动度减少,身高及体重是否符合其年龄的正常范围,评估皮肤颜色在休息和活动时有无差异,评估呼吸频率、节律、深度,有无发绀、发绀的程度和分布及有无心力衰竭表现。

3.社会、心理

评估家长及患儿的心理状态,了解其心理反应及对疾病的认知,了解经济状况及社会支持系统。

4.辅助检查

了解胸片、心电图、超声心动图、心导管检查结果,判断疾病的严重程度。

（三）常见护理问题

（1）活动无耐力：与组织缺氧有关。

（2）组织灌注量改变：与体液灌注不足有关。

（3）清理呼吸道无效：与术前肺充血、反复呼吸道感染、气管插管、术后疼痛有关。

（4）疼痛：与手术切口、引流管刺激有关。

（5）有感染的危险：与肺充血、术后各种侵入性管道、机体抵抗力下降有关。

（6）严重并发症：肺动脉高压危象。

（四）术前护理

（1）耐心向家长解释预防感染的重要意义,对患儿进行保护性隔离,限制探视人数,保证室内空气新鲜,温度适宜,评估患儿体温变化。

（2）监测和记录呼吸、脉搏、血压、体温,评估肝脏大小,观察有无颈静脉怒张,及时判断有无心力衰竭发生。伴有肺动脉高压患儿需要间歇低流量给氧,口服地高辛之前要测心率,并观察用药效果及有无洋地黄中毒症状。

(3)饮食护理:室间隔缺损伴肺动脉高压婴儿吸吮力较弱,容易喘、呛咳,需耐心喂养,少量多餐,奶嘴适中,避免过度疲劳及呛咳。喂奶后应拍背排气,吐奶时立即侧卧,避免吸入肺部。儿童应提供高热量、高蛋白、低盐、低脂饮食,若服用利尿剂或洋地黄时,应多吃富含钾的食物,如香蕉、柑橘、菠菜、新鲜肉类等,并观察药物疗效及不良反应。

(五)术后护理

(1)严密监测生命体征,定时评估患儿全身各系统情况,密切观察血压、心率、心律、肝脏大小、CVP 及尿量。密切观察血管活性药、利尿剂等药物疗效及不良反应。

(2)呼吸道护理:术前伴肺动脉高压患儿,术后呼吸道护理尤其重要,密切评估肺部呼吸音及气体交换情况,保持呼吸道通畅。吸痰前后充分给氧,每次抽吸时间不超过 15 秒。持续监测氧饱和度,动脉血气,评估有无缺氧的症状、体征。每 2~4 小时实施胸部物理治疗,鼓励患儿咳嗽、深呼吸,可以用手护住伤口以减轻咳嗽引起的不适。

(3)疼痛护理:评估引起患儿疼痛的原因、疼痛性质及程度。鼓励患儿诉说疼痛。指导患儿采用精神放松法,分散注意力,如听音乐、玩玩具等,缓慢深呼吸。注意保护好引流管,防止牵拉、移位引起疼痛、不适,必要时使用镇痛药并评估效果。

(4)预防感染:评估各种侵入性管道处有无感染的体征,监测体温。随时观察伤口敷料情况,并保持伤口敷料清洁干燥。保持心包、纵隔、胸腔引流管通畅,术后 48 小时内勤挤管,观察记录引流液量及性状,引流量>100 mL/h 或>3 mL/(kg·h)且连续超过 3 小时,要怀疑手术后出血可能,需立即通知医师。

(5)肺动脉高压危象的观察:肺动脉高压危象(PHC)是一种综合征,一般发生在术后 72 小时内,多见于大量左向右分流合并肺动脉高压术后的新生儿和婴儿,临床表现为患儿极度烦躁、四肢湿冷、心率增快、呼吸急促、肝脏进行性增大或变硬、少尿等,动脉血气示低氧血症或高碳酸血症或代谢性酸中毒等,须密切监测肺动脉压力、中心静脉压、生命体征、末梢循环、尿量,在心脏术后 24~48 小时,持续的肌松和镇静是一项重要的预防措施,遵医嘱使用肌松、镇静药,避免患儿剧烈哭闹。

(6)饮食护理:术后当天禁食,拔除气管插管后 12~24 小时可进食,从流质开始逐渐恢复到半流质;少量多餐;吞咽功能较弱、插管时间较长者可先予鼻饲牛奶过渡,小于 3 月龄患儿给2∶1 牛奶逐渐过渡到全奶。

(六)健康教育

(1)评估患儿及家长的知识层次、对疾病的认知程度,耐心向家长解释预防感染的重要意义、术前准备和术后治疗过程。利用图片或带患儿熟悉监护环境,提高认知,取得理解和主动配合。让康复患儿现身说法,增强患儿及家长信心。

(2)示教患儿翻身、有效咳嗽、深呼吸,训练床上排尿排便及用呼吸机期间如何表达需求。

(七)出院指导

(1)手术后 1 个月内应少量多餐,摄入低脂、高蛋白食物,以促进伤口愈合。

(2)一般伤口愈合约需 2 个月,应避免剧烈运动及撞击伤口,衣服宽松,伤口敷料保持清洁干燥。睡眠姿势应保持平卧,避免侧卧,以防胸骨移位。

(3)逐渐增加活动量,以患儿不劳累为宜。培养正常人格,促进正常发展。

(4)部分患儿手术后需继续服药,要帮助家长掌握服药注意事项及药物的不良反应,如需服用洋地黄糖浆,应使用 1 mL 针筒,精确给药,每次服用前需测心率或脉搏 1 分钟。

(5)出现下列症状、体征如发热、心慌、气短、咳嗽、发绀和水肿等应及时复诊。

二、房间隔缺损

房间隔缺损为心房间隔在胎儿期发育不全所致,出生后在心房内造成左向右分流。按病理解剖可分为继发孔(第二孔)缺损及原发孔(第一孔)缺损,以继发孔为多见。目前,大多数继发孔房间隔缺损已可以经介入方法治愈。

(一)疾病概述

1.临床表现

(1)症状:小儿时期并无任何症状,常在体检时发现。缺损较大时易反复发作肺部感染,表现为咳嗽、气促等症状。年长儿可有乏力、倦怠,活动后易感气急和心悸。

(2)体征:胸骨左缘 2~3 肋间闻及 Ⅱ~Ⅲ 级柔和的喷射性收缩期杂音,肺动脉瓣区第二心音增强亢进,固定分裂,部分患儿缺损大者在三尖瓣区可闻及舒张中期杂音。

2.辅助检查

(1)X 射线检查:右心房、右心室扩大,肺动脉段突出,肺血管纹理增多,部分病例可见肺门舞蹈症。

(2)心电图:电轴右偏,完全性或不完全性右束支传导阻滞。右心室增大,部分病例可见右心房肥大。

(3)超声心动图:右心房、右心室扩大,室间隔与左心室后壁呈同向运动,剑突下及胸骨旁四腔切面可见房间隔中断。

(4)右心导管检查:对不典型病例,若治疗需要时,可用本检查协助诊断。

(二)护理评估

(1)健康史:评估患儿饮食和形态、体重增加情形,有无反复发生呼吸道感染,有无活动后气急、发绀及心力衰竭史。了解平常是否服用药物及其药名等。询问患儿母亲妊娠史。

(2)症状、体征:评估患儿有无因心功能不全造成的活动度减少,身高及体重是否符合其年龄的正常范围,评估呼吸、心率、心律有无异常。

(3)社会、心理:了解患儿及家长对疾病的了解程度及患病的感受,患儿家庭经济状况及社会支持情况。

(4)辅助检查:了解 X 射线胸片、心电图、超声心动图、心导管检查结果。

(三)常见护理问题

(1)活动无耐力:与心功能不全有关。

(2)组织灌注量改变:与体液灌注不足有关。

(3)清理呼吸道无效:与反复呼吸道感染、气管插管、术后疼痛有关。

(4)有感染的危险:与术后置入各种侵入性管道及机体抵抗力下降有关。

(5)并发症:心律失常。

(四)术前护理

(1)预防感染:耐心向家长解释预防感染的重要意义,对患儿进行保护性隔离,限制探视人数,评估患儿体温变化。

(2)饮食护理:给患儿进食高蛋白、高热量、高维生素、易消化的饮食。分流量大的患儿由于气急,进食易疲劳,宜少量多餐。

(3)给予最大限度休息,保证充足的睡眠。

（五）术后护理

(1)心律失常的观察与护理:严密监测生命体征变化,密切观察心率、心律变化,观察有无房室传导阻滞等心律失常症状。维持水、电解质及酸碱平衡,各种护理操作要轻柔,减少对患儿的刺激。维持患儿体温及血流动力学稳定,监测恶性心律失常的出现。

(2)呼吸道护理:评估肺部呼吸音及气体交换情况,保持呼吸道通畅。持续监测氧饱和度,动脉血气,评估有无缺氧的症状。每2～4小时实施胸部物理治疗,鼓励患儿咳嗽,可以用手护住伤口以减轻咳嗽引起的不适。

(3)疼痛护理:评估引起患儿疼痛的原因,疼痛性质、程度。鼓励患儿诉说疼痛。指导患儿采用精神放松法分散注意力,如听音乐、玩玩具、缓慢深呼吸等;注意保护好引流管,防止牵拉、移位引起疼痛、不适;必要时使用镇痛药并评估效果。

(4)预防感染:评估各种侵入性管道处有无感染的体征,监测体温。随时观察伤口敷料情况,并保持伤口敷料清洁干燥。保持心包、纵隔、胸腔引流管通畅,术后48小时内勤挤管,观察并记录引流液量及性状,引流量＞100 mL/h 或＞3 mL/(kg·h)且连续超过3小时的,要怀疑手术后出血可能,需立即通知医师。

(5)饮食护理:术后当天禁食,拔除气管插管后12～24小时经口进食,从流质开始逐渐过渡到半流质,注意少量多餐,逐渐增加营养。

（六）健康教育

(1)向父母和学龄前患儿介绍环境,以口头教育、书面教育、观看照片、录像、参观监护室等方法,使其熟悉环境及设备。解释术前准备的意义和配合要点,可将某些仪器用在洋娃娃或小布偶身上操作,更能使患儿减少焦虑。鼓励患儿表达感觉,告诉患儿术后通常在监护室1～2天,父母会一直在外面等候。有条件的医院可设立探视时间,父母的出现可给患儿情绪上的支持,以减少患儿分离性焦虑。

(2)患儿清醒后告诉患儿所处的监护室环境,嘱患儿用手语表达需求。进一步向患儿解释各种生命管道的意义,并鼓励配合咳痰、进餐、排泄及各种治疗。

(3)指导患儿饮食应少量多餐,重视优质蛋白食物的补充,以促进康复。

（七）出院指导

(1)患儿可逐渐恢复身体活动,3个月至半年后仍需避免剧烈活动,如跑、跳等。

(2)以高蛋白、高热量、易消化的均衡饮食为主,切忌暴饮暴食。

(3)出现发热、心悸、气短、咳嗽、水肿等异常情况,应立即到医院就诊。

三、动脉导管未闭

动脉导管未闭是因动脉导管在成长发育过程中没有关闭(约90%的婴儿在出生2周内即自动关闭),使左心室血液进入主动脉后,有一部分由动脉导管进入肺循环,多见于女性。

（一）疾病概述

1.临床表现

(1)症状:未闭的动脉导管直径小,左向右分流小,小儿可无症状,常在体格检查时发现心脏杂音。导管粗大者分流量大,婴儿期可因左心力衰竭而产生急性呼吸困难,有些患儿可表现为反复呼吸道感染,如扩大的肺动脉压迫喉返神经易引起声音嘶哑。

(2)体征:胸骨左缘第二肋间可闻及连续机器样杂音,以收缩末期明显。在胸骨左缘第2肋间肺动脉区能扪及震颤,这是由于主动脉血流进入肺动脉所致,震颤呈持续性或出现在收缩期。四肢血压脉压增大,周围血管征阳性。若肺动脉压力升高超过主动脉压力,右向左分流可形成差异性发绀。

2.辅助检查

(1)X射线检查:分流小者,心影正常;分流量大者,多见左心室增大(左心房也可增大),主动脉结增宽,可有漏斗征,肺动脉段突出,肺血增多,有"肺门舞蹈症"。

(2)超声心动图:左心房、左心室增大,肺动脉与降主动脉之间有交通。

(3)心电图:心电图正常或左心房、左心室增大,或双室增大。

(4)一般超声心动图检查能准确判定导管的解剖和分流,无需行心导管检查,除非超声心动图提示有严重肺动脉高压,应进行心导管检查,了解有无手术指征。

(二)护理评估

(1)健康史:评估活动耐受力、进食、体重增加情形。了解平常是否服用药物及其药名等。询问家长在患儿出生时是否有早产或缺氧现象,有无反复呼吸道感染、有无心力衰竭史。

(2)症状、体征:评估有无活动量减少、呼吸困难、呼吸道感染;有无心力衰竭表现;有无差异性青紫。评估四肢血压,有无脉压增大。

(3)社会、心理:评估患儿情绪、认知、心理行为反应,家庭经济状况,社会支持情况,患儿及家长对疾病的了解程度。

(4)辅助检查:了解胸片、超声心动图、心导管等辅助检查结果。

(三)常见护理问题

(1)有感染的危险:与肺充血及肺水肿有关。

(2)清理呼吸道无效:与伤口疼痛、咳嗽无力、痰多有关。

(3)有血压升高的危险:与术后体循环血量增多、疼痛反射有关。

(4)疼痛:与手术切口、引流管刺激有关。

(5)知识缺乏:缺乏术后康复知识。

(四)术前护理

(1)预防感染:耐心向家长解释预防感染的重要意义。对患儿进行保护性隔离,限制探视人数,保证室内空气新鲜,每天通风2次,每次15~30分钟,评估患儿体温变化,监测血常规,尤其是白细胞计数。

(2)饮食护理:给患儿进食高蛋白、高热量、高维生素、易消化饮食。分流量大的患儿由于气急,进食易疲劳,宜少量多餐。注意休息。

(五)术后护理

(1)呼吸道护理:听诊双肺呼吸音,评估呼吸频率、节律,咳嗽是否有效、痰液性质、量。了解肺部情况。按时雾化吸入、吸痰,每4小时一次胸部物理疗法。鼓励患儿在深呼吸后进行有效咳嗽,咳嗽时用手压住伤口以减轻咳嗽时引起的疼痛。

(2)预防高血压危象:严密监测体温、脉搏、呼吸、特别是血压的变化,遵医嘱予降压药、镇静药,并观察药物疗效,保证患儿安静、舒适。

（3）疼痛护理：评估引起患儿疼痛的原因、疼痛性质、程度，鼓励患儿诉说疼痛。指导患儿采用精神放松法分散注意力，如听音乐、玩玩具等，缓慢深呼吸。注意保护好引流管，防止牵拉、移位引起疼痛、不适，必要时使用镇痛药并评估效果。

（4）定时挤压引流管，保持引流通畅，及时观察、记录引流液量及性质。如引流量＞3 mL/(kg·h)且连续超过3小时的，要怀疑手术后出血可能；如进食后引流液为乳白色牛奶状，要怀疑术后乳糜胸的可能，需立即通知医师。更换引流袋要严格无菌操作。观察切口敷料渗出情况，保持敷料清洁干燥。

（5）饮食护理：术后当天禁食，拔除气管插管后12～24小时可进流质，逐渐恢复到半流质，少量多餐，逐渐恢复到正常饮食。

（六）健康教育

（1）根据患儿及家长的知识层次鼓励提问，结合书面与口头教育，使家长及较大儿童了解疾病相关知识及手术的必要性，解释术前准备的必要性，取得理解及主动配合。

（2）指导术后如何增加营养，少量多餐，注意婴儿有无呛咳等情况。

（3）解释术后短时间声音嘶哑是因为喉返神经局部水肿所致，不必紧张，1～2个月会恢复。

（七）出院指导

（1）患儿在院期间就应开始制订出院指导，探讨他们的家庭关系，了解家长对患儿将来的期望，帮助其情绪上的调适，避免过度保护，渐渐恢复患儿身体活动。

（2）指导采用低脂、少刺激、高蛋白饮食，少量多餐，促进伤口愈合。

（3）伤口在1周内保持干燥，2周后可淋浴，避免用力摩擦。伤口愈合需1～2个月，适当限制活动量，避免剧烈活动及碰撞伤口。

（4）预防感染，接受拔牙等治疗时，遵医嘱预防性应用抗生素，以预防感染性心内膜炎，若患儿伴有心功能不全，则出院后仍需继续接受药物治疗。

（5）如患儿出现不明原因发热、胸痛、呼吸困难或乏力等症状，应立即到医院复诊。

（6）手术后3个月复查X射线胸片、心电图、心脏超声，观察心脏功能恢复情况。

三、法洛四联症

法洛四联症是小儿最常见的发绀型先天性心脏病，其发病率占先天性心脏病的10%左右，病理改变包括四部分：室间隔缺损；肺动脉狭窄（包括右心流出道梗阻）；主动脉骑跨；右心室肥厚。

（一）疾病概述

1.临床表现

（1）症状：在生后3个月左右出现发绀，缺氧。活动后有气促、易疲劳、蹲踞等，常有缺氧发作，表现为呼吸加快、加深，烦躁不安，发绀加重，持续数分钟至数小时。严重者可表现为神志不清，惊厥或偏瘫，甚至死亡。

（2）体征：胸骨左缘2～4肋间可闻及粗糙收缩期杂音，部分伴有收缩期震颤。发绀严重者胸骨上部两侧及背部可闻及连续性杂音，为支气管血管与肺血管间的侧支循环引起。肺动脉第二心音减弱。

2.辅助检查

（1）X射线检查：心影呈靴形，上纵隔增宽，肺动脉段凹陷，心尖上翘，25%患儿有右位主动脉弓,肺纹理减少,右心房、右心室肥厚。

(2)心电图:电轴右偏,右心房、右心室肥大。

(3)超声心动图:显示主动脉骑跨及室间隔缺损,右心室流出道肥厚、肺动脉狭窄,右心室右心房肥厚。

(4)心导管造影:确定本病的 4 个畸形和程度,了解是否合并冠状动脉畸形、降主动脉侧支循环形成及其他畸形存在。

(5)血常规:红细胞数量增多,一般在$(5.0\sim9.0)\times10^{12}$,血红蛋白含量在 $170\sim200$ g/L,红细胞容积为 $53\%\sim80\%$。

(二)护理评估

1.健康史

评估患儿活动力、睡眠、进食状态、体重增加情况,有无明显的生长发育迟缓。了解平常是否服用药物及药名,患儿出现发绀时间,有无晕厥、精神呆滞,甚至抽搐等。询问患儿母亲妊娠史。

2.症状、体征

评估患儿有无发绀及发绀的程度、分布,有无杵状指、有无特别的喜好姿势如蹲踞、屈膝等,评估呼吸形态、心功能状况。

3.社会、心理

缺氧限制了患儿正常生活,如学习、游戏、活动、社会交往等,影响了社会适应能力的发展,应评估患儿的心理状态及社会适应能力,了解患儿家长对疾病的认识程度,了解亲子关系、经济状况及社会支持系统。

4.辅助检查

了解血常规、胸片、超声心电图、心导管检查结果。

(三)常见护理问题

(1)活动无耐力:与缺氧及心功能不全有关。

(2)焦虑恐惧:与对预后的不确定,治疗情境有关。

(3)有晕厥的危险:与肺动脉狭窄有关。

(4)营养失调:低于机体需要量与组织缺氧使胃肠功能障碍、喂养困难有关。

(5)有脑血栓的危险:与血液黏稠有关。

(6)有感染的危险:与术后置入各种侵入性管道及机体抵抗力下降有关。

(7)并发症:低心脏排血量、心脏压塞。

(四)术前护理

1.心理护理

患儿及家长长期受疾病的折磨,手术复杂,危险性大,并发症多,患儿及家长往往产生恐惧、焦虑心理,应多与患儿及家长沟通,了解他们的心理特点,加强心理疏导,并介绍患儿父母认识其他类似的心脏疾病家庭,相互交流,减轻焦虑恐惧心理。

2.营养支持

进食高蛋白、高热量、高维生素、易消化食物,以增强机体对手术的耐受力。婴儿喂养时应少量多餐,可采用膝胸位,有助于增加吸吮力。有些病情较重患儿常食欲缺乏,应予以鼓励,并耐心喂养。

3.脑血管栓塞和缺氧发作的预防

监测生命体征,密切观察患儿的意识与行为。鼓励多饮水,尤其夏季要补足水分。如有腹泻、呕吐或出汗过多时,应及时补充液体纠正脱水,以防血液黏稠形成血栓。注意休息,控制活动量,小婴儿要耐心喂养,避免剧烈的活动及剧烈哭闹,防止缺氧发作,必要时给氧。

（五）术后护理

（1）严密监测患儿生命体征,评估患儿全身各系统状况,观察心率、心律、血压、中心静脉压、尿量的变化,随时评估周围循环的情况如皮肤颜色、湿度、温度、动脉搏动及口唇、甲床毛细血管和静脉充盈情况。观察有无低心脏排血量发生,血管活性药应严格控制浓度、速度,并保持通畅,以改善心肌功能,减少心脏前、后负荷,并观察用药效果及有无不良反应。

（2）呼吸道护理:保持呼吸道通畅,及时吸出呼吸道分泌物。每次吸痰前、后给予高浓度吸氧使肺膨隆1～2分钟,防止发生缺氧。吸痰次数不要过频,每次吸引时间控制在 10 秒之内。

（3）胸腔引流管的护理:患儿术前低氧血症、侧支循环丰富以及术中抗凝及血液稀释等均可致术后出血,故术后应严密观察引流液的量及性质,避免受压、打折,保持引流管通畅,定时挤压引流管,以防凝血块堵塞,如引流量＞3 mL/(kg·h)且连续超过 3 小时的,要怀疑手术后出血可能,需立即通知医师。

（4）并发症的观察预防。①低心脏排血量:患儿术后需常规应用血管活性药,用以改善和支持循环,要根据患儿血压及中心静脉压的情况调节输液速度,同时观察低心脏排出量改善情况,严格控制出入液量。尿量是反应心排血量的敏感指标,为患儿留置导尿,每小时测量一次尿量、比重、pH 等。②心律失常的观察:密切观察心率、心律变化,维持电解质平衡,充分供氧,保证充足的血容量和冠状动脉灌注,避免心肌缺氧。③出血:胸腔引流不畅会造成术后早期的心脏压塞,血液或血块压迫心脏会造成舒张期充盈受损,静脉压增高、颈静脉怒张、脉压缩小、动脉血压明显下降,对扩容几乎无反应。心脏压塞需外科紧急探查以排除心包腔内积血并控制出血。

（5）给予情绪上的支持:患儿常由于术后疼痛、分离性焦虑等因素而表现不合作情形,护士应了解患儿引起这种改变的原因,给予精神上的支持,多安抚患儿。与监护室外等候的父母不断沟通,提供资讯。

（6）饮食护理:拔除气管插管 24 小时后,尤其小婴儿,先予鼻饲牛奶过渡。拔管 48 小时后可改经口进食,先流质饮食,逐渐恢复到半流质。如插管时间长,先予鼻饲牛奶过渡。恢复期的婴儿,母乳喂养是最佳的选择。

（六）健康教育

（1）利用口头教育、书面教育、观看照片、录像,参观监护室等方法,让患儿及家长熟悉环境及设备。鼓励患儿多饮水,以防血液过度黏稠。向患儿及父母说明术前准备的意义和配合要点,鼓励患儿及家长提问,协助减轻焦虑。还应告知患儿及家长有关术后治疗的事项及其目的,以取得患儿及家长配合。

（2）术前训练目的是预防手术后并发症,包括有效咳嗽、深呼吸、翻身及体位引流。可用个别指导、集体训练的形式和游戏的方法进行,使其掌握要领,配合治疗、护理。①咳嗽训练:主要练习仰卧咳痰,嘱患儿用腹肌深吸气后,再利用腹肌动作咳嗽,或让患儿在深吸气后发"啊哈"音,有助于掌握。②深呼吸训练:主要练习腹式呼吸,用吹气球和桌上吹纸玩具等方法教患儿练习腹式呼吸。③示范肺部叩击及体位引流:告诉患儿叩击并非拍打,而是一种特殊的轻敲法。④练习床上翻身及用尿壶或便盆在床上排尿、排便等。⑤上呼吸机手语训练:如叫阿姨用手轻拍床,想大便伸大拇指,想小便伸小拇指,想喝水示指弯向拇指做成杯口状,有痰伸食指,刀口疼握拳。

(3)术后患儿清醒后,告诉患儿所处的监护室环境,嘱患儿用手语表达需求。进一步向患儿解释各种生命管道的意义,鼓励尽量配合咳痰、进餐、排泄及各种治疗。

（七）出院指导

(1)活动量由少到多,逐渐适应学习生活,避免剧烈运动。少去公共场所,以防交叉感染。

(2)患儿出院后一般还需继续用药,需让父母掌握遵医嘱服药的重要性,提高用药依从性,并注意观察用药后反应。服用地高辛应监测脉搏,以便及时发现洋地黄中毒。服用利尿剂时应多吃含钾高的食物和橘子、香蕉等水果。

(3)应适当增加营养,少量多餐,不宜过饱,更不可暴饮暴食,以免加重心脏负担。

(4)手术切口处避免用力摩擦及碰撞。睡眠宜取平卧位,避免侧卧,防止胸骨移位。

(5)若发现患儿有不明原因发热、胸痛、水肿、气急等异常应立即与医师联系。遵医嘱定期来院复查。

（苑东欣）

第八节　小儿心源性休克

心源性休克是心排血量减少所致的全身微循环障碍,是由于某些原因使心排血量过少、血压下降,导致各重要器官和外周组织灌注不足而产生的休克综合征。儿科多见于急性重症病毒性心肌炎,严重的心律失常如室上性或室性心动过速和急性克山病等心肌病。

一、临床特点

（一）原发病症状

症状因原发病不同而异,如病毒性心肌炎往往在感染的急性期发病,重症者可突然发生心源性休克,表现为烦躁不安、面色灰白、四肢湿冷和末梢发绀;如因室上性阵发性心动过速,可有阵发性发作病史并诉心前区不适、胸闷、心悸、头晕、乏力,听诊时心律绝对规则,心音低钝,有奔马律,并有典型的心电图改变。

（二）休克症状

症状因病期早晚而不同。

1.休克早期(代偿期)

患儿的血压及重要器官的血液灌注尚能维持,患儿神志清楚,但烦躁不安、面色苍白、四肢湿冷、脉搏细弱、心动过速、血压正常或出现直立性低血压、脉压缩小、尿量正常或稍减少。

2.休克期(失代偿期)

出现间断平卧位低血压,收缩压降至 10.7 kPa(80 mmHg)以下,脉压在 2.7 kPa(20 mmHg)以下,神志尚清楚,但反应迟钝、意识模糊,皮肤湿冷、出现花纹、心率更快、脉搏细速、呼吸稍快、尿量减少或无尿,婴儿<2 mL/(kg·h),儿童<1 mL/(kg·h)。

3.休克晚期

重要生命器官严重受累,血液灌注不足、血压降低且固定不变或测不到,患儿出现昏迷、肢冷发绀、脉搏弱或触不到,呼吸急促或缓慢,尿量明显减少[<1 mL/(kg·h)],甚至无尿,出现弥散性血管内凝血和多脏器功能损伤。

二、护理评估

(一)健康史
了解患儿发病前有无病毒或细菌感染史,有无心律失常、先天性心脏病等基础疾病。

(二)症状、体征
测量心率、心律、呼吸、血压,评估患儿神志、周围循环及尿量。评估疾病的严重程度。

(三)社会、心理
了解患儿及其家长对疾病的严重性、预后的认识程度和家庭、社会支持系统的状况。

(四)辅助检查
了解心肺功能各参数的动态变化。

三、常见护理问题

(一)组织灌注改变
其与肾、脑、心肺、胃肠及外周血管灌注减少有关。

(二)恐惧
其与休克所致的濒死感及对疾病预后的担心有关。

四、护理措施

(一)卧床休息
患儿采取平卧位或中凹位,头偏向一侧,保持安静,注意保暖、避免受凉而加重病情。一切治疗、护理集中进行,避免过多搬动。烦躁不安者遵医嘱给镇静剂。

(二)吸氧
根据病情选择适当的吸氧方式,保持呼吸道通畅,使氧分压维持在 9.3 kPa(70 mmHg)以上。

(三)建立静脉通路
建立两条以上静脉通路,保证扩容有效进行。遵医嘱补生理盐水、平衡盐液等晶体溶液和血浆、右旋糖酐等胶体溶液。

(四)详细记录出入液量
注意保持出入液量平衡,有少尿或无尿者应立即报告医师。

(五)皮肤护理
根据病情适时翻身,骨骼突出部位可采用气圈。翻身活动后要观察血压、心率及中心静脉压的变化。

(六)病情观察
(1)监测生命体征变化,注意患儿神志状态、皮肤色泽及末梢循环状况。

(2)观察输液反应,因输液过快、过量可加重心脏负担,一般输液速度控制<5 mL/(kg·h)。

(3)观察药物的疗效及不良反应,应用血管活性药物时避免药液外渗引起组织坏死。

(4)观察周围血管灌注:由于血管收缩,首先表现在皮肤和皮下组织,良好的周围灌注表示周围血管阻力正常。皮肤红润且温暖时表示小动脉阻力降低；皮肤湿冷、苍白表示血管收缩，小动脉阻力增高。

（七）维持正常的体温

注意保暖，但不宜体外加温，因为加温可使末梢血管扩张而影响到休克最初的代偿机制——末梢血管收缩，影响重要器官的血流灌注。同时还会加速新陈代谢，增加氧耗，加重心脏负担。

（八）保护患儿的安全

休克时患儿往往烦躁不安、意识模糊，应给予适当的约束，以防患儿坠床或牵拉、拔脱仪器和各治疗管道。

（九）心理护理

（1）医务人员在抢救过程中做到有条不紊，为患儿树立信任感，从而减少恐惧。

（2）经常巡视病房，给予关心鼓励，让患儿最亲近的人陪伴，增加患儿的安全感。

（3）及时跟患儿及家长进行沟通，使其对疾病有正确的认识，增加战胜疾病的信心。

（4）适时给予听音乐、讲故事，以分散患儿注意力。

（十）健康教育

（1）向家长说明疾病的严重性，并要求配合抢救，不要在床旁大声哭泣和喧哗。

（2）要求家长协助做好保暖和安全护理，在患儿神志模糊时适当做好肢体约束和各种管道的固定。

（3）不要随意给患儿喂水喂食，以免窒息。

（4）教会家长给患儿肢体做些被动按摩，以保证肢体功能。

五、出院指导

（1）根据原发疾病，注意休息，如重症病毒性心肌炎总休息时间不能少于 3 个月。

（2）加强营养，提高机体免疫能力。

（3）告知预防呼吸道疾病的方法，冬春季节及时增、减衣服，少去人多拥挤的公共场所。

（4）对带药回家的患儿应让家长了解药物的名称、剂量、用药方法和不良反应。

（5）定期门诊随访。

（苑东欣）

第九节　小儿急性胃炎

急性胃炎是由不同病因引起的胃黏膜急性炎症。常见病因有进食刺激性、粗糙食物，服用刺激性药物，误服腐蚀剂，细菌、病毒感染及蛋白质过敏等。

一、临床特点

（一）腹痛

大多为急性起病，腹痛突然发生，位于上腹部，疼痛明显。

（二）消化道不适症状

上腹饱胀、嗳气、恶心、呕吐。

（三）消化道出血

严重者可有消化道出血,呕吐物呈咖啡样,出血多时可呕血及黑便。有的首发表现就是呕血及黑便,如应激性胃炎、阿司匹林引起的胃炎。

（四）其他

有的患儿可伴发热等感染中毒症状。呕吐严重可引起脱水、酸中毒。

（五）胃镜检查

胃镜检查可见胃黏膜水肿、充血、糜烂。

二、护理评估

（一）健康史

了解消化道不适感开始的时间,与进食的关系。有无呕血、黑便。病前饮食、口服用药情况,有否进食刺激性食物、药物或其他可疑异物。

（二）症状、体征

评估腹痛部位、程度、性质,大便的颜色和性状等。

（三）社会、心理

评估家庭功能状态,患儿及父母对疾病的认识、态度及应对能力。

（四）辅助检查

了解胃镜检查情况。

三、常见护理问题

（1）舒适改变:与胃黏膜受损有关。

（2）焦虑:与呕血有关。

（3）合作性问题:消化道出血、电解质紊乱。

四、护理措施

（1）保证患儿休息。

（2）饮食:暂停原饮食,给予清淡、易消化流质或半流质饮食,少量多餐,必要时可停食1～2餐。停服刺激性药物。

（3）对症护理:呕吐后做好口腔清洁护理。腹痛时给予心理支持,手握患儿,轻轻按摩腹部或听音乐,以分散注意力,减轻疼痛。有脱水者纠正水、电解质失衡。出血严重时按上消化道出血护理。

（4）根据不同病因给予相应的护理:如应激性胃炎所致的休克按休克护理。

（5）病情观察:注意观察腹痛部位、程度,有无呕血、便血,有消化道出血者应严密监测血压、脉搏、呼吸、末梢循环,注意观察出血量,警惕失血性休克的发生。

（6）心理护理:剧烈腹痛和呕血都使患儿和家长紧张,耐心解释症状与疾病的关系,减轻患儿和家长的恐慌,同时给予心理支持。

（7）健康教育:①简要介绍本病发病原因和发病机制。②讲解疾病与饮食的关系,饮食治疗的意义。③饮食指导:介绍流质、半流质饮食的分辨和制作方法,告之保证饮食清洁卫生的意义。

五、出院指导

(一)饮食指导

出院初期给予清淡易消化半流质饮食、软食,少量多餐,逐渐过渡到正常饮食。避免食用浓茶、咖啡、过冷过热等刺激性食物。饮食的配置既要减少对胃黏膜的刺激,又要不失营养。牛奶是一种既有营养,又具有保护胃黏膜的流质,可以每天供给。同时由于孩子正处于生长发育阶段,食物种类要多元化。

(二)注意饮食卫生

保证食物新鲜,存留食物必须经过煮沸才能食用,凉拌食物要注意制作过程的卫生,饭前便后注意洗手。

(三)避免滥用口服药物

药物可刺激胃黏膜,破坏黏膜的保护屏障,不可滥用。某些药物还可引起胃黏膜充血、水肿、糜烂甚至出血,如阿司匹林、吲哚美辛、肾上腺皮质激素、氯化钾、铁剂、抗肿瘤药等。若疾病治疗需要则应饭后服,以减少对胃黏膜的损害。

(四)避免误服

强酸、强碱等腐蚀性物品应放置孩子取不到的地方。

(苑东欣)

第十节 小儿慢性胃炎

慢性胃炎是由多种致病因素长期作用而引起的胃黏膜炎症性病变。主要与幽门螺旋杆菌(helicobacter pylori,HP)感染、十二指肠-胃反流、不良饮食习惯、某些药物应用等因素有关。小儿慢性胃炎比急性胃炎多见。

一、临床特点

(1)腹痛:上腹部或脐周反复疼痛,往往伴有恶心、呕吐、餐后饱胀、食欲缺乏,严重时影响活动及睡眠。

(2)胃不适:多在饭后感到不适,进食不多但觉过饱,常因进食冷、硬、辛辣或其他刺激性食物引起症状或使症状加重。

(3)合并胃黏膜糜烂者可反复少量出血,表现为呕血、黑便。

(4)小婴儿还可以表现为慢性腹泻和营养不良。

(5)给予抗酸剂及解痉剂症状不易缓解。

(6)辅助检查:胃镜检查可见炎性改变,以胃窦部炎症多见。病原学检查 HP 阳性率高。胃黏膜糜烂者大便潜血阳性。

二、护理评估

(一)健康史

了解有无不良的饮食习惯,是否患过急性胃炎,有无胃痛史,有无鼻腔、口腔、咽部慢性炎症,近期胃纳有无改变,腹痛与饮食的关系,有无恶心、呕吐、腹泻等其他胃肠道不适表现。

(二)症状、体征

评估腹痛部位、程度,是否有恶心、呕吐、餐后饱胀等情况,大便颜色有否改变,有无营养不良、贫血貌。

(三)社会、心理

评估家庭饮食和生活习惯,父母及患儿对疾病的认识和态度、对患病和住院的应对能力。

(四)辅助检查

了解胃镜检查情况,实验室检查有无 HP 感染。

三、常见护理问题

(1)舒适的改变:与胃黏膜受损,腹痛有关。

(2)营养失调:低于机体需要量,与食欲缺乏、胃出血有关。

(3)知识缺乏:缺乏饮食健康知识。

四、护理措施

(一)饮食

给予易消化、富营养、温热软食,少量多餐,定时定量,避免过饥过饱,忌食生、冷和刺激性食物。

(二)腹痛的护理

通过音乐、游戏、讲故事等转移患儿的注意力,以减轻疼痛。腹痛明显者遵医嘱给予抗胆碱能药。

(三)注意观察

观察腹痛的部位、性质、程度,大便的颜色、性状。

(四)健康教育

(1)简要介绍该病的病因、发病机制、相关检查的意义,疾病对生长发育的影响。

(2)讲述疾病与饮食的关系:饮食没有规律,挑食,偏食,常食生冷、辛辣的食物对胃肠道黏膜是一种刺激。

(3)讲解饮食治疗的意义:温热柔软、少量多餐、定时定量的饮食可避免对胃黏膜的刺激,有利于胃黏膜的修复,而生冷、辛辣、油炸、粗糙的食物可使疾病反复。

五、出院指导

(一)食物的选择与配置

根据不同年龄给予不同的饮食指导,原则是食物温、软,营养丰富。

(二)培养良好的饮食习惯

进食要少量多餐,忌挑食、偏食、饱一顿饿一顿。忌食生冷、辛辣、油炸、粗糙等对胃黏膜有害的食物。不要喝浓茶、咖啡,少喝饮料,饮料中往往含有咖啡因,浓茶和咖啡对胃黏膜都具有刺激性。

（三）用药指导

（1）有 HP 感染者,要遵医嘱联合用药,坚持完成疗程。

（2）慎用刺激性药物:阿司匹林、激素、红霉素、水杨酸类药物,对胃黏膜有一定的刺激作用,要慎用。

（苑东欣）

第十一节 小 儿 腹 泻

小儿腹泻是多病原、多因素引起的以腹泻为主的一组疾病。

一、护理评估

（一）健康史

应详细询问喂养史,是母乳喂养还是人工喂养,喂何种乳品、冲调浓度、喂哺次数及量,添加辅食及断奶情况,并了解当地有无类似疾病的流行,注意患儿有无不洁饮食史、肠道内外感染、食物过敏史、外出旅游和气候变化史等。询问患儿腹泻开始时间,次数、颜色、性质、量、气味,是否伴随发热、呕吐、腹胀、腹痛及里急后重等症状,既往有无腹泻史,其他疾病史和长期服用广谱抗生素史等。

（二）身体状况

观察患儿生命体征,有无腹痛、里急后重、大便性状为松散或水样,密切观察患儿生命体征、体重、出入量、尿量、神志状态、营养状态,皮肤弹性、眼窝凹陷、口舌黏膜干燥、神经反射等脱水表现。并评估脱水的程度和性质,检查肛周皮肤有无发红、破损;了解大便常规、大便致病菌培养等实验室检查结果。

（三）心理-社会状况

腹泻是小儿的常见病、多发病,年龄越小、发病率越高,特别是在贫困和卫生条件较差的地区,家长缺乏喂养及卫生知识是导致小儿易患腹泻的重要原因。故应了解患儿家长的心理状况及对疾病的病因、护理知识的认识程度,注意评估患儿家庭的经济状况、聚居条件、卫生习惯、家长的文化程度及家长对病因、护理知识的了解程度,认识疾病流行趋势。

（四）实验室检查

了解大便常规及致病菌培养等化验结果。分析血常规、红细胞计数、血清电解质、尿素氮、二氧化碳结合力（CO_2CP）等可了解体内酸碱平衡紊乱性质和程度。

二、护理诊断

（一）体液不足

体液不足与腹泻、呕吐丢失过多和摄入量不足有关。

（二）体温过高

体温过高与肠道感染有关。

（三）有皮肤黏膜完整性受损的危险

有皮肤黏膜完整性受损的危险与腹泻大便次数增多刺激臀部皮肤及尿布使用不当有关。

（四）知识缺乏（家长）

知识缺乏与喂养知识、卫生知识及腹泻患儿护理知识缺乏有关。

（五）营养失调

营养失调与营养低于机体需要量，呕吐腹泻等消化功能障碍所致。

（六）排便异常腹泻

排便异常腹泻与喂养不当，肠道感染或功能紊乱。

（七）腹泻

腹泻与喂养不当、感染导致胃肠道功能紊乱有关。

（八）有交叉感染的可能

交叉感染与免疫力低下有关。

（九）潜在并发症

1.酸中毒

酸中毒与腹泻丢失碱性物质及热能摄入不足有关。

2.低血钾

低血钾与腹泻、呕吐丢失过多和摄入不足有关。

三、护理目标

（1）患儿腹泻、呕吐、排便次数逐渐减少至正常，大便次数性状颜色恢复正常。

（2）患儿脱水、电解质紊乱纠正，体重恢复正常，尿量正常，获得足够的液体和电解质。

（3）体温逐渐恢复正常。

（4）住院期间患儿能保持皮肤的完整性，不再有红臀发生。

（5）家长能说出婴儿腹泻的病因、预防措施和喂养知识，能协助医护人员护理患儿。

（6）患儿不发生酸中毒，低血钾等并发症。

（7）避免交叉感染的发生。

（8）保证患儿营养的补充将患儿体重保持不减或有增加。

四、护理措施

新入院的患儿首先要测量体重，便于了解患儿脱水情况和计液量。以后每周测一次，了解患儿恢复和体重增长情况。

（一）体液不足的护理

1.口服补液疗法的护理

适用于无脱水、轻中脱水或呕吐不严重的患儿，可采用口服方法，它能补充身体丢失的水分和盐，执行医嘱给口服补液盐时应在 4～6 小时之内少量多次喂，同时可以随意喂水，口服液盐一定用冷开水或温开水溶解。

（1）一般轻度脱水需 50～80 mL/kg，中度脱水需 80～100 mL/kg，于 8～12 小时内将累积损失量补足;脱水纠正后,将余量用等量水稀释按病情需要随时口服。对无脱水患儿,可在家进行口服补液的护理,可将 ORS 溶液加等量水稀释,每天 50～100 mL/kg,少量频服,以预防脱水(新生儿慎用),有明显腹胀、休克、心功能不全或其他严重并发症者及新生儿不宜口服补液。在口服补液过程中,如呕吐频繁或腹泻、脱水加重,应改为静脉补液。服用 ORS 溶液期间,应适当增加水分,以防高钠血症。

(2)护理中的注意事项:①向家长说明和示范口服液的配制方法。②向家长示范喂服方法,2 岁以下的患儿每 1～2 分钟喂 1 小勺约 5 mL,大一点的患儿可用杯子直接喝,如有呕吐,停10 分钟后再慢慢喂服(每 2～3 分钟喂一勺)。③对于在家进行口服补液的患儿,应指导家长病情观察方法。口服补液可直到腹泻停止,并继续喂养。如病情不见好转或加重,应及时到医院就诊。④密切观察病情,如患儿出现眼睑浮肿应停止服用 ORS 液,改用白开水或母乳,水肿消退后再按无脱水的方案服用。4 小时后应重新估计患儿脱水状况,然后选择上述适当的方案继续治疗护理。

2.禁食、静脉补液

禁食、静脉补液适用于中度以上脱水,吐、泻重或腹胀的患儿。在静脉输液前协助医师取静脉血做钾、钠、氯、二氧化碳结合力等项目检查。

(1)第 1 天补液:①输液总量,按医嘱要求安排 24 小时的液体总量(包括累积损失量、继续损失量和生理需要量)。并本着"急需先补、先快后慢、见尿补钾"的原则分批输入。如患儿烦躁不安,应检查原因,必要时可遵医嘱给予适量的镇静剂,如复方氯丙嗪,10% 水合氯醛,以防患儿因烦躁不安而影响静脉输液。一般轻度脱水 90～120 mL/kg,中度脱水 120～150 mL/kg,重度脱水 150～180 mL/kg。②溶液种类,根据脱水性质而定,若临床判断脱水困难,可先按等渗脱水处理。对于治疗前 6 小时内无尿的患儿首先要在30 分钟内给输入 2∶1 液,一定要记录输液后首次排尿时间,见尿后给含钾液体。③输液速度,主要取决于脱水程度和继续损失的量与速度,遵循先快后慢原则。明确每小时的输入量,一般茂菲氏滴管14～15 滴为 1 mL,严格执行补液计划,保证输液量的准确,掌握好输液速度和补液原则。注意防止输液速度过速或过缓。注意输液是否通畅,保护好输液肢体,随时观察针头有无滑脱,局部有无红肿渗液以及寒战发绀等全身输液反应。对重度脱水有明显周围循环障碍者应先快速扩容;累积损失量(扣除扩容液量)一般在前8～12 小时内补完,每小时 8～10 mL/kg;后 12～16 小时补充生理需要量和异常的损失量,每小时约5 mL/kg;若吐泻缓解,可酌情减少补液量或改为口服补液。④对于少数营养不良、新生儿及伴心、肺疾病的患儿应根据病情计算,每批液量一般减少 20%,输液速度应在原有基础减慢2～4 小时,把累积丢失的液量由 8 小时延长到 10～12 小时输完。如有条件最好用输液泵,以便更精确地控制输液速度。

(2)第 2 天及以后的补液:脱水和电解质紊乱已基本纠正,主要补充生理需要量和继续损失量,可改为口服补液,一般生理需要量为每天 60～80 mL/kg,用 1/5 张含钠液;继续损失量是丢多少补多少,用1/3～1/2张含钠液,将这两部分相加于 12～24 小时内均匀静脉滴注。

3.准确记录出入量

准确记录出入量,是医师调整患儿输液质和量的重要依据。

(1)大便次数、量(估计)及性质,大便的气味、颜色、有无黏液、脓血等。留大便常规并做培养。

(2)呕吐次数、量、颜色、气味及呕吐与其他症状的关系,体现了患儿病情发展情况。比如呕吐加重但无腹泻;补液后脱水纠正由于呕吐次数增多而效果不满意,这时要及时报告医师,以及早发现肠道外感染或急腹症。

4.严密观察病情,细心做好护理

(1)注意观察生命体征:包括体温、脉搏、血压、呼吸、精神状况。若出现烦躁不安、脉率加快、呼吸加快等,应警惕是否输液速度过快,是否发生心力衰竭和肺水肿等情况。

(2)观察脱水情况:注意患儿的神志、精神、皮肤弹性、有无口渴,皮肤、黏膜干燥程度,眼窝及前囟凹陷程度,机体温度及尿量等临床表现,估计患儿脱水程度,同时要动态观察经过补充液体后脱水症状是否得到改善。如补液合理,一般于补液后 3～4 小时应该排尿,此时说明血容量恢复,所以应注意观察和记录输液后首次排尿的时间、尿量。补液后 24 小时皮肤弹性恢复,眼窝凹陷消失,则表明脱水已被纠正。补液后眼睑出现浮肿,可能是钠盐过多;补液后尿多而脱水未能纠正,则可能是葡萄糖液补入过多,宜调整溶液中电解质比例。

(3)密切观察代谢性酸中毒的表现:中、重度脱水患多有不同程度的酸中毒,当 pH 下降、二氧化碳结合力在 25％ 容积以下时,酸中毒表现明显。当患儿出现呼吸深长、精神萎靡、嗜睡,严重者意识不清、口唇樱红、呼吸有丙酮味。应准备碱性液,及时使用碱性药物纠正,应补充碳酸氢钠或乳酸钠。注意碱性液体有无漏出血管外,以免引起局部组织坏死。

(4)密切观察低血钾表现:常发现于输液后脱水纠正时,当发现患儿尿量异常增多,精神萎靡、全身乏力、不哭或哭声低下、吃奶无力、肌张力低下、反应迟钝、恶心呕吐、腹胀及听诊肠鸣音减弱或消失,呼吸频不规整,心电图显示 T 波平坦或倒置、U 波明显、S-T 段下移(或心律失常),提示有低血钾存在,应及时补充钾盐)等临床表现,及时报告医师,做血生化检查。如是低血钾症,应遵医调整液体中钾的浓度。补充钾时应按照见尿补钾的原则,严格掌握补钾的速度,绝不可作静脉推入,以免发生高血钾引起心搏骤停。一般按每天 3～4 mmol/kg(相当于氯化钾 200～300 mg/kg)补给,缺钾明显者可增至 4～6 mmol/kg,轻度脱水时可分次口服,中、重度脱水予静脉滴入并观察记录好治疗效果。

(5)密切观察有无低钙、低镁、低磷血症:当脱水和酸中毒被纠正时,大多表现有钙、磷缺乏,少数可有镁缺乏。低血钙或低血镁时表现为手足搐搦、惊厥;重症低血磷时出现嗜睡、精神错乱或昏迷,肌肉、心肌收缩无力(营养不良或佝偻病活动期患儿更甚),这时要及时报告医师。静脉缓慢注射 10％葡萄糖酸钙或深部肌内注射 25％硫酸镁。

(6)低钠血症:低钠血症多见于静脉输液停止后的患儿。这是以为患儿进食后水样便次数再次增多。主要表现为患儿前囟及眼窝凹陷、肢端凉、精神弱、尿少等。要及时报告医师要继续补充丢失液体。

(7)高钠血症:高钠血症出现在按医嘱禁食补液或口服补液后,患儿出现烦躁不安、口渴、尿少、皮肤弹性差,甚至惊厥。这时应报告医师,必要时取血查生化,待回报结果后根据具体情况调整液体的质和量。

(8)泌尿系统感染:患儿腹泻渐好,但仍发热,阵阵哭闹不安,此时要报告医师,根据医嘱留尿常规,并寻找感染病灶。并发泌尿系感染的患儿多见于女婴,在护理和换尿布时一定要注意女婴儿会阴部的清洁,防止上行性尿路感染。

5.计算液体出入量

24 小时液体入量包括口服液体和胃肠道外补液量。液体出量包括尿、大便和不显性失水。呼吸增快时,不显性失水增加 4～5 倍,体温每升高 1 ℃,不显性失水每小时增加 0.5 mL/kg;环境湿度大小可分别减少或增加不显性失水;体力活动增多时,不显性失水增加30%。补液过程中,计算并记录24小时液体出入量,是液体疗法护理工作的重要内容。婴幼儿大小便不易收集,可用"秤尿布法"计算液体排出量。

（二）腹泻的护理

控制腹泻,防止继续失水。

1.调整饮食

根据世界卫生组织的要求对于轻中度脱水的患儿不必禁食,腹泻期间和恢复期适宜的营养对促进恢复、减少体重下降和生长停滞的程度、缩短腹泻后康复时间、预防营养不良非常重要。故腹泻脱水患儿除严重呕吐者暂禁食4～6小时(不禁水)外,均应继续喂养进食是必要的治疗与护理措施。但因同时存在着消化功能紊乱,故应根据患儿病情适当调整饮食,达到减轻胃肠道负担、恢复消化功能之目的。继续哺母乳喂养;人工喂养出生6个月以内的小儿,牛奶(或羊奶)应加米汤或水稀释,或用发酵奶(酸奶),也可用奶谷类混合物,每天6次,以保证足够的热量。腹泻次数减少后,出生6个月以上的婴儿可用平常已经习惯的饮食,选用稀粥、面条,并加些熟的植物油、蔬菜、肉末等,但需由少到多,随着病情稳定和好转,并逐渐过渡到正常饮食。幼儿应给一些新鲜、味美、碎烂、营养丰富的食物。病毒性肠炎多有双糖酶缺乏,应限制糖量,并暂停乳类喂养,改为豆制代用品或发酵奶,对牛奶和大豆过敏者应该用其他饮食,以减轻腹泻,缩短病程。腹泻停止后,继续给予营养丰富的饮食,并每天加餐一次,共2周,以赶上正常生长。双糖酶缺乏者,不宜用蔗糖,并暂停乳类。对少数严重病例口服营养物质不能耐受者,应加强支持疗法,必要时全静脉营养。

2.控制感染

感染是引起腹泻的重要原因,细菌性肠炎需用抗生素治疗。病毒性肠炎用饮食疗法和支持疗法常可痊愈。严格消毒隔离,防止感染传播,按肠道传染病隔离,护理患儿前后要认真洗手,防止感染,遵医嘱给予抗生素治疗。

3.观察排便情况

注意大便的变化,观察记录大便次数、颜色、性状、气味、量、及时送检,并注意采集黏液脓血部分,做好动态比较,根据大便常规检验结果,调整治疗和输液方案,为输液方案和治疗提供可靠依据。

（三）发热的护理

(1)保持室内安静、空气新鲜、通风良好,保持室温在18～22℃,相对湿度55%～65%,衣被适度,以免影响机体散热。

(2)让患儿卧床休息,限制活动量,利于机体康复和减少并发症的发生。多饮温开水或选择喜欢的饮料,以加快毒素排泄带走热量和降低体温。

(3)密切观察患儿体温变化:每4小时测体温一次,体温骤升或骤降时要随时测量并记录降温效果。体温超过38.5℃时给予物理降温;温水擦浴;用30%～50%的乙醇擦浴;冰枕、冷毛巾敷患儿前额,或冷敷腹股沟、腋下等大血管处;冷盐水灌肠。物理降温后30分钟测体温,并记录于体温单上。

(4)按医嘱给予抗感染药及解热药,并观察记录用药效果,药物降温后,密切观察,防止虚脱。

(5)患儿的衣服,出汗后及时擦干汗液,更换衣服,并注意保暖,在严重情况下给予吸氧,以免惊厥、抽搐发生。

(6)加强口腔护理,鼓励多漱口,口唇干燥时可涂护唇油。

(四)维持皮肤完整

由于腹泻频繁,大便呈酸性或碱性,含有大量肠液及消化酶,臀部皮肤常处于被大便腐蚀的状态,容易发生肛门周围皮肤糜烂,严重者引起溃疡及感染,要注意每次换尿布大便后须用温水清洗臀部及肛周并吸干,局部皮肤发红处涂以 5% 鞣酸软膏或 40% 氧化锌油并按摩片刻,促进血液循环。应选用消毒软棉尿布并及时更换。避免使用不透气塑料布或橡皮布,防止尿布皮炎发生。局部有糜烂者可在便后用温水洗净后用灯泡照烤,待烤干局部渗液后,再涂紫草油或 1% 龙胆紫效果更好。

(五)做好床边隔离

护理患儿前后均要认真洗手防止交叉感染。

(六)减轻患儿的恐惧

医护人员的检查、治疗应相对集中进行以减少患儿的哭闹,可根据患儿年龄给予不同玩具,减少其恐惧心理,若患儿哭闹不安影响静脉输液的顺利进行,必要时可根据医嘱适当应用镇静药物。

(七)对症治疗

腹胀明显者用肛管排气或肌内注射新斯的明。呕吐严重者针刺足三里、内关或肌内注射氯丙嗪等。

(八)注意口腔清洁

禁食患儿每天做口腔护理两次。由于长时间应用抗生素可发生鹅口疮。如口腔黏膜有乳白色分泌物附着即为鹅口疮,可涂制霉菌素;若发生溃疡性口炎时可用 3% 双氧水洗净口腔后,涂复方龙胆紫、金霉素鱼肝油。

(九)恢复期患儿护理

(1)新入院患儿分室居住,预防交叉感染。

(2)患儿消化功能恢复时,逐渐增加奶的质和量,细心添加辅食,避免小儿腹泻再次复发。

(十)健康教育

(1)宣传母乳喂养的优点,鼓励母乳喂养,尤其是出生后最初数月及出生后每个夏天更为重要,避免在夏季断奶。按时逐步加辅食,防止过食、偏食及饮食结构突然变动。如乳制品的调剂方法,辅食加方法,断奶时间选择方法,人工喂养儿根据具体情况。选用合适的代乳品。

(2)指导患儿家长配置和使用 ORS 溶液。

(3)注意饮食卫生,培养良好的卫生习惯;注意食物新鲜、清洁和奶具、食具应定时煮沸消毒,避免肠道内感染。教育儿童养成饭前便后洗手,勤剪指甲的良好习惯。

(4)及时治疗营养不良、维生素 D 缺乏性佝偻病等,加强体格锻炼,适当进行户外活动。防止受凉或过热,营养不良,预防感冒,肺炎及中耳炎等并发症的发生,避免长期滥用广谱抗生素。

(5)气候变化时及时增减衣物,防止受凉或过热,冬天注意保暖,夏天多喝水。尤其应做好腹部的保暖。集体机构中如有腹泻的流行,应积极治疗患儿,做好消毒隔离工作,防止交叉感染。

（苑东欣）

第十二节　小儿急性阑尾炎

阑尾炎是儿童常见的急腹症,病势较成人严重,治疗不及时并发腹膜炎,甚至致死。根据患儿的发病年龄及病理改变,可分为急性阑尾炎、慢性阑尾炎、婴幼儿阑尾炎、新生儿阑尾炎、寄生虫性阑尾炎(蛔虫性阑尾炎、蛲虫性阑尾炎)。

一、病因和病理

主要原因是由于阑尾腔阻塞和病原菌感染。根据病理,将阑尾炎分为3种类型:卡他性、化脓性及坏疽性阑尾炎。

二、诊断

(一)临床表现

1.胃肠道症状

(1)腹痛:最常见、最明显、最早出现的症状,从心窝部或脐部开始,由轻到重为阵发性,后转移到右下腹,持续性钝痛,阵发性加重。

(2)恶心、呕吐:比较常见,常发生在腹痛后的数小时,也有的患儿先出现呕吐。多为反射性,呕吐物多为食物。

(3)腹泻、便秘:如阑尾病变侵及盆腔,炎症刺激乙状结肠促使排便次数增加;也有的急性阑尾炎,由于肠蠕动减弱及发热、呕吐致体液丢失,少数又可出现便秘。

2.全身症状

(1)发热:体温在 38 ℃左右,大多数先腹痛后发热,随病情加重逐渐升高。

(2)脉搏:一般脉搏的加快和体温成正比,晚期中毒症状严重的患儿,脉搏快速微弱,但体温可不升。

3.查体

(1)体位:患儿喜右侧屈髋卧位,减少腹壁张力。

(2)病容:多呈急性痛苦面容。

(3)腹部压痛:右下腹麦氏点固定压痛是典型体征。但小儿盲肠移动性较大。阑尾位置不固定,压痛点可在右中腹、脐部附近、下腹中部等。

(4)腹肌紧张:腹壁腹膜受刺激、腹肌反射性收缩所致。以右下腹为甚。

(5)反跳痛:由于阑尾炎症对腹膜的刺激,出现反跳痛,可在右下腹,也可波及全腹,严重者呈"板状腹"。

(6)腹部包块:阑尾周围脓肿患儿右下腹可扪及包块,也可位于盆腔、腰部、肝下、膈下等。

(二)辅助检查

血液检查白细胞总数和中性粒细胞增多,白细胞总数可在$(10\sim20)\times10^9/L$,中性粒细胞可占 $0.75\sim0.95$。

三、鉴别诊断

（一）肠系膜淋巴结炎

肠系膜淋巴结炎多于上呼吸道感染同时存在，胃肠道症状不明显，右下腹虽有轻微压痛，但腹肌紧张不存在，且右下腹压痛不固定。经卧床休息、抗生素治疗后，数小时后即可明显减轻症状。

（二）急性胃肠炎

急性胃肠炎多因不洁饮食引起，开始有发热、痉挛性腹痛和多次腹泻，腹痛多无固定位置，肠蠕动活跃，压痛和肌紧张不明显，大便常规可见白细胞和脓球。

四、治疗

（一）保守治疗

原则上均应手术治疗，下列情况可试行保守治疗：发病超过3天、病情比较稳定、局部有炎性包块、有阑尾脓肿形成者，可待炎症消退后3个月再行阑尾切除术；腹膜炎有局限趋势、下腹痛及右下腹炎性浸润已有减轻者。在治疗过程中，如体温升高、肿块渐大、腹部压痛加重、白细胞计数明显增高，应考虑手术引流。

（二）手术治疗

1.适应证

急性单纯性阑尾炎、化脓性阑尾炎及坏疽性阑尾炎，阑尾炎穿孔并发局限性或弥漫性腹膜炎，复发性阑尾炎。

2.手术方法

（1）顺行切除阑尾：盲肠和阑尾移动性好，系膜无粘连，容易提起，行顺行切除阑尾。

（2）逆行切除阑尾：如阑尾位于盲肠后位，或粘连较重分离困难及黏膜过短时，可先离断阑尾根部施行逆行切除阑尾。

（3）腹腔引流术：阑尾穿孔形成腹膜炎时，腹腔内有大量的渗出液，盲肠壁有水肿，处理阑尾残端不用荷包缝合，以免发生粪瘘，膀胱直肠窝可放置一枚烟卷引流。但也有的学者提出不同意见，认为烟卷引流不但不能降低腹腔内的并发症及切口感染，相反可能形成细菌入路。

五、护理诊断

（一）疼痛

疼痛与阑尾炎症刺激壁腹膜或手术创伤有关。

（二）体温过高

体温过高与急性阑尾炎、感染有关。

（三）体液不足

体液不足与呕吐、高热等致体液丢失过多有关。

（四）睡眠型态紊乱

睡眠型态紊乱与术后创伤疼痛、环境改变有关。

（五）知识缺乏

缺乏急性阑尾炎疾病治疗和康复的知识。

（六）焦虑

焦虑与手术、检查及手术预后不清有关。

（七）潜在并发症

腹腔脓肿、感染性休克、化脓性门静脉炎、出血、切口感染、粘连性肠梗阻、阑尾残株炎、切口疝、慢性窦道及粪瘘等。

六、护理措施

（一）术前护理

（1）观察体温、脉搏、呼吸、精神、食欲和粪便的变化，有无恶心、呕吐、腹胀、腹痛及腹痛部位等情况。

（2）适当限制活动，阑尾周围脓肿患儿应卧床休息，以防脓肿破裂引起腹膜炎。

（3）禁饮食患儿应保证液体需要量。

（二）术后护理

1.体位护理

清醒后取半坐卧位，鼓励早下床活动，防止肠粘连。

2.饮食护理

禁饮食至肠功能恢复，恢复后按医嘱进饮食，忌进生冷和过量饮食，以免腹胀、腹痛。

3.活动指导

鼓励患儿术后在床上翻身、活动肢体，待麻醉反应消失后即下床活动，以促进肠蠕动恢复，减少肠粘连的发生。

4.切口护理

注意切口引流量和性质，渗出液多时应及时更换敷料。

5.管道护理

胃肠减压，肠功能恢复后拔除胃管，腹腔引流管视引流情况决定拔除时间。

6.心理护理

做好患儿及其家长的沟通，取得配合，减轻心理负担。

（苑东欣）

第十三节　小儿肠套叠

肠套叠指一部分肠管及其系膜套入邻近的肠管之中，临床上出现急性肠梗阻的症状。此病为婴儿期常见的急腹症，以 2 岁以下婴幼儿最多见，尤以 4～10 个月婴儿为多，男女之比为（2～3）∶1，春季多见。

一、病因

（一）病因不清

绝大多数婴儿肠套叠病例的病因不清，主要为婴幼儿，亦称原发性肠套叠。

（二）机械因素

仅 5%的病例有明显的机械因素,如梅克尔憩室、肠息肉、肠壁肿瘤和血肿等,多为年长儿,亦称继发性肠套叠。由于肠蠕动失去正常节律性,肠环肌发生持续性局部痉挛,肠近端剧烈蠕动,遂将痉挛的肠段推入远端肠腔内。发生肠套叠的常见诱因如下。

1.解剖特点

婴儿时期回盲部系膜尚未固定完善,致使回盲部游动度过大,易发生肠套叠。

2.肠蠕动紊乱

当小儿发生腹泻、发热或饮食改变时,均能引起肠蠕动不协调,导致肠套叠。

3.病毒感染

有些学者认为小儿肠套叠的发生与腺病毒感染有关,因为腺病毒感染时,回盲部肠壁淋巴组织发生炎性增生,邻近肠系膜淋巴结也发生肿大,压迫肠管;同时腺病毒感染时,肠运动功能常发生紊乱,使小儿易于发生肠套叠。

4.蛔虫感染

蛔虫所产生的毒素能刺激肠管,引起肠蠕动紊乱,从而导致肠套叠。

二、发病机制

急性原发性肠套叠其发病机制至今仍未完全明了,95%以上的小儿肠套叠属原发性的,初期,套入的肠管受挤压,特别是颈部,可因肠壁的痉挛收缩而发生不完全性肠梗阻,而肠梗阻又增加了肠蠕动阻力,导致套入部蠕动增强,迅速向前伸,套入部肠系膜套入加深,使其血管回流障碍,发生静脉性淤血、组织水肿、管壁增厚、变硬,使自动脱套成为不可能,在婴儿期,回盲部、升结肠游离度大,肠系膜缺少脂肪、单薄,有利于肠套叠发展。

三、诊断

（一）临床表现

小儿肠套叠的临床表现随年龄不同和类型不同而有差异,通常有四大特点:腹痛、呕吐、便血和腹部包块。

1.急性腹痛

突然发作剧烈的阵发性腹痛,哭闹不安、面色苍白、出汗、四肢屈张或乱动,表情痛苦,疼痛缓解时可恢复安静或嗜睡,间歇 10～20 分钟又复发,随病情发展,疼痛时间延长,间歇缩短,发生肠绞窄时,疼痛无间歇,伴腹胀及腹膜炎。

2.呕吐

腹痛初期即可呕吐,为胃内容物,晚期病例可吐出小肠液及粪便,又因完全性肠梗阻,肠道积气积液逆反入胃形成反流性呕吐。

3.便血

便血是早期症状,一般腹痛后 6～12 小时就可出现黏液血便,似果酱样,无特殊臭味,回结型、回盲型套叠早期即有血便,小肠型少有血便或出现较晚。

4.腹部包块

约 75%的病例腹部可触及肿块,一般沿结肠走向分布。

5.其他

患儿全身情况：外表营养良好，但面色苍白，精神烦躁不安，晚期出现精神萎靡，表情呆钝、嗜睡、高热或有严重脱水、中毒、休克等。

（二）辅助检查

1.X射线检查

诊断性空气灌肠，结肠内若见气柱前端呈杯口状、螺旋状阴影即可确诊，稀钡剂灌肠阴影更为清晰。

2.超声检查

超声检查可探及横切面呈同心圆形的腹部包块。

四、鉴别诊断

在鉴别诊断中必须除外细菌性痢疾、急性胃肠炎、急性阑尾炎、出血性肠炎、肠蛔虫症、过敏性紫癜及流行性出血热（急腹症型）等。

五、治疗

（一）非手术治疗

在透视下空气灌肠或钡剂灌肠，此法简便易行，复位可靠，适用于起病48小时以内，全身情况良好者，也有B超监测灌肠者，灌肠复位后观察数小时，若患儿安静入睡，腹胀减轻、包块消失，口服活性炭1 g，6小时后由肛门排黑色炭末便，证实复位成功，在治疗过程中严格掌握灌肠复位的适应证和操作要领，90％以上的病例都能一次复位成功，若复位失败或发生肠穿孔者可行急症手术。禁忌证：病程已48小时以上，腹胀严重，且腹透可见多个巨大液平面，疑有腹膜刺激征或疑有肠坏死，肿块超过脾曲，反复发作疑有器质性病变。

（二）手术治疗

手术治疗适用于晚期病例灌肠复位失败者，合并肠道疾病或慢性肠套叠病例，术前准备应充分细致，如静脉输液、纠正电解质失衡、应用抗生素、输血、吸氧、退热、胃肠减压等。若无肠坏死，应先行手法复位。阑尾套入受压时可同时切除，合并肠坏死穿孔时，应行坏死穿孔肠管切除吻合术。

六、护理诊断

（一）体液不足

体液不足与呕吐、血便及肠道功能紊乱有关。

（二）疼痛

疼痛与肠蠕动增强或肠壁缺血有关。

（三）有皮肤完整性受损的危险

有皮肤完整性受损的危险与大便刺激臀部皮肤有关。

（四）潜在并发症

腹腔感染、肠穿孔、肠粘连。

（五）知识缺乏

婴儿家长缺乏饮食相关知识及相关的疾病护理知识。

七、护理措施

(一)非手术治疗护理/术前护理措施

(1)心理护理:向患儿家长讲解治疗方法及手术的必要性,减轻家长对手术的恐惧心理。

(2)给予补液治疗,补充血容量。

(3)密切观察患儿腹痛、呕吐、腹部包块情况。若患儿经空气(或钡剂)灌肠复位治疗后症状缓解,常表现为:①安静入睡,不再哭闹,停止呕吐。②腹部肿块消失。③拔出肛管后排出大量臭味的黏液血便,继而变为黄色粪水。④如患儿仍然烦躁不安、阵发性哭闹、腹部包块仍存,应怀疑是否套叠还未复位或又重新发生套叠,应立即通知医师做进一步处理。

(4)备好吸氧管、监护仪器等用物。

(5)术前用药:通常用地西泮、阿托品等注射药物以消除患儿的恐惧心理,减少呼吸道腺体的分泌,保持呼吸道通畅,保持胃管通畅,减少术后并发症。

(6)饮食护理:加强营养,婴儿应注意添加辅食;小儿多食用高蛋白、粗纤维、易消化食物,限制盐的摄入量,少量多餐。

(二)术后护理措施

1.一般护理

麻醉清醒后应去枕平卧头偏向一侧,注意呕吐,防止呕吐物误吸入气管导致窒息死亡,定时监测体温、心率、呼吸,并详细记录,观察5小时至平稳,如发现体温不升应进行保暖,高热者进行降温。

2.疼痛护理

安抚患儿,疼痛时使用止痛泵,并告知家长使用方法,必要时使用镇静止痛药。

3.切口的护理

观察伤口的渗血渗液情况,保持伤口敷料的清洁干燥。

4.引流管护理

保持引流管通畅,妥善固定管道,防止扭曲、折叠及患儿抓脱,密切观察和记录胃液和引流液的性质、颜色和量。

(苑东欣)

第十四节 小儿腹股沟斜疝

小儿腹股沟斜疝是常见的先天性发育异常,一般在出生后的数月内出现。发病率较高,为0.8%~4.4%。可分为两种类型:精索疝和睾丸疝。精索疝约占95%,睾丸疝约占5%。

一、诊断

(一)临床表现

典型症状是一侧腹股沟部有光滑、整齐、稍有弹性的可复性肿物,大多数出现在婴儿期。当小儿哭闹、站立或用劲时,肿物出现或增大,边界不清,平卧时肿物缩小或完全消失。用手轻压肿物,可还纳腹腔。

（二）鉴别诊断

鞘膜积液：一般在小儿比较常见,在腹股沟及阴囊部出现的肿物与腹股沟斜疝很相似,鞘膜积液囊性感、边界清楚、透光试验阳性。交通性鞘膜积液经手法挤压后,缓慢缩小。

二、治疗

从理论上讲,有自愈的可能,临床上也见到自愈的病例,但等待自愈不可取。目前认为,手术是治疗斜疝的最好方法。随着小儿年龄的不断增长,疝块逐渐增大,并可发生嵌顿、绞窄,故应早期治疗。术前应先治愈已存在的腹压增高因素,如慢性咳嗽、排尿困难、便秘等。

（一）非手术疗法

对 6 个月以内的婴儿或有严重疾病不宜手术者,可采用疝带压迫腹股沟部治疗,部分患儿可以通过此种方法治愈。

（二）手术治疗

1.手术指征

因 6 个月以上的腹股沟疝自愈的机会很小,故应采取手术治疗。而嵌顿疝的患儿也应手术治疗。

2.常用手术方法

（1）经腹股沟疝囊高位结扎术：患儿取仰卧位,取患侧耻骨上横切口 2～3 cm,依次切开组织,找到疝囊,分离至腹膜外脂肪,"8"字缝合结扎疝囊颈。

（2）经腹疝囊高位结扎术：采用下腹部自然腹横纹切口,依次切开至腹膜,横行切开腹膜,显露疝囊内口,将其结扎缝合。

（3）Ferquson 疝修补术：适用于巨大疝伴有腹壁薄弱、后壁较完整和健全者。用粗丝线于精索前将联合腱和腹内斜肌下缘缝合于腹股沟韧带上,再缝合腹外斜肌腱膜,重建外环。

（4）滑动疝手术：小儿非常少见,是没有疝囊后壁及疝颈的一种疝,疝块不能完全还纳腹腔。应仔细辨认疝囊,将下滑的脏器复位,缝合疝囊缺损,再行疝囊颈缝合结扎。

（5）经腹腔镜疝修补术：是指在人工气腹的条件下,经腹壁镜管插入手术。损伤小、可靠性强,但费用高。

三、护理诊断

（一）焦虑

焦虑与环境改变、害怕手术有关。

（二）疼痛

疼痛与疝嵌顿、腹部切口有关。

（三）并发症

阴囊血肿或水肿。

（四）知识缺乏

缺乏本病相关知识。

四、护理措施

（一）术前护理

（1）饮食护理：进食普食，饮食中应多添加蔬菜、水果，预防患儿便秘。

（2）练习床上使用便器排尿、排便，嘱患儿多饮水，预防感冒。

（二）术后护理

（1）饮食护理：多饮水，多吃富含纤维素食物，预防便秘。

（2）体位护理：术后须卧床2周，平卧位、侧卧位、俯卧位均可，避免过早站立或坐起，以免增加腹压，引起复发或加重阴囊水肿。

（3）切口护理：保持切口清洁干燥，如有阴囊血肿应立即报告医师。防止尿液、粪便污染敷料，必要时更换敷料。

（4）避免大哭、大笑、咳嗽等腹压增加的活动。

（5）加压包扎的患儿应注意皮肤保护。

（苑东欣）

第十五节 小儿肾病综合征

一、疾病概述

肾病综合征（nephrotic syndrome，NS）是由于多种病因造成肾小球基底膜通透性增高，大量血浆蛋白从尿中丢失引起的一组临床综合征。

NS在小儿肾脏疾病中发病率仅次于急性肾炎。1982年我国的调查结果NS占同期住院泌尿系疾病患儿的21%。男女比例为3.7∶1。发病年龄多为学龄前儿童，3～5岁为发病高峰，按病因分为原发性、继发性和先天性三种类型。小儿时期绝大多数（＞90%）的为原发性肾病综合征，本节主要叙述原发性肾病综合征。

原发性肾病综合征分为单纯性肾病和肾炎性肾病，单纯性肾病多见2～7岁，临床上具有四大特征，水肿非常重，可伴有胸腔积液、腹水及阴囊水肿，重者有少尿。病理多见微小病变。肾炎性肾病多见7岁以上儿童，水肿不如单纯性肾病重，但伴有持续性高血压或血尿或血补体下降，肾功能不全。病理多见微小病变。

（一）病因

目前病因尚未明确，多认为与机体的免疫功能异常有关（如急性肾炎引起肾小球滤过膜损伤等）患儿起病或复发前常有前驱期的感染症状，尤其是呼吸道感染，有学者曾做过前瞻性研究，发现近70%复发前有上呼吸道感染。

（二）发病机制

见图7-1。

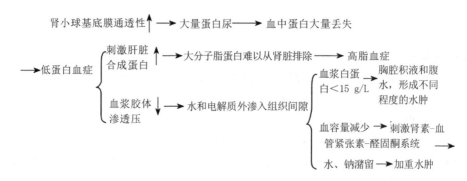

图 7-1　肾病综合征发病机制

二、治疗概述

治疗原则:利尿、激素治疗、免疫抑制剂治疗、抗凝治疗、中药治疗。

（一）利尿药物

一般不用利尿剂治疗,只有高度水肿、严重胸腔积液、腹水等时使用,以改善全身症状,如呋塞米(速尿)和氢氯噻嗪等及低分子右旋糖酐(提高血浆胶体渗透压)。必要时按医嘱用清蛋白。

（二）激素治疗

应用激素尽管有某些不良反应且尚未解决复发问题,临床实践证明其仍是目前能诱导蛋白消失的有效药物,并作为肾病治疗的首选药。故肾上腺皮质激素为治疗肾病综合征较有效的首选药物。常用泼尼松,口服给药。在尿蛋白消失以前每天 2.0 mg/kg,分 3～4 次服用;尿蛋白转阴后改为隔天给药一次,早餐后一次顿服、不能擅自停药。

1.泼尼松中长程疗法

国内较多采用。

2.泼尼松短程治疗

欧美等国多采用此法。

3.疗效判断

用药后 8 周进行评价,评价的要点是水肿情况,尿蛋白 2 项指标。激素分泌有晨高夜低昼夜波动规律,护理要点是正确准时执行药疗,并注意观察激素的不良反应。

4.复发

尿蛋白转阴,停用激素 4 周以上,尿蛋白≥＋＋。①反复:治疗过程中尿蛋白转阴后出现同复发蛋白尿变化。②频繁复发:初次反应后 6 月内 2 次,1 年内＞3 次。③激素依赖:皮质激素停用或减量 2 周内复发或反复且重复＞3 次。④激素耐药:治疗满 8 周尿蛋白＋＋以上。⑤激素敏感:正规治疗 8 周内尿蛋白转阴,水肿消退。⑥激素部分敏感:治疗 8 周内水肿消退,尿蛋白＋～＋＋。

（三）免疫抑制剂治疗

适应证为:难治性肾病和(或)激素不良反应严重者,可加用或换用免疫抑制剂,用药有环磷酰胺、雷公藤多苷等。

（四）抗凝治疗

如肝素、双嘧达莫、活血化瘀中药丹参等。

三、护理评估

询问感染病史、水肿血尿情况、尿量情况,观察患儿有无严重并发症,了解患儿及家长对本病的认识程度。

(一)健康史

询问患儿病前 1～3 周有无上呼吸道或皮肤感染史;若主要症状为水肿或蛋白尿,应了解水肿开始时间、持续时间、发生部位、发展顺序及程度。了解患儿 24 小时排尿次数及尿量、尿色,有无泡沫。询问目前药物治疗情况,用药的种类、剂量、疗效及不良反应等。

(二)身体状况

重点评估患儿目前的体征及有无并发症发生,检查水肿的部位、程度及指压迹,是否为凹陷性水肿,有无凝状态和血栓形成(如最常见的肾静脉血栓形成发生突然腰痛或腹痛)、感染、电解质紊乱、生长延迟等并发症。

临床四大特点:水肿(常为主诉,最常见)、大量蛋白尿[(尿蛋白定性＞(＋＋＋),24 小时定量＞50 mg/kg,最根本的病理生理改变,是引起其他三大症的基本原因]、低清蛋白血症和高胆固醇血症。

1.全身水肿

几乎所有肾病综合征患儿均出现程度不同的凹陷性水肿,水肿可持续数周或数月,或于整个病程中时肿时消。检查水肿的部位、程度及指压迹,是否为凹陷性水肿。在肾病综合征患儿感染(特别是链球菌感染)后,常使水肿复发或加重,甚至可出现氮质血症。

2.消化道症状

因胃肠道水肿,肾病综合征患儿常有不思饮食、恶心、呕吐、腹胀等消化道功能紊乱症状。当肾病综合征患儿出现有氮质血症时,上述症状加重。

3.高血压

非肾病综合征的重要症状,但有水钠潴留、血容量增多,可出现一时性高血压,而Ⅱ型原发性肾病综合征可伴有高血压症状。

4.蛋白尿

大量蛋白尿是诊断肾病综合征最主要症状。

5.低蛋白血症

主要是肾病综合征患儿血浆蛋白下降,其程度与蛋白尿的程度有明显关系。

6.高脂血症

肾病综合征患儿血中甘油三酯明显增高。

(三)心理社会状况

了解患儿及家长的心态及对本病的认识程度。年长儿因来自医院、家庭、社会多方面的压力而产生抑郁、焦虑、烦躁、隐瞒、否认等情绪,再加之患儿应用激素关系引起的体型改变产生自卑心理;而年龄小患儿会因医院检查治疗及医疗性限制等造成患儿情绪异常。

(四)辅助检查指标

1.尿

尿常规镜下可见大量的红细胞,白细胞和多种细胞或颗粒管型。在过敏性间质性肾炎患儿尿中可见嗜酸性细胞。尿钠浓度 10～40 meq/L。尿蛋白明显增多,定性(＋＋＋)～(＋＋＋

＋），24 小时尿蛋白定量≥0.1 g/kg。

2.血、血常规

血浆总蛋白和清蛋白明显减少，血清胆固醇明显增高。在免疫复合物沉积期间，血清补体成分减少。在某些条件下，可检出循环免疫复合物。其他测定可发现红斑狼疮和血栓性血小板减少性紫癜等全身性疾病。

3.X 线检查

静脉尿路造影或同位素肾扫描可以表现为显影不良。因为造影剂有肾毒性作用，因此应避免进行常规的静脉尿路造影。超声检查是排除尿路梗阻的最佳手段。

四、护理措施

（1）执行儿科一般护理常规。

（2）适当休息，无高度水肿、低血容量及感染的患儿无须卧床，即使卧床也应在床上经常变换体位，以防血管栓塞等并发症，但不要过劳，以防复发，严重水肿或高血压须卧床休息，并遵医嘱使用利尿剂及降压药，一般无须严格限制活动。

（3）饮食治疗目的是保证营养供应，减轻肾的工作负担，减少水钠潴留及代谢产物的积聚。严格按照医嘱给予必要的饮食治疗，有高血压、水肿时应限制盐的摄入。肾功能减退、明显少尿时，严格限水；氮质血症时应限制患儿蛋白质的入量，并给予含有必需氨基酸的优质蛋白；激素治疗阶段，适当增加蛋白质、钙剂和维生素 D。

（4）与感染性疾病患儿分室居住，防止交叉感染。病室温度适宜，注意随气候变化增减衣服，防止受凉感冒使病情加重或复发。

（5）准确记录出入量，观察尿色、性质、尿量等。

（6）及时收集尿标本，收集早晨第一次尿做尿常规，每周送检 2 次。留取尿培养标本时遵守无菌操作，争取于治疗前送检。留 24 小时或 12 小时尿标本，在尿盆内加入 0.8％硼酸 10 mL。尿标本内不要混入大便，准确测量尿量并做记录。

（7）每周测体重 2 次（每周二、周六早餐前），水肿严重、少尿患儿每天测体重一次。

（8）加强皮肤护理，保持皮肤清洁、干燥，预防皮肤感染及压疮。阴囊肿大时，可用阴囊托带托起。

（9）密切观察生命体征及病情变化，如发现烦躁、头痛、心律失常等及时报告医师。①肾衰竭：少尿或无尿、恶心、呕吐、食欲缺乏、头痛、呼吸深长等。②高血压脑病：血压增高、头痛眼花、呕吐、呼吸急促、烦躁、神志不清、惊厥等。③心力衰竭：患儿烦躁不安、胸闷、气促、咳嗽、脉快、尿少、肝大等。

（10）注意观察水、电解质平衡紊乱症状，及时报告医师处置。①低钾血症：心律减慢、心音低钝、无力。②低钠血症：面色苍白、无力、食欲低下、水肿加重。③低钙血症：出现手足抽搐。

（11）血压高者，根据病情每天测量血压 1～3 次。

（12）肾病患儿用激素治疗时，易有骨质疏松，要避免剧烈活动，防止发生骨折。

（苑东欣）

第十六节 小儿营养性贫血

一、缺铁性贫血

缺铁性贫血是由于体内铁缺乏导致血红蛋白减少引起的一种小细胞低色素性贫血。

（一）疾病相关知识

1.流行病学

遍及全球,发病年龄以6个月至2岁小儿多见,是我国重点防治的常见病之一。

2.临床表现

起病缓慢,面色苍白、消瘦、出现精神神经症状、易疲乏、易激惹、异食癖。

3.治疗

去除病因,纠正不合理饮食习惯,铁剂治疗。

4.预后

早期发现,对症治疗预后较好。

（二）专科评估与观察要点

（1）皮肤、黏膜:逐渐苍白,以唇、口腔黏膜及甲床最明显,皮肤干燥,毛发枯黄,反甲。

（2）营养状况:早期体重不增或增长缓慢。

（3）精神神经症状:烦躁不安或萎靡不振,易疲乏,注意力不集中,理解力下降,学习成绩下降智能较同龄儿低。

（4）消化系统:食欲缺乏,少数患儿有异食癖,可出现呕吐、腹泻、口腔炎、舌炎,重者可出现萎缩性胃炎或吸收不良综合征。

（5）心血管系统:心率增快,心脏扩大,严重时可出现心力衰竭。

（6）年长儿可有头晕、耳鸣、眼前发黑等症状。

（7）髓外造血:肝、脾、淋巴结肿大。

（8）其他:行为及智力改变,易出现感染。

（三）护理问题

1.活动无耐力

其与贫血致组织缺氧有关。

2.营养失调

低于机体的需要量与铁剂的供应不足,吸收不良,丢失过多或消耗增加有关。

3.知识缺乏

其与缺乏营养及护理知识有关。

4.潜在并发症

充血性心力衰竭与心肌缺氧有关。

5.潜在不合作

其与所给药物及饮食方案有关。

（四）护理措施

（1）注意休息,适量活动:评估活动耐力情况,制订规律的作息时间,活动强度,持续时间,避免剧烈运动,生活规律,睡眠充足。

（2）饮食指导:讲解发病病因,纠正不良饮食习惯,指导饮食制作和合理科学的饮食搭配。鲜牛奶必须煮沸后喂养小儿,提倡母乳喂养,按时添加辅食和含铁丰富的食物。早产儿、低体重儿应在2个月时开始补充铁剂。维生素C、氨基酸、果糖、脂肪酸可促进铁剂吸收,茶、牛奶、咖啡抑制铁的吸收,避免同服。

（3）指导正确应用铁剂、观察疗效与不良反应,观察血红蛋白及网织红细胞上升情况。口服铁剂从小剂量开始,在两餐之间服用,避免引起胃肠道的不适。服药期间大便变黑为正常现象,停药后恢复正常。为避免牙齿变黑,服用铁剂时应用吸管。网织红细胞2～3天上升,1～2周后血红蛋白上升。治疗3～4周无效时,积极查找原因。

（4）防治感染:观察早期感染征象,注意无菌操作,实施保护性隔离。

（5）心理护理:给予家长心理疏导,关心患儿,学习成绩下降者减少其自卑心理。

（五）健康指导

（1）讲解本病的发病原因、护理要点。

（2）合理喂养,提倡母乳喂养,培养良好的饮食习惯。

（3）讲解服用铁剂的方法、注意事项,观察疗效。

（4）治疗原发病,预防感染。

（六）护理结局评价

（1）患儿活泼健康。

（2）家长能为患儿提供生长发育所需的含铁及营养丰富的食物。

（3）家长能够叙述病因及掌握护理知识。

（4）患儿血清铁3个月内达正常值。

二、营养性巨幼红细胞性贫血

营养性巨幼红细胞性贫血是由于维生素B_{12}或(和)叶酸缺乏所致的一种大细胞性贫血。

（一）疾病相关知识

1.流行病学

单纯乳类喂养而未及时添加辅食,年长儿偏食、挑食者多见,年龄以6个月至2岁小儿多见。

2.临床表现

起病缓慢,面色苍白,皮肤蜡黄,毛发稀黄,虚胖,反应迟钝,智力及动作落后或倒退,震颤,共济失调。

3.治疗

去除诱因,加强营养,防治感染,维生素B_{12}治疗。

4.预后

精神症状发生时间短的治疗效果恢复快,精神症状出现6个月开始治疗的恢复较困难,治疗6个月至1年无症状改善者,会留有永久性损伤。

（二）专科评估与观察要点

1.皮肤、黏膜

皮肤呈蜡黄色,睑结膜、口唇、甲床苍白,毛发稀黄,颜面轻度水肿或蜡黄色。

2.贫血、出血表现

乏力,轻度黄疸,常有肝脾大。严重者有皮肤出血点或瘀斑。

3.精神神经症状

烦躁不安,表情呆滞,嗜睡,肢体或全身震颤,智力及运动发育落后甚至出现倒退现象。

4.消化系统

常有厌食,可出现呕吐、腹泻、口腔溃疡、舌炎等消化道症状。

5.其他

易出现感染,重症者可有心脏扩大或出现心力衰竭。

（三）护理问题

1.活动无耐力

其与贫血致组织缺氧有关。

2.营养失调

低于机体的需要量与各种原因致需要量增加有关。

3.生长发育改变

其与营养不足、贫血、维生素 B_{12}、叶酸缺乏致生长发育落后或倒退有关。

4.有感染的危险

其与机体免疫力下降有关。

（四）护理措施

(1)注意休息,适量活动:根据患儿的活动耐力情况安排日常活动,一般不需卧床休息,严重贫血时适当限制活动,注意劳逸结合。震颤、烦躁、抽搐者遵医嘱给予镇静剂。心力衰竭时卧床休息。

(2)指导喂养,加强营养:母乳喂养儿及时添加辅食,合理搭配食物,改善乳母营养,养成良好的饮食习惯,维生素 C 可促进叶酸的吸收,提高疗效。年长儿做到不偏食、不挑食。推荐食物种类为肉类、动物肝、肾及蛋类含有丰富的维生素 B_{12},绿色新鲜蔬菜、水果、酵母、动物肝脏、谷类食物含有充足的叶酸。

(3)生长发育的监测:评估患儿的发育状况及智力水平,对于落后者尽早训练和教育。

(4)药物疗效观察 2~4 天症状好转,网织红细胞 1 周增高,贫血症状好转。

(5)预防感染(同缺铁性贫血)。

（五）健康指导

(1)讲解本病的发病原因,预防发病的基本卫生知识。

(2)提供喂养知识,提高母乳喂养水平。

(3)培养良好的饮食习惯,纠正偏食、挑食。

(4)去除病因,积极治疗,合理用药,预防感染。

（六）护理结局评价

(1)患儿运动发育正常,智能不受损伤。

(2)家长掌握喂养的基本知识和预防措施。

（3）红细胞和血红蛋白正常。

（4）无感染发生。

（苑东欣）

第十七节　小 儿 惊 厥

惊厥的病理生理基础是脑神经元的异常放电和过度兴奋,是由多种原因所致的大脑神经元暂时性功能紊乱的一种表现。发作时全身或局部肌群突然发生阵挛或强直性收缩,多伴有不同程度的意识障碍。惊厥是小儿最常见的急症,有 5％～6％的小儿曾发生过高热惊厥。

一、病因

小儿惊厥可由众多因素引起,凡能造成脑神经元兴奋性功能紊乱的因素,如脑缺氧、缺血、低血糖、脑炎症、水肿、中毒变性、坏死等,均可导致惊厥的发生。将其病因归纳为以下几类。

（一）感染性疾病

1.颅内感染性疾病

（1）细菌性脑膜炎、脑血管炎、颅内静脉窦炎。

（2）病毒性脑炎、脑膜脑炎。

（3）脑寄生虫病,如脑型肺吸虫病、脑型血吸虫病、脑囊虫病、脑棘球蚴病、脑型疟疾等。

（4）各种真菌性脑膜炎。

2.颅外感染性疾病

（1）呼吸系感染性疾病。

（2）消化系感染性疾病。

（3）泌尿系感染性疾病。

（4）全身性感染性疾病以及某些传染病。

（5）感染性病毒性脑病,脑病合并内脏脂肪变性综合征。

（二）非感染性疾病

1.颅内非感染性疾病

（1）癫痫。

（2）颅内创伤,出血。

（3）颅内占位性病变。

（4）中枢神经系统畸形。

（5）脑血管病。

（6）神经皮肤综合征。

（7）中枢神经系统脱髓鞘病和变性疾病。

2.颅外非感染性疾病

（1）中毒:如有毒动植物,氰化钠、铅、汞中毒,急性酒精中毒及各种药物中毒等。

（2）缺氧:如新生儿窒息,溺水,麻醉意外,一氧化碳中毒,心源性脑缺血综合征等。

（3）先天性代谢异常疾病：如苯酮尿症、黏多糖病、半乳糖血症、肝豆状核变性、尼曼-匹克病等。

（4）水、电解质紊乱及酸碱失衡：如低血钙、低血钠、高血钠及严重代谢性酸中毒等。

（5）全身及其他系统疾病并发症：如系统性红斑狼疮、风湿病、肾性高血压脑病、尿毒症、肝昏迷、糖尿病、低血糖、胆红素脑病等。

（6）维生素缺乏症：如维生素 B_6 缺乏症、维生素 B_6 依赖症、维生素 B_1 缺乏性脑型脚气病等。

二、临床表现

（一）惊厥发作形式

1.强直-阵挛发作

其发作时突然意识丧失，摔倒，全身强直，呼吸暂停，角弓反张，牙关紧闭，面色青紫，持续10～20秒，转入阵挛期；不同肌群交替收缩，致肢体及躯干有节律地抽动，口吐白沫（若咬破舌头可吐血沫）；呼吸恢复，但不规则，数分钟后肌肉松弛而缓解，可有尿失禁，然后入睡，醒后可有头痛、疲乏，对发作不能回忆。

2.肌阵挛发作

这是由肢体或躯干的某些肌群突然收缩（或称电击样抽动），表现为头、颈、躯干或某个肢体快速抽搐。

3.强直发作

强直发作表现为肌肉突然强直性收缩，肢体可固定在某种不自然的位置持续数秒钟，躯干四肢姿势可不对称，面部强直表情，眼及头偏向一侧，睁眼或闭眼，瞳孔散大，可伴呼吸暂停，意识丧失，发作后意识较快恢复，不出现发作后嗜睡。

4.阵挛性发作

其发作时全身性肌肉抽动，左右可不对称，肌张力可增高或减低，有短暂意识丧失。

5.局限性运动性发作

此发作时无意识丧失，常表现为下列形式。

（1）某个肢体或面部抽搐：由于口、眼、手指在脑皮层运动区所代表的面积最大，因而这些部位最易受累。

（2）杰克逊（Jackson）癫痫发作：发作时大脑皮质运动区异常放电灶逐渐扩展到相邻的皮层区。抽搐也按皮层运动区对躯干支配的顺序扩展，如从面部抽搐开始→手→前臂→上肢→躯干→下肢；若进一步发展，可成为全身性抽搐，此时可有意识丧失；常提示颅内有器质性病变。

（3）旋转性发作：发作时头和眼转向一侧，躯干也随之强直性旋转，或一侧上肢上举，另一侧上肢伸直，躯干扭转等。

6.新生儿轻微惊厥

这是新生儿期常见的一种惊厥形式，发作时呼吸暂停，两眼斜视，眼睑抽搐，频频的眨眼动作，伴流涎，吸吮或咀嚼样动作，有时还出现上下肢类似游泳或蹬自行车样的动作。

（二）惊厥的伴随症状及体征

1.发热

发热为小儿惊厥最常见的伴随症状，如系单纯性或复杂性高热惊厥患儿，于惊厥发作前均有38.5 ℃，甚至 40 ℃以上高热。由上呼吸道感染引起者，还可有咳嗽、流涕、咽痛、咽部出血、扁桃体肿大等表现。如为其他器官或系统感染所致惊厥,绝大多数均有发热及其相关的症状和体征。

2.头痛及呕吐

此为小儿惊厥常见的伴随症状之一,年长儿能正确叙述头痛的部位、性质和程度,婴儿常表现为烦躁、哭闹、摇头、抓耳或拍打头部。多伴有频繁喷射状呕吐,常见于颅内疾病及全身性疾病,如各种脑膜炎、脑炎、中毒性脑病、瑞氏综合征、颅内占位性病变等。同时还可出现程度不等的意识障碍,颈项抵抗,前囟饱满,颅神经麻痹,肌张力增高或减弱,克氏征、布鲁津斯基征及巴宾斯基征阳性等体征。

3.腹泻

如遇重度腹泻病,可致水、电解质紊乱及酸碱失衡,出现严重低钠或高钠血症,低钙、低镁血症,以及由于补液不当,造成水中毒也可出现惊厥。

4.黄疸

新生儿溶血症,当出现胆红素脑病时,不仅皮肤巩膜高度黄染,还可有频繁性惊厥;重症肝炎患儿,当肝衰竭,出现惊厥前即可见到明显黄疸;在瑞氏综合征、肝豆状核变性等病程中,均可出现不等的黄疸,此类疾病初期或中末期均能出现惊厥。

5.水肿、少尿

水肿、少尿是各类肾炎或肾病为儿童时期常见多发病,水肿、少尿为该类疾病的首起表现,当其中部分患儿出现急、慢性肾衰竭,或肾性高血压脑病时,均可有惊厥。

6.智力低下

智力低下常见于新生儿窒息所致缺氧、缺血性脑病,颅内出血患儿,病初即有频繁惊厥,其后有不同程度的智力低下。智力低下亦见于先天性代谢异常疾病,如苯酮尿症、糖尿症等氨基酸代谢异常病。

三、诊断依据

(一)病史

了解惊厥的发作形式,持续时间,有无意识丧失,伴随症状,诱发因素及有关的家族史。

(二)体检

全面的体格检查,尤其神经系统的检查,如神志、头颅、头围、囟门、颅缝、脑神经、瞳孔、眼底、颈抵抗、病理反射、肌力、肌张力、四肢活动等。

(三)实验室及其他检查

1.血尿粪常规

血白细胞显著增高,通常提示细菌感染。红细胞血色素很低,网织红细胞增高,提示急性溶血。尿蛋白及细胞数增高,提示肾炎或肾盂肾炎。粪镜检,除外痢疾。

2.血生化等检验

除常规查肝肾功能、电解质外,应根据病情选择有关检验。

3.脑脊液检查

凡疑有颅内病变惊厥患儿,尤其是颅内感染时,均应做脑脊液常规、生化、培养或有关的特殊化验。

4.脑电图

脑电图阳性率可达80%～90%,小儿惊厥,尤其无热惊厥,其中不少系小儿癫痫。脑电图上可表现为阵发性棘波、尖波、棘慢波、多棘慢波等多种波型。

5.CT 检查

疑有颅内器质性病变惊厥患儿,应做脑 CT 扫描,高密度影见于钙化、出血、血肿及某些肿瘤;低密度影常见于水肿、脑软化、脑脓肿、脱髓鞘病变及某些肿瘤。

6.MRI 检查

MRI 对脑、脊髓结构异常反映较 CT 更敏捷,能更准确反映脑内病灶。

7.单光子反射计算机体层成像 SPECT

其可显示脑内不同断面的核素分布图像,对癫痫病灶、肿瘤定位及脑血管疾病提供诊断依据。

四、治疗

(一)止惊治疗

1.地西泮

每次 0.25～0.5 mg/kg,最大剂量不大于 10 mg,缓慢静脉注射,1 分钟不大于 1 mg。必要时可在15～30 分钟后重复静脉注射一次,以后可口服维持。

2.苯巴比妥钠

新生儿首次剂量 15～20 mg 静脉注射,维持量 3～5 mg/(kg·d),婴儿、儿童首次剂量为 5～10 mg/kg,静脉注射或肌内注射,维持量 5～8 mg/(kg·d)。

3.水合氯醛

每次 50 mg/kg,加水稀释成 5%～10%溶液,保留灌肠。惊厥停止后改用其他镇静剂止惊药维持。

4.氯丙嗪

剂量为每次 1～2 mg/kg,静脉注射或肌内注射,2～3 小时后可重复一次。

5.苯妥英钠

每次 5～10 mg/kg,肌内注射或静脉注射。遇有"癫痫持续状态"时可给予 15～20 mg/kg,速度不超过 1 mg/(kg·min)。

6.硫苯妥钠

催眠,大剂量有麻醉作用。每次 10～20 mg/kg,稀释成 2.5%溶液肌内注射;也可缓慢静脉注射,边注射边观察,惊止即停止注射。

(二)降温处理

1.物理降温

物理降温可用 30%～50%乙醇擦浴,头部、颈、腋下、腹股沟等处可放置冰袋,亦可用冷盐水灌肠,或用低于体温 3～4 ℃的温水擦浴。

2.药物降温

一般用安乃近每次 5～10 mg/kg,肌内注射;亦可用其滴鼻,超过 3 岁患儿,每次 2～4 滴。

(三)降低颅内压

惊厥持续发作时,引起脑缺氧、缺血,易致脑水肿;如惊厥系颅内感染炎症引起,疾病本身即有脑组织充血水肿,颅内压增高,因而及时应用脱水降颅内压治疗。常用 20%甘露醇溶液每次 5～10 mL/kg,静脉注射或快速静脉滴注(10 mL/min),6～8 小时重复使用。

（四）纠正酸中毒

惊厥频繁，或持续发作过久，可致代谢性酸中毒，如血气分析发现血 pH＜7.2，BE 为 15 mmol/L时，可用 5％碳酸氢钠 3～5 mL/kg，稀释成 1.4％的等张液静脉滴注。

（五）病因治疗

对惊厥患儿应通过病史了解，全面体检及必要的化验检查，争取尽快地明确病因，给予相应治疗。对可能反复发作的病例，还应制订预防复发的防治措施。

五、护理

（一）护理诊断

(1)有窒息的危险。

(2)有受伤的危险。

(3)潜在并发症：脑水肿。

(4)潜在并发症：酸中毒。

(5)潜在并发症：呼吸、循环衰竭。

(6)知识缺乏。

（二）护理目标

(1)不发生误吸或窒息，适当加以保护防止受伤。

(2)保护呼吸功能，预防并发症。

(3)患儿家长情绪稳定，能掌握止痉、降温等应急措施。

（三）护理措施

1.一般护理

(1)将患儿平放于床上，取头侧位。保持安静，治疗操作应尽量集中进行，动作轻柔敏捷，禁止一切不必要的刺激。

(2)保持呼吸道通畅：头侧向一边，及时清除呼吸道分泌物。有发绀者供给氧气，窒息时施行人工呼吸。

(3)控制高热：物理降温可用温水或冷水毛巾湿敷额头部，每 5～10 分钟更换一次，必要时用冰袋放在额部或枕部。

(4)注意安全，预防损伤，清理好周围物品，防止坠床和碰伤。

(5)协助做好各项检查，及时明确病因。根据病情需要，于惊厥停止后，配合医师作血糖、血钙或腰椎穿刺、血气分析及血电解质等针对性检查。

(6)加强皮肤护理：保持皮肤清洁干燥，衣、被、床单清洁、干燥、平整，以防皮肤感染及压疮的发生。

(7)心理护理：关心体贴患儿，处置操作熟练、准确，以取得患儿信任，消除其恐惧心理。说服患儿及家长主动配合各项检查及治疗，使诊疗工作顺利进行。

2.临床观察内容

(1)惊厥发作时，观察惊厥患儿抽搐的时间和部位，有无其他伴随症状。

(2)观察病情变化，尤其随时观察呼吸、面色、脉搏、血压、心音、心率、瞳孔大小、对光反射等重要的生命体征，发现异常及时通报医师，以便采取紧急抢救措施。

(3)观察体温变化，如有高热，及时做好物理降温及药物降温；如体温正常，应注意保暖。

3.药物观察内容

(1)观察止惊药物的疗效。

(2)使用地西泮、苯巴比妥钠等止惊药物时,注意观察患儿呼吸及血压的变化。

4.预见性观察

若惊厥持续时间长、频繁发作,应警惕有无脑水肿、颅内压增高的表现,如收缩压升高、脉率减慢、呼吸节律慢而不规则,则提示颅内压增高。如未及时处理,可进一步发生脑疝,表现为瞳孔不等大、对光反射消失、昏迷加重、呼吸节律不整甚至骤停。

六、康复与健康指导

(1)做好患儿的病情观察准备好急救物品,教会家属正确的退热方法,提高家长的急救知识和技能。

(2)加强患儿营养与体育锻炼,做好基础护理等。

(3)向家长详细交代患儿的病情、惊厥的病因和诱因,指导家长掌握预防惊厥的措施。

(苑东欣)

骨科护理

第一节 肩袖损伤

一、概述

肩袖为包绕于肩关节周围的冈上肌、冈下肌、小圆肌和肩胛下肌 4 块肌肉的总称,肩袖损伤指此 4 块肌肉损伤。肩袖的作用主要为参与肩关节外展、内收、上举等活动。肩袖损伤后,患者出现肩关节功能障碍,外展上举困难,出现疼痛弧。肩部疼痛或酸困不适,夜间疼痛尤甚,姿势不对时疼痛加重不能入睡,常放射至三角肌止点、大结节处及上臂中段外侧,肱二头肌肌间沟压痛。多发生于创伤后,并发有骨折或脱位。

二、治疗原则

(一)非手术治疗

肩袖不完全损伤,采用保守治疗,外展架或石膏固定于外展位,采用理疗,口服非甾体抗炎药、活血药等,1 个月后进行肩关节功能锻炼;关节镜治疗,关节镜治疗只对一些小撕裂、不全层撕裂有效。

(二)手术治疗

肩袖撕裂较重或肩袖全层断裂,或陈旧性肩袖损伤患者,采用手术切开肩袖修补术。

三、护理措施

(一)入院评估

患者入院后,认真观察患者疼痛性质、部位及肢体感觉、运动情况。

(二)心理护理

加强心理护理,了解心理所需,解除心理障碍。

(三)半卧位训练

入院后即给予患肢外展架固定,床头抬高半卧位训练,每天 2 次,一次 30～120 分钟,以适应术后体位。

（四）中药熏洗

术前 4～7 天给予中药熏洗,将中药加水 2 000 mL 煮沸,煎 30 分钟后,取药汁放入中药熏洗机中,打开电源继续加热保持温度在 70 ℃左右。让患者仰卧在熏洗床上并充分暴露患肩,肩部用双层治疗巾覆盖,保持药液的蒸汽能充分蒸到患者的肩部。每次熏蒸 30 分钟,每天 2 次。熏蒸 30 分钟后关闭电源停止加热,待药液温度在 40～45 ℃时,给患者洗患肩,在熏洗的过程中配合关节功能锻炼,活动肩关节,主动询问患者的适应程度,熏蒸时注意保持药液温度,不可过热防止烫伤皮肤,也不可过凉影响治疗效果。

（五）饮食护理

手术前尊重患者的生活习惯,建议进食高蛋白、高维生素、高纤维等易消化饮食,每天饮鲜牛奶 250～500 mL,手术当天根据麻醉方式选择进食时间,术前 4～6 小时禁食,术后第 2 天根据患者饮食习惯,宜食高维生素、清淡可口易消化食物,如新鲜蔬菜、香蕉、米粥、面条等;忌食生冷、辛辣、油腻、煎炸、腥发之食物,如辣椒、鱼、牛羊肉等。以后根据患者食欲及习惯进食高蛋白、高营养之饮食,如牛奶、鸡蛋、水果新鲜蔬菜等,中后期多食滋补肝肾之品,如动物肝脏、排骨汤、鸡汤等,注意饮食节制。

（六）体位护理

手术前 3 天指导患者进行抬肩练习,每天 2 次,每次 10～15 分钟,且可在患者平卧时于患肢下垫棉垫或软枕。手术后患者取半卧位,患肢置于外展 60°,前屈 30°,保持床铺清洁、平整,防止压伤(石膏固定者按石膏固定的护理措施)术后第 2 天下床时(石膏干后),先坐起 30 分钟,站立 2 分钟,再活动,防止因手术后体质虚弱或直立性低血压而致晕倒。

（七）病情观察

手术及石膏、外展架固定后,如发现指端严重肿胀、发绀、麻木、剧痛、发凉、桡动脉搏动异常,及时报告医师处理。观察手术部位有无渗血情况,对于术后采用管型肩胸石膏固定的患者,观察石膏上血迹的范围是否扩大或渗血是否从石膏的边际流出。

四、功能锻炼

手术当天麻醉消失后,做伸屈手指、握拳及腕关节功能锻炼。术后第 2 天可做易筋功,主动收缩肱二头肌及前臂肌肉,做握拳、伸指、伸掌等活动。术后第 3 天开始,做掌屈背伸、上翘下钩、五指增力、左右摆掌等,活动要循序渐进,每天 2～3 次,每次 5～10 分钟。6～8 周石膏及外展架固定拆除后,进行肩、肘关节全方位功能锻炼,加大活动强度,如屈肘耸肩,托手屈肘,肘关节的屈伸活动,也可做弯腰划圈、后伸探肩等,逐渐做提重物等活动。活动要循序渐进,逐渐增加次数,以不疲劳为度。必要时做后伸探背,手指爬墙,肩关节的外展、内收、上举。

五、出院指导

（1）嘱患者加强营养,增强机体抵抗力,多食胡桃、瘦肉、骨头汤、山芋肉、黑芝麻等补肝肾强筋骨之食品。

（2）肩袖损伤保守治疗外展架固定最少 4 周,术后固定最少 6 周,固定期间勿随意调节松紧、高度,勿随意拆除。

（3）继续进行手、腕、肘部功能锻炼,持之以恒,忌盲目粗暴活动。

（4）慎起居,避风寒,保持心情愉快,生活有规律,按时用药。

（5）出院 1 周后门诊复查，不适时来诊。

（6）3 个月可恢复正常活动，并逐渐恢复工作。

（王晓玲）

第二节　肩关节周围炎

一、概述

肩关节周围炎是肩关节周围肌肉，肌腱滑液囊及关节囊的慢性损伤性炎症，以肩部疼痛，肩关节活动受限或僵硬等为临床特征。肩周炎的发生与发展大致可分为急性期、粘连期、缓解期。①急性期：病程约 1 个月，主要表现为肩部疼痛，肩关节活动受限，但有一定的活动度。②粘连期：病程 2～3 个月，本期患者疼痛症状已明显减轻，主要表现为肩关节活动严重受限，肩关节因肩周软组织广泛性粘连，活动范围极小，以外展及前屈运动时，肩胛骨随之摆动而出现耸肩现象。③缓解期：病程 2～3 个月，患者疼痛减轻，肩关节粘连逐渐消除而恢复正常功能。

二、治疗原则

主要采取非手术治疗。治疗方法：推拿、中药熏洗、封闭、理疗、小针刀、针灸、药物治疗、功能锻炼。

三、护理措施

（一）心理护理

肩周炎因病程长，患者畏痛而不敢活动，首先护理人员以亲切的语言同患者交谈，介绍肩周炎的发生发展及形成机制，使患者对自己的病情有所了解，鼓励患者树立战胜疾病的信心，积极配合治疗护理。

（二）侵入性治疗的护理

环境宜保持温暖，防止局部暴露受凉，同时要严格消毒，防止感染，注意观察患者面色、神志，防止晕针。封闭、针刺后 24 小时以内不宜熏洗，小针刀治疗 1 周内局部保持干燥。熏洗时，按中药熏洗护理常规护理。

四、功能锻炼

护士亲自示范讲解，教会患者主动行肩关节功能锻炼的方法，与患者一起制订锻炼计划和工作量。

（一）手指爬墙

双足分开与肩同宽面向墙壁或侧向墙壁站立，在墙壁画一高度标志，用患手指沿墙徐徐上爬。使上肢抬举到最大限度，然后沿墙回位，反复进行。每天 2～3 次，每次 10～15 分钟。

（二）手拉滑车

患者坐位或站立，双手拉住滑轮上绳子的把手，以健肢带动患肢，慢慢拉动绳子一高一低，两手轮换进行,逐渐加力,反复运动5~10分钟。

（三）弯腰划圈

两足分开与肩同宽站立,向前弯腰,上肢伸直下垂做顺逆时针方向划圈,幅度由小到大,速度由慢到快,每天2次,每次5~10分钟。

（四）其他

梳头,摸耳,内收探肩,后伸揉背,外展指路。

五、出院指导

(1)继续肩部功能锻炼,预防关节粘连,防止肌肉萎缩。

(2)日常生活中注意颈肩部保暖防寒,夏季防止肩部持续吹风,避免受凉,在阴凉处过久暴露。防止过猛过快,单调重复的肩部活动,提重物,承受应力时要有思想准备,防止肩损伤。

(3)加强营养,积极锻炼身体,多晒太阳,打太极拳。做好预防保健。

（王晓玲）

第三节 颈 椎 病

一、疾病概述

（一）概念

颈椎病指因颈椎间盘退行性变及其继发性改变,刺激或压迫相邻脊髓、神经、血管和食管组织,并引起相应症状和体征。颈椎病是50岁以上人群的常见病,男性居多,好发部位依次为 $C_{5\sim6}$, $C_{6\sim7}$ 。

（二）相关病理生理

颈椎病的发生和发展必须具备以下条件:一是以颈椎间盘为主的退行性变;二是退变的组织和结构必须对颈部脊髓或血管或神经或气管等器官或组织构成压迫或刺激,从而引起临床症状。椎间盘是无血运的组织,由于软骨板营养代谢的改变,致使髓核、纤维环发生退变。一方面退变的髓核后突,穿过破裂的纤维环直接压迫脊髓;另一方面髓核脱水使椎间隙高度降低,椎体间松动,刺激椎体后缘骨赘形成;而且椎节的松动还使钩椎关节、后方小关节突以及黄韧带增生。

从病理角度看,颈椎病是一个连续的病理反应过程,可将其分为3个阶段:椎间盘变性阶段、骨刺形成阶段和脊髓损害阶段。

（三）病因与分类

1.病因

(1)颈椎间盘退行性变:是颈椎病发生和发展的最基本原因。颈椎活动度大,随年龄增长,椎间盘逐渐发生退行性变,使椎间隙狭窄,关节囊、韧带松弛,脊柱活动时稳定性下降,进一步发展引起椎体、椎间关节及其周围韧带发生变性、增生、钙化,最后致相邻脊髓、神经、血管受到刺激或压迫。

(2)先天性颈椎管狭窄:颈椎管的矢状内径对颈椎病的发病有密切关系。椎管矢状内径<正

常(14～16 mm)时,即使退行性变比较轻,也可产生临床症状和体征。

(3)损伤:急性损伤可使原已退变的椎体,椎间盘和椎间关节损害加重而诱发颈椎病;慢性损伤可加速其退行性变的过程。

2.分型

根据受压部位的临床表现不同,一般分为四类。但有些患者以某型为主,同时伴有其他型的部分表现,称为复合型颈椎病。

(1)神经根型颈椎病:在颈椎病中发病率最高,占 50%～60%,是由于椎间盘向后外侧突出,致钩椎关节或椎间关节增生、肥大,刺激或压迫单侧或双侧神经根所致。

(2)脊髓型颈椎病:占颈椎病的 10%～15%。由于后突的髓核、椎体后缘的骨赘、增生肥厚的黄韧带及钙化的后纵韧带等压迫或刺激脊髓所致。

(3)椎动脉型颈椎病:由于颈椎横突孔增生狭窄、颈椎稳定性下降、椎间关节活动移位等直接压迫或刺激椎动脉,使椎动脉狭窄或痉挛,造成椎-基底动脉供血不足所致。

(4)交感神经型颈椎病:由于颈椎各种结构病变的刺激或压迫颈椎旁的交感神经节后纤维所致。

(四)临床表现

根据颈椎病的类型可有不同表现。

1.神经根型颈椎病

(1)症状:患者常先有颈痛及颈部僵硬,短期内加重并向肩部及上肢放射。用力咳嗽、打喷嚏及颈部活动时疼痛加剧。皮肤可有麻木、过敏等感觉改变;上肢肌力减退、肌萎缩,以大小鱼际肌和骨间肌最为明显,手指动作不灵活。

(2)体征:颈部肌痉挛,颈肩部有压痛,颈部和肩关节活动有不同程度受限。上肢肌腱反射减弱或消失,上肢牵拉试验阳性。

2.脊髓型颈椎病

(1)症状:手部麻木,运动不灵活,特别是精细活动失调、握力减退、下肢无力、步态不稳、有踩棉花样的感觉、躯干有紧束感等;后期出现大小便功能障碍,表现为尿频或排尿、排便困难。

(2)体征:肌力减退,四肢腱反射活跃或亢进,腹部反射、提睾反射和肛门反射减弱或消失。Hoffmann 征、髌阵挛及 Babinski 征等阳性。

3.椎动脉型颈椎病

(1)症状。①眩晕:最常见,多伴有复视、耳鸣、耳聋、恶心呕吐等症状,头颈部活动或姿势改变可诱发或加重眩晕。②猝倒:本型特有的症状,表现为四肢麻木、软弱无力而跌倒,多在头部突然活动后姿势改变时发生,倒地后再站立起来可继续正常活动。③头痛:表现为发作性胀痛,以枕部、顶部为主,发作时可有恶心、呕吐、出汗、流涎、心慌、憋气以及血压改变等自主神经功能紊乱症状。

(2)体征:颈部疼痛,活动受限。

4.交感神经型颈椎病

表现为一系列交感神经症状。①交感神经兴奋症状:如头痛或偏头痛、视物模糊、眼球胀痛、耳鸣、听力下降、心前区疼痛、心律失常、血压升高等。②交感神经抑制症状,如畏光、流泪、头晕、眼花、血压下降等。

（五）辅助检查

1.影像学检查

（1）X线检查：神经根型颈椎病患者和脊髓型颈椎病患者，X线正侧位摄片可显示颈椎生理前凸减小、消失或反常，椎间隙变窄，椎体后缘骨赘形成，椎间孔狭窄。

（2）脊髓造影、CT、MRI：可显示颈椎间盘突出，颈椎管矢状径变小，脊髓受压情况。

2.实验室检查

脑脊液动力学试验：脊髓型颈椎病患者显示椎管有梗阻现象。

（六）治疗原则

神经根型、椎动脉型和交感型颈椎病以非手术治疗为主；脊髓型颈椎病由于疾病自然史逐渐发展使症状加重，故确诊后应及时行手术治疗。

1.非手术治疗

原则是去除压迫因素，消炎止痛，恢复颈椎稳定性。

（1）颌枕带牵引：取坐位或卧位，头前屈10°左右，牵引重量2～6 kg，每天2次，每次1～1.5小时，也可作持续牵引，每天6～8小时，2周为1个疗程。脊髓型颈椎病一般不宜作此牵引。

（2）颈托或颈领：限制颈椎过度活动。如充气型颈托除可固定颈椎，还有牵张作用。

（3）推拿按摩：可减轻肌痉挛，改善局部血液循环。脊髓型颈椎病不宜采用此疗法。

（4）理疗：采用热疗、磁疗、超声疗法等，可改善颈部血液循环，促进局部水肿消退和肌肉松弛。

（5）药物治疗：目前无治疗颈椎病的特效药物，所用药物皆属对症治疗，如非甾体抗炎药、肌松弛剂及镇静剂等。

2.手术治疗

手术治疗适用于诊断明确，且出现以下情况时考虑手术。①保守治疗半年无效或影响正常生活和工作。②神经根性剧烈疼痛，保守治疗无效。③上肢某些肌肉，尤其手内在肌无力、萎缩，经保守治疗4～6周后仍有发展趋势。

手术的目的是通过切除对脊髓、神经造成压迫的组织、骨赘、椎间盘和韧带，或椎管扩大成形，使脊髓和神经得到充分减压；或通过植骨，内固定行颈椎融合，获得颈椎稳定性。手术可分前路、前外侧和后路手术。常用的术式有颈椎间盘摘除、椎间植骨融合术、前路侧方减压术、颈椎半椎板切除减压或全椎板切除术、椎管成形术等。

二、护理评估

（一）术前评估

1.健康史

（1）一般情况：了解患者的性别、年龄、职业、营养状况、生活自理能力、大小便情况等。

（2）既往史：有无颈肩部急慢性损伤和肩部长期固定史，以往的治疗方法和效果。以往是否有高血压及病糖尿病等病史。

（3）家族史：家中有无类似病史。

2.生命体征(T、P、R、BP)

按护理常规监测生命体征。

3.患者主诉

有无颈肩痛,肢体麻木、无力,大、小便障碍等症状。

4.相关记录

疼痛部位及程度,疼痛与活动、体位有无明显关系,有无颈部活动受限,四肢感觉运动情况等。有无眩晕、头痛、视物模糊、耳鸣、心跳加速或猝倒等,导致症状加重或减轻的因素。

(二)身体评估

1.术前评估

(1)视诊:观察步态有无跛行、摇摆步态等;椎旁皮肤有无红肿、破损;脊柱有无畸形。

(2)触诊:棘突、椎旁有无压痛,评估患者躯干、四肢感觉功能。

(3)叩诊:局部有无叩击痛,肢体腱反射。

(4)动诊:颈椎及肢体活动度、肌力、肌张力情况,观察对比双侧有无差异。

(5)特殊试验:臂丛牵拉试验、压颈试验、椎间孔挤压、分离试验,病理征(Hoffmann征,Babinski征等)。

2.术后评估

(1)视诊:手术切口、步态。

(2)触诊:评估患者躯干、四肢感觉功能。

(3)叩诊:四肢腱反射。

(4)动诊:肢体肌力、肌张力情况。

(三)心理-社会评估

患者及家属对该病的认识、心理状态,有无焦虑及焦虑的原因,家庭及社会对患者的支持程度。

(四)辅助检查阳性结果评估

X线片显示颈椎曲度改变、椎间隙变窄、椎间孔狭窄等。CT、MRI显示椎间盘突出的部位、程度及与有无神经根受压。

(五)治疗效果的评估

1.非手术治疗评估要点

(1)病史评估:了解与患者相关的情况,例如职业、有无外伤、发病时间、治疗经过等。

(2)影像资料评估:查看CT、MRI,了解椎管形态、观察颈椎间盘突出、颈椎管狭窄、脊髓受压情况。

2.手术治疗评估要点

(1)心理评估:向患者介绍与疾病相关的知识,说明手术的重要性,解释手术的方式、术前术后的配合事项及目的,耐心解答问题,消除不良心理,使其增加战胜疾病的信心,积极配合治疗。

(2)既往史:了解患者全身的情况,是否有心脏病、高血压、糖尿病等,如有异常积极治疗,减少术后并发症的发生。

(3)疼痛评估:评估患者疼痛诱发因素、部位、性质、程度和持续时间,并进行疼痛评分。

(4)神经功能评估:严密观察四肢感觉运动及会阴部神经功能情况,并进行术前术后对比,可了解神经受压症状有无改善或加重。

三、护理诊断(问题)

(一)低效型呼吸形态

其与颈髓水肿、植骨块脱落或术后颈部水肿有关。

(三)有受伤害的危险

其与肢体无力及眩晕有关。

(三)潜在并发症

术后出血、脊髓神经损伤。

(四)躯体活动障碍

其与颈肩痛及活动受限有关。

四、主要护理措施

(一)术前护理

1.心理护理

向患者解释病情,告知其治疗的周期较长,术后恢复可能需要数月甚至更长时间,让患者做好充分的思想准备。对患者焦虑的心情表示理解,向患者介绍治疗方案及手术的必要性、手术目的及优点、目前医院的医疗护理情况和技术水平,使其产生安全感,愉快地、充满信心的接受手术。重视社会支持系统的影响,尤其是亲人的关怀和鼓励。

2.术前训练

(1)呼吸功能训练:术前指导患者练习深呼吸、行吹气泡或吹气球等训练,以增加肺的通气功能。

(2)气管食管推移训练:适用于颈椎前路手术患者。指导患者用自己的 2～4 指插入切口侧的内脏鞘与血管神经鞘间隙处,持续将气管、食管向非手术侧推移。用力要缓和,如出现头晕、恶心、呕吐等不适,可休息后再继续。

(3)俯卧位训练:适用于后路手术的患者,以适应术中长时间俯卧位并预防呼吸受阻。开始每次 30～40 分钟,每天三次;以后逐渐增至每次 3～4 小时,每天一次。

3.安全护理

患者存在肌力下降致四肢无力时,应防烫伤和跌倒,指导患者不要自行倒开水,穿防滑鞋,在干燥地面、有人陪同的情况下行走。

(二)术后护理

1.密切监测生命体征

注意呼吸频率、深度的改变,脉搏节律、速率的改变,保持呼吸道通畅,低流量给氧。呼吸困难是前路手术最危急的并发症,多发生在术后 1～3 天内。因此,颈椎手术患者床旁应常规准备气管切开包。

2.体位护理

行内固定植骨融合的患者,加强颈部制动。患者取平卧位,颈部稍前屈,两侧颈肩部置沙袋以固定头部,侧卧位时枕与肩宽同高,在搬动或翻身时,保持头、颈和躯干在同一平面上,维持颈部相对稳定。下床活动时,需行头颈胸支架固定颈部。

3.并发症的观察与护理

（1）术后出血：注意观察生命体征、伤口敷料及引流液。如 24 小时出血量超过 200 mL，检查是否有活动性出血；若引流量多且呈淡红色，考虑脑脊液漏发生，及时报告医师处理。注意观察颈部情况，检查颈部软组织张力。若发现患者颈部明显肿胀，并出现呼吸困难、烦躁、发绀等表现时，报告并协助医师剪开缝线、清除血肿。若血肿清除后，呼吸仍不改善应实施气管切开术。

（2）脊髓神经损伤：手术牵拉和周围血肿压迫均可损伤脊髓及神经，患者出现声嘶、四肢感觉运动障碍及大小便功能障碍。手术牵拉所致的神经损伤为可逆的，一般在术后 1～2 天内明显好转或消失；血肿压迫所致的损伤为渐进的，术后应注意观察，以便及时发现问题并处理。

（3）植骨块脱落、移位：多发生在术后 5～7 天内，系颈椎活动不当时椎体与植骨块间产生界面间的剪切力使骨块移位、脱落。所以，颈椎术后应重视体位护理。

4.功能训练

指导肢体能活动的患者做主动运动，以增强肢体肌肉力量；肢体不能活动者，病情许可时，协助并指导其做各关节的被动运动，以防肌肉萎缩和关节僵硬。一般术后第 1 天，开始进行各关节的主被动功能锻炼；术后 3～5 天，引流管拔出后，可戴支架下地活动，坐位和站立位平稳训练及日常生活能力的训练。

（三）健康教育

1.纠正不良姿势

在日常生活、工作、休息时注意纠正不良姿势，保持颈部平直，以保护头、颈、肩部。

2.保持良好睡眠体位

理想的睡眠体位应该是使头颈部保持自然仰伸位、胸部及腰部保持自然曲度、双髋及双膝略呈屈曲，使全身肌肉、韧带及关节获得最大限度的放松和休息。

3.选择合适枕头

以中间低两端高、透气性好、长度超过肩宽 10～16 cm、高度以颈部压下一拳头高为宜。

4.避免外伤

行走或劳动时注意避免损伤颈肩部。一旦发生损伤，尽早诊治。

5.加强功能锻炼

长期伏案工作者，宜定期远视，以缓解颈部肌肉的慢性劳损。

五、护理效果评估

（1）患者维持正常、有效的呼吸。

（2）患者安全，未发生眩晕和意外伤害，能陈述预防受伤的方法。

（3）患者术后未发生相关并发症，或并发症发生后得到及时的治疗与处理。

（4）患者肢体感觉和活动能力逐渐恢复正常。

（王晓玲）

第四节 急性腰扭伤

一、概述

急性腰扭伤是腰部肌肉、筋膜、韧带、椎间小关节及腰骶关节的急性损伤,多是突然遭受间接外力所致,俗称"闪腰""岔气",损伤可使腰部肌肉、筋膜、韧带、关节囊等组织,受到过度牵拉、扭转,甚至撕裂。急性腰扭伤临床常见于急性腰肌筋膜损伤、急性腰部韧带损伤和急性腰椎后关节紊乱等。其临床表现为受伤后腰部立即出现剧烈疼痛,疼痛为持续性,休息后可减轻但不能消除,咳嗽、喷嚏、用力大便时可使疼痛加剧,腰部不能挺直,行走不便;严重者卧床不起,辗转困难,压痛明显,压痛最明显的部位多为损伤之处。

二、治疗原则

(一)其他治疗
手法治疗、针灸治疗、局部注射治疗。

(二)物理治疗
磁疗、TDP 照射、中药离子导入。

(三)药物治疗
活血化瘀、理气止痛、醋治疗、消炎止痛。

(四)康复治疗
加强腰背肌功能锻炼。

三、护理措施

(一)心理护理
协助患者做好各项生活所需,介绍本病的有关知识、治疗方法及康复的过程,解除思想顾虑,增加患者战胜疾病的信心。

(二)休息
绝对卧硬板床休息 1~2 周,以减轻疼痛,缓解肌肉痉挛,防止继续损伤。

(三)疼痛
观察患者疼痛的性质、部位、发作时间、发作规律,伴随症状及诱发因素评估疼痛程度,及时正确应用药物,观察用药的反应,消除患者疼痛。

(四)预防感染
局部封闭时,保持针眼处干燥清洁,防止感染。

(五)健康教育
患者掌握正确的劳动姿势,如扛、抬重物时,要尽量让胸部挺直,提重物时,应取半蹲位,使物体尽量贴近身体,在做扛、抬、搬、提等体力劳动时,应佩戴腰围。

（六）加强腰背肌功能锻炼

治疗两周后指导患者做功能锻炼。

1.燕飞式

取俯卧位两手后伸把上身和两腿同时后伸抬起，膝部不能弯曲，尽量在一种姿势下维持一段时间（约半分钟），每天 2 次，每次 5～10 分钟，以不疲劳为度。

2.拱桥式

取仰卧位，以头、双肘、双足为着力点，用力将躯干和下肢离开床面做过伸锻炼，维持 1 分钟，每天 2～3 次，每次 5～10 分钟。

四、出院指导

（1）掌握日常生活中扛、抬、搬、提的正确姿势，保护腰部，减少慢性腰部损伤的发生。

（2）佩戴腰围 1 个月。

（3）继续腰背肌锻炼。

（4）加强营养，增强机体抵抗力，根据患者不同体质进行饮食调护。一般患者可食核桃、山芋肉、黑芝麻等补肾之品；阳虚者嘱其多食温补之品，如羊肉、狗肉、鳝鱼、桂圆等；肝肾阴虚者可嘱其多食滋补肝肾之品，如山药、鸭肉、牛肉、百合、枸杞等。

（王晓玲）

第五节　腰肌劳损

一、概述

腰肌劳损是指腰部肌肉、筋膜、韧带等软组织的慢性损伤，有人称为功能性腰痛，是由于长期下蹲，弯腰工作，腰背肌经常性的过度负重与疲劳，或工作时姿势不正确，并有腰部解剖特点缺陷等所致，可因腰部急性损伤治疗不及时或治疗不当，反复受伤后，遗留为慢性腰痛。临床表现为腰背疼痛，多为隐痛，时轻时重，反复发作休息后疼痛减轻，劳累后或阴雨天疼痛加重，喜用双手捶腰。

二、治疗原则

一般采用非手术疗法，手法治疗包括揉按、捏拿、理筋，从而达到舒筋活血、解痉止痛的目的。针灸配合艾灸、火罐、封闭疗法、穴位注射疗法、理疗、中药熏洗、药物治疗等。

三、护理措施

（一）休息

急性腰痛患者宜卧硬板床休息，平时可佩戴腰围保护。

（二）观察病情变化

深入病房，观察患者的疼痛性质、部位、规律，缓解或加重的原因，给予心理安慰，必要时口服活血化瘀或通络止痛的药物,观察药物作用及不良反应。

（三）推拿按摩

治疗时让患者排空大小便,稳定情绪,全身放松;在治疗过程中随时观察患者病情,如有不良反应,应停止治疗。

（四）理疗护理

（1）保持室内清洁、安静、空气流通,遮挡患者,保护隐私。

（2）加强巡视,注意倾听患者的主诉,观察患者面色、呼吸等。

（3）注意温热度,以患者舒适为宜,以防烫伤。

（4）根据个体的耐受能力,调节电流强度。

（5）使用电极者,应观察安放电极处皮肤的反应,有无接触性皮炎,治疗完毕后除去电极片,清洁皮肤。

（五）中药熏洗

中药熏洗时,按中药熏洗护理措施护理。

（六）加强腰背部肌锻炼

如拱桥式、燕飞式,每天 2～3 次,每次 5～10 分钟,以不疲劳为度。

四、出院指导

（1）继续腰背肌锻炼。

（2）慎起居避风寒,禁止吸烟。

（3）掌握正确搬重物的姿势,弯腰搬重物时,屈髋屈膝。

（4）工作中避免久坐,适当活动。工作一段时间后应站起来活动变换姿势。

（5）长时间站立时,避免将身体的重心放在一侧肢体上。

（6）专业体育运动者,每天剧烈运动前要做充分的准备活动,活动后不宜立即行冷水浴。

（7）睡眠姿势以侧卧为宜,让髋膝处于适当的屈曲位。使腰部肌肉、韧带处于松弛状态,床垫不宜过软。

（王晓玲）

第六节　腰椎间盘突出症

一、疾病概述

（一）概念

腰椎间盘突出症是腰椎间盘变性,纤维环破裂,髓核突出刺激或压迫神经根、马尾神经所表现的一种综合征,是腰腿疼痛最常见的原因之一。腰椎间盘突出中以 $L_{4～5}$、$L_5～S_1$ 间隙发病率最高,占90％～96％,多个椎间隙同时发病者仅占 5％～22％。

（二）分型及病理

腰椎间盘突出症的分型方法较多,各有其根据及侧重面。从病理变化及 CT、MRI 发现,结合治疗方法可做如下分型。

1.膨隆型

纤维环有部分破裂,而表层完整,此时髓核因压力而向椎管局限性隆起,但表面光滑。这一类型经保守治疗大多数可缓解或治愈。

2.突出型

纤维环完全破裂,髓核突向椎管,但有后纵韧带或一层纤维膜覆盖,表面高低不平或呈菜花状。常需手术治疗。

3.脱垂游离型

破裂突出的椎间盘组织或碎块脱入椎管内或完全游离。此型不单可引起神经根症状,还易压迫马尾神经。非手术治疗往往无效。

4.Schmorl结节及经骨突出型

前者是指髓核经上、下软骨终板的发育性或后天性裂隙突入椎体松质骨内;后者是髓核沿椎体软骨终板和椎体之间的血管通道向前纵韧带方向突出,形成椎体前缘的游离骨块。这两型临床上仅出现腰痛,而无神经根症状,无需手术治疗。

(三)病因

1.椎间盘退行性变

椎间盘退行性变是椎间盘突出的基本病因。随年龄增长,纤维环和髓核含水量逐渐减少,使髓核张力下降,椎间盘变薄。同时,透明质酸钠及角化硫酸盐减少,低分子量糖蛋白增加,原纤维变性及胶原纤维沉积增加,髓核失去弹性,椎间盘结构松弛、软骨板囊性变。

2.损伤

积累伤力是椎间盘变性的主要原因,也是椎间盘突出的诱因。积累伤力中,反复弯腰、扭转动作最易引起椎间盘损伤,故本症与某些职业、工种有密切关系,例如:驾驶员、举重运动员和从事重体力劳动者。

3.遗传因素

有色人种本症发病率较低;<20岁的青少年患者中约32%有阳性家族史。

4.妊娠

妊娠期盆腔、下腰部组织充血明显,各种结构相对松弛,而腰骶部又承受较平时更大的重力,这样就增加了椎间盘损害的机会。

5.其他

如遗传、吸烟以及糖尿病等诸多因素。

上腰段椎间盘症少见,其发生多存在下列因素:①脊柱滑脱症。②病变间隙原有异常。③过去有脊柱骨折或脊柱融合术病史。

(四)临床表现

腰椎间盘突出症常见于20～50岁患者,男女之比为4～6∶1。20岁以内占6%左右,老人发病率最低。患者多有弯腰劳动或长期坐位工作室,首次发病常是半弯腰持重或突然扭腰动作过程中,其症状、体征如下所述。

1.症状

(1)腰痛:是大多数本症患者最先出现的症状,发生率约91%。由于纤维环外层及后纵韧带受到突出髓核刺激,经窦椎神经而产生的下腰部感应痛,有时亦影响到臀部。

（2）坐骨神经痛：虽然高位腰椎间盘突出（$L_{2\sim3}$，$L_{3\sim4}$）可引起股神经痛，但其发病率不足5％。绝大多数患者是 $L_{4\sim5}$、$L_5\sim S_1$ 间隙突出，故坐骨神经痛最为多见，发生率达97％左右。典型坐骨神经痛是从下腰部向臀部、大腿后方、小腿外侧直到足部的放射痛。约60％的患者在喷嚏或咳嗽时由于增加腹压而使疼痛加剧。早期为痛觉过敏，病情较重者出现感觉迟钝或麻木。少数患者可有双侧坐骨神经痛。

（3）马尾神经受压：向正后方突出的髓核或脱垂、游离椎间盘组织可压迫马尾神经，出现大小便障碍、鞍区感觉异常。发生率占0.8％～24.4％。

2.体征

（1）腰椎侧凸：是一种为减轻疼痛的姿势性代偿畸形，具有辅助诊断价值。如髓核突出在神经根外侧，上身向健侧弯曲，腰椎侧凸向患侧可松弛受压的神经根；当突出的髓核在神经根内侧时，上身向患侧弯曲，腰椎凸向健侧可缓解疼痛。如神经根与脱出的髓核已有粘连，则无论腰椎凸向何侧均不能缓解疼痛。

（2）腰部活动受限：几乎全部患者都有不同程度的腰部活动受限。其中以前屈受限最明显，是由于前屈位时进一步促使髓核向后移位并增加对受压神经根的牵张之故。

（3）压痛及骶棘肌痉挛：89％患者在病变间隙的棘突间有压痛，其旁侧1 cm处压之有沿坐骨神经的放射痛。约1/3患者有腰部骶棘肌痉挛，使腰部固定于强迫体位。

（4）直腿抬高试验及加强试验：患者仰卧、伸膝、被动抬高患肢。正常人下肢抬高到60°～70°始感腘窝不适。本症患者神经根受压或粘连，下肢抬高在60°以内即可出现坐骨神经痛，成为直腿抬高试验阳性。其阳性率约90％。在直腿抬高试验阳性时，缓慢降低患肢高度，待放射痛消失，这时再被动背屈患肢踝关节以牵拉坐骨神经，如又出现放射痛成为加强试验阳性。有时因突出髓核较大，抬高健侧下肢也可因牵拉硬脊膜而累及患侧诱发患侧坐骨神经发生放射痛。

（五）辅助检查

1.X线平片

单纯X线平片不能直接反应是否存在椎间盘突出。片上所见脊柱侧凸，椎体边缘增生及椎间隙变窄等均提示退行性变。如发现腰骶椎结构异常（移行椎、椎弓根崩裂、脊椎滑脱等），说明相邻椎间盘将会由于应力增加而加快变性，增加突出的机会。

2.CT和MRI检查

CT可显示骨性椎管形态，黄韧带是否增厚及椎间盘突出的大小、方向等，对本病有较大诊断价值，目前已普遍采用。MRI可全面地观察各腰椎间盘是否病变，也可在矢状面上了解髓核突出的程度和位置，并鉴别是否存在椎管内其他占位性病变。

3.其他检查

电生理检查（肌电图、神经传导速度及诱发电位）可协助确定神经损害的范围及程度，观察治疗效果。

（六）治疗原则

1.非手术治疗

腰椎间盘突出症中多数患者可经非手术疗法缓解或治愈。其目的是使椎间盘突出部分和受到刺激的神经根的炎性水肿加速消退，从而减轻或解除对神经根的刺激或压迫。非手术治疗主要适用于：①年轻、初次发作或病程较短者。②休息后症状可自行缓解者。③X线检查无椎管狭窄。方法包括：绝对卧床休息，持续牵引，理疗、推拿、按摩、髓核化学溶解法等。

2.经皮髓核切吸术

经皮髓核切吸术是通过椎间盘镜或特殊器械在 X 线监视下直接进入椎间隙，将部分髓核搅碎吸出，从而减轻了椎间盘内压力达到缓解症状的目的。主要适用于膨出或轻度突出型的患者，且不合并侧隐窝狭窄者。对明显突出或髓核已脱入椎管者仍不能回纳。与本方法原理和适应证类似的尚有髓核激光气化术。

3.手术治疗

已确诊的腰椎间盘突出症患者，经严格非手术治疗无效，马尾神经受压者或伴有椎管狭窄者可考虑行髓核摘除术。手术治疗有可能发生椎间盘感染、血管或神经根损伤，以及术后粘连症状复发等并发症，故应严格掌握手术指征及提高手术技巧。

近年来采用微创外科技术使手术损伤减小，取得良好效果。

（七）预防

由于腰椎间盘突出症是在退行性变基础上受到积累伤力所致，而积累伤又是加速退变的重要因素，故减少积累伤就显得非常重要。长期坐位工作者需注意桌、椅高度，定时改变姿势。职业工作中常弯腰劳动者，应定时伸腰、挺胸活动，并使用宽腰带。治疗后患者在一定期间内佩戴腰围，但应同时加强腰背肌训练，增加脊柱的内在稳定性。长期使用腰围而不锻炼腰背肌，反可因失用性肌萎缩带来不良后果。如需弯腰取物，最好采用屈髋、屈膝下蹲方式，减少对椎间盘后方的压力。

二、护理评估

（一）一般评估

1.健康史

（1）一般情况：了解患者的性别、年龄、职业、营养状况、生活自理能力等。

（2）既往史：是否有先天性的椎间盘疾病、既往有无腰部外伤、慢性损伤史，是否做过腰部手术。

（3）外伤史：评估患者有无急性腰扭伤或损伤史。询问受伤时患者的体位、外来撞击的着力点，受伤后的症状和腰痛的特点和程度、致腰痛加剧或减轻的相关因素、有无采取制动和治疗措施。

（4）家族史：家中有无类似病史。

2.生命体征（T、P、R、BP）

按护理常规监测生命体征。

3.患者主诉

有无腰背痛、下肢痛、麻木、大小便障碍等症状。

4.相关记录

疼痛部位及程度，疼痛与腹压、活动、体位有无明显关系，有无跛行、脊柱畸形及活动受限，有无压痛、反射痛，双下肢肢体感觉运动情况等。

（二）身体评估

1.术前评估

（1）视诊：观察步态有无跛行、摇摆步态等；椎旁皮肤有无破损，肢体有无肿胀或肌萎缩；脊柱有无畸形。

（2）触诊：棘突、椎旁有无压痛，下肢、肛周感觉有无减退，肛门括约肌功能等。

（3）动诊：腰椎活动范围，腰部有无叩击痛，双下肢的运动功能、肌力、肌张力的变化，对比双侧有无差异等。

（4）量诊：肢体长度测量、肢体周径测量及腰椎活动度测量。

（5）特殊检查试验：直腿抬高试验、股神经牵拉试验、肛门反射等。

2.术后评估

（1）视诊：患者手术切口、步态、肢体有无肿胀或肌萎缩等。

（2）触诊：切口周围皮温有无增高，下肢有无肌肉萎缩，下肢、肛周感觉情况。

（3）动诊：双下肢的运动功能、肌力的变化，双侧有无差异，腰椎活动范围。

（4）量诊：肢体长度测量、肢体周径测量。

（5）特殊检查试验：直腿抬高试验、股神经牵拉试验、肛门反射等。

（三）心理-社会评估

观察患者的情绪变化，了解其对疾病的认知程度及对手术的了解程度，有无紧张、恐惧心理；评估患者的家庭及支持系统对患者的支持帮助能力等。

（四）辅助检查阳性结果评估

X线片显示腰椎生理曲度消失，侧突畸形、椎间隙变窄及椎体边缘骨质增生等。CT、MRI显示椎间盘突出的部位、程度及与有无神经根受压。

（五）治疗效果的评估

1.非手术治疗评估要点

（1）病史评估：了解与患者相关的情况，例如职业、有无外伤、发病时间、治疗经过等。

（2）影像资料评估：查看CT、MRI，了解椎管形态、观察腰椎间盘髓核突出的程度和位置等，分析是否需要手术治疗。

2.手术治疗评估要点

（1）心理评估：向患者介绍与疾病相关的知识，说明手术的重要性，解释手术的方式、术前术后的配合事项及目的，耐心解答问题，消除不良心理，使其增加战胜疾病的信心，积极配合治疗。

（2）既往史：了解患者全身的情况，是否有心脏病、高血压、糖尿病等，如有异常，积极治疗，减少术后并发症的发生。

（3）疼痛评估：评估患者疼痛诱发因素、部位、性质、程度和持续时间，并进行疼痛评分。

（4）神经功能评估：严密观察双下肢感觉运动及会阴部神经功能情况，并进行术前术后对比，可了解神经受压症状有无改善或加重。

三、护理诊断（问题）

（一）疼痛

其与髓核受压水肿、神经根受压及肌痉挛有关。

（二）躯体移动障碍

其与椎间盘突出或手术有关。

（三）便秘

其与马尾神经受压或长期卧床有关。

（四）知识缺乏

其与对疾病的认识有关。

（五）潜在并发症

脑脊液漏、椎间隙感染。

四、主要护理措施

（一）减轻疼痛

1.休息

长时间站立或坐立使腰椎负荷增加，神经根受压症状加重，故减轻腰椎负荷的方法就是卧床休息，卧硬板床，采取舒适、腰背肌放松体位。翻身时保持脊柱成一直线。

2.心理护理

指导患者放松心情，可让患者听音乐、看电视或与人聊天，分散其注意力。

3.药物镇痛

根据医嘱使用镇痛药或非甾体抗炎药。

（二）患者活动能力改善、舒适度增加

（1）体位护理：术后平卧 2 小时后即可协助患者轴线翻身，四肢成舒适体位摆放。

（2）按摩受压部位，避免压疮发生，更换床单时避免拖、拉、推等动作。指导患者进行功能锻炼。

（3）协助患者做好生活护理。

（三）预防便秘

1.排便训练

多数患者不习惯床上排便而导致便秘，应指导患者床上使用便盆，指导床上排便。

2.饮食指导

指导患者多饮水，给予富含膳食纤维的易消化饮食，多食新鲜蔬菜、水果。

3.药物通便

根据医嘱使用开塞露、麻仁软胶囊等通便药物。

4.适宜环境及心理疏导

可在患者排便时挡上屏风，尽可能减少病房人员，并给患者予心理支持，给其提供适宜的环境和时间。

（四）功能锻炼

向患者说明术后功能锻炼对预防深静脉血栓、防止神经根粘连及恢复腰背肌功能的重要性。功能锻炼的原则：幅度由小到大、次数由少到多，以身体无明显不适为宜。

1.术后第 1 天

（1）踝泵运动：全范围地伸屈踝关节或 360°旋转踝关节，在能承受的范围内尽可能多做，200～300 次/天，以促进血液循环，防止深静脉血栓的形成。

（2）股四头肌舒缩运动：主动收缩和放松大腿肌肉，每次持续 5～10 秒，如此反复进行，100～200 次/天，锻炼下肢肌力。

2.术后第 2 天

(1)直腿抬高运动：患者平卧于床上,伸直膝关节并收缩股四头肌后抬高患肢,抬到最高点时停留10～15秒,再缓慢放下,双下肢交替进行,每天 3～4 次,每次 20 分钟。

(2)屈膝屈髋运动：患者平卧于床上,下肢屈曲,双手抱住膝关节,使其尽可能向胸前靠近。

3.术后 1 周

腰背肌锻炼：采用 5 点支撑法,患者仰卧,屈肘伸肩,然后屈膝伸髋,以双脚双肘及头部为支点,使腰部离开床面,每天坚持数十次。

(五)并发症的护理

1.脑脊液漏

表现为恶心、呕吐和头痛等,伤口引流量大、色淡。给予去枕平卧、头低脚高位,伤口局部用沙袋压迫,同时放松引流负压,将引流瓶放置于床缘水平,遵医嘱补充大量液体。必要时探查伤口,行裂口缝合或修补硬膜。

2.椎间隙感染

椎间隙感染是椎节深部的感染,表现为腰背部疼痛和肌肉痉挛,并伴有体温升高。一般采用抗生素治疗。

(六)用药护理

遵医嘱按时、按量口服止痛药、神经营养药物。

(七)健康教育

1.起卧方法

术后坐位或下床时需戴腰围,起床时先平卧戴好腰围,然后侧卧,用双上肢慢慢撑起身体坐立。禁止平卧位突然起床的动作。由坐位改为卧位时先双手支撑慢慢侧卧,然后平卧,松开腰围。

2.维持正常体重

因肥胖会加重腰椎的负荷,超重或肥胖者必要时应控制饮食和减轻体重。

3.休息

术后注意劳逸结合,避免长时间坐位或站立,3 个月内避免弯腰负重、提重物等活动,戴腰围6～8 周。

五、护理效果评估

(1)患者舒适度增加,疼痛症状减轻或消失。

(2)患者躯体活动能力改善。

(3)患者下肢肌力增强。

(4)患者无并发症发生,或发生后得到及时处理。

(王晓玲)

第七节　腰椎椎管狭窄症

一、概述

凡造成腰椎椎管、神经根管及椎间孔变形或狭窄而引起马尾神经或神经根受压,并产生相应的临床症状者,称为腰椎椎管狭窄症。它是由先天性或后天性等各种原因使椎管前后、左右内径缩小或断面形状异常,而使腰椎椎管狭窄。这种狭窄可能使骨的变化,如腰椎骨质增生,腰椎小关节增生肥大等,也可能是软组织的改变,如腰椎间盘后突,黄韧带肥厚所引起。患者的主要症状是腰、腿疼痛和间歇性跛行,腰痛的特点多显于站立位或走路过久时,若躺下或蹲位及骑自行车时,疼痛多能缓解或自行消失,腿疼是一侧、双侧或双下肢交替出现,鞍区麻木、肢体感觉减退。X线、CT、MRI检查能进一步确定并定性。

二、治疗原则

(一)非手术治疗
骨盆牵引、推拿按摩、手法复位、骶管注射。

(二)手术治疗
全椎板切除术、椎管扩大成形术及植骨内固定术。

三、护理措施

(一)心理护理
患者病情重,病程长,容易出现焦虑悲观情绪,多与患者交谈,给患者以安慰和必要的解释。介绍治疗成功的病例,增强其战胜疾病的信心。

(二)牵引护理
嘱患者仰卧于硬板床上行胸腰对抗牵引,牵引带松紧适宜,以不影响患者呼吸为度,髋部的牵引带应在髂前上棘稍上的位置,以患者能忍受不滑脱为度,牵引过程中要加强巡视,保持有效牵引,询问患者有无疼痛加重,给予及时处理,牵引后嘱患者卧床休息 10～20 分钟。

(三)骶管注射护理
简单介绍骶疗的过程,解除紧张不安心理,血糖控制在正常范围内。骶管注射过程询问患者有无特殊不适,如双下肢感觉、运动等情况。骶管注射后嘱患者卧床休息 30～60 分钟,观察小便及双下肢感觉运动,针眼处保持干燥清洁,避免感染。

(四)腰部中药熏蒸护理
熏蒸时应巡视患者情况,调节适宜的温度,防止烫伤,如年老患者合并心脏病、高血压病,熏蒸时有头晕、心慌、乏力等不适,应及时处理;熏蒸完毕,用干毛巾擦干,并用衣物围腰,局部保暖,防止受凉感冒,忌用凉水或凉性药物外洗及外敷。

(五)手法复位前后患者护理
(1)复位前嘱患者在床上练习大小便。

（2）腰椎复位后,嘱其绝对卧床制动 72 小时,协助其直线翻身,平卧时腰部加垫厚约 2 cm。

（3）观察大小便及双下肢感觉运动情况。

（4）做好皮肤护理,防止压伤。

（5）指导行双下肢肌肉等长收缩锻炼,每天 2 次,每次 10～20 分钟。

（6）初次由医护人员指导佩戴腰围下床,观察是否有头晕等不适,并及时处理。

（六）术前训练

指导患者床上练习大小便,进行四肢的各项锻炼及俯卧位训练,坚持每次 30 分钟,循序渐进至俯卧位 2 小时,使其适应手术。

（七）饮食护理

手术前,尊重患者的饮食习惯,进食高蛋白、高维生素、高纤维素、易消化的食物,每天饮鲜牛奶 250～500 mL。准备手术的患者应在麻醉前 6～8 小时禁食,4～6 小时禁水。手术当天根据麻醉方式选择进食的时间,硬膜外麻醉禁食 4～6 小时后进流食,全麻手术 6 小时后无胃肠道反应者可先进流食,逐渐改为半流食或普食。术后第二天可根据患者的食欲习惯,宜食清淡高维生素的易消化食物,如新鲜蔬菜、香蕉、稀饭、面条等;忌食生冷、辛辣、油腻、煎炸食物。以后可指导其进食高蛋白,高营养的食物,如牛奶、鸡蛋、瘦肉、骨头汤等,节制饮食,鼓励少食多餐,防止腹胀、便秘。

（八）体位护理

手术后患处制动,搬动时平抬平放,保持脊柱平直,避免腰部扭曲。指导正确的翻身方法,防止发生畸形或进一步损伤,滚动式翻身,每 2 小时翻身一次。

（九）病情观察

手术后,严密观察患者的肢体感觉运动情况,注意大小便情况,并与术前相比较,发现异常,通知医师处理。观察伤口渗血情况,引流管是否通畅及引流量和颜色,如果刀口处渗血较多,通知医师及时更换敷料,若 24 小时引流量超过 300 mL 且色淡呈血清样,伴有恶心,呕吐,可能有脑脊液漏,应报告医师关闭或拔除引流管,抬高床尾,俯卧与侧卧位交替,局部加压,并注意观察神志、瞳孔、生命体征及是否有颈项强直等症状出现。

（十）预防并发症

1.尿潴留

尿潴留者给予局部热敷、刺激、按摩、诱导,必要时留置导尿管,引流袋不能高于膀胱水平,勿用力挤压,同时注意关闭开关,定时放尿,引流袋应放置妥当,固定牢靠,避免引流管弯曲受压,保持通畅。保持会阴部清洁干燥,尿道外口及接近尿道口段的导尿管应每天用0.5%碘伏擦拭消毒2 遍;若有大便污染或女性月经期时,应及时清洗消毒,保持干燥;告知患者禁饮浓茶和咖啡等,多饮水,每天2 500～3 000 mL,以便有足够的尿液自然冲洗尿道。

2.坠积性肺炎

卧床患者协助进行翻身拍背,鼓励主动排痰,咳嗽,指导进行深呼吸和吹气球锻炼,鼓励患者早期进行主动活动,经常改变体位,病房内定时通风。

3.血栓性静脉炎

术后 6 小时协助患者做下肢伸屈运动,改善肢体及足趾的血运,协助患者翻身,鼓励在床上做肢体活动;活动不便者,应做肢体被动活动或按摩;对于手术大、时间长、或有下肢静脉曲张者,应密切观察病情,早发现及时治疗;如发生血栓性静脉炎时,应绝对卧床休息,避免肢体活动忌按摩,保持患肢抬高,以利于静脉回流。

4.压疮

卧床患者保持床铺平整、松软、清洁、干燥,保持皮肤的清洁;条件允许的情况下,最好每天用温水擦浴,使局部皮肤血液循环得到改善,定时翻身,防止局部长期受压。在为患者翻身、按摩、床上使用大小便器时,应注意不要推、拉、拖,以免损伤局部皮肤,增加营养,多食富含高蛋白,脂肪,维生素等营养食物,增强机体抵抗能力,必要时卧气垫床。

5.便秘

术后应指导患者保证足够的饮水量,注意饮食搭配,在保证营养摄入的基础上,进食新鲜的水果和富含纤维素的蔬菜,如芹菜、韭菜、青菜等;还可嘱患者可服适量的蜂蜜,养成定时排便的习惯,在不影响病情的条件下,改变体位,以利通便。卧床时间较长的患者,进行腹部按摩,以一手食、中、无名指放于患者右下腹,另一手三指重叠于上,按顺时针方向,沿升结肠、横结肠、降结肠方向依次按摩,促进肠管蠕动,必要时可使用药物或灌肠等方法解除便秘。

四、功能锻炼

手术当天做踝关节的背伸跖屈旋转,上肢的伸屈外展、抓举等活动,术后第一天主动加被动直腿抬高及双下肢各关节活动,每天 2～3 次,每次 5～10 分钟,以后逐渐增加次数,以不疲劳为度。根据病情术后 2～3 周,指导进行腰背肌功能锻炼,每天 2～3 次,每次 5～10 分钟,逐渐增加次数,以不疲劳为度,坚持 1 年以上。

五、出院指导

(1)慎起居,避风寒,腰部注意保暖。保持日常生活的正确站姿、坐姿及行走姿势,避免久坐久站,弯腰扭腰。

(2)加强营养,增加机体抵抗能力,根据不同体质进行饮食调护,如肾阳虚者多食温补之品,如羊肉、猪肉、桂圆等;肝肾阴虚者,多食清补之品,如山药、鸭肉、牛肉、百合、枸杞等;一般患者可食胡桃、瘦肉、骨头汤、黑芝麻等补肝肾、强筋骨的食物。

(3)继续佩戴腰围1～3个月。

(4)继续进行双下肢及腰背肌功能锻炼,进行倒走锻炼,3 个月内避免弯腰,拾取低处物品应先下蹲,6 个月内避免挑抬重物。宜多躺,不宜久坐,经常变换姿势,适当卧床休息。保持正确的站姿、坐姿及行走姿势。

(5)定期复查。

(王晓玲)

第八节　类风湿关节炎

类风湿关节炎是一种以关节病变为主、发病原因尚未完全清楚的全身慢性结缔组织疾病。其特点为侵犯多个关节,常以手足小关节起病,多呈对称性。构成关节的各种组织,如滑膜、肌腱、韧带都有病变,而后发生软骨和骨的破坏。病程长,具有多发性、对称性,关节疼痛、肿胀,有

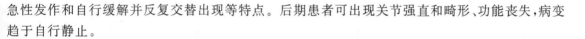

急性发作和自行缓解并反复交替出现等特点。后期患者可出现关节强直和畸形、功能丧失,病变趋于自行静止。

一、诊断

(1)晨僵至少持续 1 小时。

(2)有 3 个或 3 个以上的关节同时肿胀或有积液,包括近侧指间关节、掌指关节、腕关节、肘关节、膝关节、踝关节和跖趾关节。

(3)掌指关节、近侧指间关节或腕关节中至少有一个关节肿胀或积液。

(4)在上述关节中有 3 个关节,同时出现对称性肿胀或积液关节。

(5)皮下类风湿结节。

(6)类风湿因子阳性。

(7)手和腕的后前位 X 线片显示有骨侵蚀或明确的骨质疏松。第 2～5 项必须由医师认可,第 1～4 项必须持续 6 周以上,第 2～7 项中有 4 项者可以诊断为类风湿关节炎。

二、鉴别诊断

(1)风湿性关节炎:常伴有风湿热,多见于儿童,常侵犯大关节。游走性关节疼痛和肿胀,肿痛消失后,关节恢复正常。

(2)骨关节炎:多见于男性,65 岁以上的人几乎普遍存在。X 线片可见软骨下骨硬化,边缘骨及囊性变。

三、治疗

(一)全身治疗

(1)本病为慢性反复发作的疾病,首先应对患者做好思想工作,树立乐观精神,正确对待疾病。

(2)改善休养环境,使室内空气新鲜,阳光充足,避免冷湿。

(3)早期急性发作时应卧床休息,后期应结合药物治疗。对关节进行有规律的功能锻炼,防止关节畸形和肌肉萎缩。

(二)药物治疗

1.阿司匹林

阿司匹林治疗风湿病已有百年历史,疗效肯定。每天 4～6 g,分 3～4 次口服,待病情缓解后逐渐减量,主要不良反应是胃肠道出血。

2.非甾体抗炎药

常用的有布洛芬每天 1200 mg,分 2 次口服;双氯芬酸每天 200 mg,分 3～4 次口服;吲哚美辛每天 75 mg,分 2～3 次口服。此类药物常见的不良反应有:①胃肠道刺激症状,可嘱餐后服用;②肾毒性,老年及肾功能不全者应慎用。

3.肾上腺皮质激素

有强大的抗炎、抗过敏和抑制免疫反应作用,但停药后即复发,长期应用有明显不良反应。泼尼松 10 mg,每天一次,根据病情在短期内增减。

4.免疫抑制剂

甲氨蝶呤是二氢叶酸还原酶的抑制剂,剂量为 5～10 mg,每周一次,口服或注射。

5.其他药物

如蜂毒、蛇毒注射或局部涂搽。异体蛋白疗法、制剂疗法也再一定疗效。目前有关类风湿关节炎的治疗方案很多,有经典的金字塔模式和下台阶模式。

6.中药

雷公藤、青藤碱亦具有抗炎、镇痛及免疫抑制作用。

四、护理措施

(一)疼痛护理

(1)在急性炎症期注意休息,协助患者满足日常生活需要,帮助患者取舒适体位,并尽可能保持关节在功能位。

(2)遵医嘱使用消炎镇痛药物,告诉患者服药的重要性及药物不良反应,督促患者按指导方法按时服药。

(3)教会患者掌握一些放松技术,如缓慢深呼吸、全身肌肉放松、转移注意力等方法,减轻疼痛。

(4)关节局部进行热敷、理疗、按摩、红外线等治疗,缓解疼痛。

(二)生活护理

(1)协助患者满足日常生活需要,将常用物品放在患者易于取放的地方。

(2)关节僵硬明显者,进行局部理疗、按摩等缓解症状,帮助恢复关节功能。

(3)注意关节保暖,防止晨僵频繁发作、持续时间延长。

(4)症状缓解期注重关节功能锻炼,从事力所能及的生活和工作。

(三)皮肤护理

(1)保持皮肤清洁干燥,每天用温水轻轻擦洗,少用刺激性的洗涤用品。

(2)保持床铺平整、干燥、无屑,衣裤宽大、柔软。有躯体移动障碍者,注意定时翻身、按摩。

(3)对于皮肤的丘疹样红斑、溃疡者,需遵医嘱使用抗生素治疗、局部软膏涂搽、局部清创换药处理。

(4)有雷诺现象者,指导患者避免寒冷时外出,注意保暖,勿用冷水洗手洗脚,避免吸烟、饮咖啡等。

(四)预防失用性综合征

(1)向患者讲解关节失用的危害,希望患者配合以后的治疗和护理。

(2)对关节炎发作急性期、多关节患病、其他脏器受损的重症状者,宜采取卧床休息,并取关节功能位,保护关节功能,同时避免脏器受损。

(3)对急性发作期消退、患者症状明显改善后,可早期下床活动,并逐渐进行运动锻炼。根据病情选择适当的运动时间和强度。主要采取:①日常生活和步行训练;②关节可动范围的训练;③伸张运动;④增强肌力运动的四种运动方法。

(五)心理护理

由于类风湿关节炎是一种反复发作、久治不愈的慢性疾病,患者极易产生焦虑或预感性悲哀的心理,加之疼痛、活动受限、功能障碍等是影响患者的生活质量,医务人员要及时、耐心做好患者的心理护理。

（1）帮助患者正确认识到不良情绪对疾病的影响，长期的抑郁、焦虑等不良刺激，可导致细胞及各脏器功能下降，免疫功能低下，并发其他疾病，反过来加重本病病情。

（2）向患者介绍治疗成功的病例，同时查阅最新治疗进展，让患者树立战胜疾病的信心。

（3）做好患者家属和亲友的工作，帮助患者建立良好的社会支持系统，让患者体会到关心和他人的需要。

（4）教会患者掌握一些自我护理的知识和功能锻炼的方法，并从事力所能及的日常生活和工作，实现自我价值感。

（六）健康指导

（1）教会患者掌握该病发作的诱因，避免寒冷、潮湿、过度劳累、感染等；居住的房间最好通风、干燥，按季节和天气的变化来增减衣服；平常用温水洗脸、洗手；发热时勿用冰袋降温；注意保暖、避免受寒，以免疾病复发，加重病情损害。

（2）教会患者掌握一些自我护理的知识和功能锻炼的方法。如休息与运动的护理：除关节炎急性期卧床休息外，日常要养成良好的生活方式和习惯，每天有计划地进行锻炼，维持关节功能，防止失用性综合征。用药的护理：各种药物的疗效因人而异，毒副作用也有个体差异，非甾体抗炎药物大多有胃肠道反应，应在饭后服用，同时注重胃黏膜的保护；慢作用抗风湿药多有恶心、呕吐、皮疹、白细胞和血小板减少、严重肝肾功能损害、骨髓抑制等，用药过程中需定期监测血尿常规、肝肾功能及骨髓象；糖皮质激素因停药后容易反跳，须严格按医嘱用药，不得擅自减量和停药等。

（3）使患者了解疾病的症状、体征、病程、治疗方案，遵从医嘱，病情复发、症状加重时立即就医。

（王晓玲）

第九节　强直性脊柱炎

强直性脊柱炎是类风湿因子血清阴性的脊椎关节病，常见于青年男性（占90%以上），男女发病比在（10～14）∶1，一般于15岁以后发病，20～40岁多见。

一、诊断

（1）中青年男性患者。

（2）腰背痛、发僵感超过3个月并经休息不缓解。

（3）颈、腰、骶髂关节活动明显受限。

（4）患者合并虹膜炎。

（5）后期疼痛消失，但遗留不同程度的圆背强直畸形，髋关节也可发生强直，行走困难。病程长达10年。

（6）X线检查：骶髂关节处出现硬化，关节间隙模糊或消失。胸、腰椎体早期出现骨质疏松，以后骨增生，形成竹节样改变。

(7)类风湿因子多属阴性。

二、治疗

(1)全身和药物疗法与类风湿关节炎相同。

(2)早期深部 X 线照射治疗,可减轻疼痛。

(3)注意防止畸形发展。

(4)活动期患者应睡硬板床、低枕、仰卧,以防止驼背形成。

(5)手术治疗:对晚期有严重驼背畸形者可行截骨矫形手术。双侧髋关节强直者可行人工全髋关节置换术。

三、护理措施

(一)病情观察

(1)生命体征的观察:强直性脊椎炎的患者因脊柱强直,手术不能用硬膜外麻醉或腰麻,故一般多用全麻。因此,应密切观察患者血压、脉搏、呼吸的变化。术后每小时测量一次,连续 2 次;稳定后可改为每2 小时测一次,连续 2 次。清醒后根据病情而定,稳定后,仍要继续注意观察,特殊者按医嘱执行,并注意患者意识状态和患肢血液循环情况,注意体温变化,出现异常及时处理。

(2)注意观察腰背疼痛的程度、伴随症状及脊柱、肢体活动情况。

(3)若行骨盆牵引时,应密切观察双下肢血液循环。肢端可因吊带缠绕过紧而压迫血管、神经,引起青紫、肿胀、发冷、麻木、运动障碍以及动脉搏动弱或摸不到。遇有上述情况,应立即报告医师,详细检查,分析原因,及时调整,维持牵引处于正常状态。

(二)专科护理

(1)疼痛时,应卧床休息,防止发生驼背畸形。疼痛缓解,鼓励患者多活动,进行功能锻炼。

(2)行骨盆牵引时,抬高床尾端以产生反牵张力。如不抬高床尾,则须固定正身,以对抗加在骨盆上的牵引力。骨突部须用棉垫保护,以防发生压疮。

(3)功能锻炼:术后不宜过早进行直腿抬高活动,以免引起疼痛或移位。术后 2～3 天疼痛缓解后指导患者练习股四头肌等长收缩及未固定关节活动,拆线后即可坐起,在床上练习关节活动。待患者适应直立姿势后,可扶拐下地行走。行走时应注意保护,防止跌倒摔伤。

(三)心理护理

强直性脊柱炎的患者常因不明原因的腰痛及腰部僵硬感而引起思想顾虑,尤其需行人工髋关节置换术的患者,对患者的精神刺激较强,易导致心理不平衡,可出现较明显的心理反应。因此应关心和理解患者并及时给予安慰、鼓励,使患者获得心理支持,树立起战胜疾病的信心,配合治疗和护理。

(四)饮食护理

给予高蛋白、高维生素、富含钙和铁、易消化的食物,饮食应多样化,保持均衡并富于营养。

(五)给药护理

口服非甾体消炎止痛药物时,应注意观察有无胃肠道出血等不良反应,最好同时服用制酸剂。术后应用抗生素治疗时,注意观察抗生素的疗效和不良反应。

(六)健康指导

强直性脊柱炎是一种慢性进行性疾病,除药物及其他辅助治疗外,患者的自我护理、自我调整对促进疾病好转、防止疾病的发展有十分重要的意义,应注意以下几个方面。

(1)生活起居要适应四季的变化,注意保暖,避免受凉。

(2)注意休息,体力劳动及活动要适当,特别是在治疗的同时要辅以功能锻炼。

(3)多吃营养丰富的食物。忌吃生冷饮食,宜吃姜、酒等温热性食物,以利于温通血脉,散寒止痛。

(4)保持愉快的情绪,对于维持健康非常重要。

(5)全髋关节置换术患者出院后不宜负重,不宜剧烈运动。继续进行功能锻炼,如有不适,随时到医院复查。

(王晓玲)

第十节　锁骨骨折

一、基础知识

(一)解剖生理

锁骨又名"锁子骨""缺盆骨",位于胸廓前上部两侧,全骨浅居皮下,桥架于胸骨与肩峰之间,是联系肩胛带与躯干的唯一支架。其骨干较细,内侧 2/3 呈三棱棒形,凸向前,有胸锁乳突肌和胸大肌附着,中外 1/3 交界处是骨折的好发部位。锁骨的功能是支持肩胛骨,使上肢骨与胸廓之间保持一定的距离,从而保证上肢的灵活运动。骨折后,近折端受胸锁乳突肌的牵拉而向上向后移位,远折端因上肢本身重量牵拉而向下移位,又因胸大肌、斜方肌、背阔肌的牵拉而向前向内移位,造成断端重叠(图 8-1)。锁骨骨折可发生于各种年龄,但多见于儿童及青壮年,约有 2/3 为儿童患者,又以幼儿多见。

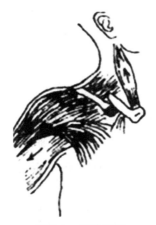

图 8-1　锁骨骨折

(二)病因

直接暴力和间接暴力均可造成锁骨骨折,但多为间接暴力所致。

（三）分类

1.横断骨折

跌倒时肩部外侧或手掌先着地，向上传导的外力经肩锁关节传至锁骨而发生骨折，以斜形或横断骨折为多。除有重叠移位，内侧段因胸锁乳突肌的牵拉向后上方移位，外侧段则由于上肢的重力和胸大肌、斜方肌、三角肌的牵拉而向前下方移位。

2.青枝骨折

幼儿骨质柔嫩而富有韧性，多发生青枝骨折。

3.粉碎骨折

直接暴力所致者，多因棒打、撞击等外力直接作用于锁骨而造成横断或粉碎骨折。粉碎骨折若严重移位，骨折片向下、向内移位时刺破胸膜或肺尖，可造成气胸、血胸。

（四）临床表现

骨折后局部疼痛、肿胀明显，锁骨上、下窝变浅或消失，骨折处异常隆起，出现功能障碍，患肩下垂并向前、内倾斜。患者常以健手托着患侧肘部，以减轻上肢重力牵拉而引起的疼痛。幼儿如不愿活动上肢，穿衣伸袖时哭闹，提示有锁骨骨折。X线检查，可了解骨折和移位情况。

二、治疗原则

（1）幼儿青枝骨折用三角巾悬吊即可，有移位骨折用"8"字绷带固定1～2周。

（2）少年或成年人有移位骨折，手法复位"8"字石膏固定。手法复位可在局麻下进行。患者坐在木凳上，双手叉腰，肩部外旋后伸挺胸，医师站于背后，一脚踏在凳上，顶在患者肩胛间区，双手握住两肩向后、向外、向上牵拉纠正移位。复位后用纱布棉垫保护腋窝，用绷带缠绕两肩在背后交叉呈"8"字形，然后用石膏绷带同样固定，使两肩固定在高度后伸、外旋和轻度外展位置。固定后即可练习握拳、伸屈肘关节及双手叉腰后伸，卧木板床休息，肩胛区可稍垫高，保持肩部后伸，3～4周后拆除。锁骨骨折复位并不难，但不易保持位置，愈合后上肢功能无影响，所以临床不强求解剖复位。

（3）锁骨骨折合并神经、血管压迫症状，畸形愈合影响功能，不愈合或少数要求解剖复位者，可切开复位内固定。

三、护理

（一）护理要点

（1）手法复位固定患者，要经常检查固定情况，既保持有效固定，又不能压迫腋窝。若发现患肢有麻木、发凉、运动障碍时，说明固定过紧，压迫血管神经，应及时调整固定。

（2）对粉碎性骨折，不必强行按压碎片使之复位，以防其刺伤肺尖及臂丛神经。对此种类型患者要严密观察呼吸及患肢运动情况，以便及时发现有无气、血胸及神经症状。

（3）术后患者要严密观察伤口渗血及末梢血循、感觉、运动情况，发现问题及时记录并处理。

（4）保持正常固定姿势。复位后，站立时保持挺胸提肩，卧位时应去枕仰卧于硬板床上。两肩胛间垫一窄枕，以使两肩后伸、外展，维持良好的复位位置。局部未加固定的患者，不可随便更换卧位。

（二）护理问题

有肩关节强直的可能。

（三）护理措施

（1）向患者解释功能锻炼的目的是促进气血运行，防止患肢肿胀，避免肩关节僵直，以取得患者配合。

（2）正确适时指导患者功能锻炼。

（四）出院指导

（1）锁骨骨折复位固定后，极少发生骨折不愈合，即使复位稍差，骨折畸形愈合，也不影响上肢功能，应先向患者及家属说明情况。

（2）复位固定后即出院的患者，应告诉其保持正确姿势，早期禁止做肩前屈动作，防止骨折移位；解除外固定出院的患者，应告诉其全面练习肩关节活动的要求：首先分别练习肩关节每个方向的动作，重点练习薄弱方面如肩前屈，活动范围由小到大，次数由少到多，然后进行各方面动作的综合练习，如肩关节环转活动，两臂做"箭步云手"等。不可过于急躁，活动幅度不可过大，力量不可过猛，以免造成软组织损伤。

（3）按时用药，患者出院时将药的名称、剂量、时间、用法、注意事项，向患者介绍清楚。

（4）饮食调养：骨折早期宜进清淡可口、易消化的半流食或软食；骨折中后期，饮食宜富有营养，增加钙质、胶质和滋补肝肾食品。

（5）注意休息，保持心情愉快，勿急躁。

（王晓玲）

第十一节　肱骨干骨折

一、疾病概述

（一）概念

肱骨干骨折是发生在肱骨外髁颈下 1～2 cm 至肱骨髁上 2 cm 段内的骨折。在肱骨干中下 1/3 段后外侧有桡神经沟，此处骨折最容易发生桡神经损伤。

（二）相关病理生理

骨折的愈合过程。①血肿炎症极化期：在伤后 48～72 小时，血肿在骨折部位形成。由于创伤后，骨骼的血液供应减少，可引起骨坏死。死亡细胞促进成纤维细胞和成骨细胞向骨折部位移行，迅速形成纤维软骨，形成骨的纤维愈合。②原始骨痂形成期：由于血管和细胞的增殖，骨折后的 2～3 周骨折断端的周围形成骨痂。随着愈合的继续，骨痂被塑造成疏松的纤维组织，伸向骨内。常发生在骨折后 3 周至 6 个月内。③骨板形成塑形期：在骨愈合的最后阶段，过多的骨痂被吸收，骨连接完成。随着肢体的负重，骨痂不断得到加强，损伤的骨组织逐渐恢复到损伤前的结构强度和形状。这个过程最早发生在骨折后 6 周，可持续 1 年。

影响愈合的因素。①全身因素：如年龄、营养和代谢因素、健康状况；②局部因素：如骨折的类型和数量、骨折部位的血液供应、软组织损伤程度、软组织嵌入以及感染等；③治疗方法：如反复多次的手法复位，骨折固定不牢固、过早和不恰当的功能锻炼，治疗操作不当等。

（三）病因与诱因

肱骨干骨折可由直接暴力或间接暴力引起。直接暴力常由外侧打击肱骨干中部，致横形或粉碎性骨折。间接暴力常由于手部或肘部着地，外力向上传导，加上身体倾斜所产生的剪式应力，多导致中下1/3骨折。

（四）临床表现

1.症状

患侧上臂出现疼痛、肿胀、皮下瘀斑，上肢活动障碍。

2.体征

患侧上臂可见畸形、反常活动、骨摩擦感、骨擦音。若合并桡神经损伤，可出现患侧垂腕畸形、各手指关节不能背伸、拇指不能伸直、前臂旋后障碍、手背桡侧皮肤感觉减退或消失。

（五）辅助检查

X线片可确定骨折类型、移位方向。

（六）治疗原则

1.手法复位外固定

在止痛、持续牵引和肌肉放松的情况下复位，复位后可选择石膏或小夹板固定。复位后比较稳定的骨折，可用U形石膏固定。中、下段长斜形或长螺旋形骨折因手法复位后不稳定，可采用上肢悬垂石膏固定，宜采用轻质石膏，以免因重量太大导致骨折端分离。选择小夹板固定者可屈肘90°角位，用三角巾悬吊，成人固定6～8周，儿童固定4～6周。

2.切开复位内固定

在切开直视下复位后用加压钢板螺钉内固定或带锁髓内针固定。内固定可在半年以后取出，若无不适也可不取。

二、护理评估

（一）一般评估

1.健康史

（1）一般情况：了解患者的年龄、职业特点、运动爱好、日常饮食结构、有无酗酒等。

（2）受伤情况：了解患者受伤的原因、部位和时间，受伤时的体位和环境，外力作用的方式、方向与性质，骨折轻重程度及有无合并桡神经损伤，急救处理的过程等。

（3）既往史：重点了解与骨折愈合有关的因素，如患者有无骨折史，有无药物滥用、服用特殊药物及药物过敏史，有无手术史等。

2.生命体征（T、P、R、BP）

按护理常规监测生命体征。

3.患者主诉

受伤的原因、时间、外力方式与性质、骨折轻重程度及有无合并桡神经损伤、受伤时的体位和环境、急救处理的过程等。

4.相关记录

外伤情况及既往史；X线片及实验室检查等结果记录。

（二）身体评估

1.术前评估

（1）视诊：患侧上臂出现疼痛、肿胀、皮下瘀斑，可见畸形，若合并桡神经损伤，可出现患侧垂腕畸形。

（2）触诊：患侧有触痛，骨摩擦感或骨擦音，若合并桡神经损伤，手背桡侧皮肤感觉减退或消失。

（3）动诊：可见反常活动，若合并桡神经损伤，各手指关节不能背伸，拇指不能伸直，前臂旋后障碍。

（4）量诊：患肢有无短缩、双侧上肢周径大小、关节活动度。

2.术后评估

（1）视诊：患侧上臂出现肿胀、皮下瘀斑减轻或消退；外固定清洁、干燥，保持有效固定。

（2）触诊：患侧触痛减轻或消退；若合并桡神经损伤者，手背桡侧皮肤感觉改善或恢复正常。

（3）动诊：反常活动消失；若合并桡神经损伤者，各手指关节能背伸，拇指能伸直，前臂旋后正常。

（4）量诊：患肢无短缩、双侧上肢周径大小相等、关节活动度无差异。

（三）心理-社会评估

患者突然受伤骨折，患侧肢体活动障碍，生活自理能力下降，疼痛刺激及外固定的使用，易产生焦虑、紧张及自身形象紊乱等心理变化。

（四）辅助检查阳性结果评估

X线片结果确定骨折类型、移位方向。

（五）治疗效果的评估

（1）局部无压痛及纵向叩击痛。

（2）局部无反常活动。

（3）X线片显示骨折处有连续骨痂通过，骨折线已模糊。

（4）拆除外固定后，成人上肢能胸前平举1kg重物持续达1分钟。

（5）连续观察2周骨折处不变形。

三、主要护理诊断（问题）

（一）疼痛

疼痛与骨折、软组织损伤、肌痉挛和水肿有关。

（二）潜在并发症

肌萎缩、关节僵硬。

四、主要护理措施

（一）病情观察与体位护理

1.疼痛护理

及时评估患者疼痛程度，遵医嘱给予止痛药物。

2.体位

用吊带或三角巾将患肢托起，以促进静脉回流，减轻肢体肿胀、疼痛。

（二）饮食护理

指导患者进食高蛋白、高维生素、高热量、高钙和高铁的食物。

（三）生活护理

指导患者进行力所能及的活动，必要时为其帮助。

（四）心理护理

向患者和家属解释骨折的愈合是一个循序渐进的过程，充分固定能为骨折断端连接提供良好的条件。正确的功能锻炼可以促进断端生长愈合和患肢功能恢复。

（五）健康教育

1.指导功能锻炼

复位固定后尽早开始手指屈伸活动，并进行上臂肌肉的主动舒缩运动，但禁止做上臂旋转运动。2～3周后，开始主动的腕、肘关节屈伸活动和肩关节的外展、内收活动，逐渐增加活动量和活动频率。6～8周后加大活动量，并作肩关节旋转活动，以防肩关节僵硬或萎缩。

2.复查

告知患者若骨折远端肢体肿胀或疼痛明显加重，肢体感觉麻木、肢端发凉，夹板或外固定松动，应立即到医院复查并评估功能恢复情况。

3.安全指导

指导患者及家属评估家庭环境的安全性，妥善放置可能影响患者活动的障碍物。

五、护理效果评估

（1）患者是否主诉骨折部位疼痛减轻或消失，感觉舒适。

（2）患侧肢端能否维持正常的组织灌注，皮肤温度和颜色正常，末梢动脉搏动有力。

（3）能否避免出现肌萎缩、关节僵硬等并发症发生。一旦发生，能否及时发现和处理。

（4）患者在指导下能否按计划进行有效的功能锻炼，患肢功能恢复情况及有无活动障碍。

（王晓玲）

第十二节　桡骨远端骨折

一、疾病概述

（一）概念

桡骨远端骨折是指距桡骨远端关节面 3 cm 以内的骨折，常见于有骨质疏松的中老年妇女。

（二）病因与分类

多为间接暴力引起。根据受伤的机制不同，可发生伸直型骨折和屈曲型骨折。

（三）临床表现

1.症状

伤后腕关节局部疼痛和皮下瘀斑、肿胀、功能障碍。

2.体征

患侧腕部压痛明显,腕关节活动受限。伸直型骨折由于远折端向背侧移位,从侧面看腕关节呈"银叉"畸形;又由于其远折端向桡侧移位,从正面看呈"枪刺样"畸形。屈曲型骨折者受伤后腕部出现下垂畸形。

(四)辅助检查

X线片可见典型移位。

(五)治疗原则

1.手法复位外固定

对伸直型骨折者,手法复位后在旋前、屈腕、尺偏位用超腕关节石膏绷带固定或小夹板固定2周。水肿消退后,在腕关节中立位改用前臂管型石膏或继续用小夹板固定。屈曲型骨折处理原则基本相同,复位手法相反。

2.切开复位内固定

严重粉碎性骨折移位明显、手法复位失败或复位后外固定不能维持复位者,可行切开复位,用松质骨螺钉、T形钢板或钢针固定。

二、护理评估

(一)一般评估

1.健康史

(1)一般情况:了解患者的年龄、职业特点、运动爱好、日常饮食结构、有无酗酒等。

(2)受伤情况:了解患者受伤的原因、部位和时间,受伤时的体位和环境,外力作用的方式、方向与性质,骨折轻重程度,急救处理的过程等。

(3)既往史:重点了解与骨折愈合有关的因素,如患者有无骨折史,有无药物滥用、服用特殊药物及药物过敏史,有无手术史等。

2.生命体征(T、P、R、BP)

按护理常规监测生命体征。

3.患者主诉

受伤的原因、时间、外力方式与性质,骨折轻重程度及有无合并桡神经损伤、受伤时的体位和环境、急救处理的过程等。

4.相关记录

外伤情况及既往史;X线片及实验室检查等结果记录。

(二)身体评估

1.术前评估

(1)视诊:患侧腕关节出现肿胀、皮下瘀斑;伸直型骨折从侧面看腕关节呈"银叉"畸形,从正面看呈"枪刺样"畸形;屈曲型骨折者受伤后腕部出现下垂畸形。

(2)触诊:患侧腕关节压痛明显。

(3)动诊:患侧腕关节活动受限。

(4)量诊:患肢有无短缩、双侧上肢周径大小、关节活动度。

2.术后评估

(1)视诊:患侧腕关节出现肿胀、皮下瘀斑减轻或消退;外固定清洁、干燥,保持有效固定。

（2）触诊：患侧腕关节压痛减轻或消退。

（3）动诊：患侧腕关节活动改善或恢复正常。

（4）量诊：患肢无短缩，双侧上肢周径大小相等、关节活动度无差异。

（三）心理-社会评估

患者突然受伤骨折，患侧肢体活动障碍，生活自理能力下降，疼痛刺激及外固定的使用，易产生焦虑、紧张及自身形象紊乱等心理变化。

（四）辅助检查阳性结果评估

肘腕关节 X 线片结果确定骨折类型、移位方向。

（五）治疗效果的评估

（1）局部无压痛。

（2）局部无反常活动。

（3）X 线片显示骨折处有连续骨痂通过，骨折线已模糊。

（4）拆除外固定后，成人上肢能胸前平举 1 kg 重物持续达 1 分钟。

（5）连续观察两周骨折处不变形。

三、主要护理诊断（问题）

（一）疼痛

疼痛与骨折、软组织损伤、肌痉挛和水肿有关。

（二）外周神经血管功能障碍的危险

外周神经血管功能障碍的危险与骨和软组织损伤、外固定不当有关。

四、主要护理措施

（一）病情观察与体位护理

1.疼痛护理

及时评估患者疼痛程度，遵医嘱给予止痛药物。

2.体位

用吊带或三角巾将患肢托起，以促进静脉回流，减轻肢体肿胀疼痛。

3.患肢缺血护理

观察石膏绷带或夹板固定的松紧度，必要时及时调整，以免神经、血管受压，影响有效组织灌注。观察前臂肿胀程度及手的感觉运动功能，如出现高张力肿胀、手指发凉、感觉异常、手指主动活动障碍、被动伸直剧痛、桡动脉搏动减弱或消失，即可确定骨筋膜室高压存在，须立即通知医师，并做好手术准备。

4.局部制动

支持并保护患肢在复位后体位，防止腕关节旋前或旋后。

（二）饮食护理

指导患者进食高蛋白、高维生素、高热量、高钙和高铁的食物。

（三）生活护理

指导患者进行力所能及的活动，必要时提供帮助。

（四）心理护理

向患者和家属解释骨折的愈合是一个循序渐进的过程，充分固定能为骨折断端连接提供良好的条件。正确的功能锻炼可以促进断端生长愈合和患肢功能恢复。

（五）健康教育

1.指导功能锻炼

复位固定后尽早开始手指伸屈和用力握拳活动，并进行前臂肌肉的主动舒缩运动。4～6周后可去除外固定，逐渐开始关节活动。

2.复查

告知患者及家属若骨折远端肢体肿胀或疼痛明显加重，肢体感觉麻木、肢端发凉，夹板或外固定松动，应立即到医院复查并评估功能恢复情况。

3.安全指导

指导患者及家属评估家庭环境的安全性，妥善放置可能影响患者活动的障碍物。

五、护理效果评估

（1）患者是否主诉骨折部位疼痛减轻或消失，感觉舒适。

（2）患侧肢端能否维持正常的组织灌注，皮肤温度和颜色正常，末梢动脉搏动有力。

（3）能否避免因缺血性肌挛缩的发生。一旦发生，能否及时发现和处理。

（4）患者在指导下能否按计划进行有效的功能锻炼，患肢功能恢复情况及有无活动障碍。

（王晓玲）

第十三节 股骨颈骨折

一、疾病概述

（一）概念

股骨颈骨折多发生在中老年人，以女性多见。常出现骨折不愈合（占15%）和股骨头缺血性坏死（占20%～30%）。

（二）相关病理生理

股骨颈骨折的发生常与骨质疏松导致骨质量下降有关，使患者在遭受轻微扭转暴力时即发生骨折。

（三）病因与分类

患者多在走路时滑倒，身体发生扭转倒地，间接暴力传导致股骨颈发生骨折。青少年股骨颈骨折较少见，常需较大暴力才会引起，且多为不稳定型。

（1）按骨折线部位分类：股骨头下骨折、经股骨颈骨折和股骨颈基底骨折。

（2）按X线表现分类：内收骨折、外展骨折。

（3）按移位程度分类：常采用Garden分型，可分为不完全骨折、完全骨折但不移位、完全骨折部分移位且股骨头与股骨颈有接触、完全移位的骨折。

（四）临床表现

1.症状

中老年人有摔倒受伤史，伤后感髋部疼痛，下肢活动受限，不能站立和行走。嵌插骨折患者受伤后仍能行走，但是数天后髋部疼痛逐渐加强，活动后更痛，甚至完全不能行走，提示可能由受伤时的稳定骨折发展为不稳定骨折。

2.体征

患肢缩短，出现外旋畸形，一般在 45°～60°角。患侧大转子突出，局部压痛和轴向叩击痛。患者较少出现髋部肿胀和瘀斑。

（五）辅助检查

髋部正侧位 X 线片可见明确骨折的部位、类型、移位情况，是选择治疗方法的重要依据。

（六）治疗原则

1.非手术治疗

无明显移位的骨折、外展型或嵌插型等稳定性骨折者，年龄过大、全身情况差。或合并有严重心、肺、肾、肝等功能障碍者，可选择非手术治疗。患者可穿防旋鞋，下肢 30°角外展中立位皮肤牵引，卧床 6～8 周。对全身情况很差的高龄患者应以挽救生命和治疗并发症为主，骨折可不进行特殊治疗。尽管可能发生骨折不愈合，但患者仍能扶拐行走。

2.手术治疗

对内收型骨折和有移位的骨折，65 岁以上老年人的股骨头下型骨折、青少年股骨颈骨折、股骨陈旧骨折不愈合及影响功能的畸形愈合等，应采用手术治疗。

（1）闭合复位内固定：对所有类型股骨颈骨折患者均可进行闭合复位内固定术。闭合复位成功后，在股骨外侧打入多根空心加压螺钉内固定或动力髋钉板固定。

（2）切开复位内固定：对闭合复位困难或复位失败者可行切开复位内固定术。经切口在直视下复位，用加压螺钉。

（3）人工关节置换术：对全身情况尚好的高龄患者股骨头下骨折，已合并骨关节炎或股骨头坏死者，可选择单纯人工股骨头置换术或全髋关节置换术。

二、护理评估

（一）一般评估

1.健康史

（1）一般情况：了解患者的年龄、职业特点、运动爱好、日常饮食结构、有无酗酒等。

（2）受伤史：有摔倒受伤后感髋部疼痛，下肢活动受限，不能站立和行走。

（3）既往史：重点了解与骨折愈合有关的因素，如患者有无骨折史，有无药物滥用、服用特殊药物及药物过敏史，有无手术史等。

2.生命体征（T、P、R、BP）

根据病情定时监测生命体征。

3.患者主诉

受伤的原因、时间、外力方式与性质，骨折轻重程度及有无合并桡神经损伤、受伤时的体位和环境、急救处理的过程等。

4.相关记录

外伤情况及既往史;X线片及实验室检查等结果记录。

(二)身体评估

1.术前评估

(1)视诊:患肢出现外旋畸形,股骨大转子突出。

(2)触诊:患肢局部压痛。

(3)叩诊:患肢局部纵向压痛。

(4)动诊:患肢活动受限。

(5)量诊:患肢有无短缩、双侧下肢周径大小、关节活动度。

2.术后评估

(1)视诊:患肢保持外展中立位;外固定清洁、干燥,保持有效固定。

(2)触诊:患肢局部压痛减轻或消退。

(3)叩诊:患肢局部纵向压痛减轻或消退。

(4)动诊:患肢根据愈合情况进行相应活动。

(5)量诊:患肢无短缩,双侧下肢周径大小相等、关节活动度无差异。

(三)心理-社会评估

患者受伤骨折,患侧肢体活动障碍,生活自理能力下降,疼痛刺激以及外固定的使用,易产生焦虑、紧张及自身形象紊乱等心理变化。

(四)辅助检查阳性结果评估

髋部正侧位X线片结果确定骨折的部位、类型、移位方向。

(五)治疗效果的评估

(1)局部无压痛及叩击痛。

(2)局部无反常活动。

(3)内固定治疗者,X线片显示骨折处有连续骨痂通过,骨折线已模糊。

(4)X线片证实骨折愈合后可正常行走或负重行走。

三、主要护理诊断(问题)

(一)躯体活动障碍

躯体活动障碍与骨折、牵引或石膏固定有关。

(二)失用综合征的危险

失用综合征的危险与骨折、软组织损伤或长期卧床有关。

(三)潜在并发症

下肢深静脉血栓、肺部感染、压疮、股骨头缺血坏死、骨折不愈合、关节脱位、关节感染等。

四、主要护理措施

(一)病情观察与并发症预防

1.搬运与移动

尽量避免搬运和移动患者。搬运时将髋关节与患肢整体托起,防止关节脱位或骨折断端移位造成新的损伤。在病情允许的情况下,指导患者借助吊架或床栏更换体位、坐起、转移到轮椅上及使用助行器、拐杖行走的方法。

2.疼痛护理

及时评估患者疼痛程度,遵医嘱给予止痛药物。人工关节置换术后患者有中度至重度疼痛,术后用患者自控性止痛治疗、静脉或硬膜外止痛治疗可以控制疼痛。疼痛将逐渐减轻,到术后第3天,口服止痛药就可以充分缓解疼痛。口服止痛药在运动或体位改变前1.5小时服用为宜。

3.下肢深静脉血栓的预防

指导患者卧床时多做踝关节运动,鼓励患者术后早期运动和行走。人工关节置换术后患者要穿抗血栓长袜或充气压力长袜,术后第一天鼓励患者下床取坐位。

4.压疮的预防

保持床单的清洁、干燥,定时翻身并按摩受压的骨突部位,避免剪切力、摩擦力等损伤。

5.肺部感染的预防

鼓励患者进行主动咳嗽,可指导患者使用刺激性肺活量测定器(一种显示一次呼吸气量多少的塑料装置)来逐步增加患者的呼吸深度,调节深呼吸和咳嗽过程,防止肺炎。

6.关节感染的预防

保持关节腔内有效的负压吸引,引流管留置不应超过72小时,24小时引流量少于20 mL后才可拔管。若手术后关节持续肿胀疼痛、伤口有异常体液溢出、皮肤发红、局部皮温较高,应警惕是否为关节感染。关节感染虽然少见,但是最严重的并发症。

(二)饮食护理

指导患者进食高蛋白、高维生素、高热量、高钙和高铁的食物。对于手术或进食困难者,予以静脉营养支持。

(三)生活护理

指导患者进行力所能及的活动,必要时为其帮助,如协助进食、进水、排便和翻身等。

(四)心理护理

向患者和家属解释骨折的愈合是一个循序渐进的过程,充分固定能为骨折断端连接提供良好的条件。正确的功能锻炼可以促进断端生长愈合和患肢功能恢复。对可能遗留残疾的患者,应鼓励其表达自己的思想,减轻患者及其家属的心理负担。

(五)健康教育

1.非手术治疗

卧床期间保持患肢外展中立位,即平卧时两腿分开30°角,腿间放枕头,脚尖向上或穿“丁”字鞋。不可使患肢内收或外旋,坐起时不能交叉盘腿,以免发生骨折移位。翻身过程应由护士或家属协助,使患肢在上且始终保持外展中立位,然后在两大腿之间放一个枕头以防内收。指导患肢股四头肌等长收缩、踝关节和足趾屈伸旋转运动,在非睡眠状态下每小时练习一次,每次5～20分钟,以防止下肢深静脉血栓、肌萎缩和关节僵硬。在锻炼患肢的同时,指导患者进行双上肢及健侧下肢全范围关节活动和功能锻炼。

一般8周后复查X线片,若无异常可去除牵引后在床上坐起;3个月后骨折基本愈合,可先双扶拐患肢不负重活动,后逐渐单拐部分负重活动;6个月后复查X线检查显示骨折愈合牢固后,可完全负重行走。

2.内固定治疗

卧床期间不可使患肢内收,坐起不能交叉盘腿。若骨折复位良好,术后早期即可扶双拐下床活动,逐渐增加负重重量,X 线检查证实骨折愈合后可弃拐负重行走。

3.人工关节置换术

卧床期间两腿间垫枕,保持患肢外展中立位,同时进行患肢股四头肌等长收缩、踝关节和足趾屈伸旋转运动。骨水泥型假体置换术后第 1 天后,即可遵医嘱进行床旁坐、站及扶双拐行走练习。生物型假体置换者一般于术后 1 周开始逐步进行行走练习。根据患者个体情况不同,制订具体康复计划,如果活动后感觉到关节持续疼痛和肿胀,说明练习强度过大。

在术后 3 个月内,关节周围软组织没有充分愈合,为避免关节脱位,应尽量避免屈髋>90°角和下肢内收超过身体中线。因此,避免下蹲、坐矮凳、坐沙发、跪姿、盘腿、过度内收或外旋、交叉腿站立、跷二郎腿或过度弯腰拾物等动作;侧卧时应健侧在下,患肢在上,两腿间夹枕头;排便时使用坐便器。可以坐高椅、散步、骑车、跳舞和游泳等,上楼时健肢先上,下楼时患肢先下。另外,嘱患者尽量不做或少做有损人工关节的活动,如爬山、爬楼梯和跑步等;避免在负重状态下反复做髋关节屈伸运动,或做剧烈跳跃和急转急停运动。肥胖患者应控制体重,预防骨质疏松,避免过多负重。

警惕术后关节感染的发生。人工关节置换多年后关节松动或磨损,可在活动时出现关节疼痛、跛行、髋关节功能减退。患者摔倒或髋关节扭伤后髋部不能活动,伴有疼痛,双下肢不等长,可能出现了关节脱位。嘱患者出现以上情况应尽快就诊。

严格定期随诊,术后 1 个、2 个、3 个、6 个、12 个月以及以后每年随诊,以便指导锻炼和了解康复情况。

4.安全指导

指导患者及家属评估家庭环境的安全性,妥善放置可能影响患者活动的障碍物。指导患者安全使用步行辅助器械或轮椅。行走练习时需有人陪伴,以防摔倒。

五、护理效果评估

(1)患者是否主诉骨折部位疼痛减轻或消失,感觉舒适。

(2)患侧肢端能否维持正常的组织灌注,皮肤温度和颜色正常,末梢动脉搏动有力。

(3)能否避免下肢深静脉血栓、肺部感染、压疮、股骨头缺血坏死、骨折不愈合、关节脱位、关节感染等并发症的发生。一旦发生,能否及时发现和处理。

(4)患者在指导下能否按计划进行有效的功能锻炼,患肢功能恢复情况及有无活动障碍。

(王晓玲)

第十四节　股骨干骨折

一、疾病概述

(一)概念

股骨干骨折是至股骨转子以下、股骨髁以上部位的骨折,包括粗隆下 2~5 cm 至股骨髁上 2~5 cm 的骨干。约占全身骨折 6%。

（二）相关病理生理

股骨是人体最粗、最长、承受应力最大的管状骨，股骨干血运丰富，一旦骨折，常有大量失血。股骨干为3组肌肉所包围，其中伸肌群最大，由股神经支配；屈肌群次之，由坐骨神经支配；内收肌群最小，由闭孔神经支配，由于大腿的肌肉发达，骨折后多有错位及重叠。股骨干周围的外展肌群，与其他肌群相比其肌力稍弱，外展肌群位于臀部附着在大粗隆上，由于内收肌的作用，骨折远端常有向内收移位的倾向，已对位的骨折，常有向外弓的倾向，这种移位和成角倾向，在骨折治疗中应注意纠正和防止。

一般股骨上1/3骨折时，其移位方向比较规律，骨折近端因受外展、外旋肌群和髂腰肌的作用而出现外展、外旋和屈曲等向前、外成角突起移位，骨折远端则向内、向后、向上重叠移位。股骨中1/3骨折时，除原骨折端向上重叠外，移位多随暴力方向而异，一般远折端多向后、向内移位。股骨下1/3骨折时，近折端因受内收肌的牵拉而向后倾斜成角突起移位，有损伤腘窝部动、静脉及神经的危险。

（三）病因与分类

多数骨折由强大的直接暴力所致，如撞击、挤压等；一部分骨折由间接暴力所致，如杠杆作用、扭转作用、由高处跌落等。正常股骨干在遭受强大外力才发生骨折。多数原因是车祸、行人相撞、摩托车车祸、坠落伤与枪弹伤等高能量损伤。

股骨干骨折由于部位不同可分为上1/3骨折，中1/3骨折和下1/3骨折，以中下1/3交界处骨折最为多见。

（四）临床表现

1.症状

受伤后患肢疼痛、肿胀，远端肢体异常扭曲，不能站立和行走。

2.体征

患肢明显畸形，可出现反常活动、骨擦音。单一股骨干骨折因失血较多者，可能出现休克前期表现；若合并多处骨折，或双侧股骨干骨折，发生休克的可能性很大，甚至可出现休克表现。若骨折损伤腘动脉、腘静脉、胫神经或腓总神经，可出现远端肢体相应的血液循环、感觉和运动障碍。

（五）辅助检查

X线正、侧位拍片可明确骨折部位、类型和移位情况。

（六）治疗原则

1.非手术治疗

（1）牵引法。①皮牵引：适用于3岁以下儿童。②骨牵引：适于成人各类型股骨骨折。由于需长期卧床、住院时间长、并发症多，目前已逐渐少用。牵引现在更多的是作为常规的术前准备或其他治疗前使用。

（2）石膏支具：离床治疗和防止髋人字石膏引起膝关节、髋关节挛缩导致石膏支具的发展。石膏支具在理论上有许多特点，它允许逐渐负重，可以改善肌肉和关节的功能，增加骨骼的应力刺激，促进骨折愈合。

2.手术治疗

采用切开复位内固定。由于内固定器械的改进，手术技术的提高，以及人们对骨折治疗观念的改变，股骨干骨折多趋向于手术治疗。内固定的选择应考虑到患者的全身情况、软组织情况及骨折损伤类型。内固定材料包括钢板螺钉固定和髓内钉固定。

二、护理评估

(一)一般评估

1.健康史

(1)一般情况:了解患者的年龄、职业特点、运动爱好、日常饮食结构、有无酗酒等。

(2)受伤情况:了解患者受伤的原因、部位和时间,受伤时的体位和环境,外力作用的方式、方向与性质,骨折轻重程度,急救处理的过程等。

(3)既往史:重点了解与骨折愈合有关的因素,如患者有无骨折史,有无药物滥用、服用特殊药物及药物过敏史,有无手术史等。

2.生命体征(T、P、R、BP)

密切观察患者的生命体征及神志,警惕休克发生。

3.患者主诉

受伤的原因、时间、外力方式与性质,骨折轻重程度及有无合并血管神经损伤,受伤时的体位和环境、急救处理的过程等。

4.相关记录

外伤情况及既往史;X线片及实验室检查等结果记录。

(二)身体评估

1.术前评估

(1)视诊:肢体肿胀,缩短,由于肌肉痉挛,常有明显的扭曲畸形。

(2)触诊:局部皮温可偏高,明显压痛;完全骨折有骨擦音;触诊患肢足背动脉、腘窝动脉搏动情况。

(3)动诊:可见反常活动,膝、髋关节活动受限,不能站立和行走。

(4)量诊:患肢有无短缩、双侧下肢周径大小、关节活动度。

2.术后评估

(1)视诊:牵引患者患肢保持外展中立位;外固定清洁、干燥,保持有效固定。

(2)触诊:患肢局部压痛减轻或消退。

(3)动诊:患肢根据愈合情况进行如活动足部、踝关节及小腿。

(4)量诊:患肢无短缩,双侧上肢周径大小相等、关节活动度无差异。

(三)心理-社会评估

评估心理状态,了解患者社会背景,致伤经过及家庭支持系统,对疾病的接受程度,是否承受心理负担,能否有效调节角色转换。

(四)辅助检查阳性结果评估

X线片结果明确骨折具体部位、类型、稳定性及损伤程度。

(五)治疗效果的评估

1.非手术治疗评估要点

(1)消肿处理效果的评估:观察患肢肿胀变化;使用冷疗技术后效果;末梢感觉异常者避免冻伤。联合药物静脉使用时密切观察穿刺部位,谨防药物外渗引起局部组织损害。

(2)保持有效牵引效果评估:骨牵引穿刺的针眼有无出现感染征,注意观察患者有无足下垂情况,并注意膝关节外侧腓总神经有无受压。小儿悬吊牵引时无故哭闹时仔细查找原因,调整牵引带,经常检查双足的血液循环和感觉有无异常,皮肤有无破损、溃疡。

(3)观察石膏松紧情况,有无松脱、过紧、污染、断裂。长期固定有无出现关节僵硬、肌肉萎缩、肺炎、压疮、泌尿系统感染等并发症。

2.手术治疗评估要点

(1)评估术区伤口敷料有无渗血、渗液,评估早期功能锻炼的掌握情况。

(2)观察患肢末梢血液循环、活动、感觉,及早发现术后并发症。

三、主要护理诊断(问题)

(一)疼痛

疼痛与骨折有关。

(二)躯体移动障碍

躯体移动障碍与骨折或牵引有关。

(三)潜在并发症

低血容量休克。

四、主要护理措施

(一)病情观察与并发症预防

1.病情观察

由于股骨干骨折失血量较大,观察患者有无脉搏增快、皮肤湿冷、血压下降等低血容量性休克表现。因骨折可损伤下肢重要神经或血管,观察患肢血液供应,如足背动脉搏动和毛细血管充盈情况,并与健肢比较,同时观察患肢是否出现感觉和运动障碍等。一旦发生异常,及时报告医师并协助处理。

2.疼痛护理

及时评估患者疼痛程度,遵医嘱给予止痛药物。

3.牵引护理

(1)保持有效牵引,定期测量下肢的长度和力线,以免造成过度牵引和骨端旋转。

(2)注意牵引针是否有移位,若有移位应消毒后调整。

(3)预防腓总神经损伤,在膝外侧腓骨头处垫纱布或棉垫,防止腓总神经受压,经常检查足部背伸运动,询问是否有感觉异常等情况。

(4)长期卧床者,骶尾处皮肤受压易发生压疮,给予睡气垫床,定时按摩受压处皮肤,足跟悬空。

(二)饮食

给予患者高热量、高蛋白、高纤维素、高钙、富含维生素及果胶成分饮食,如牛奶、鸡蛋、海米、虾皮、鱼汤、骨头汤、新鲜蔬菜和水果等。

(三)用药护理

了解药物不良反应,对症处理用药时观察其用药后效果。根据疼痛程度使用止痛药,并评估不良反应。

（四）心理护理

向患者和家属解释骨折的愈合是一个循序渐进的过程,充分固定能为骨折断端连接提供良好的条件。正确的功能锻炼可以促进断端生长愈合和患肢功能恢复。鼓励患者表达自己的思想,减轻患者及其家属的心理负担。

（五）健康教育

1.指导功能锻炼

患肢固定后,可在持续牵引下做股四头肌等长舒缩运动,并活动足部、踝关节和小腿。卧床期间鼓励患者利用牵引架拉手环或使用双肘、健侧下肢三点支撑抬起身体使局部减轻压力。在X线片证实有牢固的骨折愈合后,才能取消牵引,进行较大范围的运动。有条件时,也可在8～10周后,有外固定架保护,早起不负重活动,以后逐渐增加负重。股骨中段以上骨折,下床活动时始终应注意保持患肢的外展体位,以免因负重和内收肌的作用而发生继发性向外成角突起畸形。

2.复查

告知患者及家属若骨折远端肢体肿胀或疼痛明显加重,肢体感觉麻木、肢端发凉,应立即到医院复查并评估功能恢复情况。

3.安全指导

指导患者及家属评估家庭环境的安全性,妥善放置可能影响患者活动的障碍物。

五、护理效果评估

（1）患者是否主诉骨折部位疼痛减轻或消失,感觉舒适。

（2）患侧肢端能否维持正常的组织灌注,皮肤温度和颜色正常,末梢动脉搏动有力。

（3）能否避免低血容量休克等并发症的发生。一旦发生,能否及时发现和处理。

（4）患者在指导下能否按计划进行有效的功能锻炼,患肢功能恢复情况及有无活动障碍。

（王晓玲）

第十五节 骨盆骨折

一、疾病概述

（一）概念

骨盆骨折多由直接暴力挤压骨盆所致,多伴有合并症和多发伤。

（二）相关病理生理

骨盆的血管及静脉丛丰富,内有重要脏器和血管,骨折常合并静脉丛、动脉出血及盆腔内脏器损伤并导致相应的病理生理变化。

（三）病因

常见原因有交通事故、意外摔倒或高处坠落等;年轻人骨盆骨折主要是由于交通事故和高处坠落引起;老年人骨盆骨折最常见的原因是摔倒。

（四）分类

目前国际上常用的骨盆骨折分类为 Young Burgess 分类,共四种类型。

1.分离型（APC）

由前后挤压伤所致,常见耻骨联合分离,严重时造成骶髂前后韧带损伤;根据骨折严重程度不同又分为Ⅰ、Ⅱ、Ⅲ三个亚型。

2.压缩型（LC）

由侧方挤压伤所致,常造成骶骨骨折（侧后方挤压）及半侧骨盆内旋（侧前方挤压）;也根据骨折严重程度不同又分为Ⅰ、Ⅱ、Ⅲ三个亚型。

3.垂直型（VS）

剪切外力损伤,由垂直或斜行外力所致,常导致垂直或旋转方向不稳定。

4.混合外力（CM）

侧方挤压伤及剪切外力损伤,导致骨盆前环及前后韧带的损伤占骨盆骨折的 14％。

该分类的优点是有助于损伤程度的判断及对合并损伤的估计可以指导抢救判断预后,根据文献统计,分离型骨折合并损伤最严重,死亡率也最高,压缩型次之,垂直型较低;而在出血量上的排序依次是分离型、垂直型、混合型、压缩型。

Tile's/AO 分类。

A 型:稳定,轻度移位。

B 型:纵向稳定,旋转不稳定,后方及盆底结构完整。

B_1:前后挤压伤,外旋,耻骨联合＞2.5 cm,骶髂前韧带和骶棘韧带损伤。

B_2:侧方挤压伤,内旋。

$B_{2.1}$:侧方挤压伤,同侧型。

$B_{2.2}$:侧方挤压伤,对侧型。

B_3:双侧 B 型损伤。

C 型:旋转及纵向均不稳定（纵向剪力伤）。

C_1:单侧骨盆。

$C_{1.1}$:髂骨骨折。

$C_{1.2}$:骶髂关节脱位。

$C_{1.3}$:骶骨骨折。

C_2:双侧骨盆。

C_3:合并髋臼骨折。

（五）临床表现

1.症状

患者髋部肿胀、疼痛,不敢坐起或站立。有畸形、疼痛、肿胀、瘀斑、活动障碍、休克、后腹膜后血肿、直肠肛管及女性生殖道损伤、尿道膀胱损伤、神经损伤、脏器损伤。

2.体征

（1）骨盆分离试验与挤压试验阳性:检查者双手交叉撑开患者的两髂嵴,使两骶髂关节的关节面更紧贴,而骨折的骨盆前环产生分离,如出现疼痛即为骨盆分离试验阳性。双手挤压患者的两髂嵴,伤处仍出现疼痛为骨盆挤压试验阳性。

（2）肢体长度不对称:用皮尺测量胸骨剑突与两髂前上棘之间的距离,骨盆骨折向上移位的一侧长度较短。也可测量脐孔与两侧内踝尖端的距离。

（3）会阴部瘀斑：是耻骨和坐骨骨折的特有体征。

（六）辅助检查

X线和CT检查能直接反映是否存在骨盆骨折及其类型。

1.X线检查

（1）骨盆正位片：常规、必须的基本检查，90％的骨盆骨折可经正位片检查发现。

（2）骨盆入口位片：拍摄时球管向头端倾斜40°，可以更好地观察骶骨翼骨折、骶髂关节脱位、骨盆前后及旋转移位、耻骨支骨折、耻骨联合分离等。

（3）骨盆出口位片：拍摄时球管向尾端倾斜40°，可以观察骶骨、骶孔是否有骨折，骨盆是否有垂直移位。

2.CT是对于骨盆骨折最准确的检查方法

一旦患者的病情平稳，应尽早行CT检查。对于骨盆后方的损伤尤其是骶骨骨折及骶髂关节损伤，CT检查更为准确，伴有髋臼骨折时也应行CT检查，CT三维重建可以更真实地显示骨盆的解剖结构及骨折之间的位置关系，形成清晰逼真的三维立体图像，对于判断骨盆骨折的类型和决定治疗方案均有较高价值。CT还可以同时显示腹膜后及腹腔内出血的情况。

（七）治疗原则

首先处理休克和各种危及生命的合并症，再处理骨折。

1.非手术治疗

（1）卧床休息：骨盆边缘性骨折、骶尾骨骨折应根据损伤程度卧硬板床休息3～4周，以保持骨盆的稳定。髂前上棘骨折患者置于屈髋位；坐骨结节骨折置于伸髋位。

（2）复位与固定：不稳定骨折可用骨盆兜带悬吊牵引、髋人字石膏、骨牵引等方法达到复位与固定的目的。

2.手术治疗

（1）骨外固定架固定术：适用于骨盆环双处骨折患者。

（2）切开复位钢板内固定术：适用于骨盆环两处以上骨折患者，以保持骨盆的稳定。

二、护理评估

（一）一般评估

1.健康史

（1）一般情况：了解患者的年龄、职业特点、运动爱好、日常饮食结构、有无酗酒等。

（2）受伤情况：了解患者受伤的原因、部位和时间，受伤时的体位和环境，外力作用的方式、方向与性质等。

（3）既往史：有无药物滥用、服用特殊药物及药物过敏史，有无手术史等。

2.生命体征（T、P、R、BP）

每1小时监测体温、脉搏、呼吸、血压一次，详细记录，特别是血压情况，以防发生低血容量休克，为抢救提供有力的依据。

3.患者主诉

有无疼痛、排尿、排便等情况。

4.相关记录

皮肤完整性、排尿及排便情况、双下肢感觉、运动、末梢血运、肿胀、畸形等情况。

（二）身体评估

1.术前评估

（1）视诊：有无活动受限。会阴部、腹股沟、臀部有无瘀血、瘀斑。有无骨盆变形、肢体不等长等现象。

（2）触诊：有无按压痛。有无异常活动及骨擦音等。

（3）叩诊：有无叩击痛。

（4）动诊：骨盆分离试验与挤压试验。

（5）量诊：肢体长度是否对称。用皮尺测量胸骨剑突与两髂前上棘之间的距离，向上移位的一侧长度较短，也可测量脐孔与两侧内踝尖端之间的距离。

2.术后评估

（1）视诊：观察患者神志，局部伤口有无红肿热痛、有无渗血、渗液情况，引流液的颜色、量、性质。

（2）触诊：足背及股动脉搏动情况、肢端皮温、颜色、毛细血管充盈情况。

（3）动诊：进行相应的感觉运动检查，有无麻木异样感、部位、程度；观察踝关节及足趾的活动情况。

（4）量诊：肢体长度是否对称。

（三）心理-社会评估

患者在疾病治疗过程中的心理反应与需求，家庭及社会支持情况，引导患者正确配合疾病的治疗与护理。

（四）辅助检查阳性结果评估

（1）骨盆 X 线片、CT 等可显示骨折的损伤机制。

（2）血常规检验提示有无血容量不足、肝肾功能、电解质等。

（五）治疗效果的评估

1.非手术治疗评估要点

复位固定好，疼痛减轻，骨折端愈合良好。

2.手术治疗评估要点

对旋转不稳定骨折提供足够的稳定，以促使骨折愈合，并为早期负重提供所需的稳定。

三、护理诊断（问题）

（一）组织灌注量不足

这与骨盆损伤、出血等有关。

（二）排尿和排便形态异常

这与膀胱、尿道、腹内脏器或直肠损伤有关。

（三）有皮肤完整性受损的危险

这与骨盆骨折和活动障碍有关。

（四）躯体活动障碍

这与骨盆骨折有关。

（五）疼痛

这与骨折、软组织创伤等有关。

（六）潜在并发症

（1）术后感染：与损伤机制及手术有关。

（2）深静脉血栓：与盆腔静脉的损伤及制动有关。

（3）神经损伤：与骶髂关节脱位时的骶神经受牵拉和骶骨骨折时嵌压损伤有关。

（4）肺部感染：与长期卧床、无法改变体位有关。

（5）泌尿系统感染：与长期卧床、泌尿系统损伤有关。

四、主要护理措施

（一）术前护理

1.急救护理

有危及生命时应先抢救生命，对休克患者进行抗休克治疗，然后处理骨折。

（1）观察生命体征：骨盆骨折常合并静脉丛及动脉出血，出现低血容量休克。应注意观察患者的意识、脉搏、血压和尿量，及时发现和处理血容量不足。

（2）建立静脉输液通路：及时按医嘱输血和补液，纠正血容量不足。

（3）及时止血和处理腹腔内脏器官损伤：若经抗休克治疗和护理仍不能维持血压，应及时通知医师，并协助做好手术准备。

2.维持排尿、排便通畅

（1）观察：患者有无排尿困难、尿量及色泽；有无腹胀和便秘。

（2）导尿护理：对于尿道损伤致排尿困难者，予以导尿或留置导尿，并加强尿道口和导尿管的护理；保持导尿管通畅。

3.饮食护理

术前加强饮食营养，宜高蛋白、高维生素、高钙、高铁、粗纤维食物，以补充失血过多导致的营养失调。食物应易消化，且根据受伤程度决定膳食种类，若合并直肠损伤或有腹胀腹痛，则应酌情禁食。必要时静脉高营养治疗。

4.卧位

不影响骨盆环完整的骨折，可取仰卧与侧卧交替，侧卧时健侧在下，严禁坐立，伤后应平卧硬板床，且应减少搬动。必须搬动时则由多人平托，以免引起疼痛，增加出血。

（二）术后护理

1.病情观察

（1）生命体征：术后严密观察生命体征及神志，与麻醉科医师交班，了解患者术中情况，心电监护；留置导尿管，准确记录尿量。

（2）切口护理：观察切口敷料情况及切口愈合情况，有无红肿热痛、渗液；若切口感染者，协助做好分泌物培养，加强换药。

（3）切口引流管护理：妥善固定，变换体位时注意牵拉，保持通畅；观察引流液的量、色、性质。及时记录。

（4）导尿管的护理：观察尿液的量、色、性状。如无膀胱尿道损伤应间歇夹尿管，训练膀胱功能，尽早停尿管。如有膀胱尿道损伤，术后需持续开放尿管，根据医嘱停尿管。留置导尿管者一天 2 次会阴护理,鼓励患者每天饮水 1 500 mL 以上。

2.皮肤护理

(1)保持个人卫生清洁:注意卧床患者的皮肤护理,保持皮肤清洁、健康和床单平整干燥;按时按摩受压部位;防止发生压疮。

(2)体位:协助患者更换体位,绝对卧床,根据医嘱决定是否可以抬高床头或下床。可适当翻身,骨折愈合后方可向患侧卧位。

3.协助指导患者合理活动

根据骨折的稳定性和治疗方案,与患者一起制订适宜的锻炼计划并指导其实施。部分患者在手术后几天内即可完全负重,行牵引的患者需 12 周以后才能负重。长时间卧床的患者须练习深呼吸、进行肢体肌的等长舒缩;每天多次,每次 5～20 分钟。允许下床后,可使用助行器或拐杖,以使上下肢共同分担体重。

4.疼痛护理

(1)有效控制疼痛,保证足够的睡眠。

(2)宣教疼痛的评分方法,疼痛引起的原因及减轻疼痛的方法,如正确翻身、放松疗法、转移注意力、药物控制,提高患者疼痛阈值,减轻心理负担。

(3)疼痛＞5 分,分析疼痛原因,针对疼痛引起的原因,给予相应的处理。如调整体位,解除局部皮肤卡压。

(4)疼痛原因明确按医嘱尽早给予止痛药,30 分钟后观察止痛效果。

5.饮食护理

术后 6 小时可进食,多饮水、多吃水果、蔬菜;高蛋白饮食,保持大便通畅。

6.功能锻炼

(1)不影响骨盆环完整的骨折:①单纯一处骨折,无合并伤,又不需复位者,卧床休息,仰卧与侧卧交替(健侧在下)。早期在床上做上肢伸展运动、下肢肌肉收缩以及足踝活动。②伤后 1 周后半卧及坐位练习,并作髋关节、膝关节的伸屈运动。③伤后 2～3 周,如全身情况尚好,可下床站立并缓慢行走,逐渐加大活动量。④伤后 3～4 周,不限制活动,练习正常行走及下蹲。

(2)影响骨盆环完整的骨折:①伤后无合并症者,卧硬板床休息,并进行上肢活动。②伤后第 2 周开始半坐位,进行下肢肌肉收缩锻炼,如股四头肌收缩、踝关节背伸和跖屈、足趾伸屈等活动。③伤后第 3 周在床上进行髋、膝关节的活动,先被动,后主动。④伤后第 6～8 周(即骨折临床愈合),拆除牵引固定,扶拐行走。⑤伤后第 12 周逐渐锻炼,并弃拐负重步行。

(三)术后并发症的观察及护理

1.神经损伤

了解有无神经损伤,并观察各神经支配的感觉运动的进展情况。骶骨管骨折脱位可损伤支配括约肌及会阴部的马尾神经。骶骨孔部骨折可损伤坐骨神经根,骶 1 侧翼骨折可损伤 L_5 神经,坐骨大切迹部或坐骨骨折可伤及坐骨神经,耻骨支骨折偶可损伤闭孔神经或股神经。髂前上棘撕脱骨折可伤及骨外皮神经。

2.感染

观察生命体征、血常规,观察创面有无红肿热痛、渗液,有局部引流时,观察引流液的量、色、性状,保持局部引流通畅。及早发现处理合并伤,合理适用抗生素。直肠肛管损伤常常是盆腔感染的主要来源,可形成化脓性骨髓炎、骨盆周围脓肿、包括髋关节在内的一侧骨盆、臀部、腹股沟

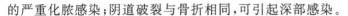

的严重化脓感染;阴道破裂与骨折相同,可引起深部感染。

3.肺栓塞

观察神志、生命体征、氧饱和度、胸闷、胸痛情况。其典型表现为咳嗽、胸痛、呼吸困难、低氧血症、意识改变。但大部分患者缺乏典型症状或以一种症状为主或无症状,不注意时易被忽略。小心搬运,患肢抬高放置,预防感染和防治休克,纠正酸中毒,给氧。如有严重骨折创伤、明显低血氧,又不能用其他原因解释者,有明显的诊断次要指标(如贫血、血小板计数减少等)可以初步诊断,应及时通知医师,密切观察,立即展开治疗。

4.下肢深静脉血栓形成

观察下肢有无疼痛、肿胀、静脉扩张、腓肠肌压痛等。加强小腿肌肉静态收缩和踝关节的活动、理疗、预防性抗凝治疗。血栓形成后,避免患肢活动,忌做按摩、理疗等,按医嘱予抗凝溶栓治疗,注意观察抗凝药的不良反应。

5.肌肉萎缩、关节僵硬

早期进行肌肉收缩锻炼。根据患者的活动能力,尽早进行股四头肌收缩和踝关节伸屈等活动。

6.压疮

观察患者疼痛的部位,皮牵引或石膏支具对皮肤的卡压情况,注意牵引部位或边缘皮肤有无破损或出现水疱。注意尾骶部皮肤情况。卧床患者定时翻身、抬臀,及时调整皮牵引,皮牵引时可在足跟部预防性贴水胶体敷料。

7.便秘

评估患者的饮食结构、排便习惯、目前的排便情况、活动情况。很多患者不习惯床上排便,怕造成别人麻烦,应消除患者的心理顾虑,宣教便秘及便秘防治的相关知识,宣教保持大便通畅的重要性;多吃含粗纤维多的蔬菜、水果,多饮水;予手法按摩腹部;必要时给予药物治疗。

(四)心理护理

(1)术前了解患者家庭支持情况,心理、社会、精神状况;患者对疾病的认知程度;患者伤势较重,易产生恐惧心理。应以娴熟的抢救技术控制病情发展,减少患者的恐惧。病情稳定后,可让患者和家属与同种手术成功的患者交谈,从心理上认清接受手术治疗的必要性,对手术要达到的目的及可能发生的并发症与意外事项,有一定的心理准备。

(2)术后心理支持,鼓励患者保持良好的心态,正确对待疾病。

(五)健康教育

(1)体位与活动:卧床,按医嘱循序渐进功能锻炼。不同部位的骨折,愈合时间不同,须严格按医嘱,不能自行过早负重。

(2)饮食:鼓励进高热量、高蛋白、富含维生素易消化的饮食。

(3)心理支持:鼓励患者保持良好精神状态。

(4)劝导戒烟。

(5)介绍药物的名称、剂量、用法、作用和不良反应。

(6)出院后继续功能锻炼。

(7)指导患者定时门诊复查,并说明复查的重要性。如出现病情变化,及时来医院就诊。

五、护理效果评估

(1)生命体征平稳,疼痛缓解。

(2)牵引复位或手术固定有效。

(3)合并腹膜后血肿和腹内脏器损伤得到有效处理,无相关并发症出现。

(4)根据指导适当有效的功能锻炼。

(王晓玲)

第十六节　半月板损伤

一、概述

半月板是位于股骨胫骨内髁及股骨胫骨外髁之间的一种纤维软骨组织,其横断面呈半月形,外侧呈"O"形,内侧呈"C"形。半月板主要功能是传导载荷,维持关节稳定。半月板损伤是指半月板组织的连续性或完整性的破坏和中断。半月板损伤主要症状、体征:膝关节疼痛、打软腿、关节绞索或弹响、股四头肌萎缩,急性期可有关节肿胀。

二、治疗原则

(一)非手术治疗

石膏固定、手法复位、针灸推拿治疗、药物治疗。

(二)手术治疗

半月板修补、半月板成形、半月板切除、关节镜微创治疗。

三、护理措施

(一)休息

卧床休息,下床时指导其正确扶拐,避免关节活动时出现绞索,造成摔倒。

(二)石膏固定的护理

适用于14岁以下急性稳定性半月板撕裂,保持膝关节伸直位固定,石膏固定常规护理,观察石膏松紧度和患肢血液循环活动。卧床制动4~6周。

(三)关节绞索复位时注意事项

关节绞索时,手法复位动作应轻,避免暴力,以免加重损伤。

(四)术前准备

手术治疗时,协助做好术前准备及各项检查,指导患者练习床上大小便,掌握股四头肌锻炼方法。

(五)术后病情观察

密切观察生命体征,并做好记录。抬高患肢,观察伤口渗血及关节肿胀情况;伤口包扎松紧适宜,防止过紧影响血液循环或过松出现滑脱。

四、功能锻炼

根据筋骨并用原则,早期指导患者加强足踝部的屈伸活动和股四头肌的收缩锻炼,防止髌骨关节粘连,每天2次,每次5～10分钟。

五、出院指导

(1)告知患者坚持锻炼的重要性,并能按要求循序渐进功能锻炼。

(2)保护膝关节。6个月内,不做跑步、下蹲、剧烈活动。

(3)关节镜下半月板部分切除术后患者,2周后可骑自行车、游泳、散步等活动。缝合术后患者,4周可带限制型支具屈伸活动,6周后去掉支具进行膝关节康复锻炼。

(王晓玲)

第十七节 脊 髓 损 伤

一、疾病概述

(一)概念

脊髓损伤是脊柱骨折最严重的并发症,由于椎体的移位或碎骨片突出于椎管内,是脊髓或马尾神经产生不同程度的损伤,多发生于颈椎下部和胸腰段。

(二)相关病理生理

按脊髓损伤和马尾损伤的程度可有不同的病理生理变化。

1.脊髓震荡

属最轻微的脊髓损伤,损伤后脊髓有暂时性功能抑制,呈弛缓性瘫痪,损伤平面以下的感觉、运动、反射及括约肌功能全部丧失,常在数分钟或数小时内逐渐恢复,最后可完全恢复。无组织形态学病理变化。

2.脊髓挫伤和出血

其为脊髓的实质性破坏,脊髓外观完整,但内部可有出血、水肿、神经细胞破坏和神经传导纤维束的中断。脊髓挫伤的程度很大,轻者少量点状出血、水肿,重者有成片脊髓挫伤和出血,导致脊髓软化及瘢痕形成,预后差。

3.脊髓断裂

脊髓的连续性中断可为完全性或不完全性。不完全性常伴挫伤,又称挫裂伤,脊髓断裂者预后极差。

4.脊髓受压

骨折移位或破碎的椎间盘和碎骨片挤入椎管可直接压迫脊髓,而后方皱褶的黄韧带与血肿便可压迫脊髓,产生一系列病理变化,若能及时解除脊髓压迫,脊髓功能可望得到部分或完全恢复;若压迫时间过久可发生脊髓软化,萎缩或瘢痕形成,瘫痪难以恢复。

5.马尾神经损伤

马尾神经起自 L_2 的骶脊髓,一般终止于 S_1 下缘。L_2 以下的骨折脱位可引起马尾神经损伤,受伤平面以下出现弛缓性瘫痪。

除上述各种病理生理变化外,在各种较重的脊髓损伤后均可立即发生损伤平面以下的弛缓性瘫痪,属失去高级中枢控制的一种病理生理现象,称之为脊髓休克。2～4 周后,随脊髓实质性损伤程度不同而发生损伤平面以下不同程度的痉挛性瘫痪。

（三）病因与诱因

常见于各种外伤(如交通事故、高空坠落等)所致的椎体移位或碎骨片突出于椎管内,使脊髓或马尾神经产生不同程度的损伤。

（四）临床表现

脊髓损伤可因损伤部位和程度不同而有不同表现。

1.脊髓损伤

其主要表现为受伤平面以下单侧或双侧感觉、运动、反射的全部或部分丧失,可出现随意运动功能丧失。因膀胱平滑肌麻痹和排尿反射消失,可有尿潴留或充盈性尿失禁。C_8 以上水平损伤者可出现四肢瘫,C_8 以下水平损伤可出现截瘫。弛缓性瘫痪患者为肌张力降低和反射减弱;痉挛性瘫痪患者为肌张力增强和反射亢进,瘫痪的早期呈弛缓性瘫痪,胸髓及颈髓损伤患者常在伤后 3～6 周逐渐转变为痉挛性瘫痪。

2.脊髓半横切损伤时

损伤平面以下同侧肢体的运动和深感觉消失,对侧肢体的痛觉和温觉消失;称脊髓半切征。

3.脊髓圆锥损伤

L_1 骨折可造成脊髓圆锥损伤。表现为会阴部皮肤鞍状感觉缺失,括约肌功能丧失,大小便不能控制,性功能障碍。两下肢的感觉、运动正常。

4.马尾神经损伤

L_2 以下骨折脱位可马尾神经损伤,表现为受伤平面以下弛缓性瘫痪,感觉和运动障碍,括约肌功能丧失,腱反射消失。

（六）治疗原则

1.非手术治疗

(1)固定和制动:一般先采用枕颌带牵引或持续颅骨牵引,以防因损伤部位移位而产生脊髓再损伤。

(2)减轻脊髓水肿和继发性损害。①激素治疗:地塞米松 10～20 mg 静脉滴注,连续5～7 天后,改为口服,0.75 mg/次,3 次/天,维持 2 周左右。②脱水:20% 甘露醇 250 mL 静脉滴注,2 次/天,连续 5～7 天。③甲泼尼龙冲击治疗:只适用于受伤 8 小时内者。每公斤体重 30 mg 剂量一次给药,15 分钟内静脉注射完毕,休息 45 分钟,在以后 23 小时内以5.4 mg/(kg·h)剂量持续静脉滴注。④高压氧治疗:一般在伤后 4～6 小时内应用。

2.手术治疗

目前在于尽早解除对脊髓的压迫和稳定脊柱,手术方式和途径需视骨折的类型和受压部位而定。手术指征包括以下 4 种:①脊柱骨折-脱位有关节交锁者。②脊柱骨折复位后不满意或仍有不稳定因素存在者。③影像学显示有碎骨片突至椎管内压迫脊髓者。④截瘫平面不断上升,提示椎管内有活动性出血者。

二、护理评估

（一）一般评估

1.健康史

（1）一般情况：了解患者的年龄、职业特点、运动爱好、日常饮食结构、有无酗酒等。

（2）受伤情况：了解患者受伤的原因、部位和时间，受伤时的体位、症状和体征，搬运方式、现场及急诊室急救情况，有无昏迷史和其他部位复合伤等。

（3）既往史与服药史：有无脊柱受伤或手术史，近期是否因其他疾病而服用激素类药物，以及应用的剂量、时间和疗程。

2.生命体征（T、P、R、BP）与意识

评估患者的呼吸、血压、脉搏、体温及意识情况。其包括呼吸形态、节律、频率、深浅，呼吸道是否通畅，患者能否有效咳嗽和排除分泌物；有无心动过缓和低血压；有无出汗，患者皮肤的颜色、温度；有无体温调节障碍。对伴有颅脑损伤的患者，可用格拉斯昏迷量表评估患者的意识情况。排尿和排便情况：患者有无尿潴留或充盈性尿失禁；尿液颜色、量和比重；有无便秘或大便失禁。

3.患者主诉

受伤的时间、原因和部位，受伤时的体位、症状和体征、搬运方式、现场及急诊室急救的情况，有无昏迷史和其他部位的合并伤。

4.相关记录

疼痛评分、全身皮肤及其他外伤情况。

（二）身体评估

1.视诊

受伤部位有无皮肤组织破损，局部肤色和温度，有无活动性出血及其他复合性损伤的迹象。

2.触诊

评估感觉和运动情况：患者的痛、温、触及位置觉的丧失平面及程度。

3.叩诊

患肢神经反射是否正常。

4.动诊

肢体感觉，活动和肌力的变化，双侧有无差异，有无腹胀和麻痹性肠梗阻征象。

5.神经系统检查

躯体痛觉、温度觉、触觉及位置觉的丧失平面及程度，肢体运动、反射和括约肌功能损伤情况。

脊髓功能丧失程度评估：可以用截瘫指数来表示。"0"代表功能完全或接近正常；"1"代表功能部分丧失；"2"代表完全或者接近完全瘫痪。一般记录肢体的自主运动，感觉及两便的三项功能情况，相加即为该患者的截瘫指数，范围为0～6。

（三）心理-社会评估

评估患者有无恐惧、紧张心理；评估患者和亲属对疾病的心理承受能力和对相关康复知识的认知程度，家庭及社会支持情况。

（四）辅助检查阳性结果评估

评估患者的影像学检查和实验室检查结果有无异常，以帮助判断病情和预后。

（五）治疗效果的评估

（1）患者躯体感觉、运动和各项生理功能康复情况。

（2）患者有无呼吸系统或泌尿系统功能障碍、压疮等并发症发生。

（3）患者是否按计划进行功能锻炼，有无活动障碍引起的并发症。

三、护理诊断（问题）

（一）低效性呼吸形态

其与脊髓损伤、呼吸肌无力、呼吸道分泌物存留有关。

（二）体温过高或体温过低

其与脊髓损伤、自主神经系统功能紊乱有关。

（三）尿潴留

其与脊髓损伤、逼尿肌无力有关。

（四）便秘

其与脊髓神经损伤、液体摄入不足、饮食和活动受限有关。

（五）有皮肤完整性受损的危险

其与肢体感觉及活动障碍有关。

（六）体象紊乱

其与受伤后躯体运动障碍或肢体萎缩变形有关。

四、主要护理措施

（一）甲泼尼龙冲击治疗的护理

1.适应证

只适用于受伤 8 小时内者。

2.用法及用量

每公斤体重 30 mg 剂量，一次给药，15 分钟内静脉注射完毕，休息 45 分钟，在以后 23 小时内以 5.4 mg/(kg·h) 剂量持续静脉滴注。

3.注意事项

严格遵医嘱按要求输液，同时必须使用心电监护仪和输液泵，密切观察患者的生命体征变化，同时观察患者有无消化道出血、心律失常等并发症。

（二）术后护理

1.体位

瘫痪肢体保持关节于功能位，防止关节屈曲、过伸或过展。用矫正鞋或支足板固定足部，以防足下垂。

2.观察感觉与运动功能

脊髓受手术刺激易出现水肿反应，术后严密观察躯体及肢体感觉、运动情况，当出现瘫痪平面上升、肢体麻木、肌力减弱或不能活动时，应立即通知医师，及时处理。

3.引流管护理

观察引流量与引流液颜色,保持引流通畅,以防积血压迫脊髓。

4.活动

对于瘫痪肢体每天被动的全范围关节活动和肌肉按摩,以防止肌萎缩和关节僵硬,减少截瘫后并发症。对于未瘫痪部位,可以通过举哑铃和拉拉力器等方法增强上肢力量,通过挺胸和俯卧撑等增加背部力量,为今后的自理活动准备,增强患者的信心和对生活的热爱。

(三)并发症的预防与护理

1.呼吸衰竭与呼吸道感染

(1)病情观察:观察患者的呼吸功能,如呼吸频率、节律、深浅,有无异常呼吸音、呼吸困难等。若患者呼吸>22次/分、鼻翼翕动、摇头挣扎、嘴唇发绀等,则立即吸氧,寻找和解除原因,必要时协助医师气管插管、气管切开或呼吸机辅助呼吸等。

(2)给氧:给予氧气吸入,根据血气分析结果调整给氧浓度、流量和持续时间,改善机体的缺氧状态。及时处理肠胀气、便秘,不用沉棉被压盖胸腹,以免影响患者呼吸。

(3)减轻脊髓水肿:遵医嘱给予地塞米松、甘露醇、甲泼尼龙等治疗,以避免因进一步脊髓损伤而抑制呼吸功能。

(4)保持呼吸道通畅:预防因气道分泌物阻塞而并发坠积性肺炎和肺不张。指导患者深呼吸和咳嗽咳痰,每2小时协助翻身叩背一次,遵医嘱雾化吸入,经常做深呼吸和上肢外展运动,以促进肺膨胀和有效排痰。对不能自行咳嗽咳痰或有肺不张者及时吸痰。对气管插管或气管切开者做好相应护理。

(5)控制感染:已经发生肺部感染者应遵医嘱选用合适的抗生素,注意保暖。

2.高热和低温

颈脊髓损伤后,自主神经系统功能紊乱,受伤平面以下毛细血管网舒张而无法收缩,皮肤不能出汗,对气温的变化丧失了调解和适应能力。室温>32 ℃时,闭汗使患者容易出现高热(>40 ℃);若未有效保暖,大量散热也可使患者出现低温(<35 ℃),这些都是病情危险的征兆。

患者体温升高时,以物理降温为主,如冰敷、乙醇或温水擦浴、冰盐水灌肠等,必要时予输液和冬眠药物。夏季将患者安置在阴凉或设有空调的房间。对低温患者以物理复温为主,如使用电热毯、热水袋或电烤架等逐渐复温,但要防止烫伤,同时注意保暖。

3.泌尿系统感染和结石

(1)留置导尿管或间歇导尿管:在脊髓休克期间应留置导尿管,持续引流尿液并记录尿量,以防膀胱过度膨胀。2~3周后改为每4~6小时开放一次尿管,或白天每4小时导尿一次,晚间6小时导尿一次,以防膀胱萎缩。

(2)排尿训练:根据脊髓损伤部位和程度不同,3周后部分患者排尿功能可逐渐恢复,但是脊髓完全损伤者则需要进行排尿功能训练。当膀胱胀满时,鼓励患者增加腹压,用右手由外向内按摩下腹部,待膀胱缩成球状,紧按膀胱底向前下方挤压,在膀胱排尿后用左手按在右手背上加压,待尿不再排出时,可松手再加压一次,待尿排尽,训练自主性膀胱排尿,争取早日拔去导尿管,这种方法对马尾神经损伤者特别有效。同时,根据患者病情训练膀胱的反射排尿功能。

(3)预防感染:鼓励患者每天饮水量最好达3 000 mL以上,以稀释尿液;尽量排尽尿液,减少残余尿;每天清洁会阴部;根据需要更换尿袋及导尿管;必要时做膀胱冲洗,以冲出膀胱中积存的沉渣;定期检查残余尿量、尿常规和中段尿培养,及时发现泌尿系统感染征象。一旦发生感染,抬高床头,增加饮水或输液量,持续开放导尿管,遵医嘱使用广谱抗生素。需长期留置尿管而又无法控制泌尿系统感染者,教会患者遵循无菌操作方法进行间歇导尿,也可做永久性耻骨上膀胱造瘘术。

4.便秘

指导患者多食富含膳食纤维的食物、新鲜水果和蔬菜,多饮水。在餐后30分钟做腹部按摩,从左到右,沿大肠行走的方向,以刺激肠蠕动。对顽固性便秘者可遵医嘱给予灌肠或缓泻剂。部分患者通过持续的训练可逐渐建立起反射性排便,方法为用手指按压肛门周围或者扩张肛门,刺激括约肌,反射性引起肠蠕动。当反射建立后用手指按压肛门时即可有大便排出。

(四)心理护理

帮助患者掌握正确的应对技巧,提高其自我护理能力,发挥其最大潜能。家庭成员和医护人员相信并认真倾听患者的诉说。可让患者和家属参与制订护理计划,帮助患者建立有效的社会支持系统,包括家庭成员、亲属、朋友、医护人员和同事等。

(五)健康教育

(1)指导患者出院后继续康复锻炼,并预防并发症的发生。

(2)指导患者练习床上坐起,使用轮椅、拐杖或助行器等移动工具,练习上下床和行走方法。

(3)指导患者和家属应用清洁导尿术进行间歇导尿,预防长期留置导尿管而引起泌尿系统感染。

(4)告知患者需定期返院检查,进行理疗有助于刺激肌肉收缩和功能恢复。

五、护理效果评估

(1)患者能否保持呼吸道通畅,维持正常呼吸功能。

(2)患者的体温能否维持在正常范围。

(3)患者是否能有效排尿或建立膀胱的反射性排尿功能。

(4)患者是否能有效排便。

(5)患者的皮肤是否清洁、完整,未发生压疮。

(6)患者是否能接受身体及生活改变的现实。

(王晓玲)

第十八节 关节脱位

一、肩关节脱位

(一)疾病概述

1.概念

肩关节脱位最常见,占全身关节脱位的45%,多发生于青壮年,男性多于女性。肩关节由肩胛骨的关节盂和肱骨头构成,属球窝关节,关节盂面积小而浅,肱骨头相对大而呈球形,其面积为关节盂的4倍,关节囊薄而松弛,周围韧带较薄弱,关节结构不稳定,运动范围大,故易于发生脱位。

2.相关病理生理

创伤性关节脱位后，主要表现为构成关节的骨端移位、关节囊破裂、关节腔周围积血。血肿机化后，形成肉芽组织，继而发展成为纤维组织，与关节周围组织粘连。脱位可伴关节附近韧带、肌和肌腱损伤，也可伴撕脱性骨折及周围血管、神经损伤。

3.病因和分类

创伤是肩关节脱位的主要原因，多由间接暴力引起。当身体侧位跌倒时，手掌撑地，肩关节呈外展外旋位，肱骨头在外力作用下突破关节囊前壁，滑出肩胛盂而致脱位；也可由于上臂过度外展外旋后伸时，肱骨颈或肱骨大结节抵触于肩峰时构成杠杆支点，使肱骨头向肩胛盂下滑出发生脱位。直接暴力可致肩关节后方直接受到撞伤，使肱骨头向前脱位。

肩关节脱位分为前脱位、后脱位、下脱位和盂上脱位。由于肩关节前下方组织薄弱，因此以前脱位多见。因脱位后肱骨头所在的位置不同，前脱位又分为喙突下脱位、盂下脱位和锁骨下脱位。脱位后常合并肱骨大结节骨折和肩袖的撕裂，严重者可合并肱骨外科颈骨折及臂丛神经损伤。

4.临床表现

(1)症状：肩关节脱位后，患肩肿胀、疼痛、主动和被动活动受限。患肢呈弹性固定于轻度外展内旋位，肘关节屈曲，患肢较对侧长，常以健侧手托住患侧前臂、头和躯干向患侧倾斜。

(2)体征：肩关节脱位后，关节盂空虚，肩峰突出，肩部失去原有圆隆曲线，呈方肩畸形；肩胛盂处有空虚感；在腋窝、喙突下或锁骨下可触及移位的肱骨头；搭肩试验(Dugas)阳性，即肩关节脱位后，患侧手掌搭到健侧肩部时，患肘部不能贴近胸壁；患侧肘部紧贴胸部时，患侧手掌不能搭到健肩。

5.辅助检查

X线检查可明确脱位的类型、移位方向、有无合并肱骨大结节撕脱性及肱骨外科颈骨折。对怀疑有肱骨头骨折者可行CT扫描。

6.治疗原则

(1)非手术治疗方法如下。

手法复位：脱位后要尽快复位，选择臂丛神经麻醉或全身麻醉，使肌肉松弛，在无痛下进行复位。常用手牵足蹬法(Hippocrates法)和悬垂法(Stimson法)。

固定：单纯肩关节前脱位，复位后腋窝处垫棉垫，用三角巾悬吊上肢，保持肘关节屈曲90°；关节囊破损明显或仍有肩关节半脱位者，应将患侧手置于对侧肩上，上肢贴靠胸壁，腋下垫棉垫，用绷带将患肢固定于胸壁前，固定于内收内旋位。肩关节后脱位，复位后用人字石膏或外展架固定在外展、后伸、外旋位。一般固定3~4周，合并大结节骨折者适当延长1~2周；40岁以上的患者，固定时间可相应缩短，因为年长患者关节制动时间越长，越容易发生关节僵硬。有习惯性脱位病史的年轻人适当延长固定期。

功能锻炼：固定期间活动腕部和手指，并做上臂、前臂肩关节肌群的收缩运动；疼痛肿胀缓解后，可指导患者用健侧手缓慢推动患肢外展与内收活动，活动范围以不引起患侧肩部疼痛为限；3周后，指导患者进行弯腰、垂臂、甩肩锻炼，具体方法为患者弯腰90°，患肢自然下垂，以肩为顶点作圆锥形环转，范围由小到大；4周后，指导患者做手指爬墙外展、爬墙上举、滑车带臂上举、举手摸顶锻炼，使肩关节功能完全恢复。

（2）手术治疗：手术切开复位术适用于肩关节新鲜脱位合并肱骨颈、肱骨干骨折，或肩盂骨折块嵌入关节内，或肱二头肌长头嵌于关节间，或合并血管、神经损伤的患者；习惯性肩关节脱位；儿童及青年人的陈旧性脱位等。

（二）护理评估

1.一般评估

（1）健康史：一般情况，如年龄、出生时情况、对运动的喜好等；外伤史：评估患者有无突发外伤史、受伤后的症状和疼痛的特点、受伤后的处理方法；既往史：患者以前有无类似外伤病史、有无关节脱位习惯、既往脱位后的治疗及恢复情况等。

（2）生命体征（T、P、R、BP）：创伤性脱位合并血管损伤时，可能导致血压下降等，观察有无休克。

（3）患者主诉：脱位原因、时间；有无外伤史；导致脱位的外力方式、性质；脱位后处理措施；疼痛性质及程度。

（4）相关记录：疼痛评分、全身皮肤及其他部位外伤情况。

2.身体评估

（1）术前评估。①视诊：患者有无被迫性体位；脱位关节有无肿胀、皮下瘀斑、畸形；有无血管及神经受压的表现、皮肤有无受损。②触诊：有无压痛、是否触及脱出的关节头及空虚的关节盂、患肢动脉搏动的情况、有无感觉异常。③叩诊：患肢神经反射是否正常。④动诊：脱位关节活动能力，患肢肌力。⑤量诊：患肢有无短缩、双侧肢体周径大小、关节活动度。⑥特殊检查：Dugas征（肩关节脱位）。

术前准备评估：术前实验室检查结果评估：血常规及血生化、胸片、心电图等；术区皮肤、饮食、肠道、用药准备；评估患者对手术过程的了解程度，有无过度焦虑或者担忧；对预后的期望值等。

（2）术后评估：了解麻醉和手术方法、手术经过是否顺利、术中出血情况；了解术后生命体征、切口及引流情况等；观察有无并发血管、神经损伤。①视诊：手术切口有无红肿；术区敷料有无渗血、渗液；患肢的颜色及有无肿胀。②触诊：患肢动脉搏动是否可扪及；患肢感觉有无异常。③动诊：观察患肢关节主动活动及被动活动情况，有无关节僵硬。④量诊：使用疼痛评分尺进行疼痛评分；使用皮尺及量角器分别测量患肢肿胀度及关节活动度。

（3）心理-社会评估：评估患者的心理状况，了解患者及家属对疾病、治疗及预后的认知程度，家庭的经济承受能力，对患者的支持态度及其他社会支持系统情况。

（4）辅助检查阳性结果评估：X线检查结果，确定脱位类型及骨折情况。

（5）治疗效果评估。

非手术治疗效果评估要点：①评估外固定是否有效，松紧度是否适宜，患肩是否固定于关节功能位，有无相关并发症，如皮肤压疮、关节僵硬等。②评估患肢末梢血运感觉、患肢动脉搏动是否可扪及；肢端活动是否正常；皮温是否正常；有无异常感觉，如麻木等。③评估患者功能锻炼情况，如肌力、关节活动范围等，锻炼进程有无按计划进行。

手术治疗效果评估要点。①生命体征的评估：是否能维持生命体征的平稳。②体位评估：是否采取正确的体位，以保持关节功能位及舒适为标准。③手术切口评估：敷料是否干洁、固定，弹性绷带包扎松紧是否适宜。④术肢末梢血运评估：术肢桡动脉搏动是否可扪及；手指活动是否正常；术肢皮温是否正常；有无异常感觉，如麻木等。⑤功能锻炼程度评估：患者是否按计划进行康复训练,效果如何。⑥相关并发症评估:关节僵硬、臂丛神经损伤(肩关节脱位)等。

（三）护理诊断（问题）

1.疼痛

疼痛与关节脱位引起局部组织损伤及神经受压有关。

2.躯体活动障碍

躯体活动障碍与关节脱位、疼痛、制动有关。

3.知识缺乏

知识缺乏与缺乏有关复位后继续治疗及正确功能锻炼的知识有关。

4.焦虑

焦虑与担忧预后有关。

5.潜在并发症

（1）关节僵硬:与关节脱位后复位需固定关节有关。

（2）血管、神经受损。

（四）主要护理措施

1.术前护理

（1）休息与体位:急性期患者应适当休息、抬高患肢,促进局部血液回流和减轻肿胀;保持患肩于功能位,以预防关节畸形及病理性脱位;关节脱位复位后外固定时间一般为3～4周,合并骨折者适当延长外固定时间。

（2）饮食:易消化食物,多进含蛋白质、维生素、钙、铁丰富的食物;预防便秘者选用富含植物纤维食物,如粗粮、蔬菜、水果等;多饮水,每天饮水量大于3 000 mL,防止粪便干燥;多食酸奶,以促进肠蠕动;避免食用刺激性食物,如辣椒等。

（3）用药护理:遵医嘱及时用药,观察药效及不良反应,及时记录及处理。

（4）专科护理。①疼痛的护理:评估患者疼痛程度,及时合理给予非药物止痛,如早期局部冷疗、心理疗法等,疼痛评分为4分以上者,按需予药物止痛。及时评估用药后的疼痛缓解情况。②肿胀的护理:早期冷敷,减轻损伤部位的出血和水肿;24小时后热敷,以减轻肌肉的痉挛;后期理疗,改善血液循环,促进渗出液的吸收。③外固定的护理:密切观察固定位置有无移动,保持有效固定;有无局部压迫症状及皮肤情况;让患者了解固定时限。④患肢末梢血运观察:注意观察肢端末梢血运、运动、感觉情况。如发现肢体远端苍白、厥冷、发绀、疼痛、感觉减退及麻木等异常情况,应及时通知医师妥善处理。

2.术后护理

（1）生命体征的测量:术后24小时内,密切观察生命体征的变化,进行床边心电监护,每30分钟～1小时记录一次,观察有无因术中出血、麻醉等引起血压下降。

（2）体位的护理:全身麻醉术后应去枕平卧6小时,6小时后可予适当摇高床头或取半卧位,术后1～2天可根据患者情况考虑起床活动;术后患肢用三角巾悬吊于胸前,保持肘关节屈曲90°。

（3）切口的观察:保持切口敷料清洁干燥,一旦被血液渗透应及时更换,以防止切口感染。

（4）患肢肢端血液循环的观察:密切观察患肢桡动脉搏动及手指的感觉活动情况,注意有无血管神经的损伤,出现异常时及时通知医师处理。

3.术后并发症护理

(1)肩关节僵硬的护理:循序渐进进行康复训练。固定期间行肌肉等长缩,如前臂肌肉收缩、股四头肌收缩训练;远端关节早期活动,如手指抓捏、握拳活动、前臂伸展运动等,促进血液循环;去除外固定后,练习脱位关节的活动及关节周围肌力训练,以主动锻炼为主,以不引起剧烈疼痛为度,切忌粗暴进行被动活动。

(2)血管、神经受损的护理:肩关节脱位或术后发生神经损伤并不多见,但如果出现患肢无力,肩外展功能丧失,要考虑有臂丛神经损伤,应及时通知医师,予神经营养药物,局部理疗,加强手指各关节及腕关节的主、被动活动,防止肌肉萎缩和关节僵硬。一般采用非手术治疗可恢复,观察 3 个月,如无恢复迹象应行手术探查。

4.心理护理

关节脱位多由意外事故造成,患者常焦虑、恐惧及自信心不足等,在生活上给予帮助,加强沟通,耐心开导,使之心情舒畅,从而愉快地接受配合治疗及康复。

5.健康教育

向患者及家属讲解肩关节脱位治疗和康复的知识。说明复位后固定的目的、方法、重要意义及注意事项,使其充分了解固定的重要性、必要性及复位后必须固定的时限。讲述功能锻炼的重要性和必要性,并指导其进行康复锻炼,使患者能自觉按计划实施。固定期间进行肌肉舒缩活动及邻近关节主动活动,切忌被动运动;固定拆除后,逐步进行肢体的全范围功能锻炼,防止关节粘连和肌萎缩。习惯性反复脱位者,须保持有效固定并严格遵医嘱坚持功能锻炼,避免各种导致再脱位的原因。

(五)护理效果评估

(1)患者疼痛是否得到有效控制,疼痛主诉减少。

(2)患者是否掌握关节功能康复训练相关知识,关节功能恢复程度,能否满足日常活动需要。

(3)有无血管、神经损伤或发生时能否及时发现和护理。

(4)手术切口能否保持清洁干燥,有无切口感染的发生。

(5)有无相关并发症发生。

二、髋关节脱位

(一)疾病概述

1.概念

髋关节由股骨头和髋臼构成,是杵臼关节。髋臼为半球形,深而大,周围有坚韧带与肌群,结构相当稳定,故往往只有强大暴力才能导致髋关节脱位;约 50% 髋关节脱位同时合并有骨折。

2.相关病理生理

创伤性关节脱位后,主要表现为构成关节的骨端移位,关节囊破裂,关节腔周围积血。血肿机化后,形成肉芽组织,继而发展成为纤维组织,与关节周围组织粘连。脱位可伴关节附近韧带、肌和肌腱损伤,也可伴撕脱性骨折及周围血管、神经损伤。

3.病因和分类

髋关节脱位根据股骨头的位置可分为以下三种脱位。

(1)髋关节后脱位:髋关节于屈曲、内收位时,股骨头顶在髋臼后上缘,若暴力由前向后冲击膝部,并经股骨干纵轴传递到股骨头,使股骨头冲破关节囊后上部分而发生脱位,如撞车、高处坠

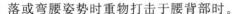

落或弯腰姿势时重物打击于腰背部时。

（2）髋关节前脱位：髋关节处于过度外展外旋位时，遭到外展暴力使大转子顶端与髋臼上缘相撞击，使股骨头冲破前方关节囊而脱出到闭孔或耻骨处，也称闭孔部脱位或耻骨部脱位。

（3）髋关节中心脱位：当暴力作用于大转子外侧时，使股骨头冲击髋臼底部，引起髋臼底部骨折，如外力继续作用，股骨头连同髋臼骨折片一齐向盆腔内移位时，为中心脱位。

以后脱位最常见，占全部髋关节脱位的85％～90％。脱位时常造成关节囊撕裂、髋臼后缘或股骨头骨折，有时合并坐骨神经挫伤或牵拉伤。

4.临床表现

（1）症状：患侧髋关节疼痛，主动活动功能丧失，被动活动时引起剧烈疼痛。

（2）体征：①髋关节后脱位时，患肢呈屈曲、内收、内旋或缩短畸形。臀部可触及脱出的股骨头，大粗隆上移。髋部疼痛、关节功能障碍明显，肿胀不明显；可合并坐骨神经损伤，大多为挫伤，主要原因为股骨头压迫。表现为大腿后侧、小腿后侧及外侧和足部全部感觉消失，膝关节的屈肌、小腿和足部全部肌瘫痪，足部出现神经营养性改变。②髋关节前脱位时，患肢呈轻度屈髋、过度外展、外旋畸形。耻骨脱位时患肢极度外旋90°畸形，髋外侧较平，患肢屈髋15°～20°外展畸形，腹股沟区可触及股骨头；会阴部脱位时在会阴部可触及股骨头。③髋关节中心脱位时，如股骨头移位不多者只有局部疼痛、肿胀及活动障碍，无特殊体位畸形；股骨头移位严重者患肢有轻度缩短畸形，大转子因内移而不易摸到。

5.辅助检查

X线检查可了解脱位的类型及有无合并髋臼或股骨头骨折。

6.治疗原则

（1）非手术治疗方法如下。①手法复位：髋关节脱位后宜尽早复位，最好在24小时内，超过24小时后再复位，十分困难。髋关节前脱位，常用的复位方法为提拉法（Allis法）。②固定：复位后，用持续皮牵引或穿丁字鞋固定患肢，保持患肢于伸直、外展位，防止髋关节屈曲、内收、内旋，禁止患者坐起。一般固定2～3周。③功能锻炼：固定期间患者可进行股四头肌收缩锻炼，患肢距小腿关节的活动及其余未固定关节的活动；3周后开始活动关节；4周后，去除皮牵引，指导患者扶双拐下地活动。3个月内，患肢不负重，以免发生股骨头缺血性坏死或因受压而变形；3个月后，经X线检查证实股骨头血液供应良好者，可尝试去拐步行，进行步态训练。

（2）手术治疗：对手法复位失败者或髋臼后上缘有大块骨片复位不良或不稳者，应选择早期髋关节切开复位内固定术。

（二）护理评估

1.一般评估

（1）健康史：评估患者受伤的原因、时间；受伤的姿势；外力的方式、性质；脱位的轻重程度；评估患者受伤时的身体状况及病情发展情况；了解伤后急救处理措施。

（2）生命体征（T、P、R、BP）：评估意识等，观察有无休克。

（3）患者主诉：外伤史及脱位的原因、时间；疼痛的程度。

（4）相关记录：疼痛评分、全身皮肤及其他部位外伤情况。

2.身体评估

（1）术前评估。①视诊：患者有无被迫性体位；患肢有无短缩、屈曲、内收内旋或外展外旋畸形；脱位关节有无肿胀、皮下瘀斑；有无血管及神经受压的表现、皮肤有无受损。②触诊：有无压痛、是否触及脱出的关节头;患肢足背动脉搏动的情况、有无感觉异常。③叩诊:患肢神经反射是否正常。④动诊:脱位关节活动能力,患肢肌力。⑤量诊:患肢有无短缩、双侧肢体周径大小、关节活动度。

术前准备评估:术前实验室检查结果评估为血常规及血生化、胸片、心电图等;术区皮肤、饮食、肠道、用药准备;评估患者对手术过程的了解程度,有无过度焦虑或者担忧;对预后的期望值等。

(2)术后评估:了解麻醉和手术方法、手术经过是否顺利、术中出血情况;了解术后生命体征、切口及引流情况等;观察有无并发血管神经损伤。①视诊:手术切口有无红肿;术区敷料有无渗血、渗液;患肢的颜色及有无肿胀。②触诊:患肢动脉搏动是否可扪及;患肢感觉有无异常。③动诊:观察患肢关节主动活动及被动活动情况,有无关节僵硬。④量诊:使用疼痛评分尺进行疼痛评分;使用皮尺及量角器分别测量患肢肿胀度及关节活动度。

3.心理-社会评估

评估患者的心理状况,了解患者及家属对疾病、治疗及预后的认知程度,家庭的经济承受能力,对患者的支持态度及其他社会支持系统情况。

4.辅助检查阳性结果评估

X线检查结果,确定脱位类型及骨折情况,并与股骨颈骨折鉴别。

5.治疗效果评估

(1)非手术治疗效果评估要点:①评估外固定是否有效,松紧度是否适宜,患髋是否固定于关节功能位,有无相关并发症,如皮肤压疮、下肢深静脉血栓形成等。②评估患肢末梢血运感觉,患肢动脉搏动是否可扪及;肢端活动是否正常;皮温是否正常;有无异常感觉,如麻木、感觉消退等。③评估患者功能锻炼情况,如肌力、关节活动范围等,锻炼进程有无按计划进行。

(2)手术治疗效果评估要点:①生命体征的评估:是否能维持生命体征的平稳,有无发生出血性休克等。②体位评估:是否采取正确的体位,以保持关节功能位及舒适为标准。③手术切口评估:敷料是否干洁固定,弹性绷带包扎松紧是否适宜。④术肢末梢血运评估:术肢桡动脉搏动是否可扪;足趾活动是否正常;术肢有无肿胀,皮温是否正常;有无异常感觉,如麻木、感觉消退等。⑤功能锻炼程度评估:患者是否按计划进行康复训练,效果如何。⑥相关并发症评估:便秘、压疮、下肢深静脉血栓形成、坠积性肺炎等。

(三)护理诊断(问题)

1.疼痛

疼痛与关节脱位引起局部组织损伤及神经受压有关。

2.身体活动障碍

身体活动障碍与关节脱位、疼痛、制动有关。

3.知识缺乏

知识缺乏与缺乏有关复位后继续治疗及正确功能锻炼的知识有关。

4.焦虑

焦虑与担忧预后有关。

5.潜在并发症

便秘、压疮、下肢深静脉血栓形成、坠积性肺炎、血管神经受损。

（四）主要护理措施

1.术前护理

（1）体位：髋关节后脱位患者固定于轻度外展，前脱位固定于内收、内旋、伸直位，中心脱位固定于外展位。抬高患肢并保持患肢于关节功能位，以利静脉回流，减轻肿胀。

（2）缓解疼痛。①局部冷热敷：受伤24小时内局部冷敷，达到消肿止痛的目的；受伤24小时后，局部热敷以减轻肌肉痉挛引起的疼痛。②避免加重疼痛的因素：进行护理操作或移动患者时，托住患肢，动作轻柔，避免不适活动加重疼痛。③镇痛：应用心理暗示、转移注意力或松弛疗法等非药物镇痛方法缓解疼痛，必要时遵医嘱应用镇痛剂。

（3）外固定护理：使用石膏固定或牵引的患者，密切观察固定是否有效，固定物压迫处皮肤有无受损；患肢末梢血运感觉情况。

（4）皮肤护理：髋关节脱位固定后需长期卧床的患者，鼓励其经常更换体位，保持床单整洁，预防压疮产生，对于皮肤感觉功能障碍的肢体，防止烫伤和冻伤。

2.术后护理

（1）生命体征的测量：术后24小时内，密切观察生命体征的变化，进行床边心电监护，每30分钟～1小时记录一次，观察有无因术中出血、麻醉等引起血压下降。

（2）体位的护理：全身麻醉术后应去枕平卧6小时，6小时后可予适当摇高床头或取半卧位，保持患肢外展中立位。

（3）切口的观察：保持切口敷料清洁干燥，一旦被血液渗透应及时更换，以防止切口感染。

（4）患肢肢端血液循环的观察：密切观察患肢足背动脉搏动及足趾的感觉活动情况，注意有无血管神经的损伤，出现异常时及时通知医师处理。

3.术后并发症护理

（1）便秘。重建正常排便形态：定时排便，注意便意，食用促进排泄的食物，如粗粮、蔬菜、水果、豆类及其他粗糙食物；摄取充足水分，进行力所能及的活动等；必要时使用甘油栓、开塞露等塞肛或进行灌肠。

（2）压疮。①预防压疮：原则是防止组织长时间受压，改善营养及血液循环情况；重视局部护理；加强观察，对发生压疮危险度高的患者进行预防。②护理措施：采用Braden评分法来评估发生压疮的危险程度，评分值越小，说明器官功能越差，发生压疮的危险性越高；间歇性解除压迫，卧床患者每2～3小时翻身一次，有条件者可使用减压贴、气垫床等；保持皮肤清洁和完整；加强营养，补充丰富蛋白质、足量热量、维生素C和维生素A及矿物质。③发生压疮后，评估压疮分期，进行对应处理。

（3）下肢深静脉血栓。①评估危险因素：手术种类、创伤程度、手术时间及术后卧床时间；年龄越大，发病率明显升高；制动时间，固定姿势；既往有静脉血栓形成史者的发病率为无既往史者的5倍；恶性肿瘤；其他，如肥胖、血管内插管等。②预防措施：活动，卧床者至少每2～3小时翻身一次；手术患者术后抬高患肢高于心脏水平，利于静脉回流；鼓励尽早床上行踝泵运动、股四头肌舒缩运动等；鼓励早期下床活动；穿弹力长袜或弹性绷带包扎，可减少静脉瘀滞和增加回流，降低末端腓肠静脉血栓；使用间歇外部回压装置，增加血流速度；尽量避免下肢血管穿刺；遵医嘱使用抗凝药物，如低分子肝素钙、利伐沙班片等。③下肢深静脉血栓形成后处理：绝对卧床休息，抬高患肢20°～30°；床上活动时避免动作过大，禁止患肢按摩，避免用力排便，以防血栓脱落而致肺栓塞；观察患肢肿胀程度、末梢循环等变化；遵医嘱使用抗凝、溶栓药物，并观察有无出血倾向，监测凝血功能;警惕肺栓塞的形成,临床无症状肺栓塞多见,一般在血栓形成1~2周内发生,且多发生在久卧开始活动时,当下肢深静脉血栓患者出现气促、咳嗽、呼吸困难、咯血样泡沫痰等症状时应及时处理。

(4)坠积性肺炎:鼓励患者有效咳嗽及咯痰;翻身叩击背部每2小时一次;痰液黏稠不易咯出时行雾化吸入,以稀释痰液,利于引流;指导行深呼吸训练等。

4.心理护理

关节脱位多由意外事故造成,患者常焦虑、恐惧及自信心不足等,在生活上给予帮助,加强沟通,耐心开导,使之心情舒畅,从而愉快地接受配合治疗及康复。

5.健康教育

向患者及家属讲解髋关节脱位治疗和康复的知识。说明复位后固定的目的、方法、重要意义及注意事项,使其充分了解固定的重要性、必要性及复位后必须固定的时限。讲述功能锻炼的重要性和必要性,并指导其进行康复锻炼,使患者能自觉按计划实施。固定期间进行肌肉舒缩活动及邻近关节主动活动,切忌被动运动;固定拆除后,逐步进行肢体的全范围功能锻炼,防止关节粘连和肌萎缩。

(五)护理效果评价

(1)患者疼痛是否得到有效控制,疼痛主诉减少。

(2)患者是否掌握关节功能康复训练相关知识,关节功能恢复程度,能否满足日常活动需要。

(3)患者有无发生血管神经损伤,能否得到及时发现及处理。

(4)手术切口能否保持清洁干燥,有无感染的发生。

(5)有无发生相关并发症。

三、肘关节脱位

(一)疾病概述

1.概念

肘关节脱位发病率仅次于肩关节,多发生于10~20岁青少年,男性多于女性,多为运动损伤。

2.相关病理生理

脱位后局部肿胀明显,如不及时复位,易导致前臂缺血性挛缩。

3.病因和分类

多由间接暴力引起。根据脱位的方向可分为后脱位、前脱位、侧方脱位。后脱位为最常见的肘关节脱位,当肘关节处于伸直位,前臂旋后位跌倒时,暴力经前臂传递至尺、桡骨上端,在尺骨鹰嘴处产生杠杆作用,导致前方关节囊撕裂,使尺、桡骨近端同时脱向肱骨远端的后方,发生肘关节后脱位;当肘关节处于内翻或外翻位时遭受暴力,可发生尺侧或桡侧方脱位;当肘关节处于屈曲位时,肘后方受到直接暴力作用,可产生尺骨鹰嘴骨折和肘关节前脱位,此类相对少见。

4.临床表现

(1)症状:肘关节局部疼痛、肿胀、弹性固定,功能受限。肘关节处于半屈近于伸直位,患者以健手支托患肢前臂。

(2)体征:脱位后,肘部变粗后突,前臂短缩,肘后凹陷,鹰嘴后突显著,肘后三角关系失常。鹰嘴突高出内外髁,可触及肱骨下端。若局部明显肿胀,则可能出现正中神经或尺神经损伤,亦可出现动脉受压的临床表现。

（3）后脱位时，可合并正中神经或尺神经损伤，偶尔可损伤肱动脉。①正中神经损伤表现为拇指、食指、中指的感觉迟钝或消失，不能屈曲，拇指不能外展和对掌，形成典型的"猿手"畸形。②尺神经损伤主要表现为手部尺侧皮肤感觉消失、小鱼际肌及骨间肌萎缩、掌指关节过伸、拇指不能内收、其他四指不能外展及内收，呈"爪状手"畸形。③动脉受压可出现患肢血液循环障碍，主要表现为患肢苍白、发冷、大动脉搏动减弱或消失等。

5.辅助检查

X线检查可明确脱位的类型、移位情况及有无合并骨折。对于陈旧性关节脱位，能明确有无骨化性肌炎或缺血性骨坏死。

6.治疗原则

（1）非手术治疗方法。①复位：一般情况下，通过闭合方法可完成脱位关节的复位。复位方法为助手配合沿畸形关节方向行前臂和上臂牵引和反牵引，术者从肘后用双手握住肘关节，以指推压尺骨鹰嘴向前下，同时矫正侧方移位，助手在复位过程中维持牵引并逐渐屈肘，出现弹跳感表示复位成功。②固定：复位后，用超过关节夹板或长臂石膏托固定于屈肘90°位，再用三角巾悬吊于胸前，一般固定2～3周。③功能锻炼：固定期间，可做伸掌、握拳、手指屈伸等活动，同时在外固定保护下做肩、腕关节、手指活动。去除固定后，练习肘关节的屈伸、前臂旋转活动及锻炼肘关节周围肌力，通常需要3～6个月方可恢复。

（2）手术治疗方法：手法复位失败时，不可强行复位，应采取手术复位。合并有神经损伤者，手术时先探查神经，在保护神经的前提下进行手术复位。

（二）护理评估

1.一般评估

（1）健康史：评估患者的一般情况，如年龄、性别；评估患者受伤的原因、时间；受伤的姿势；外力方式、性质；评估患者受伤时的身体状况及病情发展情况；了解伤后急救处理措施。

（2）生命体征（T、P、R、BP）：创伤性脱位合并血管损伤时，可能导致血压下降等，观察有无休克。

（3）患者主诉：脱位原因、时间；有无外伤史；导致脱位的外力方式、性质；脱位后处理措施；疼痛性质及程度。

（4）相关记录：疼痛评分、全身皮肤及其他外伤情况。

2.身体评估

（1）术前评估。①视诊：患肢局部情况，脱位关节有无肿胀、皮下瘀斑、畸形。②触诊：有无压痛、是否触及脱出的关节头及空虚的关节盂、患肢动脉搏动的情况、有无感觉异常。③叩诊：患肢神经反射是否正常。④动诊：脱位关节活动能力，患肢肌力。⑤量诊：患肢有无短缩、双侧肢体周径大小、关节活动度。

术前实验室检查结果评估：血常规及血生化、胸片、心电图等；术前术区皮肤、饮食、肠道、用药准备。患者准备：评估患者对手术过程的了解程度，有无过度焦虑或者担忧；对预后的期望值等。

（2）术后评估：了解麻醉和手术方法、手术经过是否顺利、术中出血情况；了解术后生命体征、切口及引流情况等；观察有无并发血管神经损伤。①视诊：手术切口有无红肿；术区敷料有无渗血、渗液；患肢的颜色及有无肿胀。②触诊：患肢动脉搏动是否可扪及；患肢感觉有无异常。③动诊：观察患肢关节主动活动及被动活动情况，有无关节僵硬。④量诊：使用疼痛评分尺进行疼痛评分;使用皮尺及量角器分别测量患肢肿胀度及关节活动度。

3.心理-社会评估

评估患者有无恐惧、紧张心理;家庭及社会支持情况;患者对预后的认知程度等,引导患者正确配合疾病的治疗与护理。

4.辅助检查阳性结果评估

X线检查结果,确定脱位类型及骨折情况。

5.治疗效果的评估

(1)非手术治疗效果评估要点:①评估外固定(夹板、石膏)是否有效,松紧度是否适宜,有无相关并发症,如皮肤压疮、前臂缺血性坏死、关节僵硬等。②评估患肢末梢血运感觉,患肢桡动脉搏动是否可扪及;肢端活动是否正常;皮温是否正常;有无异常感觉,如麻木等。③评估患者功能锻炼情况,如肌力、关节活动范围等,锻炼进程有无按计划进行。

(2)手术治疗评估要点。①生命体征的评估:能否维持生命体征平稳。②术区切口评估:敷料是否干洁固定,弹性绷带包扎松紧是否适宜。③术肢末梢血运评估:术肢桡动脉搏动是否可扪及;手指活动是否正常;术肢皮温是否正常;有无异常感觉,如麻木等。④体位评估:是否采取正确的体位,以保持关节功能位及舒适为标准。⑤功能锻炼程度评估:患者是否按计划进行康复训练,效果如何。⑥相关并发症评估:关节僵硬、前臂缺血性坏死等。

(三)护理诊断(问题)

1.疼痛

疼痛与关节脱位引起局部组织损伤及神经受压有关。

2.躯体活动障碍

躯体活动障碍与关节脱位、疼痛,制动有关。

3.知识缺乏

知识缺乏与缺乏有关复位后继续治疗及正确功能锻炼的知识有关。

4.焦虑

焦虑与担忧预后有关。

5.潜在并发症

(1)前臂缺血性坏死:与肘关节脱位外固定装置压迫血管、神经等有关。

(2)关节僵硬:与关节脱位后复位需固定关节有关。

(四)主要护理措施

1.术前护理

(1)休息:急性期患者应适当休息、抬高患肢,促进局部血液回流和减轻肿胀;保持患肢于功能位,以预防关节畸形及病理性脱位。

(2)饮食:易消化食物,多进含蛋白质、维生素、钙、铁丰富的食物。

(3)体位:肘关节脱位复位后肘关节固定于90°,前臂固定于旋前、旋后中间位,用三角巾或前臂吊带固定患侧肩,避免前臂下垂。

(4)用药护理:遵医嘱及时用药,观察药效及不良反应,及时记录及处理。

(5)专科护理。①疼痛的护理:评估患者疼痛程度,及时合理给予非药物止痛如早期局部冷疗、心理疗法等,疼痛评分为4分以上者,按需予药物止痛。及时评估用药后的疼痛缓解情况。②肿胀的护理:早期冷敷,减轻损伤部位的出血和水肿;24小时后热敷,以减轻肌肉的疼挛;后期理疗,改善血液循环,促进渗出液的吸收。③外固定的护理:根据外固定方式(夹板、石膏等)进行对应护理;密切观察固定位置有无移动,保持有效固定;有无局部压迫症状及皮肤情况;让患者了解固定时限(一般为 4 周,如合并骨折可适当延长时间),若固定时间过长易发生关节僵硬,过短,损伤的关节囊、韧带得不到充分修复,易发生再脱位。④患肢末梢血运观察:注意观察肢端末梢血运、运动、感觉情况。如发现肢体远端苍白、厥冷、发绀、疼痛、感觉减退及麻木等异常情况,应及时通知医师妥善处理。

2.术后护理

(1)生命体征的测量:术后 24 小时内,密切观察生命体征的变化,进行床边心电监护,每 30 分钟~1 小时记录一次,观察有无因术中出血、麻醉等引起血压下降。

(2)体位的护理:全身麻醉术后应去枕平卧 6 小时,6 小时后可予适当摇高床头或取半卧位,保持患肢抬高位,利于血液回流,减轻肿胀。

(3)切口的观察:保持切口敷料清洁干燥,一旦被血液渗透予及时更换,以防止切口感染。

(4)患肢肢端血液循环的观察:密切观察患肢桡动脉搏动及手指的感觉活动情况,注意有无血管神经的损伤,出现异常时及时通知医师处理。

3.术后并发症护理

(1)前臂缺血性坏死的护理:密切观察外固定装置的松紧度,随时调整,避免前臂血管、神经受压;密切观察手的感觉、运动和循环情况,出现麻木、疼痛、皮温凉时,及时报告医师处理。

(2)关节僵硬的护理:循序渐进进行康复训练。固定期间行肌肉等长收缩,如前臂肌肉收缩;远端关节早期活动,如手指抓捏、握拳活动、前臂伸展运动等,促进血液循环;去除外固定后,练习脱位关节的活动及关节周围肌力训练,以主动锻炼为主,以不引起剧烈疼痛为度,切忌粗暴进行被动活动,以免引起骨化性肌炎而加重肘关节僵硬。

4.心理护理

关节脱位多由意外事故造成,患者常焦虑、恐惧以及自信心不足等,在生活上给予帮助,加强沟通,耐心开导,使之心情舒畅,从而愉快地接受配合治疗及康复。

5.健康教育

向患者及家属讲解肘关节脱位治疗和康复的知识。说明复位后固定的目的、方法、重要意义及注意事项,使其充分了解固定的重要性、必要性及复位后必须固定的时限。讲述功能锻炼的重要性和必要性,并指导其进行康复锻炼,使患者能自觉按计划实施。固定期间进行肌肉舒缩活动及邻近关节主动活动,切忌被动运动;固定拆除后,逐步进行肢体的全范围功能锻炼,防止关节粘连和肌萎缩。

(王晓玲)

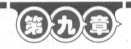

肿瘤科护理

第一节 肺 癌

一、概述

肺癌大多数起源于支气管黏膜上皮,因此也称支气管肺癌,是肺部最常见的恶性肿瘤。肺癌的发生与环境的污染及吸烟密切相关,肺部慢性疾病、人体免疫功能低下、遗传因素等对肺癌的发生也有一定影响。根据肺癌的生物学行为及治疗特点,将肺癌分为小细胞肺癌、鳞癌、腺癌、大细胞癌;根据肿瘤的位置分为中心型肺癌及周边型肺癌。肺癌转移途径有直接蔓延、淋巴结转移、血行转移及种植性转移。

二、诊断

（一）症状

肺癌的临床症状根据病变的部位、肿瘤侵犯的范围、是否有转移及肺癌副癌综合征全身表现不同而异,最常见的症状是咳嗽、咯血、气短、胸痛和消瘦,其中以咳嗽和咯血最常见,咳嗽的特征往往为刺激性咳嗽、无痰;咯血以痰中夹血丝或混有粉红色的血性痰液为特征,少数患者咯血可出现整口的鲜血,肺癌在胸腔内扩散侵犯周围结构可引起声音嘶哑、Horner 综合征、吞咽困难和肩部疼痛。当肺癌侵犯胸膜和心包时可能表现为胸腔积液和心包积液,肿瘤阻塞支气管可引起阻塞性肺炎而发热,上腔静脉综合征往往是肿瘤或转移的淋巴结压迫上腔静脉所致。小细胞肺癌常见的副癌综合征主要表现为恶病质、高血钙和肺性骨关节病或非恶病质患者清/球蛋白倒置、高血糖和肌肉分解代谢增加等。

（二）体征

1.一般情况

以消瘦和低热为常见。

2.专科检查

如前所述,肺癌的体征根据其病变的部位、肿瘤侵犯的范围、是否有转移及副癌综合征全身表现不同而异。肿瘤阻塞支气管可致一侧或一叶肺不张而使该侧肺呼吸音消失或减弱,肿瘤阻塞支气管可继发肺炎出现发热和肺部啰音,肿瘤侵犯胸膜或心包造成胸腔或心包积液出现相应的体征,肿瘤淋巴转移可出现锁骨上、腋下淋巴结增大。

(三)检查

1.实验室检查

痰涂片检查找癌细胞是肺癌诊断最简单、最经济、最安全的检查,由于肺癌细胞的检出阳性率较低,因此往往需要反复多次的检查,并且标本最好是清晨首次痰液立即检查。肺癌的其他实验室检查往往是非特异性的。

2.特殊检查

(1)X线片:可见肺内球形灶,有分叶征、边缘毛刺状,密度不均匀,部分患者见胸膜凹陷征(兔耳征)、厚壁偏心空洞、肺内感染、肺不张等。

(2)CT检查:已成为常规诊断手段,特别是对位于肺尖部、心后区、脊柱旁、纵隔后等隐蔽部位的肿瘤的发现有益。

(3)MRI检查:在于分辨纵隔及肺门血管,显示隐蔽部的淋巴结,但不作为首选。

(4)痰细胞学:痰细胞学检查阳性率可达80%,一般早晨血性痰涂片阳性率高,至少需连查3次以上。

(5)支气管镜检查:可直接观察气管、主支气管,各叶、段管壁及开口处病变,可活检或刷检取分泌物进行病理学诊断,对手术范围及术式的确定有帮助。

(6)其他:①经皮肺穿刺活检,适用于周围型肺内占位性病变的诊断,可引起血胸、气胸等并发症;②对于有胸腔积液者,可经胸穿刺抽液离心检查,寻找癌细胞;③PET对于肺癌鉴别诊断及有无远处转移的判断准确率可达90%,但目前价格较高。

其他诊断方法如放射性核素扫描、淋巴结活检、胸腔镜下活检术等,可根据病情及条件酌情采用。

(四)诊断要点

(1)有咳嗽、咯血、低热和消瘦的病史和长期吸烟史;晚期患者可出现声音嘶哑、胸腔积液及锁骨淋巴结肿大。

(2)影像学检查有肺部肿块并具有恶性肿瘤的影像学特征。

(3)病理学检查发现癌细胞。

(五)鉴别诊断

1.肺结核

(1)肺结核球:易与周围型肺癌混淆。肺结核球多见于青年,一般病程较长,发展缓慢。病变常位于上叶尖后段或下叶背段。在X线片上肿块影密度不均匀,可见到稀疏透光区和钙化点,肺内常另有散在性结核病灶。

(2)粟粒型肺结核:易与弥漫型细支气管肺泡癌混淆。粟粒型肺结核常见于青年,全身毒性症状明显,抗结核药物治疗可改善症状,病灶逐渐吸收。

(3)肺门淋巴结结核:在X线片上肺门肿块影可能误诊为中心型肺癌。肺门淋巴结结核多见于青少年,常有结核感染症状,很少有咯血。

2.肺部炎症

(1)支气管炎:早期肺癌产生的阻塞性肺炎,易被误诊为支气管肺炎。支气管肺炎发病较急,感染症状比较明显。X线片上表现为边界模糊的片状或斑点状阴影,密度不均匀,且不局限于一个肺段或肺叶。经抗菌药物治疗后,症状迅速消失,肺部病变吸收也较快。

(2)肺脓肿:肺癌中央部分坏死液化形成癌性空洞时,X线片上表现易与肺脓肿混淆。肺脓肿在急性期有明显感染症状,痰量多,呈脓性,X线片上空洞壁较薄,内壁光滑,常有液平面,脓肿周围的肺组织或胸膜常有炎性变。支气管造影空洞多可充盈,并常伴有支气管扩张。

3.肺部其他肿瘤

(1)肺部良性肿瘤:如错构瘤、纤维瘤、软骨瘤等有时需与周围型肺癌鉴别。一般肺部良性肿瘤病程较长,生长缓慢,临床上大多没有症状。X线片上呈现为类圆形的块影,密度均匀,可有钙化点,轮廓整齐,多无分叶状。

(2)支气管腺瘤:是一种低度恶性肿瘤。发病年龄比肺癌小,女性发病率较高。临床表现与肺癌相似,常反复咯血。X线片表现有时也与肺癌相似。经支气管镜检查,诊断未能明确者宜尽早做剖胸探查术。

4.纵隔淋巴肉瘤

纵隔淋巴肉瘤可与中心型肺癌混淆。纵隔淋巴肉瘤生长迅速,临床上常有发热和其他部位表浅淋巴结肿大。在X线片上表现为两侧气管旁和肺门淋巴结肿大。对放射疗法高度敏感,小剂量照射后即可见到肿块影缩小。纵隔镜检查亦有助于明确诊断。

三、治疗

治疗肺癌的方法主要有外科手术治疗、放疗、化疗、中医中药治疗及免疫治疗等。尽管80%的肺癌患者在明确诊断时已失去手术机会,但手术治疗仍然是肺癌最重要和最有效的治疗手段。然而,目前所有的治疗肺癌的方法效果均不能令人满意,必须适当地联合应用,进行综合治疗以提高肺癌的治疗效果。具体的治疗方案应根据肺癌的分级和TNM分期、病理细胞学类型、患者的心肺功能和全身情况及其他有关因素等,进行认真详细的综合分析后再做决定。

(一)手术治疗

手术治疗的目的是彻底切除肺部原发癌病灶和局部及纵隔淋巴结,并尽可能保留健康的肺组织。

肺切除术的范围决定于病变的部位和大小。对周围型肺癌,一般施行肺叶切除术;对中心型肺癌,一般施行肺叶或一侧全肺切除术。有的病例,癌变位于一个肺叶内,但已侵及局部主支气管或中间支气管,为了保留正常的邻近肺叶,避免行一侧全肺切除术,可以切除病变的肺叶及一段受累的支气管,再吻合支气管上下切端,临床上称为支气管袖状肺叶切除术。如果相伴的肺动脉局部受侵,也可同时做部分切除,端-端吻合,此手术称为支气管袖状肺动脉袖状肺叶切除术。

手术治疗效果:非小细胞肺癌、T_1或$T_2N_0M_0$病例经手术治疗后,约有半数的患者能获得长期生存,有的报道其5年生存率可达70%以上。Ⅱ期及Ⅲ期病例生存率则较低。据统计,我国目前肺癌手术的切除率为85%～97%,术后30天病死率在2%以下,总的5年生存率为30%～40%。

手术禁忌证:①远处转移,如脑、骨、肝等器官转移(即M_1患者);②心、肺、肝、肾功能不全,全身情况差的患者;③广泛肺门、纵隔淋巴结转移,无法清除者;④严重侵犯周围器官及组织,估计切除困难者;⑤胸外淋巴结转移,如锁骨上(N_3)等,肺切除术应慎重考虑。

(二)放疗

放疗是局部消灭肺癌病灶的一种手段。临床上使用的主要放疗设备有^{60}Co治疗机和加速器等。

在各种类型的肺癌中,小细胞癌对放射疗法敏感性较高,鳞癌次之,腺癌和细支气管肺泡癌最低。通常是将放射疗法、手术与药物疗法综合应用,以提高治愈率。临床上常采用的是手术后放射疗法。对癌肿或肺门转移病灶未能彻底切除的患者,于手术中在残留癌灶区放置小的金属环或金属夹做标记,便于术后放疗时准确定位。一般在术后 1 个月左右患者健康状况改善后开始放射疗法,剂量为 40～60 Gy,疗程约 6 周。为了提高肺癌病灶的切除率,有的病例可手术前进行放疗。

晚期肺癌病例,并有阻塞性肺炎、肺不张、上腔静脉阻塞综合征或骨转移引起剧烈疼痛者及癌复发的患者,也可进行姑息性放射疗法,以减轻症状。

放射疗法可引起倦乏、胃纳减退、低热、骨髓造血功能抑制、放射性肺炎、肺纤维化和癌肿坏死液化空洞形成等放射反应和并发症,应给予相应处理。

下列情况一般不宜施行放疗:①健康状况不佳,呈现恶病质者;②高度肺气肿,放疗后将引起呼吸功能代偿不全者;③全身或胸膜、肺广泛转移者;④癌变范围广泛,放疗后将引起广泛肺纤维化和呼吸功能代偿不全者;⑤癌性空洞或巨大肿瘤,后者放疗将促进空洞形成。

对于肺癌脑转移患者,若颅内病灶较局限,可采用 γ 刀放疗,有一定的缓解率。

(三)化疗

有些分化程度低的肺癌,特别是小细胞癌,疗效较好。化学疗法作用遍及全身,临床上可以单独应用于晚期肺癌病例,以缓解症状,或与手术、放射等疗法综合应用,以防止癌细胞转移复发,提高治愈率。

常用于治疗肺癌的化学药物有环磷酰胺、氟尿嘧啶、丝裂霉素、多柔比星、表柔比星、丙卡巴肼(甲基苄肼)、长春碱、甲氨蝶呤、洛莫司汀(环己亚硝脲)、顺铂、卡铂、紫杉醇等。应根据肺癌的类型和患者的全身情况合理选用药物,并根据单纯化疗还是辅助化疗选择给药方法、决定疗程的长短,以及哪几种药物联合应用、间歇给药等,以提高化疗的疗效。

需要注意的是,目前化学药物对肺癌疗效仍然较差,症状缓解期较短,不良反应较多。临床应用时,要掌握药物的性能和剂量,并密切观察不良反应。出现骨髓造血功能抑制、严重胃肠道反应等情况时要及时调整药物剂量或暂缓给药。

(四)中医中药治疗

按患者临床症状、脉象、舌苔等表现,应用辨证论治法则治疗肺癌,一部分患者的症状得到改善,生存期延长。

(五)免疫治疗

近年来,通过实验研究和临床观察,发现人体的免疫功能状态与癌肿的生长发展有一定关系,从而促使了免疫治疗的应用。免疫治疗的具体措施如下。

1.特异性免疫疗法

用经过处理的自体肿瘤细胞或加用佐剂后,皮下接种进行治疗。此外尚可应用各种白细胞介素、肿瘤坏死因子、肿瘤核糖核酸等生物制品。

2.非特异性免疫疗法

用卡介苗、短小棒状杆菌、转移因子、干扰素、胸腺素等生物制品,或左旋咪唑等药物以激发和增强人体免疫功能。

当前肺癌的治疗效果仍不能令人满意。由于治疗对象多属晚期,其远期生存率低,预后较差,因此,必须研究和开展以下几方面的工作,以提高肺癌治疗的总体效果:①积极宣传,普及肺癌知识,提高肺癌诊断的警惕性,研究和探索早期诊断方法,提高早期发现率和诊断率;②进一步研究和开发新的有效药物,改进综合治疗方法;③改进手术技术,进一步提高根治性切除的程度,同时最大范围地保存正常肺组织的技术;④研究和开发分子生物学技术,探索肺癌的基因治疗技术,使之能有效地为临床服务。

四、护理措施

(一)做好心理支持,克服恐惧绝望心理

当患者得知自己患肺癌时,会面临巨大的身心应激,而心理应对结果会对疾病产生明显的积极或消极影响,护士应通过多种途径给患者及家属提供心理与社会支持。根据患者的性别、年龄、职业、文化程度、性格等,多与其交谈,耐心倾听患者诉说,尽量解答患者提出的问题和提供有益的信息,帮助患者正确估计所面临的情况,让其了解肺癌的有关知识及将接受的治疗、患者和家属应如何配合、治疗过程中的注意事项,请治愈患者现身说法,增强对治疗的信心,积极应对癌症的挑战,与疾病作斗争。

(二)保持呼吸道通畅,做好咳嗽、咳痰的护理

分析患者病情,判断引起呼吸困难的原因,根据不同病因,采取不同的护理措施。

(1)如肿瘤转移至胸膜,可产生大量胸腔积液,导致气体交换面积减少,引起呼吸困难,要配合医师及时行胸腔穿刺置管引流术。

(2)若患者肺部感染痰液过多、纤毛功能受损、机体活动减少,或放疗、化疗导致肺纤维化,痰液黏稠,无力咳出而出现呼吸困难,应密切观察咳嗽、咳痰情况,详细记录痰液的色、量、质,正确收集痰标本,及时送检,为诊断和治疗提供可靠的依据,并采取以下护理措施。①提供整洁、舒适的环境,减少不良刺激,病室内维持适宜的温度(18～20 ℃)和相对湿度(50%～60%),以充分发挥呼吸道的自然防御功能;避免尘埃与烟雾等刺激,对吸烟的患者与其共同制订有效的戒烟计划;注意患者的饮食习惯,保持口腔清洁,避免油腻、辛辣等刺激性食物,一般每天饮水 1 500 mL以上,可保证呼吸道黏膜的湿润和病变黏膜的修复,利于痰液稀释和排除。②促进有效排痰:指导患者掌握有效咳嗽的正确方法,患者坐位,双脚着地,身体稍前倾,双手环抱一个枕头。进行数次深而缓慢的腹式呼吸,深吸气末屏气,然后缩唇,缓慢地通过口腔尽可能呼气(降低肋弓、使腹部往下沉)。在深吸一口气后屏气 3～5 秒,身体前倾,从胸腔进行 2～3 次短促有力的咳嗽,张口咳出痰液,咳嗽时收缩腹肌,或用自己的手按压上腹部,帮助咳嗽,有效咳出痰液。湿化和雾化疗法:湿化疗法可达到湿化气道、稀释痰液的目的,适用于痰液黏稠和排痰困难者。常用湿化液有蒸馏水、生理盐水、低渗盐水。临床上常在湿化的同时加入药物以雾化方式吸入。可在雾化液中加入痰溶解剂、抗生素、平喘药等,达到祛痰、消炎、止咳、平喘的作用。胸部叩击与胸壁震荡:适用于肺癌晚期长期卧床、体弱、排痰无力者,禁用于肺癌伴肋骨转移、咯血、低血压、肺水肿等患者。操作前让患者了解操作的意义、过程、注意事项,以配合治疗,肺部听诊,明确病变部位。叩击时避开乳房、心脏和骨突出部位及拉链、纽扣部位。患者侧卧,叩击者两手手指并拢,使掌侧呈杯状,以手腕力量,从肺底自下而上、由外向内、迅速而有节律地叩击胸壁,震动气道,每一肺叶叩击1～3 分钟,每分钟 120～180 次,叩击时发出一种空而深的拍击音则表明手法正确。胸壁震荡法时,操作者双手掌重叠置于欲引流的胸壁部位,吸气时手掌随胸廓扩张慢慢抬起,不施加压力,从吸气最高点开始,在整个呼气期手掌紧贴胸壁,施加一定的压力并做轻柔的上下抖动,即快速

收缩和松弛手臂和肩膀,震荡胸壁5～7次,每一部位重复6～7个呼吸周期,震荡法在呼气期进行,且紧跟叩击后进行。叩击力量以患者不感到疼痛为宜,每次操作时间5～15分钟,应在餐后2小时至餐前30分钟完成,避免治疗中呕吐。操作后做好口腔护理,除去痰液气味,观察痰液情况,复查肺部呼吸音及啰音变化。③机械吸痰:适用于意识不清、痰液黏稠无力咳出、排痰困难者。可经患者的口、鼻腔、气管插管或气管切开处进行负压吸痰,也可配合医师用纤维支气管镜吸出痰液。

（三）咯血或痰中带血患者的护理

应予以耐心解释,消除其紧张情绪,嘱患者轻轻将气管内存留的积血咯出,以保持呼吸道通畅,咯血时不能屏气,以免诱发喉头痉挛,血液引流不畅导致窒息。小量咯血者宜进少量凉或温的流质饮食,多饮水,多食富含纤维素食物,以保持大便通畅,避免排便时腹压增加而咯血加重;密切观察咯血的量、色,大咯血时,护理方法见应急措施。大量咯血不止者,可采用丝线固定双腔球囊漂浮导管经纤支镜气道内置入治疗大咯血的方法;同时做好应用垂体后叶素的护理,静脉滴注速度勿过快,以免引起恶心、便意、心悸、面色苍白等不良反应,监测血压、血氧饱和度;冠心病患者、高血压病患者及孕妇忌用;配血备用,可酌情适量输血。

（四）疼痛的护理

（1）采取各种护理措施减轻疼痛。提供安静的环境,调整舒适的体位,小心搬动患者,避免拖、拉、拽动作,滚动式平缓地给患者变换体位,必要时支撑患者各肢体,指导、协助胸痛患者用手或枕头护住胸部,以减轻深呼吸、咳嗽或变换体位所引起的胸痛;胸腔积液引起的疼痛,可嘱患者患侧卧位,必要时用宽胶布固定胸壁,以减少胸部活动幅度,减轻疼痛;采用按摩、针灸、经皮肤电刺激止痛穴位或局部冷敷等,以降低疼痛的敏感性。

（2）药物止痛,按医嘱用药,根据患者疼痛再发时间,提前按时用药,在应用镇痛药期间,注意预防药物的不良反应,如便秘、恶心、呕吐、镇静和精神紊乱等,嘱患者多进食富含纤维素的蔬菜和水果,缓解和预防便秘。

（3）患者自控镇痛,可自行间歇性给药,做到个体化给药,增加了患者自我照顾和对疼痛的自主控制能力。

（五）饮食支持护理

根据患者的饮食习惯,给予高蛋白、高热量、高维生素、易消化饮食,调配好食物的色、香、味,以刺激食欲,创造清洁舒适、愉快的进餐环境,促进食欲。病情危重者应采取喂食、鼻饲或静脉输入脂肪乳、复方氨基酸和含电解质的液体。对于有大量胸腔积液的患者,应酌情输血、血浆或清蛋白,以减少胸腔积液的产生,补充癌肿或大量抽取胸腔积液等因素所引起的蛋白丢失,增强机体抗病能力。有吞咽困难者应给予流质饮食,进食宜慢,取半卧位以免发生吸入性肺炎或呛咳,甚至窒息。

（六）做好口腔护理

向患者讲解放疗、化疗后口腔唾液腺分泌减少,pH下降,易发生口腔真菌感染和牙周病,使其理解保持口腔卫生的重要性,以便主动配合。患者睡前及三餐后进行口腔护理;戒烟酒,以防刺激黏膜;忌食辛辣及可能引起黏膜创伤的食物,如带刺或碎骨头的食物,用软牙刷刷牙,勿用牙签剔牙,并延期牙科治疗,防止黏膜受损;进食后,用盐水或复方硼砂溶液漱口,控制真菌感染;口唇涂润滑剂,保持黏膜湿润,黏膜口腔溃疡,按医嘱应用表面麻醉剂止痛。

（七）化疗药物毒性反应的护理

1.骨髓抑制反应的护理

化疗后机体免疫力下降,发生感染、出血。护士接触患者之前要认真洗手,严格执行无菌操作,避免留置尿管或肛门指检,预防感染;告知患者不可到公共场所或接触感冒患者;在做全身卫生处置时,要特别注意易感染部位,如鼻腔、口腔、肛门、会阴等,各部位使用毛巾要分开,以免交叉感染;监测体温,观察皮肤温度、色泽、气味,早期发现感染征象;当白细胞总数降至 1×10^9/L 时,做好保护性隔离。对血小板计数 $< 50 \times 10^9$/L 时,密切观察有无出血倾向,采取预防出血的措施,避免患者外出活动,防止身体受挤压或外伤,保持口腔、鼻腔清洁湿润,勿用手抠鼻痂、牙签剔牙,尽量减少穿刺次数,穿刺后应实施局部较长时间按压,必要时,遵医嘱输血小板控制出血。

2.恶心呕吐的护理

患者化疗期间如出现恶心呕吐,按医嘱给予止吐药,嘱患者深呼吸,勿大动作转动身体,给予高营养清淡易消化的饮食,少食多餐,不催促患者进食,忌食辛辣等刺激性食物,戒烟酒,不要摄入加香料、肉汁和油腻的食物,建议平时咀嚼口香糖或含糖果,加强口腔护理去除口腔异味。对已有呕吐患者灵活掌握进食时间,可在其间歇期进食,多饮清水,多食薄荷类食物及冷食等。

3.静脉血管的保护

在给化疗药时,要选择合适的静脉。给化疗药前,先观察是否有回血,输注强刺激性药物时,护士应在床旁监护,或采用静脉留置针及中小静脉插管;观察药物外渗的早期征象,如穿刺部位疼痛、烧灼感、输液速度减慢、无回血、药液外渗,应立即停止输注,应用地塞米松加利多卡因局部封闭,24 小时内给予冷敷,50%硫酸镁湿敷,24 小时后可给予热敷。

4.应用化疗药后的护理

应用化疗药后常出现脱发,影响患者形象,增加其心理压力,护士要告诉患者脱发是暂时的,停药后头发会再生,鼓励其诉说自己的感受,帮助其调整外观的变化,让患者戴假发或帽子、头巾遮挡,改善自我形象,夜间睡眠可佩戴发帽,减轻头发掉在床上而引发的心理不适;指导患者进行头发护理,如动作轻柔,减少对头发进行梳、刷、洗、烫、梳辫子等,用中性洗发护发素。

五、健康教育

（1）宣传吸烟对健康的危害,提倡不吸烟或戒烟,并注意避免被动吸烟。

（2）对肺癌高危人群要定期进行体检,早期发现肿瘤,早期治疗。

（3）改善工作和生活环境,防止空气污染。

（4）给予患者和家属心理上的支持,使之正确认识肺癌,增强治疗信心,维持生命质量。

（5）督促患者坚持化疗或放疗,告诉患者出现呼吸困难、咯血或疼痛加重时应立即到医院就诊。

（6）指导患者加强营养支持,合理安排休息,适当活动,保持良好精神状态,避免呼吸道感染以调整机体免疫力,增强抗病能力。

（7）对晚期癌肿转移患者,要指导家属对患者临终前的护理,告知患者及家属对症处理的措施,使患者平静地走完人生最后一程。

（热孜万古丽·木明）

第二节 胃 癌

一、定义

胃癌为起源于胃黏膜上皮的恶性肿瘤。

二、疾病相关知识

(一)流行病学特征

胃癌是最常见的恶性肿瘤之一,患病率仅次于肺癌。病死率高,发病率存在明显的性别差异,男性约为女性的 2 倍,55～70 岁为高发年龄段。

(二)临床表现

1.早期

早期多无症状,部分患者可出现消化不良表现:食欲缺乏、恶心呕吐、食后胃胀、嗳气、反酸等,是一组常见而又缺乏特异性的胃癌早期信号。

2.进展期

(1)消化系统症状:上腹痛,是进展期最早出现的症状,开始有早饱感(指患者虽饥饿,但进食后即感饱胀不适),而后出现隐痛不适,最后疼痛持续不缓解。

(2)全身症状:食欲缺乏、乏力、食欲缺乏呈进行性加重,消瘦、体重呈进行性下降、贫血。

(3)肿瘤转移症状:肺部——咳嗽、呃逆、咯血;胸膜——胸腔积液、呼吸困难;腹膜——腹水、腹部胀满不适;骨骼——全身骨骼痛;胰腺——持续上腹痛,并向背部放射。

早期胃癌和进展期胃癌均可出现上消化道出血,常为黑便。少部分早期胃癌可表现为轻微的上消化道出血症状,即黑便或大便隐血持续阳性。

(三)治疗

1.手术治疗

手术治疗是唯一有可能根治胃癌的方法。

2.化疗

有转移淋巴结癌灶的早期胃癌及全部进展期胃癌均可化疗,以使癌灶局限、消灭残存癌灶及防止复发和转移。

3.支持治疗

应用高能量静脉营养疗法可增强患者的体质;可应用对胃癌有一定作用的生物抑制剂,以提高患者的免疫力。

(四)康复

(1)主动与医师配合并按医嘱用药。

(2)建立病案卡,定期复查。

(五)预后

胃癌的预后直接与诊断时的分期有关,5 年生存率较低,早期胃癌预后佳。

三、专科评估与观察要点

(1)腹痛:观察腹痛的部位、性质、程度变化,判断有无并发症。

(2)营养状况:观察体重、贫血症的变化。

(3)观察止痛药的效果及不良反应。

四、护理问题

(一)疼痛

腹痛与胃癌或其并发症有关。

(二)营养失调

低于机体需要量与摄入量减少及消化吸收障碍有关。

(三)活动无耐力

活动无耐力与疼痛、腹部不适有关。

(四)潜在并发症

消化道出血、穿孔、感染、梗阻。

五、护理措施

(一)疼痛的护理

(1)观察疼痛的部位、性质,是否有严重的恶心、呕吐、吞咽困难、呕血及黑便症状。

(2)遵医嘱使用相应止痛药、化疗药物。注意合理选择静脉,避免药液外渗。评估止痛剂效果。

(二)营养失调的护理

(1)饮食选择:鼓励能进食者尽可能进食易消化、营养丰富的流质或半流质饮食,少量多餐;监测体重,观察营养状况。

(2)建立中心静脉通路,做好相应维护。遵医嘱输注高营养物质,保证营养供给;应用生物抑制剂,以提高患者的免疫力。

(三)活动无耐力的护理

(1)注意休息,给予适量的活动,避免劳累。

(2)评估自理能力,做好基础护理,预防压疮。

(四)潜在并发症的护理

(1)监测生命体征:有无心力衰竭、血压下降、发热等。

(2)观察呕吐物、排泄物的颜色、性质、量,如出现呕咖啡色样物和(或)排黑便考虑发生消化道出血;如有腹痛伴腹膜刺激征时考虑发生穿孔;如持续体温升高,应考虑存在感染,应寻找感染的部位及原因。以上情况均应立即通知医师,做相应处理。

(五)用药指导

1.化疗药

应用前应做好血管的评估,必要时给予中心静脉置管,避免药物外渗;注意观察药物的疗效及不良反应。

2.止痛药

严格遵医嘱用药,观察用药后患者腹痛的改善情况。

(六)晚期患者做好生活护理

生活护理包括口腔、足部、会阴的清洁。观察营养状况,消瘦明显者协助更换体位,定时翻身,保持皮肤清洁干燥,预防压疮的发生。

六、健康指导

(1)患者生活规律,保证休息,适量活动,增强抵抗力。

(2)注意个人卫生,防止继发感染。

(3)宣传与胃癌发生相关的因素,指导群众注意饮食卫生,避免或减少摄入可致癌的食物,如熏烤、腌渍、发霉的食物。

(4)防治与胃癌有关的疾病,如萎缩性胃炎、胃溃疡等,可定期做胃镜检查,高危人群应尽早治疗原发病或定期复查。

七、护理结局评价

(1)症状缓解,患者可以进行居家自我护理。

(2)患者营养状况尚可,未发生营养不良。

(3)无并发症的出现。

(4)患者心理健康,可以接受疾病,愿意配合治疗。

(热孜万古丽·木明)

第三节 原发性肝癌

原发性肝癌是指由肝细胞或肝内胆管上皮细胞发生的恶性肿瘤,是我国常见的恶性肿瘤之一,病死率较高,在恶性肿瘤死亡排位中占第 2 位。近年来发病率有上升趋势,肝癌的 5 年生存率很低,预后凶险。原发性肝癌的发病率有较高的地区分布性,本病多见于中年男性,男女性别之比在肝癌高发区中为 3∶1～4∶1,低发区则为 1∶1～2∶1。高发区的发病年龄高峰为40～49 岁。

一、病因及发病机制

病因及发病机制尚不清楚,高发区的流行病学调查结果表明,下列因素与肝癌的发病关系密切。

(一)病毒性肝炎

在我国,乙型肝炎是原发性肝癌发生的最重要病因,原发性肝癌患者中1/3曾有慢性肝炎病史。肝癌患者血清中乙型肝炎标志物高达90%以上,近年来丙型肝炎与肝癌的关系也逐渐引起关注。

（二）肝硬化

原发性肝癌合并肝硬化者占 50%～90%,乙肝病毒持续感染与肝细胞癌有密切关系。其过程可能是乙型肝炎病毒引起肝细胞损害继而发生增生或不典型增生,从而对致癌物质敏感。在多病因参与的发病过程中可能有多种基因发生改变,最后导致癌变。

（三）黄曲霉毒素

在肝癌高发区,尤其南方以玉米为主粮的地方调查提示,肝癌流行可能与黄曲霉毒素对粮食的污染有关,其代谢产物黄曲霉毒素 B_1 有强烈的致癌作用。

（四）饮水污染

某些地区的流行病学调查结果发现,饮用池塘水者与饮用井水者的肝癌发病率和病死率有明显差异,可能与池塘水的蓝绿藻产生的微囊藻毒素污染饮用水源有关。

（五）遗传因素

在肝癌高发区有时出现家族聚集现象,尤以共同生活并有血缘关系者的肝癌罹患率高。可能与肝炎病毒垂直传播有关。

（六）其他

饮酒、亚硝胺、农药,某些微量元素含量异常如铜、锌、钼等,肝吸虫等因素也被认为与肝癌有关。吸烟和肝癌的关系还待进一步明确。

二、临床表现

（一）症状

肝癌起病隐匿,早期缺乏典型症状,多在肝病随访中或体检普查中,应用血清甲胎蛋白(AFP)及 B 超检查偶然发现肝癌,此时患者既无症状,体格检查亦缺乏肿瘤本身的体征,此期称为亚临床肝癌。一旦出现症状而来就诊者其病程大多已进入中晚期。不同阶段的肝癌,其临床表现有明显差异。

1.肝区疼痛

肝区疼痛最常见,半数以上患者呈间歇性或持续性的钝痛或胀痛,是由于肿块生长迅速使肝包膜绷紧牵拉所致。当肿瘤侵犯膈肌时,疼痛可向右肩或右背部放射。向右后生长的肿瘤可致右腰疼痛。突然出现剧烈腹痛和腹膜刺激征提示癌结节包膜下出血或向腹腔破溃。

2.消化道症状

食欲缺乏、恶心、呕吐、腹泻、消化不良等,缺乏特异性。

3.全身症状

低热,发热与癌肿坏死物质吸收有关。此外还有乏力、消瘦、贫血、全身衰弱等,少数患者晚期呈恶病质。这是由于癌症所致的能量消耗和代谢障碍所致。

4.转移灶症状

如肺转移可出现咳嗽、咯血;胸膜转移可引起胸痛和血性胸腔积液;癌栓栓塞肺动脉,引起肺梗死,可突然出现严重呼吸困难和胸痛;癌栓栓塞下肢静脉,可出现下肢严重水肿;骨转移和脊柱转移,可引起局部压痛或神经受压症状;颅内转移可出现相应的神经定位症状和体征。

5.伴癌综合征

癌组织对机体发生影响而引起的内分泌或代谢异常的一组综合征称为伴癌综合征。如自发性低血糖症、红细胞增多症,其他罕见的有高脂血症、高钙血症、类癌综合征等。

（二）体征

1.肝大

进行性肝大是常见的特征性体征之一。肝质地坚硬,表面及边缘不光滑,有大小不等结节,伴不同程度的压痛。如癌肿突出于右肋弓下或剑突下,上腹可出现局部隆起或饱满。

2.脾大

脾大多见于合并肝硬化门静脉高压患者。因门静脉或脾静脉有癌栓或癌肿压迫门静脉引起。

3.腹水

腹水因合并肝硬化门静脉高压、门静脉或肝静脉癌栓所致。当癌肿表面破溃时可引起血性腹水。

4.黄疸

当癌肿浸润、破坏肝细胞时,可引起肝细胞性黄疸;当癌肿侵犯肝内胆管或压迫胆管时,可出现阻塞性黄疸。

5.转移灶相应体征

锁骨上淋巴结肿大、胸腔积液的体征,截瘫、偏瘫等。

（三）并发症

肝性脑病;上消化道出血;肝癌结节破裂出血;血性胸腹水;继发感染。上述并发症可由肝癌本身或并存的肝硬化引起,常为致死的原因。

三、辅助检查

（一）血清甲胎蛋白（AFP）测定

AFP是目前诊断肝细胞肝癌最特异性的标志物,是体检普查的项目之一。肝癌患者 AFP 阳性率70%～90%,诊断标准为:①AFP＞500 $\mu g/L$ 持续 4 周;②AFP 在＞200 $\mu g/L$ 的中等水平持续8周;③AFP由低浓度升高后不下降。

（二）影像学检查

（1）超声显像是目前肝癌筛查的首选检查之一,有助于了解占位性病变的血供。

（2）CT 在反映肝癌的大小、形态、部位、数目等方面有突出的优点,被认为是补充超声显像检查的非侵入性诊断的首选方法。

（3）肝动脉造影是肝癌诊断的重要补充方法,对直径 2 cm 以下的小肝癌的诊断较有价值。

（4）MRI 优点是除显示如 CT 那样的横截面外,还能显示矢状位、冠状位及任意切面。

（三）肝组织活检或细胞学检查

在超声或 CT 引导下活检或细针穿刺行组织学或细胞学检查,是目前确诊直径 2 cm 以下小肝癌的有效方法。缺点是易引起近边缘的肝癌破裂,有促进转移的危险。在非侵入性操作未能确诊时考虑使用。

四、诊断要点

有慢性肝炎病史,原因不明的肝区不适或疼痛,或原有肝病症状加重伴有全身不适、明显的食欲缺乏和消瘦、乏力、发热;肝进行性肿大、压痛、质地坚硬、表面和边缘不光滑。对高危人群血清 AFP 的检测及影像学检查;对既无症状也无体征的亚临床肝癌患者的诊断主要靠血清 AFP 的检测联合影像学检查。

五、治疗要点

早期治疗是改善肝癌预后的最主要的手段,而治疗方案的选择取决于肝癌的临床分期及患者的体质。

(一)手术治疗

首选的治疗方法,是影响肝癌预后的最主要因素,是提高生存率的关键。

(二)局部治疗

1.肝动脉化疗栓塞治疗(TACE)

TACE 为原发性肝癌非手术的首选方案,效果较好,应反复多次治疗。机制为先栓塞肿瘤远端血供,再栓塞肿瘤近端肝动脉,使肿瘤难以建立侧支循环,最终引起病灶缺血性坏死,并在动脉内灌注化疗药物。常用栓塞剂有吸收性明胶海绵和碘化油。

2.无水乙醇注射疗法(PEI)

PEI 是肿瘤直径<3 cm,结节数在 3 个以内,伴肝硬化不能手术患者的首选治疗方法。在 B 超引导下经皮肝穿刺入肿瘤内注入无水乙醇,促使肿瘤细胞脱水变性、凝固坏死。

3.物理疗法

局部高温疗法,如微波组织凝固技术、射频消融、高功率聚焦超声治疗、激光等。

(三)其他治疗方法

1.放疗

放疗在肝癌治疗中仍有一定地位。适用于肿瘤较局限但不能手术者,常与其他治疗方法组成综合治疗。

2.化疗

化疗常用多柔比星及其衍生物、顺铂(CDDP)、氟尿嘧啶、丝裂霉素 C 和甲氨蝶呤(MTX)等。主张联合用药,单一用药疗效较差。

3.生物治疗

生物治疗常用干扰素、白细胞介素、LAK 细胞、TIL 细胞等,作为辅助治疗之一。

4.中医中药治疗

中医中药治疗用于晚期肝癌患者和肝功能严重失代偿无法耐受其他治疗者,可作为辅助治疗之一。

5.综合治疗

根据患者的具体情况,选择一种或多种治疗方法联合使用,为中晚期患者的主要治疗方法。

六、常用护理诊断

(1)疼痛(肝区痛):与肿瘤迅速增大、牵拉肝包膜有关。

(2)预感性悲哀:与获知疾病预后有关。

(3)营养失调(低于机体需要量):与肝功能严重损害、摄入量不足有关。

七、护理措施

（一）一般护理

1.休息与体位

给患者创造安静舒适的休息环境,减少各种不良刺激;协助并指导患者取舒适卧位;为患者创造安静、舒适环境,提高患者对疼痛的耐受性。

2.饮食护理

鼓励进食,给予高蛋白、适量热量、高维生素、易消化饮食,如出现肝性昏迷,禁食蛋白质。伴腹水患者,限制水钠摄入。如出现恶心、呕吐现象,做好口腔护理。在化疗过程中患者往往胃肠道反应明显,可根据其口味适当调整饮食。

3.皮肤护理

晚期肝癌患者极度消瘦,严重营养不良,因为疼痛影响,常拒绝体位变动。因此要加强翻身,按摩皮肤,如出现压疮,做好相应处理。

（二）病情观察

监测生命体征,观察有无肝区疼痛、发热、腹水、黄疸、呕血、便血、24小时尿量等,以及实验室各项血液生化和免疫学指标。观察有无转移征象。

（三）疼痛护理

晚期癌症患者大部分有中度至重度的疼痛,多为顽固性的剧痛,严重影响生存质量。通过询问病史、观察或运用评估工具来判断疼痛的部位、性质、程度。

1.三阶梯疗法

目前临床普遍推行WTO推荐的三阶梯疗法,其原则为:按阶梯给药,依药效的强弱顺序递增使用;无创性给药,可选择口服给药,直肠栓剂或透皮贴剂给药等方式;按时给药,而不是按需给药;剂量个体化。按此疗法多数患者能满意止痛。

（1）第一阶梯:轻度癌痛,可用非阿片类镇痛药,如阿司匹林等。

（2）第二阶梯:中度癌痛及第一阶梯治疗效果不理想时,可选用弱阿片类药,如可卡因。

（3）第三阶梯:重度癌痛及第二阶梯治疗效果不理想者,选用强阿片类药,如吗啡。多采用口服缓释或控释剂型。癌痛的治疗中提倡联合用药的方法,加用一些辅助药以协同主药的疗效,减少其用量与不良反应,常用辅助药物有:①弱安定药,如地西泮和艾司唑仑等;②强安定药,如氯丙嗪和氟哌利多等;③抗抑郁药,如阿米替林。

向患者说明接受治疗的效果及帮助患者正确用药,对于已掌握的规律性疼痛,在疼痛发生前使用镇痛剂。疼痛减轻或停止时应及时停药。观察止痛疗效及不良反应。

2.其他方法

（1）放松止痛法:通过全身松弛可以阻断或减轻疼痛反应。

（2）心理暗示疗法:可结合各种癌症的治疗方法,暗示患者进行自身调节,告诉患者配合治疗就一定能战胜疾病。

（3）物理止痛法:可通过刺激疼痛周围皮肤或相对应的健侧达到止痛目的。

（4）转移止痛法:让患者取舒适体位,通过回忆、冥想、听音乐、看书报等方法转移注意力,减轻疼痛反应。

（四）肝动脉栓塞化疗护理

肝动脉栓塞化疗护理是肝癌非手术治疗的首选方法,已在临床上广泛应用,是一种创伤性的非手术治疗。

1.术前护理

(1)向患者和家属解释治疗的必要性、方法、效果。

(2)评估患者的身体状况,必要时先给予支持治疗。

(3)做好各种检查,如血常规、出凝血时间、肝肾功能、心电图、影像学检查等;检查股动脉和足背动脉搏动的强度。

(4)做好碘过敏试验和普鲁卡因过敏试验,如碘过敏试验阳性可用非离子型造影剂。

(5)术前 6 小时禁食禁饮。

(6)术前 0.5 小时可给予镇静剂,并测量血压。

2.术中护理

(1)准备好各种抢救用品和药物。

(2)护士应尽量陪伴在患者的身边,安慰及观察患者。

(3)注射造影剂时,应严格控制注射速度,注射完毕后应密切观察患者有无恶心、心悸、胸闷、皮疹等过敏症状,观察血压的变化。

(4)注射化疗药物后应观察患者有无恶心、呕吐,一旦出现应帮助患者头偏向一侧,备污物盘,指导患者做深呼吸,如使用的化疗药物胃肠道反应很明显,可在注入化疗药物前给予止吐药。

(5)观察患者有无腹痛,如出现轻微腹痛,可向患者解释腹痛的原因,安慰患者,转移注意力;如疼痛较剧,患者不能耐受,可给予止痛药。

3.术后护理

(1)预防穿刺部位出血:拔管后应压迫股动脉穿刺点 15 分钟,绷带包扎后,用沙袋(1～2 kg)压迫6～8 小时;保持穿刺侧肢体平伸 24 小时;术后 8 小时内,应每隔 1 小时观察穿刺部位有无出血和渗血,保持敷料的清洁干燥;一旦发现出血,应立即压迫止血,重新包扎,沙袋压迫;如为穿刺点大血肿,可用无菌注射器抽吸,24 小时后可热敷,促进其吸收。

(2)观察有无血栓形成:应检查两侧足背动脉的搏动是否对称,患者有无肢体麻木、胀痛、皮肤温度降低等,出现上述症状与体征,应立即报告医师及时采取溶栓措施。

(3)观察有无栓塞后综合征:发热、恶心、呕吐、腹痛。如体温超过 39 ℃,可物理降温,必要时用退热药。术中或术后用止吐药,可有效地预防和减轻恶心、呕吐的症状,鼓励患者进食,尽可能满足患者对食物的要求。腹痛是因肿瘤组织坏死、局部组织水肿而引起的,可逐渐缓解,如疼痛剧烈,可使用药物止痛。

(4)密切观察化疗后反应,及时检查肝、肾功能和血常规,及时治疗和抢救。补充足够的液体,鼓励患者多饮水、多排尿,必要时应用利尿剂。

（五）心理护理

肝癌患者的 5 个阶段的心理反应往往比其他癌症患者更为明显。要充分认识患者的心理反应,对部分出现过激行为,如绝望甚至自杀的患者,要给予正确的心理疏导;同时建立良好的护患关系,减轻患者恐惧。对于晚期患者,特别要维护其尊严,并做好临终护理。

（六）健康教育

1.疾病知识指导

原发性肝癌应以预防为主。临床证明,肝炎-肝硬化-肝癌的关系密切。因此,患病毒性肝炎的患者应及时正确治疗,防止转变为肝硬化,非乙型肝炎病毒携带者应注射乙型肝炎疫苗。加强锻炼,增强体质,注意保暖。

2.生活指导

禁食含有黄曲霉素的霉变食物,特别是发霉的花生和玉米,禁饮酒。肝癌伴有肝硬化者,特别是伴食管-胃底静脉曲张的患者,应避免粗糙饮食。

3.用药指导

在化疗过程中,应向患者做好解释工作,消除紧张心理,并介绍药物性质、毒副作用,使患者心中有数。①药物反应较重者,宜安排在睡前或饭后用药,以免影响进食。呕吐严重者应少食多餐,辅以针刺足三里、合谷、曲池等穴,对减轻胃肠道反应有一定作用。②注意防止皮肤破损,观察皮肤有无瘀斑、出血点,有无牙龈出血、鼻出血、血尿及便血等症状。③鼓励患者多饮水或强迫排尿,使尿液稀释。遵医嘱适量地服用碳酸氢钠以碱化尿液。④常选用1:5 000高锰酸钾溶液坐浴,预防会阴部感染。

4.自我监测指导

出现右上腹不适、疼痛或包块者应尽早到医院检查。肝癌的疗效取决于早发现、早治疗,一旦确诊应尽早治疗,以手术为主的综合治疗可明显延长患者生命。观察肿瘤有无并发症和有无远处转移的表现,应警惕肝癌结节破裂、肝性脑病、消化道出血和感染等。手术后的癌肿患者应观察有无复发,定期复诊。化疗患者应定期检查肝肾功能、心电图、血常规、血浆药物浓度等,及时了解脏器功能和有无药物蓄积。

（热孜万古丽·木明）

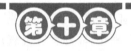

烧伤科护理

第一节 烧伤患者的急救

一、现场急救

（一）及时脱离致伤源

应该及时地脱离致伤源。

（二）急救护理措施

1.判断伤情

首先检查危及伤者的合并伤（如大出血、窒息、开放性气胸、严重中毒、骨折、脑外伤），初步估计烧伤面积和深度，询问受伤经历。

2.脱离现场

一般伤者经灭火后，应及时脱离现场，转移至安全地带及就近的医疗单位。

3.补液治疗

急救现场不具备输液条件，可口服烧伤饮料及淡盐水。若出现腹胀或呕吐应立即停用。切忌大量饮用白开水、饮料、牛奶等非电解质液。

4.创面护理

急救时用清水冲洗，灭火后注意防止创面感染，用三角巾、干净床单、衣服简单覆盖创面，注意保暖。

5.疼痛护理

评估疼痛情况，对于轻度烧伤患者，遵医嘱予以口服止痛片或肌内注射哌替啶（老人、婴幼儿、合并吸入性损伤或颅脑损伤者禁用）；详细记录药物名称、剂量、给药途径、时间。

6.心理护理

针对个体情况进行针对的心理护理，与患者及家属交谈，了解心理需求及心理反应，指导患者自我放松。

二、烧伤患者入院早期处理

（一）轻度烧伤或无休克的中度烧伤救治及护理

1.了解病史询问伤情

详细了解病史、受伤原因、时间及环境,烧伤后的处理与经过;了解患者年龄、职业、体重;询问药物过敏史及用药史。

2.清洁卫生

脱去患者的脏衣服和鞋袜,去掉污染的敷料,安置患者于清洁的病床上,清洁未受伤的皮肤。

3.判断伤情

估计烧伤面积和深度,检查有无复合伤或中毒,判断其严重程度。

4.药物护理

注射破伤风抗毒素,遵医嘱使用抗生素,观察药物疗效及不良反应。

5.静脉补液

根据烧伤面积和深度,遵医嘱建立静脉通道补液。

6.体位

根据受伤的部位和面积采取不同的体位,颈部烧伤患者采取高肩仰卧位;肢体烧伤患者应抬高患肢,减轻肿胀;定时协助床上翻身,防止创面受压,促进创面愈合。

7.疼痛护理

评估疼痛情况,提供安静舒适的环境,遵医嘱给予镇痛药物。

8.饮食护理

营养丰富、清淡易消化的食物;可口服烧伤饮料或含盐饮料,忌口服白开水等不含盐的非电解质饮料。

（二）烧伤患者的救治及护理

（1）了解病史及询问伤情:了解病史,受伤原因、时间及环境;询问有无高坠史,恶心、呕吐、昏迷;询问进饮进食量,呕吐物的量、性状,颜色。

（2）清洁卫生。

（3）保持呼吸道通畅:对头面部深度烧伤或有呼吸困难者、声音嘶哑者给予氧气吸入;备气管切开包及吸痰用物,协助医师行气管切开或气管插管,及时吸出气道分泌物。

（4）检查有无合并伤:有重物压伤及高坠伤史的患者,应检查有无颅脑损伤、内脏破裂、骨折、胸部损伤;对危及生命的大出血,应立即通知医师,进行紧急抢救措施。

（5）疼痛护理:评估患者疼痛情况,在补足血容量的前提下,必要时遵医嘱给予镇痛药物;提供安静舒适的环境,做好心理护理。

（6）严密监护:观察神志、皮肤温度、末梢循环生命体征、尿量、电解质、肌酐、尿素氮、血常规、凝血时间、血型。

（7）留置尿管:准确记录每小时尿量及 24 小时总量,成人尿量维持在 $30\sim50$ mL/h,婴幼儿儿童尿量应维持在 1 mL/(kg·h)。

（8）药物的护理:遵医嘱使用抗生素;注射破伤风抗毒素;应用激素及预防消化道溃疡的药物,如地塞米松、西咪替丁、雷尼替丁等。

（9）饮食护理:给予流质饮食,口渴者给予烧伤饮料或含盐饮料,严重烧伤或进食困难可行管喂或胃肠外营养。

（10）创面护理：保持创面干燥，清创时重新核对烧伤的面积和深度。

（柳晓梅）

第二节 烧伤患者各期的护理

烧伤的临床过程分为体液渗出期、急性感染期、创面修复期及康复期四期。

一、体液渗出期

（一）定义

烧伤早期，由于烧伤局部炎性递质的释放，引起毛细血管通透性增加，导致血管内液向第三间隙渗透，这段时间称为体液渗出期。持续时间为 24～72 小时，伤后 6～12 小时最快，48 小时达高峰。

（二）疾病相关知识

1.临床表现

烦躁不安、口渴尿少、脉搏增快、脉压缩小或血压下降，严重导致心、肺、肾等多器官功能衰竭。

2.治疗

抗休克治疗，及时有效液体复苏；休克相对平稳时，进行简单清创。

3.康复

维持体液平衡。

4.预后

纠正休克后，转为感染期。

（三）专科评估与观察要点

（1）出入量情况。

（2）疼痛程度。

（3）烧伤面积与深度情况。

（4）意识情况。

（5）治疗效果。

（四）护理问题

1.体液不足

其与大面积烧伤、创面大量渗液致低血容量有关。

2.皮肤完整性受损

其与热力、化学、电流等侵蚀有关。

3.舒适的改变

其与烧伤组织水肿、渗出、疼痛、肢体活动受限有关。

4.营养失调:低于机体需要量

其与消耗过多,给予不足有关。

5.有窒息的危险

其与吸入性损伤有关。

6.有感染的危险

其与烧伤创面的形成、污染、皮肤屏障破坏有关。

(五)护理措施

1.病情观察

(1)观察尿量、血压、脉搏、意识、皮肤颜色、末梢循环,记录24小时出入量。

(2)动态监测电解质、尿素氮、肌酐、血常规、凝血时间。

(3)密切观察呼吸情况吸氧效果,保持呼吸道通畅、必要时行气管切开。

2.用药指导、观察

镇静止痛药、利尿药在补充血容量的情况下遵医嘱使用,观察药物效果及不良反应。

3.做好自理能力评估与指导

协助督促患者完成生活护理。

4.一般护理

(1)体位:取平卧位,适当抬高头部;头面颈部烧伤患者采取高肩仰卧位,肢体烧伤患者应抬高患肢,关节处于功能位,必要时上床翻身。

(2)饮食:有休克症状禁饮食;生命体征平稳后早期进食,从口服电解质液开始向流质、半流质、软食过渡。病情允许时进高热量、高蛋白、富含维生素饮食;有消化道症状时暂禁食,必要时给予胃肠减压。

(3)保暖:保持室温,冬天32~34 ℃,夏天28~30 ℃,湿度50%~60%。

(4)留置导尿:准确记录每小时尿量、色泽、尿比重,判断血容量情况。

(5)保持呼吸道通畅。

5.补液护理

建立有效的静脉通道,按时、按质、按量输入液体;遵循先快后慢、先晶后胶、先盐后糖交替输入。

(1)补液量。①伤后第一个24小时补液量＝晶胶体总量＋基础水分。晶胶体总量＝烧伤面积(Ⅱ°、Ⅲ°)×体重(kg)×常数(成人为1.5,婴儿为2.0,幼儿为1.8),基础水分＝5%~10%葡萄糖液2 000~3 000 mL。伤后8小时内补充胶晶总量的1/2,另一半于16小时内输入,水分在24小时内均匀输入。②伤后第二个24小时补液量:胶晶总量输入第一个24小时实际输入量的一半,水分量不变。

(2)液体种类。①胶体溶液:血浆、全血、清蛋白、血浆代用品、低分子右旋糖酐。②晶体种类:乳酸林格氏溶液、等渗盐水、复方氯化钠。③注意事项:不能在较长时间内输入一种液体或短时间内快速输入同一种液体;小儿输液时警惕脑水肿、肺水肿的发生;以受伤时间开始计算,非入院时间。④液体复苏有效的监护指标:神志清楚、无烦躁、烦渴有好转;成人心率<120次/分,小儿心率<140次/分,收缩压>12.0 kPa(90 mmHg);呼吸规则、无呼吸困难、无发绀;尿量成人在30~50 mL/h,小儿为1 mL/h,血红蛋白或肌红蛋白尿者尿量>50 mL/h;周围循环良好,肢端温暖、毛细血管充盈良好;监测中心静脉压0.8~1.2 kPa。

6.创面护理

保持创面清洁干燥,渗液应及时更换敷料。

(六)健康指导

1.饮食指导

给予高热量、高蛋白、富含维生素流食或半流食,禁止大量饮水,少量频服。

2.保持外敷料清洁干燥

避免污染。

3.做好心理护理

了解患者心理及需求,给予同情、安慰、开导的同时,针对不同的原因给予相应的支持,并提供整形美容信息,消除患者不必要的担忧,树立战胜疾病的信心。

(七)护理结局评价

(1)休克期平稳度过。

(2)自述不适感减轻或消失。

(3)情绪稳定,积极配合治疗。

(八)急危重症观察与处理

1.急性肺水肿

(1)临床表现:观察有无呼吸增快,呼吸困难、胸前紧迫感、阵咳,大量粉红色泡沫痰。

(2)处理:给予 4～6 L/min 氧气吸入,并经 20%～30% 乙醇湿化后吸入。遵医嘱应用脱水剂、利尿剂、强心剂。

2.急性脑水肿

(1)临床表现:观察有无神经、精神症状以及肌肉抽动、昏迷、呕吐、眼球震颤、呼吸困难等表现。

(2)处理:吸氧;脱水剂 20% 甘露醇静脉滴注;地西泮、苯巴比妥等镇静;给予高渗盐水;停止水分摄入,输入适量胶体;禁止口服大量不含盐的水分和集中一段时间内大量输入水分。

二、急性感染期

(一)定义

急性感染期是指烧伤后短期内发生的局部或全身性感染,一般烧伤后 1～2 周,在急性感染期所发生的严重感染是导致烧伤病员的早期死亡的主要原因之一。

(二)疾病相关知识

1.发生时间

在伤后 1～2 周。

2.临床表现

创面感染或全身性感染。

3.治疗

有效创面清理,抗生素应用。

4.康复

预防院内感染。

5.预后

感染得到纠正,转为修复期。

(三)专科评估与观察要点

(1)焦虑程度。

(2)创面感染情况。

(3)意识情况。

(4)疼痛。

(5)躯体活动情况。

(6)治疗效果。

(四)护理问题

1.焦虑

其与烧伤后毁容、截肢、医疗费用等因素有关。

2.舒适的改变

其与长时间卧床、疼痛、肢体活动受限、创面大换药等因素有关。

3.体温过高或过低

其与创面脓毒血症、创面脓毒败血症有关。

4.意识障碍

其与毒素吸收有关。

5.营养失调

其与食欲差、胃肠道吸收差、持续高代谢状态等因素有关。

6.自理能力缺陷

其与大面积烧伤活动受限有关。

7.潜在并发症

感染、应激性溃疡、MODS、急性肾衰竭及 ARDS。

(五)护理措施

1.病情观察

(1)密切观察意识、生命体征的变化。

(2)观察创面有无坏死斑,健康皮肤有无出血点、坏死斑。

(3)密切观察胃肠蠕动及排气情况。

2.用药指导与观察

(1)严格掌握抗生素的使用时机,观察治疗效果及不良反应。

(2)抗生素使用应及时、联合、有效。

(3)观察肝肾功能有无损害。

(六)专科护理

1.心理护理

关心理解患者,分析导致患者心理行为改变的压力源,针对不同的压力源给予相应的指导,使患者及家属了解烧伤治疗的各个环节,正确理解治疗过程中的发热、食欲减退等不适。

2.体位护理

(1)头颈部烧伤:若患者生命体征平稳,取半卧位,有利于头面部消肿;颈部烧伤患者取高肩仰卧位；耳郭烧伤患者侧卧时垫棉圈，使其悬空，严防耳郭受压。

（2）双上肢烧伤：外展 90°，充分暴露腋下创面；若上肢伸侧为深度烧伤则保持屈肘位，前臂置中立位，不要旋前、旋后。

（3）手部烧伤：保持腕背屈，虎口张开，掌指关节屈曲。包扎时注意各指间用油纱逐个手指分别包扎。

（4）双下肢烧伤：保持双下肢外展；膝盖深度烧伤保持屈膝位，双踝保持背屈位，防止足下垂。

3.营养护理

（1）供给途径：胃肠道营养（鼻饲、口服）和静脉营养。胃肠功能尚好但进食困难者，可采用鼻饲营养胃肠道摄入，辅以静脉高营养。

（2）供给种类：口服营养提供高蛋白、高热量、富含维生素清淡易消化饮食。静脉高营养早期以糖、维生素、电解质及微量元素逐步以能量蛋白质、脂肪乳合剂、氨基酸均衡供给。

（3）原则：多样化、少量多餐。注意改进烹调色、香、味，以刺激患者食欲；解除或减少影响患者食欲的不良因素，减少餐前治疗；静脉高营养期间定时测定体重、上臂周径、血浆清蛋白，每天记录出入量，计算氮平衡，保持体液平衡。观察患者对营养物的耐受性，配合医师做好患者营养评估。

4.病情观察及护理

（1）体温：高热的患者每 30 分钟测一次体温，高于 40℃ 使用降温措施，降室温、物理降温、药物降温；增加水分的补充；低温护理要注意保暖。

（2）脉搏：大面积烧伤患者除测脉搏外，常作心脏听诊，及时发现心律异常，必要时给予心电监护。

（3）呼吸：观察呼吸变化，保持呼吸道通畅，备气管插管、呼吸机、呼吸兴奋剂、气管切开包。

（4）神志：保持室内安静，光线不宜太强，减少对患者的刺激；烦躁严重者必要时给予镇静药物；防止患者坠床，置床挡和约束带。

（5）消化道：密切观察胃肠道蠕动及排气情况，腹胀加剧、肠鸣音消失，需禁食，必要时行胃肠减压和肛管排气，观察排便次数、大便性质、颜色、量，做便常规和细菌培养及涂片检查，便后用温水清洁肛门及周围皮肤，肛周可用氧化锌软膏保护。

5.创面护理

保持环境干燥，相对湿度 18%～28%；保持创面干燥，观察创面有无坏死斑，健康皮肤有无出血点和坏死斑，采用包扎疗法的患者，如体温升高、创面疼痛加剧或有持续性跳痛或出现烦躁不安者，及时更换敷料，检查创面，根据血培养加药敏结果选用敏感抗生素；定时进行病室空气通风消毒及紫外线消毒。

（七）健康指导

（1）保持室内安静，减少探视。

（2）肢体保持功能位。

（3）尽早进行功能锻炼。

（八）护理结局评价

（1）焦虑减轻或消除，积极配合治疗。

（2）不适感减轻或消失。

（3）自理能力提升。

三、创面修复期

（一）定义

创面修复期在临床上没有固定的时间阶段，创面深度越浅，修复发生越早。

（二）疾病相关知识

（1）创面的修复期贯穿到临床全过程。

（2）各度烧伤愈合时间不同。

（3）治疗：预防感染，营养支持及免疫支持，清创、切削痂植皮术。

（4）康复：尽早进行防瘢及功能锻炼。

（5）预后：瘢痕、功能障碍，必要时行二次整形手术。

（三）专科评估与观察要点

（1）疼痛程度。

（2）功能障碍程度。

（3）瘢痕情况。

（4）治疗效果。

（四）护理问题

1.疼痛

其与瘢痕粘连、功能锻炼有关。

2.自我形象紊乱

其与容颜改变、瘢痕粘连有关。

3.躯体活动受限

其与瘢痕粘连、关节变形有关。

4.知识缺乏

缺乏功能锻炼相关知识。

（五）护理措施

1.病情观察

（1）严密观察病情变化，监测血生化，及时纠正水、电解质失衡；观察有无心悸、心律失常、脉搏短促、大动脉搏动微弱、呼吸困难、发绀等表现；观察并记录尿量，监测肾功能。

（2）观察创面情况，有无坏死斑、出血点。

（3）观察关节活动情况。

2.用药指导与观察

遵医嘱使用抗生素，观察药物疗效及不良反应。

3.做好自理能力评估与指导

协助督促患者完成患者的生活护理，早期功能锻炼。

4.专科护理

（1）心理护理：烧伤后期，患者面临日益突出的瘢痕增生挛缩所致的功能障碍和畸形，面对自身与环境的压力，要主动关心患者，及时发现患者的心理变化，介绍自我护理的知识及整形美容的信息，及时解除患者的痛苦，鼓励患者正视现实，坚持配合功能锻炼，积极配合治疗。

（2）营养护理：高蛋白、高热量、富含维生素、清淡、易消化饮食，禁食辛辣刺激食物，少食多餐,了解患者的饮食习惯,创造整洁的就餐环境,及时清理污染物,就餐前不宜进行换药、清洁卫生等工作;经口进食为主,不能进食者予鼻饲,必要时静脉补充。

(3)体位与活动。①颜面部烧伤:消肿后训练眨眼,转动眼球预防睑外翻;张大口或叼黄瓜、胡萝卜在嘴里预防小口畸形;仰卧时头居中,侧卧时用棉圈使耳部悬空。②颈部烧伤:颈前取高仰卧位或俯卧时抬头,颈前过伸;颈侧头向健侧倾斜和转动。③腋部烧伤:上肢外展90°或上举过头;仰卧时,双手交叉脑后。④肘部烧伤:练习伸、屈旋转运动,休息时保持在伸位,用患肢提重物、手拉门柄等。⑤手部烧伤:锻炼握拳动作及拇指与其他四指做对掌运动,休息时置于功能位置。手背烧伤时用夹板使腕背伸位,掌指关节屈曲,指间关节伸直,拇指外展。掌侧烧伤时腕、指、掌、指间关节均伸展,以夹板固定。加强日常生活训练,鼓励患者自己洗漱、吃饭。⑥膝部烧伤:膝伸直,腘窝伸展,做屈膝动作。⑦下肢烧伤:髋关节、膝关节保持伸直位,踝关节保持中立位,防止足下垂。膝前瘢痕做屈膝活动,练习下蹲。

(4)器官功能的保护:监测血生化,纠正水、电解质平衡,保护心、肺、肾、脑功能。

(5)感染预防:保持创面清洁干燥,严格无菌操作,适时手术清创植皮。病室定时空气消毒、开窗通风,严格执行手卫生。教会陪护人员基本的院感防控知识。

(六)健康指导

(1)保护新愈合的皮肤,清洁,避免使用刺激性的肥皂清洗,皮肤瘙痒时,避免抓挠。

(2)保护新愈合皮肤,做好防晒工作。

(3)避免进食刺激性食物。

(4)坚持功能锻炼维持关节部位的功能位置。

(七)护理结局评价

(1)疼痛、瘙痒减轻。

(2)情绪稳定,配合治疗。

(3)自理能力提升。

四、康复期

(一)定义

通过防瘢治疗、功能锻炼、理疗、体疗或手术整形恢复外形、躯干的功能。

(二)疾病相关知识

(1)小面积深度烧伤选择早期手术,大面积烧伤患者需植皮分次手术。

(2)治疗:手术疗法、防瘢、理疗、体疗、功能锻炼。

(3)康复:躯体康复和心理康复。

(4)预后:躯体功能和外形改变。

(三)专科护理与观察要点

(1)躯体功能障碍程度。

(2)瘢痕情况。

(3)精神心理创伤程度。

(4)治疗效果。

（四）护理问题

1.失用综合征

其与瘢痕挛缩致残有关。

2.自我形象紊乱

其与精神心理创伤有关。

（五）护理措施

1.病情观察要点

（1）康复治疗过程中,严密观察病情变化,不适应时立即停止。

（2）观察患者精神心理方面。

2.用药指导与观察

遵医嘱给予外用药、注射药、激素类药物,观察药物疗效及不良反应。

3.做好自理能力评估与指导

协助患者完成生活护理,加强功能锻炼。

（1）心理护理。①心理关怀:根据患者的心理特点,给予安慰、疏导,消除不良心理因素;鼓励患者面对现实,以坚强的毅力、最佳的心态接受治疗和训练。②心理精神康复:大面积深度烧伤,治疗周期长,愈后瘢痕瘙痒,功能障碍,患者承受巨大的心理压力,护士及时给予适当的治疗,使患者心理上的不平衡及早得到调整,精神上的紊乱尽快得到治疗。

（2）瘢痕预防的护理。①可塑性夹板:起到良好的制动和对抗挛缩的作用,适用于身体各部位的固定,一般疗程 3～6 个月,抗挛缩、防畸形时可白天功能锻炼,夜间固定。②压力疗法:穿用弹性织物对烧伤愈合部位持续压迫可预防和减轻瘢痕增生,是局部深度烧伤愈合后防止瘢痕增生的治疗方法,应尽早实施,要持续 6～12 个月。功能部位穿在弹力套中,会限制功能活动,坚持功能锻炼,以防肌肉失用和关节僵硬。③按摩疗法:按摩以按、摩、揉为主,对陈旧瘢痕应增加推、提、捏等手法;按摩力垂直于瘢痕挛缩方向,螺旋状移动,用力循序渐进。④被动活动:能放松痉挛肌肉、活动关节,同时牵伸相应组织,起到防止挛缩和粘连的作用;活动时注意手法及力度,由弱到强,循序渐进,逐渐扩大活动范围,增加活动频率及强度。⑤主动活动:活动度由小到大,鼓励患者坚持各个部位循序渐进;卧床期间练习闭眼、张口、双臂上举、外展、屈伸肘、腕,前臂旋前、旋后、握拳,伸指。双下肢练习静力肌肉收缩,外展,直腿抬高,屈伸髋、膝、踝,练习足背伸。每天 2～3 次,每次 15～30 分钟,下床活动时练习穿衣、洗脸、梳头、吃饭、如厕等,指导家属做好监督工作。⑥温水疗法:温水中运动疼痛明显减轻,减轻瘢痕挛缩,促使瘢痕成熟。一般水温 38～39 ℃,每天 1～2 次,每次 20～30 分钟。⑦早期切痂植皮和晚期残余创面植皮,坚持功能锻炼,防止皮片挛缩。

（3）整形手术和美容疗法护理。①整形手术:切除或松解瘢痕,恢复功能;组织缺损方面,用皮片和皮瓣修复。②美容治疗:表浅瘢痕采用皮肤磨削术予以消除,促使局部愈合后改善原有缺陷,同时给予软化瘢痕治疗。

（六）健康指导

（1）加强营养给予高热量、高蛋白饮食,补充维生素和微量元素,不吃含胶原纤维多的食物（猪蹄、肉皮）少吃辛辣刺激食物。

（2）避免各种不良刺激,禁止挠抓、碰撞,避免日晒。

（3）早期功能锻炼,及早进行日常生活训练,从小范围开始活动,逐渐增大活动范围和增加活动频率,循序渐进、持之以恒。

(4)尽早开始压力治疗,坚持用弹性绷带固定,穿弹力套、弹力衣,抗瘢痕挛缩。

(七)护理结局评价

(1)自我调节能力提升,正确面对伤残。

(2)知晓功能锻炼的方法及注意事项。

(3)恢复日常生活。

(柳晓梅)

第三节　烧伤患者创面的护理

一、烧伤清创术

(一)定义

清除创面上的污染物、异物或创面坏死、受损组织,采用简单清创术。

(二)疾病相关知识

(1)尽快、尽早进行清创术。

(2)清创时要求迅速,时间一般在 30～60 分钟。

(3)治疗:用 0.1％新洁尔灭或加温后的 0.9％氯化钠(37 ℃)冲洗,擦洗创面及周边皮肤,去除异物及较大水疱。

(4)康复:防瘢治疗(瘢痕贴,弹力套)。

(5)预后:必要时进行二次整形手术。

(三)专科评估及观察要点

(1)焦虑恐惧程度。

(2)烧伤面积及深度。

(3)清创操作配合情况。

(4)治疗效果。

(四)护理问题

1.疼痛

其与创伤及清除操作有关。

2.知识缺乏

缺乏与手术过程及配合方法相关知识。

3.恐惧

其与疼痛有关。

4.潜在并发症

感染。

（五）护理措施

1.病情观察

观察患者疼痛程度及性质,观察创面的深度、面积、部位。

2.做好自理能力评估与指导

协助患者完成生活护理。

3.专科护理

(1)术前护理。①心理护理:讲解清创的目的、方法及配合注意事项,使患者对清创术有一个正确的认识,取得患者的理解和配合。②清创室准备:紫外线或层流消毒,室温28～32 ℃。③皮肤准备:剃去创面周围约 5 cm 毛发,剪短趾指甲,健康皮肤用肥皂水及清水擦洗。④饮食:需麻醉的患者,清创前应禁食6～8 小时,禁饮 4 小时。⑤镇静止痛药物的使用:遵医嘱使用镇静止痛药物。

(2)术中术后护理。①异物的处理:嵌入创面的煤渣、沙屑可不必勉强清除;在面部的皮内异物尽量除去,以免形成外伤性文身。②创面的处理:清创后根据创面的深度、面积和部位,采取包扎疗法或暴露疗法。③疼痛的护理:抬高患肢,促进回流,减轻胀痛。遵医嘱使用镇痛药物,以免剧痛导致患者休克,必要时使用镇痛泵持续镇痛,音乐疗法转移患者的注意力。鼓励患者家属和朋友给予患者关心及支持。

（六）健康指导

(1)向患者及家属强调术后保持创面清洁干燥的重要性,禁止用手抓搔创面及自行在创面涂抹药物。暂时不能清创的患者,如大面积烧伤的患者,解释原因告知清创时间,取得家属及患者的谅解与配合。

(2)鼓励患者进食高热量、高蛋白、高纤维的食物(清淡流质),促进创面愈合。

（七）护理结局评价

(1)患者疼痛程度减轻。

(2)正确认识清创术,能积极配合治疗。

(3)保护创面,预防感染。

二、浸浴疗法

（一）定义

浸浴疗法指将患者的身体浸入浴池中,通过热盐水的浸泡淋浴促使创面焦痂软化,脓液引流,减少创面细菌量,最终使创面愈合的方法。

（二）疾病相关知识

(1)在烧伤后 2～3 周创面开始溶痂后采用浸浴疗法。

(2)临床上对烧伤后残余创面最常用的浸浴疗法。

(3)治疗:浸浴清除残余创面。

(4)康复:功能锻炼、防瘢治疗。

(5)预后:外形改变和功能障碍。

（三）专科评估与观察要点

(1)浸浴时机的评估。

(2)患者配合情况。

（3）残余创面愈合情况。

（4）治疗效果。

（四）护理问题

1.焦虑与恐惧

其与浸浴引起创面疼痛及浸浴后体温升高有关。

2.疼痛

其与浸浴操作对创面的刺激有关。

（五）护理措施

1.病情观察

（1）严密观察患者的生命体征,如患者出现心悸、面色苍白、出冷汗、脉搏细速等虚脱症状时终止浸浴。

（2）浸浴后观察体温的变化。

2.自理能力的评估与指导

做好自理能力的评估与指导。

3.专科护理

（1）浸浴前准备。①浸浴时机的评估:中小面积及伤后入院较晚的感染创面;严重烧伤后期全身残留散在的顽固小创面;创面脱痂期痂下积脓多及创面为感染创面;需要进行肢体功能锻炼;烧伤创面植皮前及供皮区的术前准备。②浸浴禁忌证:女性患者月经期;有严重心、肺并发症及一般情况较差的患者,避免发生虚脱,不能浸浴。③患者的准备:浸浴前口服糖水或补液,避免造成虚脱;做好患者的心理护理及健康宣教;嘱咐患者排便。④环境准备:室温控制在 28～32 ℃,水温保持在 38～40 ℃,一般高于患者体温的1～2 ℃。⑤浸浴液准备:食盐配制成 0.9%氯化钠溶液;浸浴中和浸浴后护理。

（2）患者的保护:①有颜面部烧伤的患者,应先清洗颜面部,再清洗躯干、四肢、会阴及肛周等部位以免污染颜面部。②有气管切开患者,应抬高患者头部,水位线控制在患者锁骨下水平。③下肢浸泡时,患者不能站立,可采用坐位用水桶浸泡,以避免出血。④有静脉输液管道的患者,应妥善保护,防止污水污染。

（3）创面的处理:采用包扎疗法的患者,去掉外敷料后再浸浴,待内层敷料浸泡松动后再慢慢揭掉,先清洗无痂创面,再剪除部分分离的焦痂,防止在浸浴开始时发生创面出血。

（4）浸浴时间及频次:初次浸浴不宜超过 0.5 小时,以后逐渐延长,间隔 3～5 天或根据病情决定。

（5）病情观察:浸浴后若出现体温升高、脉搏增快、畏寒、寒战等烧伤毒素吸收的中毒症状,对症处理,保暖,浸浴后迅速拭干水分,升高室内温度,物理降温等,在 24 小时可好转,继续加重,及时报告医师处理。

（六）健康指导

（1）初次浸浴的患者:向其解释浸浴的目的、过程以及注意事项,使患者在操作中积极配合。

（2）多次浸浴的患者:鼓励患者告知患者浸浴后,可加快创面愈合,使患者对浸浴的效果有一个正确的认识,积极主动配合治疗。

（3）告知患者浸浴后有短时体温升高,经 24 小时后可恢复,给予对症处理。

（七）护理结局评价

（1）患者的恐惧及焦虑减轻或消失。

（2）患者的疼痛减轻,积极配合治疗。

（3）清洁创面,分离软化痂皮,减轻和控制感染。

三、包扎疗法

（一）定义

包扎疗法是用灭菌吸水的厚敷料包扎创面,使之与外界隔离;同时创面渗液被敷料吸收,使创面渗出充分引流。

（二）疾病相关知识

（1）中小面积的烧伤。

（2）创面位于肢体及躯干。

（3）治疗:敷料包扎。

（4）康复:防瘢治疗(瘢痕贴、弹力衣物)。

（5）预后:如有外形和功能改变,后期行二期整形手术。

（三）专科评估与观察要点

（1）烧伤创面面积及深度评估。

（2）患者肢端血运循环情况。

（3）创面敷料渗出情况。

（4）治疗效果。

（四）护理问题

1.焦虑

其与担心治疗效果有关。

2.知识缺乏

缺乏创面包扎疗法相关知识。

3.潜在并发症

感染。

（五）护理措施

1.病情观察

（1）观察患肢肢端血循环。

（2）观察患者的体温变化。

（3）观察伤口敷料渗出情况。

2.自理能力评估与指导

做好自理能力评估与指导。

3.专科护理

（1）保持外层敷料干燥清洁,防止敷料湿透造成感染,如有渗液、大小便污染,应及时更换。

（2）创面包扎要舒适平展,松紧适宜,厚度要达到3～5 cm,保证渗液不至于渗透到外层敷料覆盖范围超过创缘5 cm左右;包扎应从远端开始,指、趾末节应外露,以便观察肢体末梢血液循环情况;四肢关节部位包扎,固定在防止挛缩的功能位;手部烧伤的包扎,应对各手指进行分部包扎,防止粘连形成并指;抬高包扎的肢体,促进静脉及淋巴回流。

(3)观察患肢肢端血循环,出现皮肤青紫发凉、苍白或麻木、毛细血管充盈差、肿胀疼痛等症状,立即拆开包扎绷带,告知医师及时处理。

(4)观察体温的变化,伤口有无特殊异味,告知医师及时查看。

(六)健康指导

(1)告知患者包扎疗法的目的及注意事项,积极配合治疗。

(2)嘱患者不要自行拆开包扎敷料,避免感染。

(3)鼓励表达包扎部位的主观感受,及时提供有关创面包扎松紧度的重要信息,如疼痛、麻木。

(七)护理结局评价

(1)患者疼痛感减轻,创面得以很好的保护。

(2)患者对包扎疗法的治疗目的有一定的了解,治疗中能积极配合。

四、暴露疗法

(一)定义

暴露疗法是将烧伤创面暴露于干热空气中,不用敷料覆盖或包扎,创面渗液、坏死组织及创面外用药共同形成一层痂壳,从而将创面与外界暂时隔离,以保护创面。

(二)疾病相关知识

(1)适用于大面积烧伤、Ⅲ度烧伤创面、污染较重的烧伤创面、位于面部及会阴部的烧伤创面。

(2)治疗:外用药和红外线治疗。

(3)康复:尽早进行功能锻炼,防瘢治疗。

(4)预后:外形和功能改变,后期行二期整形手术。

(三)专科评估与观察要点

(1)烧伤创面深度及部位。

(2)创面感染情况。

(3)治疗效果。

(四)护理问题

1.知识缺乏

其与不了解烧伤后采用暴露疗法的目的有关。

2.焦虑

其与水肿期创面渗出较多及担心治疗效果有关。

3.皮肤完整性受损

其与烧伤所致皮肤缺损有关。

4.潜在并发症

感染。

(五)护理措施

1.病情观察

(1)肢体环形烧伤,注意观察患肢末梢循环。

(2)躯干环形烧伤,注意观察患者的呼吸情况。

(3)观察痂下有无积脓。

2.用药指导与观察

给予磺胺嘧啶银糊剂、霜剂,观察药物效果及不良反应。

3.自理能力评估与指导

做好自理能力评估与指导。

4.专科护理

(1)创面评估:特殊烧伤部位创面(头面部、颈部、会阴部、臀部);大面积烧伤创面;污染较重及特殊细菌创面。

(2)充分暴露创面:颈部烧伤的患者,处于高肩仰卧位,腋部烧伤的患者,上肢应充分外展;会阴部烧伤,应做好大小便的护理,保持会阴部清洁干燥,充分外展下肢。

(3)保持创面干燥:使用红外线照射或吹风机,定时翻身,臀部、背部、大腿后侧烧伤的患者用翻身床,便于改变体位避免创面受压及潮湿;如创面涂抹药物掉落,应及时补涂药物,促进创面干燥结痂,如痂下有积脓,给予修剪引流,清除脓液,再用单层油纱保护创面,及时清除创面的渗液及污物,保持痂皮或痂壳完整;及时用消毒棉签清除眼、鼻、口周创面的分泌物。

(4)做好消毒隔离,减少人员流动,控制陪伴人数及探视。

(六)健康指导

(1)嘱患者活动适当,防痂壳开裂出血。

(2)鼓励患者多食高蛋白、高热量、易吸收的食物,促进创面愈合。

(3)告知患者创面清洁和保护创面的重要性,以及防止尿、粪便污染的方法。

(4)定时协助患者翻身,防止创面潮湿,取得患者的配合。

(七)护理结局评价

(1)患者及家属理解暴露疗法的目的及重要性,能积极配合治疗。

(2)患者及家属对创面愈合过程有一定了解,对治疗效果充满信心。

(柳晓梅)

第四节 烧伤患者常见手术的护理

一、植皮术

(一)手术种类

1.自体皮移植术

大张自体皮移植术;邮票状自体皮移植术;网状自体皮移植术。

2.自体皮和异体皮混合移植术

大张异体(种)皮打洞小块自体皮嵌入术;自体皮与异体皮间隔移植术;微粒皮移植术。

(二)术前护理

(1)按外科手术前常规护理。

(2)术前一天洗澡(尤其是手术部位及供皮区的部位要清洗干净)。

(3)术区准备:清洁皮肤,剃除受皮区及邻近毛发,清洁创面周围皮肤。用松节油擦去创面周围正常皮肤上污垢或胶布痕迹。面部不剃眉毛。四肢手术,须剪短指(趾)甲。

(4)供区准备:手术当天术区备皮,取头皮者剃头,取上臂内侧、胸侧皮肤者剃去腋毛,取腹部者剃去会阴部毛发。注意备皮时勿剃破皮肤,并用温水清洗;观察皮肤表面有无皮炎、疖痈等,嘱患者保护好,避免刺伤、擦伤,禁止在此处做皮试及静脉穿刺等操作。

(5)全麻、腰麻术前12小时禁食禁水,婴幼儿术前6~8小时禁食禁水,必要时术前4小时可进少量糖水。会阴、肛门手术者于术前1天进无渣流食。术前晚肥皂水清洁灌肠,术前再次用清水灌肠,必要时留置导尿。

(三)术后护理

(1)按外科手术及麻醉后常规护理。

(2)植皮肢体应抬高制动,抬高肢体时应高于心脏水平面,以减轻肿胀。

(3)四肢手术要观察指(趾)端颜色、温度、血液循环及毛细血管充盈反应;植皮肢体近心端严禁测血压、扎止血带、扎约束带。

(4)观察包扎外敷料完整性及渗血、渗液情况,如外敷料有渗血、渗液时可用笔做上标记,渗血范围不断扩大,应报告医师,必要时予以止血。

(5)对口周手术及难插管的患者,严密观察呼吸及呕吐情况,防止喉头水肿或呕吐而导致窒息。口周植皮手术应避免患者吮吸,用针筒慢慢注入食物,必要时可予鼻饲。

(6)面颈部包扎者,应注意观察呼吸,做好口腔护理,并备好吸引器。

(7)遵医嘱给予抗生素预防感染。

(8)帮助患者翻身时,不可拖拉植皮肢体,防止皮片滑动移位。

(9)植皮的体位。

颈项部:宜采取中立位和轻度过伸位。颈部必须制动,直到植皮存活,可用石膏或颈托固定。

肩部:肩关节应外展90°,向前伸10°。上肢稍抬高,以防肩关节向前脱位。肩部植皮时宜用枕头或海绵垫让患者健侧卧位,患侧的上肢用支撑架托起。

肘部:呈伸直、后旋位,用石膏托或夹板固定在屈侧面;若在伸侧面上植皮,则宜采用轻度伸展和略微屈曲的体位,石膏托仍放置在屈侧。

腕部:腕部位置要求兼顾到植皮和关节活动。植皮早期宜采用伸展体位;当皮片黏附后可采用中间位;若植皮部位需要轻度屈曲者,则3天后更换伸展位。

手:手背植皮时,宜固定于掌屈位;手掌植皮时,宜置背伸位。

髋:髋关节宜外展10°~15°,以防髋关节向外脱出或半脱位。

膝:保持在微屈的伸直位。

踝:踝关节必须固定于90°,平卧位时两足置于"撑脚板"上,俯卧位时应将小腿垫高,足悬高,或用石膏托固定,以防足下垂。

(10)下肢植皮术一般在术后2~3周创面愈合后方能下地行走,并穿弹力袜或打弹力绷带,以防创面出血、起水疱。

(四)供皮区护理

(1)供皮区如有渗血、渗液,可去掉部分外层纱布,再添加无菌敷料,用绷带重新加压包扎。

(2)躯干、四肢供皮区一般术后一周采用半暴露,头部供皮区术后3天采用半暴露,刚打开敷料后用烤灯照射促进创面干燥。

(3)供皮区有臭味、分泌物多、疼痛时,须及时换药控制,尽早采用半暴露。

(4)中厚皮供皮区,愈合后常有不同程度瘢痕增生,须用弹力绷带压迫包扎半年到一年。

(5)大腿供皮区早期禁止下床活动,以防创面出血,应卧床休息至创面愈合。

二、双腿皮瓣修复术护理

(一)术前护理

(1)按外科手术前常规护理。

(2)正确评估患者的心理状况,介绍此手术的优点和远期效果,帮助其树立治疗信心。

(3)皮肤护理。①皮肤缺损区:术前加强换药,注意有无感染迹象。②供皮区:评估供皮区皮肤有无破损、感染、肢体循环障碍等,禁止穿刺、输液等有创操作,术晨备皮,避免损伤皮肤。

(4)体位训练:术后应向患者说明肢体固定的重要性,术前3天开始训练,每天3～4次,每次30～60分钟。如让患者模拟"跷二郎腿",并训练用此姿势在床上大小便等。

(5)术前指导:教会患者床上大小便与床上使用抬臀法预防压疮等。

(二)术后护理

(1)按外科手术及麻醉后常规护理。

(2)体位护理:如果手术部位需双下肢平行并列摆放者,局部用绷带或石膏固定,保持双小腿间距10 cm左右,不能过大以防蒂部牵拉,同时在两腿之间夹棉垫防止间距太近使皮瓣折叠;用石膏固定者,按石膏常规护理。双下肢抬高制动,高于心脏15～20 cm,术后第二天开始协助患者平卧位和健侧卧位交替变换,双腿协调,防止吻合血管扭曲受压;仰卧位时,双小腿垫软枕,架空皮瓣受压处,足后跟部悬空;仰卧位时,臀部、背部垫软枕,保持双下肢与胸腹部在同一纵轴面,并保持肌肉松弛状态,侧卧位时相对体位不舒适,一般每3小时平卧位,1小时侧卧位。翻身时,密切观察皮瓣的血液循环,如色泽苍白,应立即平卧位并调整支具,检查蒂部是否扭转、受压。卧气垫床,上床栏,指导床上抬臀预防压疮。

(3)血管痉挛的预防:注意保暖,可使用烤灯照射,注意距离(30～50 cm),照射中要经常观察皮瓣的颜色,以免灼伤。

(4)缓解疼痛:使用镇痛尺评估患者的疼痛情况。

(5)预防感染:按医嘱使用抗生素,局部应保持清洁干燥,防止继发感染。

(6)饮食护理:予富含蛋白、维生素、钙质、高纤维素饮食,加强患者营养,防止便秘。

三、骶尾部皮瓣修复术护理

(一)术前护理

(1)按外科手术前常规护理。

(2)伤口护理:入院后要清创,清除坏死组织,必要时进行分泌物细菌培养。

(3)体位护理:予卧气垫床或翻身床,建立翻身卡。训练患者俯卧位与侧卧位交替。

(4)饮食护理:遵医嘱给予营养药物,改善患者局部和全身营养状况。

(5)术前准备:术前3天给予少渣饮食如面条、稀饭等,前1天晚给予硫酸镁口服以清洁肠道,术晨给予清洁灌肠,术中给予留置导尿。

(二)术后护理

(1)按外科手术及麻醉后常规护理。

(2)皮瓣的观察与护理:严密观察皮瓣的温度、颜色、毛细血管充盈度等血运情况,术后皮瓣红润、温暖、触压后皮瓣迅速恢复正常颜色,表明皮瓣血运良好;如出现青紫、苍白、肿胀、毛细血管充盈度反应＞5秒等,应及时查明原因,采取相应的措施。

(3)按引流管常规护理。

(4)体位的护理:防止皮瓣受压。在继续使用气垫床或翻身床的基础上,保持正确的体位,以俯卧位与侧卧位交替,翻身时避免拖、拉、推等动作。避免平卧位,严禁采用半卧位;建立翻身卡,严格交接班制度,做到每班交班。

(5)饮食护理:术后第1天进流质食物如蛋汤、米汤、稀饭等。切记不宜喝牛奶及含油脂较多的汤汁。第2～3天可进普食,但不能饱餐。术后5～7天,正值切口处线头脱落期,患者不宜多吃含纤维素多的食物。术后3天尚无便意的患者应适当增加一些含植物油脂的食物,如芝麻等,也可晚上睡前用开水冲服少量麻油或蜂蜜,必要时可用开塞露。

(6)皮肤及大小便的护理:每天予全身擦浴1～2次,以保持皮肤的清洁,促进血液循环。对于大小便失禁患者使用一次性尿布,肛周使用鞣酸软膏或液体石蜡涂抹,防止肛周皮肤溃烂。

(7)康复指导:卧床期间协助及指导患者行四肢及关节功能训练,对于截瘫完全卧床的患者继续给予床上翻身护理。

四、皮肤软组织扩张器置入术护理

(一)术前护理

(1)按外科手术前常规护理。

(2)术前1天嘱患者抗菌皂液洗澡,术晨手术区备皮并用无菌毛巾包扎。

(二)术后护理

1.扩张器1期术后(扩张器植入后)

(1)一般护理:面颈部手术后,患者应保持安静,平卧3～5天,严格限制头部活动,防止出血及血肿形成。术后高营养,必要时鼻饲,引流管按常规护理。

(2)扩张囊内注水的护理:①扩张器1期手术切口愈合拆线后,每隔3～7天向扩张囊内注水一次,操作时应严格执行无菌操作,再缓慢推注,边推边观察扩张区皮肤颜色,并注意观察患者反应,如有胀痛、皮肤苍白应停止注射,若反应严重,则少抽回部分液体并观察30分钟以防意外,注射后按压针眼1分钟,防止外渗。每次注水为5～20 mL。②颈部扩张器注水时,若有多个扩张器需注水应采用单侧交替注水,错开注水时间。

2.扩张器2期术后(扩张器达到预期效果后取出后)

(1)严密观察皮瓣血运:术后1～2天最易发生血运障碍,临床上密切观察皮瓣的颜色、肿胀程度。术后面部有轻度肿胀,3天后逐渐消退,若肿胀进行性加重应及时通知医师处理。

(2)创面渗出情况的观察:术后放置引流管,保持引流通畅并固定妥当,防止出血及血肿形成影响皮瓣的成活。术后限制患者活动,以防过度牵拉造成创口裂开、皮瓣坏死。

(3)加强营养:应给予含有高蛋白、高脂肪、高维生素等营养饮食。

3.扩张术并发症的观察及护理

(1)血肿:表现为术区明显肿胀,皮肤青紫、颊黏膜发紫(面部为术区者)、肿胀,引流管不通畅,应考虑为血肿;若引流物多、渗出多或患者自感呼吸困难,也应立即报告医师。面部手术眼周有轻度淤血,一般3天后渐渐消退,若持续加重也应注意汇报医师。术后应保持引流通畅,一般放置 2～3 天,无血性液体流出或引流液很少再拔除;术区加压包扎。

处理:进手术室探查清除血肿。

(2)扩张器外露:原因为扩张囊位于切口下或距切口太近,切口愈合不良而裂开;损伤血管,引起皮肤血运障碍,皮肤坏死;扩张囊未展平;注水过量,压迫表面皮肤,影响了皮肤血液循环;扩张囊位于瘢痕下且位置过浅。

(3)感染:扩张囊周围感染表现为红、肿、热、痛等症状;术后早期感染者,引流液可混浊,培养出细菌,有的患者伴有全身发热。

处理:全身应用有效抗生素,将囊内液体更换为抗生素液,外敷抗菌药物,必要时切开引流。半数以上最终不得不取出扩张囊。

(4)扩张器不扩张:原因为扩张囊术前已破溃;质量不好,扩张过程中某些接口处渗漏;术中扎破或损伤扩张器;导管折叠,注水受阻;注射壶离囊太近或已移位,注水时扎破囊。

(5)皮瓣坏死。

(6)扩张面积不足;埋置部位不合适;注水过急过快,张力大,应用时回缩较多等。要指导患者经常做面部按摩,提拉周围皮肤等处理。

(三)健康教育

(1)注水后应注意观察:防注水过程中一次注水量过多。如发现扩张皮肤颜色苍白,可用指腹轻按皮肤后立即移开,5 秒内不能恢复周围颜色的,即应回抽部分液体。颈部可能因颈动脉窦受压引起恶心、呕吐、面色苍白、血压下降等症状和体征。

(2)疼痛的处理:注水后疼痛多见于头皮、额部和四肢,可转移注意力以缓解,或药物止痛。

(3)正确的体位:宜采取俯卧位,侧卧时可在身前身后都放置厚枕;防止重力作用发生破溃;适当卧床,并注意变化体位,可自制布袋保护,使用弹力绷带等。

(4)扩张皮肤的日常保护:毛囊炎可涂碘酊;面颈部埋置者不宜做剧烈运动;衣着宽大,减少摩擦;夏季防叮咬,冬季防干燥;戒烟。

五、创面负压封闭引流术(VSD)护理

(1)按外科手术前常规护理。

(2)加强卧位护理:患肢用软枕抬高,保持功能位。经常更换患者体位,同时防止 VSD 装置的引流管被压迫、扭曲、脱出或折叠,如有堵管应及时处理。引流管加强低位引流,避免感染。

(3)VSD 有效引流的护理:观察负压源的负压力是否在 20～60 kPa,VSD 敷料是否塌陷,引流管管型是否存在。

(4)饮食护理:告知和协助患者进高热量、高蛋白、高维生素和高钙食物。

六、环状焦痂切开减压护理

(1)密切观察患肢末梢血运、颜色、温度等,如发现环状焦痂压迫症状,应通知医师做紧急处理,并立即做好切开减压的器械及物品准备,配合医师手术。颈部切痂可与气管切开术同时进行。

(2)大面积环状焦痂切开减压术前,做好输血准备。术后,由于渗血、渗液多,可能会加重休克,应密切观察病情,并根据渗出情况增加输血、输液量。

(3)焦痂切开的创面,容易发生感染。充分止血后,可用异体皮等覆盖创面,再用多层干纱布

包扎,以便压迫止血、减少渗出。注意保持外层纱布的清洁、干燥。

(4)环状焦痂切开减压后,即可改善血运和呼吸,术后如仍有压迫症状,可能是切开不够彻底或未按全长切开所致,所以术后仍应观察血运和呼吸,直至肿胀症状完全缓解为止。

七、早期切削痂植皮术护理

(一)术前护理

(1)按外科手术常规护理。

(2)供皮区保持清洁,术晨备皮。

(3)术前1天备血,面、颈部、躯干切痂,应建立两路以上静脉通道。

(4)如术中需翻身,可将翻身所需用物及另一张床片一同带入手术室。

(二)术后护理

(1)按外科手术及麻醉后常规护理。

(2)全麻患者、小儿头面颈手术,床旁备吸引器、氧气、拉舌钳、开口器、压舌板。

(3)注意切削痂部位渗血情况,将渗血范围在外层敷料上做好标记,如渗血不断扩大,应立即报告医师,以便及时检查,给予止血。

(4)术后应注意询问是否排尿。尤其是下腹部切削痂患者,会因疼痛而影响排尿、排便,易导致尿潴留和便秘。

(5)躯干切削痂患者,应注意观察有无因敷料包扎过紧,而影响呼吸。

(柳晓梅)

第五节　瓦斯爆炸伤

一、定义

瓦斯是井下煤层中释放的有害气体的总称,主要成分是甲烷、二氧化碳、一氧化碳等,无色、无味,扩散速度快,具有爆炸性,造成成批的烧冲复合伤,多发伤、并发症多见,死亡率、致残率高。

二、疾病相关知识

(一)临床特点

全身暴露部位的不同程度烧伤,为浅度烧伤,可有一氧化碳或二氧化碳中毒表现,伴有吸入性损伤。

(二)治疗

创面采用暴露疗法,抗休克、抗感染及支持治疗。

(三)康复

进行功能锻炼,防瘢治疗。

(四)预后

易导致肺实质损害。

三、专科评估与观察要点

(1)焦虑程度。

(2)疼痛。

(3)烧伤面积与深度。

(4)治疗效果。

四、护理问题

(一)焦虑与恐惧

焦虑与恐惧与突发事件产生的恐惧,担心愈后效果有关。

(二)皮肤完整性受损

皮肤完整性受损与烧伤后导致皮肤屏障功能破坏,组织坏死有关。

(三)自我形象紊乱

自我形象紊乱与烧伤后毁容、肢体残障及功能障碍有关。

(四)有窒息的危险

有窒息的危险与头面部、呼吸道或胸部等部位烧伤有关。

(五)营养失调

营养失调与机体处于高代谢状态、摄入不足及机体功能抵抗力下降有关。

五、护理措施

(一)病情观察

(1)密切观察呼吸功能,因中毒、呼吸中枢抑制及吸入性损伤出现呼吸障碍,尽早进行气管切开术。

(2)观察创面的颜色和深度。

(3)观察患者尿量、颜色、性状等。

(4)动态监测肝肾功能及电解质,了解有无肝肾功能损害及电解质紊乱。

(二)用药指导与观察

遵医嘱合理使用有效抗生素及镇痛药,观察药物效果及不良反应。

(三)专科护理

1.心理护理

鼓励患者表达自身感受,接受事实。

2.创面护理

保持创面清洁,进行清创后暴露创面;严格无菌操作;合理使用抗生素。

3.饮食护理

忌食辛辣刺激食物,进食新鲜的高蛋白、高热量、高维生素食物,必要时行肠内或肠外营养,支持疗法。

4.基础护理

做好口腔护理、尿管护理,定期翻身,做好患者的清洁工作。

5.疼痛护理

讲解缓解疼痛的方法,必要时遵医嘱使用止痛剂。

六、健康指导

(1)保护创面,愈合后避免紫外线照射。

(2)进行功能锻炼,防瘢治疗。

(3)忌食辛辣刺激食物,进食新鲜的高蛋白、高热量、高维生素食物。

(4)定期复查。

七、护理结局评价

(1)患者焦虑恐惧减轻,配合治疗及护理。

(2)自我认同,情绪稳定。

(3)营养状况得到改善,体重相对稳定。

(4)自理能力提升。

（柳晓梅）

第六节　头面部烧伤

一、头皮烧伤

（一）定义

各种原因导致头皮烧伤,严重者可波及颅骨,甚至颅内组织,发生局限性脑积液或脑水肿。

（二）疾病相关知识

1.临床特点

头皮破损、水肿、疼痛。

2.治疗

皮瓣及皮片修复术。

3.康复

防瘢治疗。

4.预后

必要时行二次手术。

（三）专科评估与观察要点

(1)头皮水肿、渗出、溃烂情况。

(2)患者心理精神情况。

(3)焦虑恐惧程度。

(4)治疗效果。

（四）护理问题

1.疼痛

疼痛与烧伤的深度、个人耐受力有关。

2.自我形象紊乱

自我形象紊乱与烧伤后毁容有关。

3.焦虑

焦虑与烧伤疼痛、担心愈后有关。

4.皮肤完整性受损

皮肤完整性受损与烧伤后导致皮肤损伤有关。

（五）护理措施

1.病情观察

观察创面的颜色，有无异味及红、肿、热、痛。

2.用药指导与观察

遵医嘱合理使用有效抗生素及镇痛药，观察药物效果及不良反应。

3.做好评估指导

做好自理能力评估与指导，协助患者完成生活护理。

4.专科护理

（1）心理护理：针对不同的原因给予相应的支持；介绍烧伤后创面水肿、吸收、愈合的过程，使患者对较长的治疗过程有正确的认识；对深度烧伤导致毁损伤的患者，注意沟通中把握言语的分寸；了解患者家庭成员、社会关系和经济情况等，取得亲人和朋友的支持，消除其顾虑。

（2）保持环境安静，减少探视，定时通风。

（3）保持创面干燥，及时清除分泌物，头部经常更换受压部位。

（4）抬高床头，减轻水肿，愈合后经常剪除头发，保持清洁，防止创面再次溃烂或局限脓肿。

（六）健康指导

（1）严格限制探视人员。

（2）保持创面清洁干燥，防止不洁的手去摸或抓搔。

（七）护理结局评价

（1）患者心理平静积极配合治疗。

（2）未受伤的部位保持皮肤完整。

（3）患者的头皮及时得到治疗和护理，预防修复头皮创面感染。

二、面部烧伤

（一）定义

热力、化学、物理等原因造成颜面部的不同程度的烧伤，深度烧伤常留畸形和功能障碍，严重影响着患者的心理健康，为严重烧伤。

（二）疾病相关知识

1.临床表现

水肿，重者眼睑外翻，口唇肿胀，张口困难。常伴有耳、鼻、喉、口腔等器官的烧伤。

2.治疗

创面植皮术。

3.康复

深度烧伤愈合后,尽早进行康复锻炼。

4.预后

面部深度烧伤遗留瘢痕,一般等待伤后 6～12 个月进行手术;严重睑外翻畸形创面未愈,也可行整形手术。

(三)专科评估与观察要点

(1)面颈部烧伤程度。

(2)呼吸的频率、节律及深浅,有无呼吸困难发生。

(3)意识情况。

(4)患者精神心理情况。

(5)治疗效果。

(四)护理问题

1.低效型呼吸形态

低效型呼吸形态与水肿压迫喉部有关。

2.有体液不足的危险

有体液不足的危险与口腔烧伤程度、补给不足有关。

3.疼痛

疼痛与烧伤的深度、个人耐受力有关。

4.焦虑

焦虑与烧伤后疼痛、担心预后有关。

5.自我形象紊乱

自我形象紊乱与颜面部烧伤有关。

6.睡眠型态紊乱

睡眠型态紊乱与烧伤后疼痛有关。

(五)护理措施

1.病情观察

观察创周有无红、肿、热、痛、患者有无反复持续高热、创面上有无脓点等感染迹象。

2.用药指导与观察

遵医嘱合理使用有效抗生素及镇痛药,观察药物效果及不良反应。

3. 评估与指导

做好自理能力评估与指导,协助患者完成生活护理。

4.专科护理

(1)心理护理:做好患者思想工作,减少思想顾虑,稳定情绪配合治疗。针对不同的原因给予相应的支持;介绍烧伤后创面水肿、吸收、愈合的过程,使患者对较长的治疗过程有正确的认识;对深度烧伤导致毁损伤的患者,注意沟通中把握言语的分寸;了解患者家庭成员、社会关系和经济情况等,取得亲人和朋友的支持,消除其顾虑。

(2)保持创面干燥,渗出多时更换敷料,保持清洁。

（3）抬高床头，取平卧位，以利于肺扩张和呼吸保持正常，给予氧气吸入，床旁备气切包。

（4）定时翻身拍背，指导患者做深呼吸运动；更换头的位置，以防压疮发生。

（5）张口困难者，给予高蛋白、高营养、易消化流食，做好口腔护理。

（六）健康指导

（1）严格限制探视人员。

（2）保持创面清洁干燥，防止不洁的手抓搔创面。

（3）以软食为主，进食时注意保护口周创面，防污染。

（4）创面愈合后使用瘢痕贴、弹力套预防瘢痕的增生，弹力套使用的原则是"一早、二紧、三持久"。

（七）护理结局评价

（1）患者焦虑减轻或消除，主动表达自身感受。

（2）患者疼痛减轻，配合治疗。

（3）创面得到有效的保护和治疗。

（八）急危重症观察与处理

窒息的临床表现及处理如下。

1.临床表现

口唇发绀、进行性呼吸困难等呼吸道梗阻症状。

2.处理

保持呼吸道通畅，随时清除呼吸道分泌物；颈部深度烧伤应及时行焦痂切开减压术；气管切开，随时吸痰。

三、眼部烧伤

（一）定义

各种原因导致眼部组织的损伤，轻微损伤也可引起严重的视力障碍，眼部烧伤较常见，占烧伤患者13％。

（二）疾病相关知识

1.临床表现

眼睑水肿、视力模糊、易怒、烦躁不安。

2.治疗

大量清水冲洗，降低温度及洗净化学物质；移除眼球异物，局部抗生素预防感染。

3.康复

眼部功能锻炼。

4.预后

易视力障碍，眼睑瘢痕形成。

（三）专科评估与观察要点

（1）眼睑水肿程度。

（2）视力恢复程度。

（3）患者能否正确对待现状，积极配合。

（4）治疗效果。

（四）护理问题

1.焦虑

焦虑与烧伤后视力障碍、疼痛有关。

2.疼痛

疼痛与烧伤的深度有关。

3.自我形象紊乱

自我形象紊乱与视力障碍有关。

4.睡眠型态紊乱

睡眠型态紊乱与疼痛有关。

（五）护理措施

1.病情观察

观察患者视力减退情况。

2.用药指导与观察

遵医嘱合理使用有效抗生素及镇痛药,观察药物效果及不良反应。

3.评估与指导

做好自理能力评估与指导,协助患者完成生活护理。

4.专科护理

（1）心理护理:眼球烧伤后有疼痛、流泪、畏光感及视力减退等症状,要及时告知患者,消除恐惧和疑虑,积极配合治疗。针对不同的原因给予相应的支持;介绍烧伤后创面水肿、吸收、愈合的过程,使患者对较长的治疗过程有正确的认识;对深度烧伤导致毁损伤的患者,注意沟通中把握言语的分寸;了解患者家庭成员、社会关系和经济情况等,取得亲人和朋友的支持,消除其顾虑。

（2）眼部护理:保护眼部清洁,及时清理眼部分泌物,大量清水清洗。遵医嘱滴眼药水,涂眼膏,取俯卧位时额部垫棉垫悬空眼部,防止眼部受压。眼睑外翻时用无菌纱布覆盖或涂大量眼膏,防止角膜感染。

（3）剧烈疼痛时,遵医嘱使用止痛剂。

（六）健康指导

（1）消除患者思想顾虑。

（2）加强患者陪护人员的防感染意识,勤洗手。

（七）护理结局评价

（1）患者焦虑减轻或消除,积极配合治疗。

（2）患者疼痛减轻,情绪稳定。

四、耳部烧伤

（一）定义

任何原因导致外耳和外耳道的烧伤,烧伤常波及耳软骨,且凹凸不平,易合并感染,耳烧伤占烧伤的 24%。

（二）疾病相关知识

1.临床特点

外耳水肿、发红、破溃、焦痂，发生化脓性耳软骨炎时，外耳持续性剧烈疼痛，伴有畏寒、发热、精神差、食欲缺乏。白细胞增多，全身中毒症状。

2.治疗

修复创面，恢复耳外形。

3.康复

保持耳外形。

4.预后

易软骨坏死致小耳畸形，必要时行二次整形手术。

（三）专科评估与观察要点

（1）受压部位有无红、肿、热、痛，皮肤破溃情况。

（2）有无发热，全身不适。

（3）疼痛。

（4）治疗效果。

（四）护理问题

1.疼痛

疼痛与烧伤后的深度、个人耐受力有关。

2.皮肤完整性受损

皮肤完整性受损与烧伤的严重程度有关。

3.自我形象紊乱

自我形象紊乱与颜面部外伤有关。

（五）护理措施

1.病情观察

观察患者耳软骨有无红、肿、热、痛，伤口有无异味、渗出情况。

2.用药指导与观察

遵医嘱合理使用有效抗生素及镇痛药，观察药物效果及不良反应。

3.评估与指导

做好自理能力评估与指导，协助患者完成生活护理。

4.专科护理

（1）心理护理：解释外耳烧伤的特点及治疗护理的方法，密切配合的重要性。对不同的原因给予相应的支持；介绍烧伤后创面水肿、吸收、愈合的过程，使患者对较长的治疗过程有正确的认识；对深度烧伤导致毁损伤的患者，注意沟通中把握言语的分寸；了解患者家庭成员、社会关系和经济情况等，取得亲人和朋友的支持，消除其顾虑。

（2）耳部护理：用无菌棉签吸干渗出液及脓性分泌物，保持外耳创面干燥，防止渗液流入耳内引起感染，局部悬空防受压；化脓性耳软骨炎发生后，做到引流通畅，清洁坏死耳软骨。

（六）健康指导

（1）避免患侧卧位，以防压疮发生。

（2）保护创面，禁止用手抓搔外耳。

（七）护理结局评价

(1)疼痛减轻,情绪稳定,积极配合治疗。

(2)创面得到有效的保护和治疗。

（柳晓梅）

第七节　呼吸道烧伤

一、定义

热力或烟雾引起的呼吸道及肺实质的损害,是烧伤患者早期死亡主要原因之一。

二、疾病相关知识

（一）临床表现

口鼻咽发白、充血、水肿,声音嘶哑和呼吸困难;烦躁不安、心率加快、全身冷汗、发绀。

（二）治疗

保持呼吸道通畅,解除气道梗阻,重度患者应尽早机械通气。

（三）康复

肺功能训练及监测。

（四）预后

严重者有肺功能损害。

三、专科评估与观察要点

(1)呼吸道通畅情况。

(2)患者安静及全身情况。

四、护理问题

（一）焦虑、恐惧

焦虑、恐惧与患者对受伤、死亡场景,担心预后有关。

（二）清理呼吸道功能低下或无效

清理呼吸道功能低下或无效与呼吸道受损,分泌物增多及肺部感染有关。

（三）气体交换受损

气体交换受损与呼吸道受损有关。

（四）睡眠型态紊乱

睡眠型态紊乱与呼吸困难有关。

五、护理措施

(一)病情观察

严密观察呼吸及心肺功能情况;观察有无呼吸困难,口唇发绀等情况;监测血氧饱和度和血气分析。

(二)用药指导与观察

遵医嘱合理使用有效抗生素及镇痛药,观察药物效果及不良反应。

(三)评估与指导

做好自理能力评估与指导,协助患者完成生活护理。

(四)专科护理

1.心理护理

解释呼吸道损伤的病变过程及伴随的不适,告知治疗方案和注意事项;气管切开术后患者可通过手势、文字和医护人员沟通,了解患者需求;鼓励家属给予患者关心和支持。

2.饮食护理

非气管切开患者口服流质或半流质、高热量、高蛋白、高维生素饮食;气管切开患者行鼻饲或全胃肠外营养。

3.体位与活动

单纯的吸入性损伤给予半卧位;轻度吸入性损伤给予半卧位或仰卧头高位;定时更换体位、翻身拍背,鼓励患者深呼吸、自行咳嗽,促进体位引流,防止肺部感染。

4.气管切开护理

保持切口清洁,每天清洁伤口 2 次,随时更换覆盖开口纱布;气管导管固定牢靠,防止滑脱(在水肿回吸收期,套管系带及时调整),严格无菌操作。

六、健康指导

(1)严格限制陪伴探视人员。

(2)教会患者自行咳嗽方法,防止肺部感染。

(3)嘱患者出院后定期进行肺功能检查,及时进行防治。

七、护理结局评价

(1)焦虑恐惧减轻,安静休息。

(2)呼吸道通畅,全身症状良好。

(柳晓梅)

第八节　手部烧伤

一、定义

任何原因导致手部的不同程度的烧伤,深度烧伤遗留畸形和功能障碍。严重者可丧失劳动能力,手的烧伤为严重烧伤。

二、疾病相关知识

（一）临床表现

手部水肿、破溃、疼痛,不能背伸、内收,合并感染时伴有发热、寒战等全身中毒症状。

（二）治疗

尽快消灭创面,最大限度保存手的功能。

（三）康复

早期功能锻炼,保持手的功能位。

（四）预后

手掌深度烧伤,因瘢痕挛缩导致手指屈曲,伴有指蹼粘连及指蹼过浅呈"拳样手畸形"。行二次整形手术。

三、专科评估与观察要点

(1)疼痛。

(2)活动功能改善情况。

(3)发热、全身不适、伤口渗出物情况。

(4)治疗效果。

四、护理问题

（一）疼痛

疼痛与烧伤有关。

（二）自理能力缺陷

自理能力缺陷与烧伤后功能障碍、疼痛,适应不良有关。

（三）焦虑

焦虑与烧伤后疼痛,担心手功能恢复有关。

（四）自我形象紊乱

自我形象紊乱与烧伤后手部瘢痕畸形、功能障碍有关。

五、护理措施

（一）病情观察

密切观察患者手指端血循环、颜色、温度、疼痛、肢端肿胀等情况。有无痂下积液积脓,创周有无红肿等感染征象,及时发现,及时处理。

（二）用药指导与观察

遵医嘱合理使用有效抗生素及镇痛药,观察药物效果及不良反应。

（三）评估与指导

做好自理能力的评估与指导,协助患者完成生活护理。

（四）专科护理

1.心理护理

介绍手部烧伤的深度、面积治疗方案和护理方法，让患者积极配合治疗，强调手术的必要性和重要性。对可能致残者，及时得到亲人和朋友的支持，正视现实。

2.体位

抬高患肢，手高过肘，肘高过肩，利于静脉回流，减轻水肿。保持功能位，即腕背伸屈30°或中位，分开各指，拇指对掌位，第2～5掌指关节屈20°，指间关节屈伸。

3.活动

伤后48小时制动，48～72小时后逐渐进行被动或主动活动手指各关节；鼓励患者自己穿衣吃饭、大小便等日常生活训练；植皮术后8～10天开始理疗和功能锻炼，以免关节僵硬残疾。

4.禁忌

禁止患肢输液、抽血、测血压及做有创操作等。

六、健康指导

（一）功能锻炼

维持手部功能位2～3个月，进行主动和被动功能锻炼，以手指最大限度屈伸和虎口张大为主。

（二）自理生活

鼓励患者独立完成吃饭、穿衣、洗脸、梳头、刷牙、拿书等日常生活动作。

（三）防瘢治疗

使用弹力手套、瘢痕贴等进行防瘢治疗，疗程3～6个月甚至1年以上。

（四）复查

一般为一个月、三个月、半年、一年各复查一次，检查并指导手的功能恢复情况，必要时行整形手术治疗。

七、护理结局评价

（1）患者自理能力提升。

（2）患者焦虑减轻或消除，主动表达自身感受。

（3）创面得到有效的保护和治疗。

（柳晓梅）

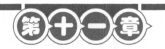

第十一章

急救室护理

第一节 中 暑

中暑指在高温、高湿及无风的环境中,患者体温调节中枢功能发生障碍,汗腺功能衰竭及水、电解质代谢紊乱从而出现一系列与之有关临床表现的疾病。根据发病机制和临床表现的不同,重症中暑一般可分为热痉挛、热衰竭、热射病和日射病四种类型。这些病征的病因和发病机制略有差异,因而症状和体征也不尽相同,在预防这些病征的过程中,采取的措施也有不同。据统计,在美国运动员中,热射病及日射病是继脊髓损伤和心搏骤停后第三位死亡原因。

一、临床表现

在现代临床中,根据临床表现的轻重,一般将中暑分为先兆中暑、轻症中暑和重症中暑。一般来说,上述三种情况按顺序发展。

（一）先兆中暑

在高温环境中劳动或活动一定时间后,患者出现多汗、口渴、轻微头痛、头晕、头昏、全身乏力、胸闷、心悸、恶心、注意力不集中、动作不协调等症状,患者体温正常或略有升高,一般不超过37.5 ℃,如果及时采取防御措施,如离开高温现场、适当补水和钠盐,一般短时间里可以恢复。

（二）轻症中暑

患者除具有先兆中暑的症状外,还会出现颜面潮红、心率加快、皮肤灼热,体温一般在38 ℃以上,可有早期周围循环衰竭的表现,如恶心、呕吐、面色苍白、四肢皮肤湿冷、多汗、脉搏细速、血压下降等。如及时对症处理,一般在数小时内即可以恢复。

（三）重症中暑

重症中暑包括热痉挛、热衰竭、热射病和日射病。它是最严重的中暑,如不及时处理,易引起全身衰竭而导致死亡。

（1）热痉挛:患者神志清楚、体温正常或仅有低热,多因大量出汗而饮水不多、钠盐补充不足而引起,从而使血中电解质离子浓度迅速降低,表现为四肢无力、肌肉痉挛、疼痛、以腓肠肌多见,也可累及腹直肌、肠道平滑肌痉挛而引起腹痛。

（2）热衰竭:以老年人、体弱者,以及不适高温环境者发病多见,患者体温正常或稍有偏高,患者发病较急,可有头痛、头晕、多汗、恶心、呕吐,继而出现口渴、胸闷、面色苍白、皮肤湿冷、脉搏细速、直立性低血压、抽搐和昏迷。

(3)热射病:高热伴神志障碍,体温可达40℃以上,多见于在高温环境中从事体力劳动时间较长者,患者发病早期有大量出汗,之后出现皮肤干燥无汗,呼吸浅快,脉搏细速、血压正常或者偏低、逐渐转入昏迷伴有抽搐。严重者可发生肺水肿、心功能不全、弥散性血管内凝血、肝功能损害、肾功能损害等严重并发症。

(4)日射病:患者出现剧烈头痛、头昏、眼花、耳鸣、呕吐、烦躁不安、继而出现昏迷及抽搐。

二、实验室检查

可发现低血钾、高血钙、白细胞计数增高、血小板计数减少,肌酐、尿素氮、丙氨酸氨基转移酶、乳酸脱氢酶、肌酸激酶增高,心电图示心律失常和心肌损害。

三、诊断要点和鉴别要点

根据易患人群在高温环境下,较长时间剧烈运动或劳动后出现相应的临床表现,如体温呈高热、抽搐、昏迷或神志改变等并排除其他疾病方可诊断。需与食物中毒、化学中毒及其他中毒等相鉴别。

四、治疗要点

处理原则:迅速脱离高温现场,降低体温,补液及纠正电解质紊乱,对症处理,防治多器官功能不全。

(一)先兆中暑

脱离高温现场至通风阴凉处休息一段时间即可,无须特殊处理。

(二)轻症中暑

立即将患者移到通风、阴凉、干燥的地方,患者仰卧,解开衣扣,更换湿透衣裤,同时应用冷湿毛巾敷其头部,开电扇或空调,以尽快散热。同时可以口服含盐冰冻饮料,对于不能饮水者,可以静脉滴注生理盐水或者林格液。

(三)重症中暑

1.热痉挛

以补液为主,如生理盐水,也可以口服含盐低温饮料,进行皮肤肌肉按摩,同时也可以给予10%葡萄糖酸钙15~20 mL缓慢静脉注射。

2.热衰竭

使患者尽快脱离高温现场,移到通风、阴凉、干燥的地方,口服含盐低温饮料,无须特殊处理,一般可以恢复。

3.日射病

应迅速头部降温,予以甘露醇治疗脑水肿,吸氧、心电监护等对症治疗,但患者一般预后不好,病死率较高。

4.热射病

及时降低患者的体温是治疗的关键(时间尽量在半个小时之内,固有"黄金半小时"之称),分为物理降温和药物降温。

(1)物理降温:使患者尽快脱离高温现场,移到通风、阴凉、干燥的地方,脱去衣服,促进局部散热。对于无虚脱者:冷水浸浴(cold water immersion,CWI)或冰水浸浴(ice water immersion,IWI)是迅速降低患者体温的金标准。将患者颈部以下躯体全部浸润在 1.7～14.0 ℃冷水中,并不断搅拌冷水,用湿毛巾包裹冰块降低头部体温,20 分钟后观察患者体温变化,一般可以将体温降至 40 ℃以下。对于虚脱者:临床一般采用蒸发散热降温,如用 15 ℃左右的冷水反复擦拭患者皮肤,或者用电风扇和空气调节器,把体温降至 39 ℃之后停止降温。如果上述方法无效,可以采用冰盐水进行胃或直肠灌洗。或者采用生理盐水进行腹腔灌洗或血液透析治疗。

(2)药物降温:首选氯丙嗪。氯丙嗪 25～50 mg 加入生理盐水或 5%的葡萄糖溶液 500 mL 静脉滴注,对于严重的患者,可将氯丙嗪 25 mg 及异丙嗪 25 mg 稀释于 5%葡萄糖溶液或生理盐水 100～200 mL 中缓慢静脉注射。应监测血压变化,如发现血压过低,应停用氯丙嗪使用升压药。在整个降温过程中,密切监测肛温,当温度降至 38 ℃时,应停止药物降温。

(3)对症和支持治疗:对于昏迷患者,应实行气管插管,保持呼吸道通畅,防止误吸;对于颅内高压患者,静脉输注甘露醇 1～2 g/kg,30～60 分钟输入;对于癫痫发作患者,静脉输注地西泮。纠正水、低血容量、电解质紊乱及酸碱失衡,血压过低可使用升压药,补液速度不宜过快,以免加重心脏负担,造成心力衰竭和肺水肿。心力衰竭时,选用毛花苷 C,多巴酚丁胺。无尿、高钾血症及尿毒症发生时,应进行血液透析治疗等。

五、注意要点

中暑后须大量补充水分和盐分,但过量饮用热水时会更加大汗淋漓,反而造成体内水分盐分进一步的大量流失,严重时会引起抽风现象。如此便是得不偿失。正确的方法应是少量多次,每次饮水量以不超过 300 mL 为宜。

六、病情观察与评估

(1)了解患者是否长时间处于高温环境中。
(2)监测生命体征,观察患者体温升高程度。
(3)观察患者有无眩晕、恶心、呕吐、头痛等症状。
(4)观察患者意识、瞳孔变化及尿量。

七、护理措施

(一)迅速脱离高温环境
迅速将患者置于通风处或空调室,室温 20～25 ℃,平卧位,松解衣裤。

(二)降温护理
(1)迅速有效降温,根据患者情况采用冰(冷)水擦浴、40%～50%乙醇擦浴、头戴冰帽、冰袋冷敷大血管处、冰水灌肠或洗胃、人工冬眠等措施,使患者在 1 小时内,直肠温度降至 37.8～38.9 ℃,减少组织损伤。

(2)严密观察体温变化,每 10～15 分钟测量肛温一次,若患者体温下降、四肢末梢转暖、发绀减轻或消失,提示治疗有效。

(3)直肠温度下降至 37.5～38 ℃暂停降温。

(4)患者出现昏迷、呼吸抑制、血压下降明显[收缩压低于 10.7 kPa(80 mmHg)],停止药物降温。

（5）降温时静脉输入葡萄糖盐水，前5～10分钟缓慢滴入，以30～40滴/分钟为宜，以免诱发心律失常。

（三）纠正水、电解质紊乱

（1）轻度中暑者给予清凉的含盐饮料或盐水口服，酌情静脉输入葡萄糖盐水。

（2）发生循环衰竭的患者，可输入5％葡萄糖盐水1 500～2 000 mL，热痉挛患者主要是因为钠丢失过多，故重点补钠。

（四）保护肾功能

留置导尿管，观察尿量、尿比重及性状，碱化尿液，保护肾脏功能，保证每小时尿量在60～80 mL，必要时做血液透析。

（五）预防脑水肿

密切观察患者意识、瞳孔、脉搏、呼吸变化，遵医嘱使用激素和脱水剂。

（六）预防感染及弥散性血管内凝血

监测体温变化，观察皮肤、黏膜、穿刺部位有无出血倾向，监测动脉血气、凝血酶原时间、血小板计数和纤维蛋白原等，预防弥散性血管内凝血发生。

（七）高热护理

按高热护理常规护理。

八、健康指导

（1）告知患者及家属中暑的危害性、降温治疗的重要性及配合要点，取得配合。

（2）告知患者及家属高温时减少户外活动或尽量避开正午前后时段。

（3）指导患者学习预防中暑及中暑发生后的自救、互救知识。

（4）教会高温作业患者识别先兆中暑症状（高温环境下出现大汗、口渴、头晕、胸闷、心悸、体温升高等），及时就医。

（徐梅霞）

第二节　淹　　溺

淹溺也称溺水，是人淹没于水或者其他液体介质中并受到伤害的状况，水或者其他液体介质充满呼吸道和肺泡，以及反射性地引起喉痉挛而引起缺氧窒息。吸收到血液循环的水引起血液渗透压改变、电解质紊乱和组织损害，最后造成呼吸、心跳停止者若不及时抢救，可在短时间内死亡（也称淹死或者溺死）。淹溺的后果可以分为非病态、病态和死亡，此过程是连续的。淹溺发生后患者未丧失生命者称为近乎淹溺。淹溺后窒息合并心搏骤停者称为溺死，如心脏未停搏者称为近乎溺死。

根据浸没介质的不同，可分为淡水淹溺和海水淹溺。但不管是淡水还是海水，只要进入呼吸道和肺泡后，都有可能引起肺水肿，影响肺内气体交换，急性窒息所导致的缺氧和二氧化碳潴留是其共同的基本病理改变。吸入污水可引起肺部感染，进一步可发展为急性呼吸窘迫综合征，加重肺通气功能障碍。同时缺氧也有多种并发症,常见的有脑水肿、急性肾衰竭、弥散性血管内凝血及代谢性酸中毒等。

一、诊断要点

根据患者有溺水史、症状和体征,一般不难诊断。

(一)临床特点

溺水者被获救后由于机体缺氧常变化为神志昏迷或烦躁不安,可伴有抽搐,呼吸急促,表浅、不规律或呼吸困难,口鼻充血性泡沫痰,面色发绀水肿,四肢发绀、冰冷,睑结膜充血,上腹多膨隆。对于重症昏迷者,有脉弱或摸不到,出现心律失常,甚至心室颤动、心搏骤停。经过心肺脑复苏后,患者常有呛咳和呼吸急促,双肺听诊常闻及满肺湿啰音,对于重症患者也可以出现脑水肿、肺水肿及心力衰竭等并发症。

(二)实验室检查

血常规白细胞计数升高,动脉血氧,以及血 pH 测定有明显的低氧血症及代谢性酸中毒。血生化检查:淡水淹溺者可出现低钠、低氯,以及低蛋白血症;海水淹溺者,可出现高钠、高氯,以及高蛋白血症。尿常规检查可以出现蛋白尿、管型尿。胸部 X 线片见肺门阴影扩大和加深,肺间质纹理加深,有不同程度的絮状渗出或炎症改变,患者有两肺弥散性水肿。窦性心动过速、非特异性 ST 段和 T 波改变是溺水者心电图检查的常规表现,一般在短时间内可以恢复正常。如出现室性心律失常、完全性房室传导阻滞通常提示病情比较严重。

二、病情观察与评估

(1)监测生命体征,观察患者有无呼吸困难或呼吸停止、大动脉搏动消失。
(2)评估患者神志及肌张力变化。
(3)观察患者有无头痛、视觉障碍、剧烈咳嗽、胸痛及口渴感。
(4)观察患者有无皮肤发绀、颜面肿胀、球结膜充血等。

三、治疗要点

(一)院前救护

处理原则:立即清除口、鼻中的污染物,保持呼吸道通畅。如果溺水者心跳、呼吸停止,应立即进行心肺脑复苏急救。

(二)院内治疗

进入医院后的处理包括进一步生命支持。所有近乎淹溺者应收住监护病房观察 24～48 小时,预防发生急性呼吸窘迫综合征。

(1)氧疗:吸入高浓度氧或高压氧治疗,有条件可使用人工呼吸机。
(2)复温:如患者体温过低,据情可采用体外或体内复温措施。
(3)心电监护:溺水者容易发生心律失常,故心电监护不可或缺。
(4)脑复苏:缺氧可以对大脑产生伤害,故护脑措施十分重要。有颅内压升高者应适当过度通气,维持 $PaCO_2$ 在 3.3～4.0 kPa(25～30 mmHg)。同时,静脉滴注甘露醇降低颅内压、缓解脑水肿。
(5)易消化饮食:最好给予高营养的半流食。

四、护理措施

(一)迅速脱离危险环境

快速将淹溺者救出液面,急救者应从淹溺者背面接近,一手托住头颈,使面部浮出液面,或抓住腋窝仰泳,将淹溺者救上岸。重点要防止被淹溺者紧紧抱住。

(二)保持呼吸道通畅

(1)倒液处理:①膝顶法。急救者一腿跪地,另一腿屈膝,使淹溺者腹部横置于急救者屈膝的大腿上,淹溺者呈头低位,急救者双手平压背部,将液体倒出。②肩顶法。急救者抱起淹溺者腰腹部,背部朝上,头下垂以倒出液体。③抱腹法。急救者从背后抱住淹溺者腰腹部,使头胸部下垂抖动,倒出液体。

(2)迅速清除淹溺者口鼻中的液体、分泌物及异物。

(3)高流量吸氧,对人工呼吸无效者应行气管插管予正压给氧,必要时行气管切开,机械通气。

(三)维持循环功能

(1)如淹溺者大动脉搏动消失应立即行心肺复苏术。

(2)对淡水淹溺者,严格控制输液速度,从小剂量、低速度开始,以免加重血液稀释和肺水肿。

(3)海水淹溺者,给予5%的葡萄糖或血浆等液体输入,切忌输入0.9%氯化钠注射液。

(4)结合中心静脉压、动脉压及尿量指导输液治疗。

(5)体温过低者应酌情采取体外或体内复温措施。

(四)预防并发症

应用利尿剂、脱水剂及抗生素,观察血压、脉搏、呼吸、意识及尿量变化,积极防止脑水肿、肺部感染、急性肾衰竭等并发症的发生。

(五)心理护理

缓解患者焦虑与恐惧情绪。对于自杀淹溺者,尊重其隐私权,正确引导,注意防止再次自杀。

五、健康指导

(1)指导患者学习安全游泳知识,如下水前的准备工作及自救、互救技术。

(2)指导水上、水下作业或船上工作的患者做好救生物资准备、学习急救知识与技术。

(3)对自杀患者,告知家属加强陪护及心理疏导与治疗,使患者正确认识压力的来源,提高社会适应能力。

(徐梅霞)

第三节　急性有机磷农药中毒

有机磷农药进入人体后与胆碱酯酶迅速结合形成磷酰化胆碱酯酶,使胆碱酯酶失去分解乙酰胆碱的能力,导致组织中的乙酰胆碱过量蓄积,引起胆碱能神经功能紊乱,出现先兴奋后抑制的一系列毒蕈碱样、烟碱样和中枢神经系统症状,严重患者可因昏迷或呼吸衰竭而死亡。

一、临床表现

(一)急性中毒

胆碱能综合征为有机磷农药中毒的主要表现,患者发病时间和症状一般与毒物种类、剂量、中毒途径及患者状态密切相关。口服者在 10 分钟至 2 小时内发病、吸入者一般在 30 分钟后发病、经皮肤吸收在 2~6 小时发病。

(1)毒蕈碱样症状(即 M 样症状):主要是副交感神经末梢兴奋所致的平滑肌痉挛和腺体分泌增加。临床表现为恶心、呕吐、腹痛、大汗、流泪、流涎、腹泻、大小便失禁、心跳减慢和瞳孔缩小、支气管痉挛和分泌物增加、咳嗽、气急,严重患者出现肺水肿或呼吸衰竭。

(2)烟碱样症状(即 N 样症状):乙酰胆碱在横纹肌神经肌肉接头处过度蓄积和刺激,使面、眼睑、舌、四肢和全身横纹肌发生肌纤维颤动,甚至全身肌肉强直性痉挛。患者常有全身紧束和压迫感,而后发生肌力减退和瘫痪。严重者可有呼吸肌麻痹,造成周围性呼吸衰竭。此外,由于交感神经节受乙酰胆碱刺激,其节后交感神经纤维末梢释放儿茶酚胺使血管收缩,引起血压增高、心跳加快和心律失常。

(3)中枢神经系统症状:当外周血乙酰胆碱酯酶(AChE)降低明显而脑的 AChE>60％时,通常不出现中毒症状和体征;当脑的 AChE<60％时中枢神经系统受乙酰胆碱刺激后有头晕、头痛、烦躁不安、疲乏、共济失调、谵妄、抽搐和昏迷等症状。

(二)中间综合征

中间综合征是指有机磷毒物排出延迟、在体内再分布或用药不足等原因,使胆碱酯酶长时间受到抑制,蓄积于突触间隙内,高浓度乙酰胆碱持续刺激突触后膜上烟碱受体并使之失敏,导致冲动在神经肌肉接头处传递受阻所产生的一系列症状。一般在急性中毒后 1~4 天急性中毒症状缓解后,患者突然出现以呼吸肌、脑神经运动支配的肌肉,以及肢体近端肌肉无力为特征的临床表现。患者发生颈、上肢和呼吸肌麻痹。累及脑神经者,出现眼睑下垂、眼外展障碍和面瘫。肌无力可造成周围呼吸衰竭,此时应立即呼吸支持,如未及时干预则容易导致患者死亡。

(三)迟发性多神经病

有机磷农药急性中毒一般无后遗症。个别患者在急性中毒症状消失后 10~45 天可发生迟发性神经病,发生率一般为 5％左右,主要累及感觉运动神经,且可发生下肢瘫痪、四肢肌肉萎缩、手足活动不灵等神经系统症状。目前认为这种病变不是由胆碱酯酶受抑制引起的,可能是由于有机磷农药抑制神经靶酯酶,并使其老化所致。

(四)其他表现

(1)迟发型猝死:患者在急性有机磷中毒恢复期(中毒后 3~15 天),患者口服乐果、对硫磷、敌敌畏、甲胺磷等农药,容易对心肌造成极大的损害,机制为急性有机磷对心脏的迟发性毒作用,心电图可以有 Q-T 间期延长,重者可以发生尖端扭转型心动过速,最终导致猝死。

(2)"反跳"现象:有少部分重度有机磷农药中毒患者在经过积极治疗后症状明显缓解,但在 2~8 天后病情突然加重,重新出现急性中毒症状,病死率一般较高(>50％),临床上把这种现象称之为"反跳现象",其中毒机制尚有争议。

(五)实验室检查

(1)血胆碱酯酶活性测定是诊断有机磷农药中毒的特异性指标,对判断中毒的程度、疗效及预后的估计极其重要。临床一般以 100％作为正常人的血胆碱酯酶活性值,其活性值在50％~

70%为轻度中毒,30%～50%为中度中毒,＜30%为重度中毒。

(2)尿中急性有机磷代谢产物的测定:敌百虫代谢为三氯乙醇,对硫磷和甲基对硫磷氧化分解为对硝基酚。如果在尿中监测三氯乙醇或者对硝基酚则有助于诊断上述毒物中毒。

(六)诊断要点

患者有有机磷农药接触史,临床表现及实验室检查,一般不难诊断。根据中毒的程度急性有机磷农药中毒可以分为以下几种。

(1)轻度中毒:主要表现为 M 样症状,胆碱酯酶活力一般在 50%～70%。

(2)中度中毒:M 样症状和 N 样症状都出现,胆碱酯酶活力一般在 30%～50%。

(3)重度中毒:除 M 样症状和 N 样症状外,还可以出现中枢神经系统症状,胆碱酯酶活力一般在 30%以下。

(七)鉴别诊断

应与心源性肺水肿相鉴别,二者都可以引起肺水肿,但根据病史一般不难做出鉴别,心源性肺水肿患者多有较重的心脏病史而有机磷农药中毒者则有毒物接触史。同时还应当与毒蕈碱、河豚毒素中毒,食物中毒及急性胃肠炎等相鉴别。

二、治疗要点

治疗原则:迅速清除毒物,对于呼吸、心搏骤停者,应立即予以心肺脑复苏,解毒药物的使用,稳定生命体征及对症治疗,中间综合征的治疗。

(一)切断毒源,清除毒物

将患者撤离中毒现场,脱去污染衣服,用肥皂水擦洗全身,对于眼部污染的患者,应该使用生理盐水、清水、2%碳酸氢钠溶液或 3%硼酸溶液进行清洗;对于口服的患者,应立即进行反复洗胃,可以使用1∶5 000高锰酸钾溶液或2%碳酸氢钠溶液(敌百虫中毒的患者禁用),每3～4个小时洗胃一次,直至洗出清亮的液体。然后使用硫酸钠 20～40 g 溶于 20 mL 的水中,口服,待半个小时后是否有导泻作用,如果没有,可再次口服或者经鼻胃管注入 500 mL 液体。对于有呼吸、心搏骤停的患者,应立即予以心肺复苏术。

(二)解毒药物的使用

用药原则:早期、足量、联合及反复给药。

(1)抗胆碱药:①阿托品。主要缓解 M 样症状,通过阻断乙酰胆碱对交感神经和中枢神经的作用,而对 N 样症状无作用,应用该药应达到"阿托品化",即 M 样症状消失(皮肤黏膜干燥、颜面潮红、瞳孔较之前扩大、肺部啰音消失及心率增快)后逐渐减少药量,延长给药时间。②盐酸戊乙奎醚。它是一种新型选择性长效抗胆碱药,对 M 样症状、N 样症状,以及中枢神经系统都有拮抗作用,但对支配心脏的 M_2 受体则无作用。盐酸戊乙奎醚的用药应达到口干、皮肤黏膜干燥、肺部啰音减少或消失为标准。

(2)胆碱酯酶复活药:该药主要恢复胆碱酯酶的活性,常用药物主要有氯解磷定、碘解磷定及双复磷,主要缓解 N 样症状。

(三)稳定生命体征以及对症治疗

应注意呼吸道通畅,积极氧疗必要时行机械通气,实行心电监护以防治心律失常,一旦发生心律失常,应积极对症处理。对于脑水肿及肺水肿患者,可以给予脱水药和糖皮质激素,惊厥者可给予镇静治疗,危重患者可行血液净化等治疗。

（四）中间综合征的治疗

唯一有效的急救措施就是机械通气,确保呼吸道通畅,以帮助患者度过呼吸衰竭,当患者自主呼吸恢复之后方可撤离机械通气,一般经过积极治疗4～18天症状可以缓解。

三、病情观察与评估

(1)监测生命体征,观察患者有无胸闷、气短、发绀、呼吸浅速、心率加快或减慢、血压升高等症状。

(2)观察有无瞳孔缩小、流涎、多汗等毒蕈碱样症状;肌张力增强,肌束颤动、呼吸肌麻痹等烟碱样症状;头昏、头痛、烦躁、癫痫样抽搐等中枢神经系统症状。

(3)评估患者有无再次自伤、自残的危险。

四、护理措施

（一）迅速清除毒物

1.脱离中毒现场

用清水或肥皂水彻底清洗污染的皮肤,包括指甲缝及头发。眼部受污染时用清水冲洗后滴1%阿托品眼液。

2.洗胃

口服中毒者用0.9%氯化钠注射液或2%～4%碳酸氢钠注射液持续洗胃至洗出液清亮无农药蒜臭味为止。敌百虫中毒禁用碱性溶液洗胃。

3.导泻

洗胃后给予硫酸钠或硫酸镁注射液进行导泻。使用硫酸镁注射液,注意观察呼吸,以免加重抑制呼吸中枢。

（二）保持呼吸道通畅

患者平卧,头偏向一侧,及时清除呕吐物和分泌物,呼吸困难者立即吸氧,3～5 L/min,必要时建立人工气道行机械通气。

（三）用药护理

(1)迅速建立静脉通道,遵医嘱给予盐酸戊乙奎醚(长托宁)、解磷定肌内或静脉注射。

(2)观察药物疗效:患者出现瞳孔扩大、颜面潮红、皮肤干燥无汗、口干、心率增快提示达到阿托品化。

(3)观察药物毒副作用:患者出现瞳孔明显散大、心动过速、尿潴留、体温升高、烦躁不安、幻觉、狂躁、谵妄等精神症状应警惕阿托品中毒,遵医嘱用毛果芸香碱或新斯的明进行拮抗。

（四）饮食护理

暂禁食,减轻胃肠道负担,24小时后可视情况根据医嘱从流质饮食开始。

（五）心理护理

倾听患者的诉求,告知患者家属加强陪伴,进行心理疏导,必要时给予心理支持治疗,缓解其紧张焦虑情绪,防止再次自伤。

五、健康指导

(1)告知患者及家属有机磷农药中毒的治疗效果及预后,使其配合治疗护理。

（2）指导家属正确存放和使用有机磷农药，防止中毒。

（3）指导误服毒物后的自救和互救方法。

（4）出院后一旦有不适及时就诊，3个月内避免再次接触农药。

（徐梅霞）

第四节 急性镇静催眠药中毒

一、概述

急性镇静催眠药中毒是因服用过量的镇静催眠药，导致中枢神经系统抑制。轻者嗜睡、注意力不集中、记忆力减退、步态不稳，重者出现昏迷、低血压、低体温、呼吸抑制、心动过缓或心跳停止。

二、病情观察与评估

（1）监测生命体征，观察患者有无呼吸浅慢、脉搏细速、血压降低、心动过缓等休克表现。

（2）观察患者有无中枢神经系统症状，如嗜睡、昏睡、讲话含糊不清、眼球震颤、共济失调、瞳孔缩小等表现。

（3）评估患者有无焦虑、抑郁等心理状况及再次自伤自残的危险。

三、护理措施

（一）迅速清除毒物

1.催吐

清醒患者可先常规催吐，禁用阿扑吗啡催吐，因对中枢神经系统有抑制作用。

2.洗胃

用清水或温开水或 1：15 000～1：20 000 高锰酸钾持续洗胃。

3.导泻

硫酸钠注射液导泻，忌用硫酸镁注射液导泻，因镁离子对呼吸中枢有抑制作用。

（二）保持呼吸道通畅

患者平卧，头偏向一侧，及时清除呼吸道分泌物，出现发绀或呼吸困难，立即吸氧，必要时建立人工气道行机械通气。

（三）血液净化治疗

当患者血苯巴比妥浓度超过 80 mg/mL 时，应给予血液净化治疗，但对苯二氮䓬类如地西泮中毒效果不明显。

（四）用药护理

1.催醒

遵医嘱使用氟马西尼催醒。氟马西尼是特异苯二氮䓬受体拮抗剂，能快速逆转昏迷。开始剂量 0.1～0.2 mg 缓慢静脉注射，必要时，30 分钟后可重复给药，总量＜3 mg。注射过快患者可出现焦虑、心悸、恐惧等不良反应。

2.补液利尿

每天 3 000～4 000 mL(5％葡萄糖注射液和 0.9％氯化钠注射液各半),同时密切观察尿量。予以2％～4％碳酸氢钠注射液 250 mL 静脉滴注碱化尿液,静脉推注呋塞米 20～40 mg,每天2～3 次,要求每小时尿量在 250 mL 以上,以利于毒物的排出,同时纠正水、电解质紊乱。

3.呼吸兴奋剂

患者出现呼吸衰竭,遵医嘱使用纳洛酮、尼可刹米、洛贝林等。

(五)心理护理

倾听患者的诉求,告知患者家属加强陪伴,进行心理疏导,必要时给予心理支持治疗,缓解其紧张焦虑情绪,防止再次自伤。

四、健康指导

(1)指导失眠者到心身科门诊寻求帮助,寻找导致睡眠紊乱的原因。

(2)指导患者正确服用安眠药,不能随意增减或停药。

(3)告知家属妥善保管安眠药物,以免发生意外。

(徐梅霞)

第五节　急性一氧化碳中毒

一、概述

急性一氧化碳中毒是吸入较高浓度一氧化碳(CO)后引起的急性脑缺氧性疾病,少数患者可有迟发的神经精神症状,部分患者亦可有其他脏器的缺氧性改变。

二、病情观察与评估

(1)监测生命体征,观察患者有无体温升高、血压下降、呼吸浅快的临床表现。

(2)观察患者有无颜面潮红,口唇呈樱桃红色或口唇苍白或发绀。

(3)观察有无恶心、呕吐、步态蹒跚、大汗、大小便失禁、无尿等。

(4)观察有无头痛、头昏、意识模糊、嗜睡,甚至昏迷,有无瞳孔缩小或散大及抽搐等。

(5)评估患者的中毒程度。①轻度中毒:头痛、头昏、恶心、呕吐、四肢无力,有短暂的意识模糊。②中度中毒:颜面潮红、口唇呈樱桃红色、脉快多汗、步态蹒跚、嗜睡,甚至昏迷。③重度中毒:各种反射明显减弱或消失,大小便失禁、四肢湿冷、血压下降、潮式呼吸,瞳孔缩小、不等大或扩大等休克症状及脑水肿、酸中毒及肾功能不全等表现。

三、护理措施

(一)迅速脱离有毒现场

在房间内应立即开窗通风,将患者置于空气新鲜、通风良好处。

（二）氧疗

1.高流量吸氧

8～10 L/min，一般认为吸氧浓度＞60％，持续 24 小时以上，则可能发生氧中毒。

2.高压氧治疗

尽早的高压氧治疗可以使血液中物理溶解氧增加，供组织、细胞利用，并使肺泡氧分压提高，可加速碳氧血红蛋白的解离，促进一氧化碳清除。

（三）用药护理

1.脑保护剂

遵医嘱使用保护脑细胞药物，如醒脑静、胞磷胆碱等，观察用药后的疗效。

2.脱水剂

重度一氧化碳中毒后 24～48 小时是脑水肿发展高峰期，应遵医嘱给予 20％甘露醇注射液快速静脉滴注、地塞米松或氢化可的松静脉注射，防治脑水肿。

（四）防止意外受伤

抽搐者加床挡，防跌倒或坠床的发生，必要时使用舌钳防止舌咬伤。

（五）加强心理护理

必要时给予心理干预，防止再次自伤。

四、健康指导

（1）告知患者及家属安全用氧及高压氧治疗的注意事项。

（2）宣传有关一氧化碳中毒的防护知识。

（3）出院后 3 个月内门诊随访，一旦有不适及时就诊。

（徐梅霞）

第六节　急性心脏压塞

一、概述

急性心脏压塞是指心包腔在短时间内迅速积聚液体，引起心包腔内压力明显升高，心脏舒张期充盈受限，心搏出量急剧减少，发生心源性休克甚至死亡。具有中心静脉压进行性升高、动脉血压下降、心音遥远 3 个典型征象。一旦发生急性心脏压塞，病情进展迅速，尽早行心包腔减压术是抢救成功的关键。

二、病情观察与评估

（1）监测生命体征，观察患者有无血压下降及心率变化。

（2）观察有无颈静脉曲张及怒张程度。

（3）听诊是否有心音遥远及肺部湿啰音等体征。

三、护理措施

（一）心脏压塞急救护理

（1）确诊心脏压塞时，立即配合医师行心包穿刺置管引流。

（2）心包穿刺置管过程中，密切观察呼吸、心率、心律、血压、氧饱和度变化。

（3）留置心包引流管后初期每30分钟挤压一次，逐渐延长至1~2小时挤压一次，保持其引流通畅，观察引流量、颜色、性状。

（4）因术后大量出血引起的心脏压塞，及时手术开胸止血或清除积血。

（二）卧位与休息

半卧位休息，以利于引流。

（三）氧疗

给予鼻导管或面罩吸氧，必要时进行无创或有创呼吸机辅助呼吸，做好相应护理。

（四）维持血压稳定

根据心率、血压、中心静脉压、尿量等情况调整补液量、速度、血管活性药物剂量，维持平均动脉血压>8.0 kPa(60 mmHg)。

四、健康指导

（1）告知患者和家属留置心包引流管的目的和重要性。

（2）指导患者翻身或活动时防止引流管折叠、脱落。

（徐梅霞）

第七节　急性肺水肿

急性肺水肿是由不同原因引起肺组织血管外液体异常增多，液体由间质进入肺泡，甚至呼吸道出现泡沫状分泌物。表现为急性呼吸困难、发绀，呼吸做功增加，两肺布满湿啰音，甚至从气道涌出大量泡沫样痰液。人类可发生下列两类性质完全不同的肺水肿：心源性肺水肿（亦称流体静力学或血流动力学肺水肿）和非心源性肺水肿（也称通透性增高肺水肿、急性肺损伤或急性呼吸窘迫综合征）。

一、发病机制

（一）肺毛细血管静水压

肺毛细血管静水压（Pmv）是使液体从毛细血管流向间质的驱动力，正常情况下，Pmv约1.1 kPa(8 mmHg)，有时易与肺毛细血管楔压（PCWP）相混淆。PCWP反映肺毛细血管床的压力，可估计左心房压（LAP），正常情况下较Pmv高0.1~0.3 kPa(1~2 mmHg)。肺水肿时PCWP和Pmv并非呈直接相关，两者的关系取决于总肺血管阻力（肺静脉阻力）。

（二）肺间质静水压

肺毛细血管周围间质的静水压即肺间质静水压（Ppmv），与Pmv相对抗，两者差别越大，则毛细血管内液体流出越多。肺间质静水压为负值,正常值为$-2.3\sim-1.1$ kPa($-17\sim$ -8 mmHg),可能与肺组织的机械活动、弹性回缩,以及大量淋巴液回流对肺间质的吸引有关。理论上 Ppmv 的下降亦可使静水压梯度升高,当肺不张进行性再扩张时,出现复张性肺水肿可能与 Ppmv 骤降有关。

（三）肺毛细血管胶体渗透压

肺毛细血管胶体渗透压(πmv)由血浆蛋白形成,正常值为$3.3\sim3.7$ kPa($25\sim28$ mmHg),但随个体的营养状态和输液量不同而有所差异。πmv 是对抗 Pmv 的主要力量,单纯的 πmv 下降能使毛细血管内液体外流增加。但在临床上并不意味着血液稀释后的患者会出现肺水肿,经血液稀释后血浆蛋白浓度下降,但过滤至肺组织间隙的蛋白也不断地被淋巴系统所转移,Pmv 的下降可与 πmv 的降低相平行,故 πmv 与 Pmv 间梯度即使发挥净渗透压的效应,也可保持相对的稳定。

πmv 和 PCWP 间的梯度与血管外肺水压呈非线性关系。当 Pmv<2.0 kPa(15 mmHg)、毛细血管通透性正常时,πmv-PCWP$\leqslant1.2$ kPa(9 mmHg)可作为出现肺水肿的界限,也可作为治疗肺水肿疗效观察的动态指标。

（四）肺间质胶体渗透压

肺间质胶体渗透压(πpmv)取决于间质中渗透性、活动的蛋白质浓度,它受反应系数(δf)和毛细血管内液体流出率(Qf)的影响,是调节毛细血管内液体流出的重要因素。πpmv 正常值为$1.6\sim1.9$ kPa($12\sim14$ mmHg),难以直接测定。临床上可通过测定支气管液的胶体渗透压鉴别肺水肿的类型,如支气管液与血浆蛋白的胶体渗透压比值$<60\%$,则为血流动力学改变所致的肺水肿,如比值$>75\%$,则为毛细血管渗透增加所致的肺水肿,称为肺毛细血管渗漏综合征。

（五）毛细血管通透性

资料表明,越过内皮细胞屏障时,通透性肺水肿透过的蛋白多于压力性水肿,仅越过上皮细胞屏障时,两者没有明显差别。毛细血管通透性增加,使 δ 从正常的 0.8 降至 $0.3\sim0.5$,表明血管内蛋白,尤其是清蛋白大量外渗,使 πmv 与 πpmv 梯度下降。

二、病理与病理生理

（一）心源性急性肺水肿

正常情况下,两侧心腔的排血量相对恒定,当心肌严重受损和左心负荷过重而引起心排血量降低和肺淤血时,过多的液体从肺泡毛细血管进入肺间质甚至肺泡内,则产生急性肺水肿,实际上是左心衰竭最严重的表现,多见于急性左心衰竭和二尖瓣狭窄患者。

有以下并发症的患者术中易发生左心衰竭:①左心室心肌病变,如冠心病、心肌炎等;②左心室压力负荷过度,如高血压、主动脉狭窄等;③左心室容量负荷过重,如主动脉瓣关闭不全、左向右分流的先天性心脏病等。

当左心室舒张末压>1.6 kPa(12 mmHg),毛细血管平均压>4.7 kPa(35 mmHg),肺静脉平均压>4.0 kPa(30 mmHg)时,肺毛细血管静水压超过血管内胶体渗透压及肺间质静水压,可导致急性肺水肿,若同时有肺淋巴管回流受阻,更易发生急性肺水肿。其病理生理表现为肺顺应性减退、气道阻力和呼吸作用增强、缺氧、呼吸性酸中毒,间质静水压增高压迫肺毛细血管、升高肺动脉压,从而增加右心负荷,导致右心功能不全。

（二）神经源性肺水肿

中枢神经系统损伤后，颅内压急剧升高，脑血流量减少，造成下丘脑功能紊乱，解除了对视前核水平和下丘脑尾部"水肿中枢"的抑制，引起交感神经系统兴奋，释放大量儿茶酚胺，使周围血管强烈收缩，血流阻力加大，大量血液由阻力较高的体循环转至阻力较低的肺循环，引起肺静脉高压，肺毛细血管压随之升高，肺毛细血管 Starling 力不平衡，液体由血管渗入至肺间质和肺泡内，最终形成急性肺水肿。延髓是发生神经源性肺水肿的关键神经中枢，交感神经的激发是产生肺高压及肺水肿的基本因素，而肺高压是神经源性肺水肿发生的重要机制。通过给予交感神经阻断剂和肾上腺素 α 受体阻滞剂均可降低或避免神经源性肺水肿的发生。

（三）液体负荷过重

围术期输血补液过快或输液过量，使右心负荷增加。当输入胶体液达血浆容量的 25% 时，心排血量可增多至 300%。若患者伴有急性心力衰竭，虽通过交感神经兴奋维持心排血量，但神经性静脉舒张作用减弱，对肺血管压力和容量的骤增已经起不到有效的调节作用，导致肺组织间隙水肿。

大量输注晶体液，使血管内胶体渗透压下降，增加液体从血管的滤出，聚集到肺组织间隙中，易致心、肾功能不全、静脉压增高或淋巴循环障碍患者发生肺水肿。

（四）复张性肺水肿

复张性肺水肿是各种原因所致肺萎陷后，在肺复张时或复张后 24 小时内发生的急性肺水肿。一般认为与多种因素有关，如负压抽吸迅速排出大量胸膜积液、大量气胸所致的突然肺复张，均可造成单侧性肺水肿。

临床上多见于气胸或胸腔积液 3 个月后出现进行性快速肺复张，1 小时后可表现为肺水肿的临床症状，50% 的肺水肿发生在 50 岁以上老年人。水肿液的形成遵循 Starling 公式。复张性肺水肿发生时，肺动脉压和 PCWP 正常，水肿液蛋白浓度与血浆蛋白浓度的比值＞0.7，说明存在肺毛细血管通透性增加。肺萎陷越久，复张速度越快，胸膜腔负压越大，越易发生肺水肿。

肺复张性肺水肿的病理生理机制可能为：①肺泡长期萎缩，使 Ⅱ 型肺细胞代谢障碍，肺泡表面活性物质减少，肺泡表面张力增加，使肺毛细血管内液体向肺泡内滤出。②肺组织长期缺氧，使肺毛细血管内皮和肺泡上皮的完整性受损，通透性增加。③使用负压吸引设备，突然增加胸内负压，使复张肺的毛细血管压力与血流量增加，作用于已受损的毛细血管，使管壁内外的压力差增大；机械性力量使肺毛细血管内皮间隙孔变形，间隙增大，促使血管内液和血浆蛋白流入肺组织间隙。④在声门紧闭的情况下用力吸气，负压峰值可超 4.9 kPa，如负的胸膜腔内压传至肺间质，增加肺毛细血管和肺间质静水压之差，则增加肺循环液体的渗出。⑤肺的快速复张引起胸膜腔内压急剧改变，肺血流量增加而压力升高，并产生高的直线血流速度，加大了血管内和间质的压差。当其超过一定阈值时，液体进入间质和肺泡形成肺水肿。

（五）高原性肺水肿

高原性肺水肿是一种由低地急速进入海拔 3 000 m 以上地区的常见病，主要表现为发绀、心率增快、心排血量增多或减少、体循环阻力增加和心肌受损。其发病因素是多方面的，如缺氧性肺血管收缩、肺动脉高压、高原性脑水肿、全身和肺组织生化改变。肺代偿功能异常和心功能减退是造成重度低氧血症的直接原因。高原性肺水肿为高蛋白渗出性肺水肿，炎性介质是毛细血管增加的主要原因。

（六）通透性肺水肿

通透性肺水肿指肺水和血浆蛋白均通过肺毛细血管内间隙进入肺间质,肺淋巴液回流量增加,且淋巴液内蛋白含量亦明显增加,表明肺毛细血管内皮细胞功能失常。

1.感染性肺水肿

感染性肺水肿指继发于全身感染和(或)肺部感染的肺水肿,如革兰氏阴性杆菌感染所致的败血症和肺炎球菌性肺炎均可引起肺水肿,主要是通过增加肺毛细血管壁通透性所致。肺水肿亦可继发于病毒感染。流感病毒、水痘-带状疱疹病毒所致的病毒性肺炎均可引起肺水肿。

2.毒素吸入性肺水肿

毒素吸入性肺水肿指吸入有害性气体或毒物所致的肺水肿。有害性气体包括二氧化氮、氯、光气、氨、氟化物、二氧化硫等,毒物以有机磷农药最为常见。其病理生理为:①有害性气体引起变态反应或直接损害,使肺毛细血管通透性增加,减少肺泡表面活性物质,并通过神经体液因素引起肺静脉收缩和淋巴管痉挛,使肺组织水分增加。②有机磷通过皮肤、呼吸道和消化道进入人体,与胆碱酯酶结合,抑制该酶的作用,使乙酰胆碱在体内积聚,导致支气管痉挛、分泌物增加、呼吸肌麻痹和呼吸中枢抑制,导致缺氧和肺毛细血管通透性增加。

3.淹溺性肺水肿

淹溺性肺水肿指淡水和海水淹溺所致的肺水肿。淡水为低渗性,被大量吸入后,很快通过肺泡-毛细血管膜进入血循环,导致肺组织的组织学损伤和全身血容量增加,肺泡-毛细血管膜损伤较重或左心代偿功能障碍时,诱发急性肺水肿。高渗性海水进入肺泡后,使得血管内大量水分进入肺泡引起肺水肿。肺水肿引起缺氧可加重肺泡上皮、毛细血管内皮细胞损害,增加毛细血管通透性,进一步加重肺水肿。

4.尿毒症性肺水肿

肾衰竭患者常伴肺水肿和纤维蛋白性胸膜炎。主要发病因素有:①高血压所致左心衰竭;②少尿患者循环血容量增多;③血浆蛋白减少,血管内胶体渗透压降低,肺毛细血管静水压与胶体渗透压差距增大,促进肺水肿形成。

5.氧中毒性肺水肿

氧中毒性肺水肿指长时间吸入高浓度(＞60％)氧引起肺组织损害所致的肺水肿。一般在常压下吸入纯氧12～24小时,高压下3～4小时即可发生氧中毒。氧中毒的损害以肺组织为主,表现为上皮细胞损害、肺泡表面活性物质减少、肺泡透明膜形成,引起肺泡和间质水肿,以及肺不张。其毒性作用是由于氧分子还原成水时所产生的中间产物自由基(如超氧阴离子、过氧化氢、羟自由基和单线态氧等)所致。正常时氧自由基为组织内抗氧化系统,如超氧化物歧化酶(SOD)、过氧化氢酶、谷胱甘肽氧化酶所清除。吸入高浓度氧,氧自由基形成加速,当其量超过组织抗氧化系统清除能力时,即可造成肺组织损伤,形成肺损伤。

（七）与麻醉相关的肺水肿

1.麻醉药过量

麻醉药过量引起肺水肿,可见于吗啡、美沙酮、急性巴比妥酸盐和海洛因中毒。发病机制可能与下列因素有关:①抑制呼吸中枢,引起严重缺氧,使肺毛细血管通透性增加,同时伴有肺动脉高压,产生急性肺水肿。②缺氧刺激下丘脑引起周围血管收缩,血液重新分布而致肺血容量增加。③海洛因所致肺水肿可能与神经源性发病机制有关。④个别患者的易感性或变态反应。

2.呼吸道梗阻

围术期喉痉挛常见于麻醉诱导期插管强烈刺激,亦见于术中神经牵拉反应,以及甲状腺手术因神经阻滞不全对气道的刺激。气道通畅时,胸腔内压对肺组织间隙压力的影响不大,但急性上呼吸道梗死时,用力吸气造成胸膜腔负压增加,几乎全部传导至血管周围间隙,促进血管内液进入肺组织间隙。上呼吸道梗阻时,患者处于挣扎状态,缺氧和交感神经活性极度亢进,可导致肺小动脉痉挛性收缩、肺小静脉收缩、肺毛细血管通透性增加。酸中毒又可增加对心脏做功的抑制,除非呼吸道梗阻解除,否则将形成恶性循环,加速肺水肿的发展。

3.误吸

围术期呕吐或胃内容物反流可引起吸入性肺炎和支气管痉挛,肺表面活性物质灭活和肺毛细血管内皮细胞受损,从而使液体渗出至肺组织间隙内,发生肺水肿。患者表现为发绀、心动过速、支气管痉挛和呼吸困难。肺组织损害的程度与胃内容物的 pH 直接相关,pH>2.5 的胃液所致的损害要比 pH<2.5 者轻微得多。

4.肺过度膨胀

一侧肺不张使单肺通气,全部潮气量进入一侧肺内,导致肺过度充气膨胀,随之出现肺水肿,其机制可能与肺容量增加有关。

三、临床表现

发病早期,均先有肺间质性水肿,肺泡毛细血管间隔内的胶原纤维肿胀,刺激附近的肺毛细血管旁"J"感受器,反射性引起呼吸频率增快,促进肺淋巴液回流,同时表现为过度通气。

水肿液在肺泡周围积聚后,沿着肺动脉、静脉和小气道鞘延伸,在支气管堆积到一定程度,引起支气管狭窄,可出现呼气性啰音。患者常主诉胸闷、咳嗽,有呼吸困难、颈静脉曲张,听诊可闻及哮鸣音和少量湿啰音。若不及时发现和治疗,则继发为肺泡性肺水肿。

肺泡性肺水肿时,水肿液进入末梢细支气管和肺泡,当水肿液溢满肺泡后,出现典型的粉红色泡沫痰,液体充满肺泡后不能参与气体交换,通气/血流比值下降,引起低氧血症。插管患者可表现呼吸道阻力增大和发绀,经气管导管喷出或涌出大量的粉红色泡沫痰。

四、诊断

肺水肿发病早期多为间质性肺水肿,若未及时发现和治疗,可继发为肺泡性肺水肿,加重心肺功能紊乱,故应重视早期诊断和治疗。

肺水肿的诊断主要根据症状、体征和 X 线表现,一般并不困难。临床上同时测定 PCWP 和 πmv,πmv-PCWP 正常值为(1.20 ± 0.2) kPa$[(9.7 \pm 1.7)$ mmHg$]$,当 πmv-PCWP≤ 0.533 kPa$(4$ mmHg$)$时,提示肺内肺水增多,有助于早期诊断。复张性肺水肿常伴有复张性低血压。

五、鉴别诊断

心源性肺水肿在肺间质和肺泡腔的渗出以红细胞为主。左心衰竭导致肺淤血。非心源性肺水肿在肺间质和肺泡腔的渗出以血浆内的一些蛋白、体液为主。肺泡-毛细血管膜的通透性增加,为漏出性肺水肿。

（一）心源性肺水肿

1.主要表现

常突然发作、高度气急、呼吸浅速、端坐呼吸、咳嗽、咳白色或粉红色泡沫痰、面色灰白、口唇及肢端发绀、大汗、烦躁不安、心悸、乏力等。

2.体征

体征包括双肺广泛水泡音和（或）哮鸣音、心率增快、心尖区奔马律及收缩期杂音、心界向左扩大，可有心律失常和交替脉，不同心脏病尚有相应体征和症状。

急性心源性肺水肿是一种严重的重症，必须分秒必争进行抢救，以免危及患者生命。具体急救措施包括：①非特异性治疗；②查出肺水肿的诱因并加以治疗；③识别及治疗肺水肿的基础心脏病变。

（二）非心源性肺水肿

1.主要表现

进行性加重的呼吸困难、端坐呼吸、大汗、发绀、咳粉红色泡沫痰。

2.体征

双肺可闻及广泛湿啰音，可先出现在双肺中下部，然后波及全肺。

3.X线

早期可出现 Kerley 线，提示间质性肺水肿，进一步发展可出现肺泡肺水肿的表现。

肺毛细血管楔压（PCWP）用于鉴别心源性及非心源性肺水肿。前者 PCWP＞1.6 kPa（12 mmHg），后者PCWP≤1.6 kPa（12 mmHg）。

六、治疗

治疗原则为病因治疗，是缓解和根本消除肺水肿的基本措施；维持气道通畅，充分供氧和机械通气治疗，纠正低氧血症；降低肺血管静水压，提高血浆胶体渗透压，改善肺毛细血管通透性；保持患者镇静，预防和控制感染。

（一）充分供氧和机械通气治疗

1.维持气道通畅

水肿液进入肺泡和细支气管后汇集至气管，使呼吸道阻塞，增加气道压，从气管喷出大量粉红色泡沫痰，即便用吸引器抽吸，水肿液仍大量涌出。采用去泡沫剂能提高水肿液清除效果。

2.充分供氧

轻度缺氧患者可用鼻导管给氧，每分钟 6～8 L；重度低氧血症患者，行气管内插管，进行机械通气，同时保证呼吸道通畅。约85％的急性肺水肿患者须行短时间气管内插管。

3.间歇性正压通气

间歇性正压通气（IPPV）通过增加肺泡压和肺组织间隙压力，阻止肺毛细血管内液滤出；降低右心房充盈压，减少肺内血容量，缓解呼吸肌疲劳，降低组织氧耗量。常用的参数是：潮气量 8～10 mL/kg，呼吸频率 12～14 次/分，吸气峰值压力应＜4.0 kPa（30 mmHg）。

4.持续正压通气或呼气末正压通气

应用 IPPV，FiO_2＞0.6 仍不能提高 PaO_2，可用持续正压通气（CPAP）或呼气末正压通气（PEEP）。通过开放气道，扩张肺泡，增加功能残气量，改善肺顺应性及通气/血流比值。合适的 PEEP 通常先从 0.49 kPa（5 cmH_2O）开始，逐步增加到 0.98～1.47 kPa（10～15 cmH_2O），其前提是对患者心排血量无明显影响。

(二)降低肺毛细血管静水压

1.增强心肌收缩力

急性肺水肿合并低血压时,病情更为险恶。应用适当的正性变力药物使左心室能在较低的充盈压下维持或增加心排血量,包括速效强心苷、拟肾上腺素药和能量合剂等。

强心苷药物表现为剂量相关性的心肌收缩力增强,同时可以降低房颤时的心率、延长舒张期充盈时间,使肺毛细血管平均压下降。强心药对高血压性心脏病、冠心病引起的左心衰竭所造成的急性肺水肿疗效明显。氨茶碱除增加心肌收缩力、降低后负荷外,还可舒张支气管平滑肌。

2.降低心脏前后负荷

当中心静脉压为 1.47 kPa(15 cmH$_2$O),PCWP 增高达 2.0 kPa(15 mmHg)以上时,应限制输液,同时静脉注射利尿剂,如呋塞米、依他尼酸等。若不见效,可加倍剂量重复给药,尤其对心源性或输液过多引起的急性肺水肿,可迅速有效地从肾脏将液体排出体外,使肺毛细血管静水压下降,减少气道水肿液。使用利尿剂时应注意补充氯化钾,并避免血容量过低。

吗啡解除焦虑、松弛呼吸道平滑肌,有利于改善通气,同时具有降低外周静脉张力、扩张小动脉的作用,减少回心血量,降低肺毛细血管静水压。一般静脉注射吗啡 5 mg,起效迅速,对高血压、二尖瓣狭窄等引起的肺水肿效果良好,应早期使用。在没有呼吸支持的患者,应严密监测呼吸功能,防止吗啡抑制呼吸。休克患者禁用吗啡。

东莨菪碱、山莨菪碱及阿托品对中毒性急性肺水肿疗效满意,该类药物具有较强的解除阻力血管及容量血管痉挛的作用,可降低心脏前后负荷,增加肺组织灌注量及冠状动脉血流,增加动脉血氧分压,同时还具有解除支气管痉挛、抑制支气管分泌过多液体、兴奋呼吸中枢及抑制大脑皮质活动的作用。

患者体位对回心血量有明显影响,取坐位或头高位有助于减少静脉回心血量、减轻肺淤血、降低呼吸做功和增加肺活量,但低血压和休克患者应取平卧位。

α受体阻滞剂可使全身及内脏血管扩张、回心血量减少,改善肺水肿。可用酚妥拉明 10 mg加入 5% 葡萄糖溶液 100~200 mL 静脉滴注。硝普钠通过降低心脏后负荷改善肺水肿,但对二尖瓣狭窄引起者要慎用。

(三)镇静及感染的防治

1.镇静药物

咪达唑仑、丙泊酚具有较强的镇静作用,可减少患者的惊恐和焦虑,减轻呼吸急促,将急促而无效的呼吸调整为均匀有效的呼吸,减少呼吸做功。有利于通气治疗患者的呼吸与呼吸机同步,以改善通气。

2.预防和控制感染

感染性肺水肿继发于全身感染和(或)肺部感染所致的肺水肿,革兰氏阴性杆菌所致的败血症是引起肺水肿的主要原因。各种原因引起的肺水肿均应预防肺部感染,除加强护理外,应常规给予抗生素以预防肺部感染。常用的抗生素有氨基苷类抗生素、头孢菌素和氯霉素。

给予抗生素的同时,应用肾上腺皮质激素,可以预防毛细血管通透性增加,减轻炎症反应,促使水肿消退,并能刺激细胞代谢,促进肺泡表面活性物质产生,增强心肌收缩,降低外周血管阻力。

临床常用的药物有氢化可的松、地塞米松和泼尼松龙,通常在发病 24~48 小时内用大剂量皮质激素。氢化可的松首次静脉注射 200～300 mg，24 小时用量可达 1 g 以上；地塞米松首次用量可静脉注射 30～40 mg，随后每 6 小时静脉注射 10～20 mg，甲泼尼龙的剂量为 30 mg/kg 静脉注射，用药不宜超过72 小时。

（四）复张性肺水肿的防治

防止跨肺泡压的急剧增大是预防肺复张性肺水肿的关键。行胸腔穿刺或引流复张时，应逐步减少胸内液气量，复张过程应在数小时以上，负压吸引不应超过 0.98 kPa（10 cmH$_2$O），每次抽液量不应超过 1 000 mL。

若患者出现持续性咳嗽，应立即停止抽吸或钳闭引流管，术中膨胀肺时，应注意潮气量和压力适中，主张采用双腔插管以免健侧肺过度扩张，肺复张后持续做一段时间的 PEEP，以保证复张过程中跨肺泡压差不致过大，防止复张后肺毛细血管渗漏的增加。

肺复张性肺水肿治疗的目的是维持患者足够的氧合和血流动力学的稳定。无症状者无须特殊处理，低氧血症较轻者予以吸氧，较重者则需气管内插管，应用 PEEP 及强心利尿剂和激素。向胸内注入 50～100 mL 气体、做肺动脉栓塞术均是可取的方法。在肺复张期间要避免输液过多、过快。

七、病情观察与评估

（1）监测生命体征，观察患者有无呼吸增快（频率可达 30～40 次/分）、心率增快、脉搏细速、血压升高或持续下降。

（2）观察有无皮肤发绀、湿冷、毛孔收缩、尿量减少等微循环灌注不足表现。

（3）观察患者有无咯粉红色泡沫痰等肺水肿特征性表现。

（4）心肺听诊有无干啰音或湿啰音。

八、护理措施

（一）体位

协助患者取坐位，双腿下垂。

（二）氧疗

遵医嘱予以吸氧 6～8 L/min，可于湿化瓶中加入 50％乙醇湿化，乙醇可使肺泡内泡沫表面张力降低而破裂、消散。若患者不能耐受，可降低乙醇浓度或间歇使用。病情严重者采用无创或有创机械通气。

（三）用药护理

1.镇静剂

常用吗啡皮下或静脉注射，注意观察患者有无呼吸抑制、心动过缓、血压下降。呼吸衰竭、昏迷、严重休克者禁用。

2.利尿剂

常用呋塞米静脉推注，观察患者有无腹胀、恶心、呕吐、心律失常；有无嗜睡、意识淡漠、肌痛性痉挛；有无烦躁或谵妄、呼吸浅慢、手足抽搐等低钾、低钠血症及低氯性碱中毒等电解质紊乱表现。准确记录 24 小时尿量，监测血钾变化和心律。

3.血管扩张剂

常用硝普钠和硝酸甘油静脉滴注或微量泵泵入。硝普钠现配现用，避光输注，控制速度，严密监测血压变化,根据血压调整剂量。

4.洋地黄制剂

常用毛花苷 C 0.2～0.4 mg 稀释后缓慢静脉推注,观察心率和节律变化,心率或脉搏<60 次/分时停止用药。当出现食欲减退、恶心、心悸、头痛、黄绿视、视物模糊,心律从规则变为不规则,或从不规则变为规则时可能是中毒反应,应立即停药并告知医师。

九、健康指导

(1)告知患者避免劳累、情绪激动等诱因。

(2)告知患者限制钠盐及液体摄入。

(3)告知患者疾病相关知识,如出现频繁咳嗽、气喘、咳粉红色泡沫痰时,立即取端坐位并及时就诊。

(徐梅霞)

第八节　急性呼吸窘迫综合征

一、概述

急性呼吸窘迫综合征(acute respiratory distress syndrome,ARDS)是由严重创伤、感染、休克、误吸等引起的以肺泡毛细血管损坏为主要表现,以进行性呼吸窘迫、顽固性低氧血症、肺顺应性下降、肺广泛严重渗出、肺水肿为特征的临床综合征,属于急性肺损伤(acute lung injury,ALI)最严重阶段或类型。

二、病情观察与评估

(1)监测生命体征,观察有无呼吸急促、心率增快。

(2)观察有无口唇及肢端发绀、鼻翼翕动、三凹征、辅助呼吸肌参与呼吸等呼吸困难的表现。

(3)评估肺部呼吸音是否偏低,有无干、湿啰音。

(4)评估动脉血气分析和生化检验结果。ARDS 以低氧分压(PaO_2)≤8.0 kPa(60 mmHg)(吸空气时)、低二氧化碳分压($PaCO_2$)[通常<4.7 kPa(35 mmHg)]为典型表现,氧合指数(PaO_2/FiO_2)≤40.0 kPa(300 mmHg)[正常为 53.3～66.7 kPa(400～500 mmHg)]。

三、护理措施

(一)体位

严格卧床,半卧位或坐位,机械通气患者可取仰卧位。

(二)氧疗

使用面罩高浓度(>50%)氧气吸入,使 PaO_2>8.0 kPa(60 mmHg)或 SaO_2>90%。必要时采用无创或有创机械通气。

（三）用药护理

1.镇痛药物

常用吗啡 2 mg/h 或芬太尼 4～8 µg/h 持续静脉泵入,观察镇痛效果,根据不同的患者选择适宜的疼痛评估工具,维持疼痛评分在理想状态,吗啡和芬太尼对呼吸有抑制作用,观察呼吸的频率、节律和氧饱和度,一旦出现呼吸抑制,立即暂停药物泵入,予以简易呼吸器或呼吸机辅助呼吸。

2.镇静药物

根据医嘱选择适宜的镇静药物,常用丙泊酚 3～8 mL/h 或咪达唑仑 2～5 mL/h 静脉持续泵入。根据患者情况选择适宜的镇静评估工具,维持镇静评分在理想状态。单次静脉注射丙泊酚或咪达唑仑时可出现暂时性呼吸抑制和血压下降,血压下降与剂量有关,因此单次输注时剂量不宜过大,密切观察呼吸和血压变化。

四、健康指导

（1）指导患者戒烟,避免吸入有害烟雾或刺激性气体。

（2）教会患者缩唇呼吸、腹式呼吸、有效咳嗽排痰的方法。

（徐梅霞）

第九节　急性肝功能衰竭

一、概述

急性肝功能衰竭是多种原因引起肝细胞缺血或坏死而导致肝功能严重受损,机体代谢功能发生紊乱,短时间内出现的严重临床综合征。常见原因为肝炎及肝硬化,也见于细菌、病毒感染,毒物中毒、药物性肝损伤、酒精性肝损害、妊娠急性脂肪肝等。

二、病情观察与评估

（1）监测生命体征,观察有无发热、心率增快、血压降低等表现。

（2）观察有无黄疸、乏力和食欲缺乏等黄疸型肝炎的表现;有无尿色加深,皮肤、黏膜及巩膜黄染。

（3）观察有无因腹水及内毒素导致肠麻痹而引起的腹胀。

（4）观察有无皮下出血、瘀点、瘀斑、鼻出血、黏膜出血等表现。

（5）观察患者有无行为或性格改变、辨向力或计算能力下降、兴奋或嗜睡等。

（6）观察有无少尿或无尿,肌酐或尿素氮升高等氮质血症表现。

（7）评估有无因意识障碍导致跌倒（坠床）的危险。

（8）评估有无因活动受限、低蛋白血症、水肿、腹水等导致压疮的危险。

三、护理措施

(一)卧位与休息

卧床休息,取半卧位。

(二)饮食护理

低盐、高糖、高维生素、易消化的流食或半流食,禁食蛋白质,以碳水化合物为主。禁食粗糙、干硬食物防止消化道出血。

(三)用药护理

(1)治疗中有利尿剂、清蛋白、血浆时,先输清蛋白和血浆提高胶体渗透压,再予以利尿剂提高利尿效果。

(2)凝血因子要及时快速输入。

(3)尽量避免使用镇静药物或大剂量利尿剂。

(四)记录出入量

严重腹水患者限制液体入量,每天测量腹围和体重,记录24小时出入量。

(五)感染监测

监测体温、白细胞、降钙素原、肺部X线片变化,及早发现并处理感染征象,减少侵入性操作,严格遵循无菌技术原则。

(六)监测重要化验结果

监测出凝血时间、血常规、肝肾功、电解质,保持水、电解质酸碱平衡。

(七)人工肝治疗护理

(1)治疗前了解患者病史、病程时间,肝、肾功能,特别是总胆红素、凝血酶原时间、血型、有无出血史、血小板计数,有无肝昏迷前期表现等等,做到心中有数,以利于治疗时的观察。

(2)对血浆有过敏史者,治疗前预防性抗过敏治疗,可减少治疗中过敏的危险性,避免因过敏而造成治疗中断。具有高过敏体质患者可选用胆红素吸附治疗。

(3)治疗过程中监测体温、脉搏、呼吸、血压、心率,发现异常及时处理。

(4)治疗结束后复测生化检验指标,观察疗效。

(5)妥善固定和维护血管通路,预防导管脱落和感染。

(八)跌倒(坠床)预防

(1)患者出现精神或行为异常时专人守护,使用双侧床栏,必要时实施适当保护性约束,避免跌倒(坠床)。

(2)给活动移位困难的患者提供适当辅具,如厕时护理人员全程陪伴,移动时使用移位固定带辅助,避免跌倒(坠床)。

(九)压疮预防

(1)卧床患者保持床褥清洁、平整、干燥。至少每2小时翻身一次,使用高规格弹性泡沫床垫,可延长至每4小时翻身一次,避免推、拖、拉、拽等动作。坐位患者每15～30分钟减压15～30秒。

(2)为低蛋白血症、水肿患者制订营养干预计划,保证其摄入平衡膳食/营养补充制剂,必要时提供肠外、肠内营养支持。

(3)保持皮肤清洁、干燥,使用清水或pH为中性的皮肤清洁剂,易受浸渍处使用皮肤保护

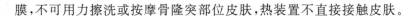

膜,不可用力擦洗或按摩骨隆突部位皮肤,热装置不直接接触皮肤。

四、健康指导

(1)告知患者不要用手指挖鼻或用牙签剔牙、不用硬牙刷刷牙,注射后局部至少压迫10～15分钟,避免出血。

(2)告知患者避免劳累、暴饮暴食、饮酒、服用肝损害药物等诱发因素。

(3)指导患者出院后应全休1～3个月,第一个月每半个月复查相关指标一次,以后每1～2个月复查一次,半年后每3～6个月复查一次。病情稳定后可适当工作,避免重体力劳动或剧烈运动,肝功能正常3个月以上可恢复工作,但仍需定期复查。

(4)告知患者若出现胃部不适、呕吐、黑便、皮肤出血点等出血症状,或患者出现异常兴奋、定向力减退、行为异常等肝性脑病先兆时,及时就诊。

(徐梅霞)

第十节　急性上消化道出血

一、概论

上消化道出血是指屈氏韧带以上的消化道包括食管、胃、十二指肠、胆管及胰管的出血,胃空肠吻合术后的空肠上段出血也包括在内。大量出血是指短时间内出血量超过1 000 mL或达血容量20%的出血。上消化道出血为临床常见急症,以呕血、黑便为主要症状,常伴有血容量不足的临床表现。

(一)病因

上消化道疾病和全身性疾病均可引起上消化道出血,临床上最常见的病因是消化性溃疡、食管胃底静脉曲张破裂、急性胃黏膜损害及胃癌。糜烂性食管炎、食管贲门黏膜撕裂综合征(Mal-lory-Weiss综合征)引起的出血也不少见。其他原因见表11-1。

表11-1　上消化道出血的常见病因

食管疾病	食管静脉曲张、食管贲门黏膜撕裂症、糜烂性食管炎、食管癌
胃部疾病	胃溃疡、急性胃黏膜损害、胃底静脉曲张、门脉高压性胃黏膜损害、胃癌、胃息肉
十二指肠疾病	溃疡、十二指肠炎、憩室
邻近器官疾病	胆管出血(胆石症、肝胆肿瘤等)、胰腺疾病(假性囊肿、胰腺癌等)、主动脉瘤破裂入上消化道
全身性疾病	血液病(白血病、血小板减少性紫癜等)、尿毒症、血管性疾病(遗传性出血性毛细血管扩张症等)

(二)诊断

1.临床表现特点

(1)呕血与黑便:是上消化道出血的直接证据。幽门以上出血且出血量大者常表现为呕血,呕出鲜红色血液或血块者表明出血量大、速度快,血液在胃内停留时间短,若出血速度较慢,血液在胃内经胃酸作用后变性,则呕吐物可呈咖啡样;幽门以下出血表现为黑便,但如出血量大而迅速,幽门以下出血也可以反流到胃腔而引起恶心、呕吐,表现为呕血。黑便的颜色取决于出血的速度与肠道蠕动的快慢,粪便在肠道内停留的时间短,可排出暗红色的粪便。反之,空肠、回肠,甚至右半结肠出血,如在肠道中停留时间长,也可表现为黑便。

(2)失血性周围循环衰竭:急性周围循环衰竭是急性失血的后果,其程度的轻重与出血量及速度有关。少量出血可因机体的代偿机制而不出现临床症状。中等量以上出血常表现为头晕、心悸、口渴、冷汗、烦躁及昏厥。体检可发现面色苍白、皮肤湿冷、心率加快、血压下降。大量出血者可在黑便排出前出现晕厥与休克,应与其他原因引起的休克鉴别。老年人大量出血可引起心、脑方面的并发症,应引起重视。

(3)氮质血症:上消化道出血后常出现血中尿素氮浓度升高,24～28小时达高峰,一般不超过14.3 mmol/L(40 mg/dL),3～4天降至正常。若出血前肾功能正常,出血后尿素氮浓度持续升高或下降后又再升高,应警惕继续出血或止血后再出血的可能。

(4)发热:上消化道出血后,多数患者在24小时内出现低热,但一般不超过38 ℃,持续3～4天降至正常。引起发热的原因尚不清楚,可能与出血后循环血容量减少,周围循环障碍,导致体温调节中枢的功能紊乱,再加以贫血的影响等因素有关。

2.实验室及其他辅助检查特点

(1)血常规:红细胞及血红蛋白在急性出血后3～4小时开始下降,血细胞比容也下降。白细胞计数稍有反应性升高。

(2)潜血试验:呕吐物或黑便隐血反应呈强阳性。

(3)血尿素氮:出血后数小时内开始升高,24～28小时内达高峰,3～4天降至正常。

3.诊断与鉴别诊断

根据呕血、黑便和血容量不足的临床表现,以及呕吐物、黑便隐血反应呈强阳性,红细胞计数和血红蛋白浓度下降的实验室证据,可做出消化道出血的诊断。下面几点在临床工作中值得注意。

(1)上消化道出血的早期识别:呕血及黑便是上消化道出血的特征性表现,但应注意部分患者在呕血及黑便前即出现急性周围循环衰竭的征象,应与其他原因引起的休克或内出血鉴别。及时进行直肠指检可较早发现尚未排出体外的血液,有助于早期诊断。

呕血和黑便应和鼻出血、拔牙或扁桃体切除术后吞下血液鉴别,通过询问发病过程与手术史不难加以排除。进食动物血液、口服铁剂、铋剂及某些中药,也可引起黑色粪便,但均无血容量不足的表现与红细胞、血红蛋白降低的证据,可以借此加以区别。呕血有时尚需与咯血鉴别,支持咯血的要点是:①患者有肺结核、支气管扩张、肺癌、二尖瓣狭窄等病史。②出血方式为咯出,咯出物呈鲜红色,有气泡与痰液,呈碱性。③咯血前有咳嗽、喉痒、胸闷、气促等呼吸道症状。④咯血后通常不伴黑便,但仍有血丝痰。⑤胸部X线片通常可发现肺部病灶。

(2)出血严重程度的估计:由于出血大部分积存于胃肠道,单凭呕出或排出量估计实际出血量是不准确的。根据临床实践经验,下列指标有助于估计出血量。出血量每天超过5 mL时,粪便潜血试验则可呈阳性;当出血量超过60 mL,可表现为黑便;呕血则表示出血量较大或出血速度快。若出血量在500 mL以内,由于周围血管及内脏血管的代偿性收缩,重要器官获得足够的血液供应,因而症状轻微或者不引起症状;若出血量超过500 mL,可出现全身症状,如头晕、心悸、乏力、出冷汗等;若短时间内出血量>1 000 mL,或达全身血容量的20%时,可出现循环衰竭表现,如四肢厥冷、少尿、晕厥等,此时收缩压可<12.0 kPa(90 mmHg)或较基础血压下降25%,

心率＞120 次/分,血红蛋白＜70 g/L。事实上,当患者体位改变时出现血压下降及心率加快,说明患者血容量明显不足、出血量较大。因此,仔细测量患者卧位与直立位的血压与心率,对估计出血量很有帮助。另外,应注意不同年龄与体质的患者对出血后血容量不足的代偿功能相差很大,因而相同出血量在不同患者引起的症状也有很大差别。

(3)出血是否停止的判断:上消化道出血经过恰当的治疗,可于短时间内停止出血。但由于肠道内积血需经数天(3 天)才能排尽,因此不能以黑便作为判断继续出血的指征。临床上出现以下情况应考虑继续出血的可能:①反复呕血,或黑便次数增多,粪质转为稀烂或暗红。②周围循环衰竭经积极补液输血后未见明显改善。③红细胞计数、血红蛋白测定与血细胞比容继续下降,网织红细胞持续增高。④在补液与尿量足够的情况下,血尿素氮持续或再次增高。

一般来讲,一次出血后 48 小时以上未再出血,再出血的可能性较小。而过去有多次出血史,本次出血量大或伴呕血,24 小时内反复大出血,出血原因为食管胃底静脉曲张破裂、有高血压病史或有明显动脉硬化者,再出血的可能性较大。

(4)出血的病因诊断:过去病史、症状与体征可为出血的病因诊断提供重要线索,但确诊出血原因与部位需靠器械检查。①内镜检查:是诊断上消化道出血最常用与准确的方法。出血后24～48 小时内的紧急内镜检查价值更大,可发现十二指肠降部以上的出血灶,尤其对急性胃黏膜损害的诊断更具意义,因为该类损害可在几天内愈合而不留下痕迹。有报道,紧急内镜检查可发现 90% 的出血原因。在紧急内镜检查前需先补充血容量,纠正休克。一般认为,患者收缩压＞12.0 kPa(90 mmHg)、心率＜110 次/分、血红蛋白浓度≥70 g/L 时,进行内镜检查较为安全。若有活动性出血,内镜检查前应先插鼻胃管,抽吸胃内积血,并用生理盐水灌洗至抽吸物清亮,然后拔管行胃镜检查,以免积血影响观察。②X 线钡餐检查:上消化道出血患者何时行钡餐检查较合适,各家有争论。早期活动性出血期间胃内积血或血块影响观察,且患者处于危急状态,需要进行输血、补液等抢救措施而难以配合检查。早期行 X 线钡餐检查还有引起再出血之虞,因此目前主张 X 线钡餐检查最好的出血停止和病情稳定数天后进行。③选择性腹腔动脉造影:若上述检查未能发现出血部位与原因,可行选择性肠系膜上动脉造影。若有活动性出血,且出血速度＞0.5 mL/min时,可发现出血病灶,可同时行栓塞治疗而达到止血的目的。④胶囊内镜:用于常规胃、肠镜检查无法找到出血灶的原因未明消化道出血患者,是近年来主要用于小肠疾病检查的新技术。国内外已有较多胶囊内镜用于不明原因消化道出血检查的报道,病灶检出率在50%～75%,显性出血者病变检出率高于隐性出血者。胶囊内镜检查的优点是无创、患者容易接受,可提示活动性出血的部位。缺点是胶囊内镜不能操控,对病灶的暴露有时不理想,也不能取病理活检。⑤小肠镜:推进式小肠镜可窥见 Treitz 韧带远端约 100 cm 的空肠,对不明原因消化道出血的病因诊断率可达 40%～65%。该检查需用专用外套管,患者较痛苦,有一定的并发症发生率。近年应用于临床的双气囊小肠镜可检查全小肠,大大提高了不明原因消化道出血的病因诊断率。据国内外报道,双气囊小肠镜对不明原因消化道出血的病因诊断率在 60%～77%。双气囊小肠镜的优势在于能够对可疑病灶进行仔细观察、取活检,且可进行内镜下止血治疗,如氩离子凝固术、注射止血术或息肉切除术等。对原因未明的消化道出血患者有条件的医院应尽早行小肠镜检查。⑥放射性核素[99mTc]:标记红细胞扫描注射[99mTc]标记红细胞后,连续扫描10～60 分钟,如发现腹腔内异常放射性浓聚区则视为阳性。可依据放射性浓聚区所在部位及其在胃肠道的移动来判断消化道出血的可能部位,适用于怀疑小肠出血的患者,也可作为选择性腹腔动脉造影的初筛方法,为选择性动脉造影提供依据。

（三）治疗

上消化道出血病情急，变化快，严重时可危及患者生命，应采取积极措施进行抢救。这里叙述各种病因引起的上消化道出血的治疗的共同原则，其不同点在随后各节中分别叙述。

1.抗休克

上消化道出血的初步诊断一经确立，则抗休克、迅速补充血容量应放在一切医疗措施的首位，不应忙于进行各种检查。可选用生理盐水、林格液、右旋糖酐或其他血浆代替品。出血量较大者，特别是出现循环衰竭者，应尽快输入足量同型浓缩红细胞或全血。出现下列情况时有紧急输血指征：①患者改变体位时出现晕厥。②收缩压＜12.0 kPa(90 mmHg)。③血红蛋白浓度＜70 g/L。对于肝硬化食管胃底静脉曲张破裂出血者应尽量输入新鲜血，且输血量适中，以免门静脉压力增高导致再出血。

2.迅速提高胃内酸碱度(pH)

当胃内 pH 提高至 5 时，胃内胃蛋白酶原的激活明显减少，活性降低。而 pH 升高至 7 时，则胃内的消化酶活性基本消失，对出血部位凝血块的消化作用消失，起到协助止血的作用。自身消化作用的减弱或消失，对溃疡或破损部位的修复也起促进作用，有利于出血病灶的愈合。

3.止血

根据不同的病因与具体情况，因地制宜选用最有效的止血措施。

4.监护

严密监测病情变化，患者应卧床休息，保持安静，保持呼吸道通畅，避免呕血时血阻塞呼吸道而引起窒息。严密监测患者的生命体征，如血压、脉搏、呼吸、尿量及神志变化。观察呕血及黑便情况，定期复查红细胞数、血红蛋白浓度、血细胞比容。必要时行中心静脉压测定。对老年患者根据具体情况进行心电监护。

留置鼻胃管可根据抽吸物颜色监测胃内出血情况，也可通过胃管注入局部止血药物，有助于止血。

二、消化性溃疡出血

胃及十二指肠溃疡出血占全部上消化道出血病因的 50％左右。

（一）诊断

（1）根据本病的慢性过程、周期性发作及节律性上腹痛，一般可做出初步诊断。出血前上腹部疼痛常加重，出血后可减轻或缓解。应注意 15％患者可无上腹痛病史，而以上消化道出血为首发症状；也有部分患者虽有上腹部疼痛症状，但规律性并不明显。

（2）胃镜检查常可发现溃疡灶。对无明显病史、诊断疑难或有助于治疗时，应争取行紧急胃镜检查。若有胃镜检查禁忌证或无条件行胃镜检查，可于出血停止后数天行 X 线钡餐检查。

（二）治疗

治疗原则与上述相同。一般少量出血经适当内科治疗后可于短期内止血，大量出血则应引起高度重视，宜采取综合治疗措施。

1.饮食

目前不主张过分严格的禁食。若患者无呕血或明显活动性出血的征象，可予流质饮食，并逐渐过渡到半流质饮食；若患者有频繁呕血或解稀烂黑便，甚至暗红色血便，则主张暂时禁食，直至活动性出血停止才予进食。

2.提高胃内 pH 的措施

主要措施是静脉内使用抑制胃酸分泌的药物。静脉使用质子泵抑制剂如奥美拉唑首剂 80 mg,然后每 12 小时 40 mg 维持。国外有报道首剂注射 80 mg 后以每小时 8 mg 的速度持续静脉滴注,认为可稳定提高胃内 pH,提高止血效果。当活动性出血停止后,可改口服治疗。

3.内镜下止血

内镜下止血是溃疡出血止血的首选方法,疗效肯定。常用方法包括注射疗法,在出血部位附近注射1∶10 000肾上腺素溶液,热凝固方法(电极、热探头、氩离子凝固术等)。目前主张首选热凝固疗法或联合治疗,即注射疗法加热凝固方法,或止血类加注射疗法。可根据条件及医师经验选用。

4.手术治疗

经积极内科治疗仍有活动性出血者,应及时邀请外科医师会诊。手术治疗仍是消化性溃疡出血治疗的有效手段,其指征为:①严重出血经内科积极治疗仍不止血,血压难以维持正常,或血压虽已正常,但又再次大出血的。②以往曾有多次严重出血,间隔时间较短后又再次出血的。③合并幽门梗阻、穿孔,或疑有癌患者。

三、食管胃底静脉曲张破裂出血

此为上消化道出血常见病因,出血量往往较大,病情凶险,病死率较高。

(一)诊断

(1)起病急,出血量往往较大,常有呕血。

(2)有慢性肝病史。若发现黄疸、蜘蛛痣、肝掌、腹壁静脉曲张、脾脏肿大、腹水等有助于诊断。

(3)实验室检查可发现肝功能异常,特别是白/球蛋白比例倒置、凝血酶原时间延长、血清胆红素增高。血常规检查有红细胞、白细胞及血小板计数减少等脾功能亢进表现。

(4)胃镜检查或食管吞钡检查发现食管静脉曲张。

值得注意的是,有不少的肝硬化消化道出血原因不是食管胃底静脉曲张破裂出血所致,而是急性胃黏膜糜烂或消化性溃疡。急诊胃镜检查对出血原因部位的诊断具有重要意义。

(二)治疗

除按前述紧急治疗、输液及输血抗休克、使用抑制胃酸分泌药物外,下列方法可根据具体情况选用。

1.药物治疗

药物治疗是各种止血治疗措施的基础,在建立静脉通路后即可使用,为后续的各种治疗措施创造条件。

(1)生长抑素及其类似品:可降低门静脉压。国内外临床试验表明,该类药物对控制食管胃底曲张静脉出血有效,止血有效率在 70%～90%,与气囊压迫相似。目前供应临床使用的有 14 肽生长抑素,用法是首剂 250 μg 静脉注射,继而 3 mg 加入 5%葡萄糖液 500 mL 中,250 μg/h 连续静脉滴注,连用3～4 天。因该药半减期短,若输液中断超过 3 分钟,需追加 250 μg 静脉注射,以维持有效的血药浓度。奥曲肽是一种合成的 8 肽生长抑素类似物,具有与 14 肽相似的生物学活性,半减期较长。其用法是奥曲肽首剂100 μg 静脉注射,继而 600 μg,加入 5%葡萄糖液 500 mL 中,以 25～50 μg/h 速度静脉滴注,连用3～4 天。生长抑素治疗食管静脉曲张破裂出血止血率与气囊压迫相似,其最大的优点是无明显的变态反应。在硬化治疗前使用有利于减少活动性出血,使视野清晰,便于治疗。硬化治疗后再静脉滴注一段时间可减少再出血的机会。

(2)血管升压素:作用机制是通过对内脏血管的收缩作用,减少门静脉血流量,降低门静脉及其侧支的压力,从而控制食管、胃底静脉曲张破裂出血。目前推荐的疗法是 0.2 U/min,持续静脉滴注,观察治疗反应,可逐渐增加剂量,至 0.4 U/min。如出血得到控制,应继续用药 8~12 小时,然后停药。如果治疗 4~6 小时后仍不能控制出血,或出血一度中止而后又复发,应及时改用其他疗法。由于血管升压素具有收缩全身血管的作用,其不良反应包括血压升高、心动过缓、心律失常、心绞痛、心肌梗死、缺血性腹痛等。

目前主张在使用血管升压素同时使用硝酸甘油,以减少前者引起的全身变态反应,取得良好效果,尤以有冠心病、高血压病史者效果更好。具体用法是在应用血管升压素后,舌下含服硝酸甘油0.6 mg,每 30 分钟一次。也有主张使用硝酸甘油 40~400 μg/min 静脉滴注,根据患者血压调整剂量。

2.内镜治疗

(1)硬化栓塞疗法(EVS):在有条件的医疗单位,EVS 为当今控制食管静脉曲张破裂出血的首选疗法。多数报道,EVS 紧急止血成功率超过 90%,EVS 治疗组出血致死率较其他疗法明显降低。

1)适应证:一般来说,不论什么原因引起的食管静脉曲张破裂出血,均可考虑行 EVS,下列情况下更是 EVS 的指征:重度肝功能不全、储备功能低下如 Child C 级、低血浆蛋白质、血清胆红素升高的患者;合并有心、肺、脑、肾等重要器官疾病而不宜手术者;预后不良或无法切除的恶性肿瘤者,尤以肝癌为常见;已行手术治疗而再度出血,不可再次手术治疗,而常规治疗无效者;经保守治疗(包括三腔二囊管压迫)无效者。

2)禁忌证:有效血容量不足,血循环状态尚不稳定者;正在不断大量呕血者,因为行 EVS 可造成呼吸道误吸,加上视野不清也无法进行治疗操作;已濒临呼吸衰竭者,由于插管可加重呼吸困难,甚至呼吸停止;肝性脑病或意识不清无法合作者;严重心律失常或新近发生心肌梗死者;出血倾向严重,虽然内科纠正治疗,但仍远未接近正常者;长期用三腔二囊管压迫,可能造成较广泛的溃疡及坏死者,EVS 疗效常不满意。

3)硬化剂的选择:常用的硬化剂有下列几种。①乙氧硬化醇(AS):主要成分为表面麻醉剂 polidocanol 与乙醇,AS 的特点是对组织损伤作用小,有较强的致组织纤维作用,黏度低,可用较细的注射针注入,是一种比较安全的硬化剂。AS 可用于血管旁与血管内注射,血管旁每点 2~3 mL,每条静脉内4~5 mL,每次总量不超过 30 mL。②乙醇胺油酸酯(EO):以血管内注射为主,因可引起较明显的组织损害,每条静脉内不超过5 mL,血管旁每点不超过 3 mL,每次总量不超过20 mL。③十四羟基硫酸钠(TSS):据报道硬化作用较强,止血效果好,用于血管内注射。④纯乙醇:以血管内注射为主,每条静脉不超过 1 mL,血管外每点不超过 0.6 mL。⑤鱼肝油酸钠:以血管内注射为主,每条静脉 2~5 mL,总量不超过 20 mL。

4)术前准备:补充血容量,纠正休克;配血备用;带静脉补液进入操作室;注射针充分消毒,检查内镜、注射针、吸引器性能良好;最好使用药物先控制出血,使视野清晰,便于选择注射点。

5)操作方法:按常规插入胃镜,观察曲张静脉情况,确定注射部位。在齿状线上 2~3 cm 穿刺出血征象和出血最明显的血管,注入适量(根据不同硬化剂决定注射量)硬化剂。每次可同时注射 1~3 条血管,但应在不同平面注射(相隔 3 cm),以免引起术后吞咽困难。也有人同时在出血静脉或曲张最明显的静脉旁注射硬化剂,以达到直接压迫作用,继而化学性炎症、血管旁纤维结缔组织增生,使曲张静脉硬化。每次静脉注射完毕后退出注射针,用附在镜身弯曲部的止血气囊或直接用镜头压迫穿刺点1分钟,以达到止血的目的。若有渗血,可局部喷洒凝血酶或25%孟氏液,仔细观察无活动性出血后出镜。

6)术后治疗:术后应继续卧床休息,密切注意出血情况,监测血压等生命指征,禁食24小时,补液,酌情使用抗生素,根据病情继续使用降低门静脉压的药物。首次治疗止血成功后,应在1～2周后进行重复治疗,直至曲张静脉完全消失或只留白色硬索状血管,多数患者施行3～5次治疗后可达到此目的。

7)并发症。①出血:在穿刺部位出现渗血或喷血,可在出血处再补注1～2针,可达到止血作用。②胸痛、胸腔积液和发热:可能与硬化剂引起曲张静脉周围炎症、管溃疡、纵隔炎、胸膜炎的发生有关。③食管溃疡和狭窄。④胃溃疡及出血性胃炎:可能与EVS后胃血流淤滞加重、应激、从穿刺点溢出的硬化剂对胃黏膜的直接损害有关。

(2)食管静脉曲张套扎术(EVL):适应证、禁忌证与EVS大致相同。其操作要点是在内镜直视下把曲张静脉用负压吸引入附加在内镜前端特制的内套管中,然后通过牵拉引线,使内套管沿外套管回缩,把原放置在内套管上的特制橡皮圈套入已被吸入内套管内的静脉上,阻断曲张静脉的血流,起到与硬化剂栓塞相同的效果。每次可套扎5～10个部位。和EVS相比,两者止血率相近,可达90%左右。其优点是EVL不引起注射部位出血和系统并发症,值得进一步推广。

3.三腔二囊管

三腔二囊管压迫是传统的有效止血方法,其止血成功率在44%～90%,由于存在一定的并发症,目前大医院已较少使用。主要用于药物效果不佳,暂时无法进行内镜治疗者,也适用于基层单位不具备内镜治疗的技术或条件者。

(1)插管前准备:①向患者说明插管的必要性与重要性,取得其合作。②仔细检查三腔管各通道是否通畅,气囊充气后作水下检查有无漏气,同时测量气囊充气量,一般胃囊注气200～300 mL[用血压计测定内压,以5.3～6.7 kPa(40～50 mmHg)为宜],食管囊注气150～200 mL[压力以4.0～5.3 kPa(30～40 mmHg)为宜],同时要求注气后气囊膨胀均匀,大小、张力适中,并做好各管刻度标记。③插管时若患者能忍受,最好不用咽部麻醉剂,以保存喉头反射,防止吸入性肺炎。

(2)正确的气囊压迫:插管前先测知胃囊上端至管前端的距离,然后将气囊完全抽空,气囊与导管均外涂液状石蜡,通过鼻孔或口腔缓缓插入。当至50～60 cm刻度时,套上50 mL注射器从胃管做回抽。如抽出血性液体,表示已到达胃腔,并有活动性出血。先将胃内积血抽空,用生理盐水冲洗。然后用注射器注气,将胃气囊充气200～300 mL,再将管轻轻提拉,直到感到管子有弹性阻力时,表示胃气囊已压于胃底贲门部,此时可用宽胶布将管子固定于上唇一侧,并用滑车加重量500 g(如500 mL生理盐水瓶加水250 mL)牵引止血。定时抽吸胃管,若不再抽出血性液体,说明压迫有效,此时可继续观察,不用再向食管囊注气。否则应向食管囊充气150～200 mL,使压力维持在4.0～5.3 kPa(30～40 mmHg),压迫出血的食管曲张静脉。

(3)气囊压迫时间:第一个24小时可持续压迫,定时监测气囊压力,及时补充气体。每1～2小时从胃管抽吸胃内容物,观察出血情况,并可同时监测胃内pH。压迫24小时后每间隔6小时放气一次,放气前宜让患者吞入液状石蜡15 mL,润滑食管黏膜,以防止囊壁与黏膜黏附。先解除牵拉的重力,抽出食管囊气体,再放胃囊气体,也有人主张可不放胃囊气体,只需把三腔管向胃腔内推入少许则可解除胃底黏膜压迫。每次放气观察 15～30 分钟后再注气压迫。间歇放气的目的在于改善局部血循环,避免发生黏膜坏死糜烂。出血停止 24 小时后可完全放气,但仍将三腔管保留于胃内,再观察 24 小时,如仍无再出血方可拔出。一般三腔二囊管放置时间以不超过 72 小时为宜,也有报告长达 7 天而未见黏膜糜烂者。

(4)拔管前后注意事项:拔管前先给患者服用液状石蜡 15～30 mL,然后抽空 2 个气囊中的气体,慢慢拔出三腔二囊管。拔管后仍需禁食 1 天,然后给予温流质饮食,视具体情况再逐渐过渡到半流质和软食。

三腔二囊管如使用不当,可出现以下并发症:①曲张静脉糜烂破裂。②气囊脱出阻塞呼吸道引起窒息。③胃气囊进入食管导致食管破裂。④食管和(或)胃底黏膜因受压发生糜烂。⑤呕吐反流引起吸入性肺炎。⑥气囊漏气使止血失败,若不注意观察可继续出血引起休克。

4.经皮经颈静脉肝穿刺肝内门体分流术(TIPS)

TIPS 是影像学 X 线监视下的介入治疗技术。通过颈静脉插管到达肝静脉,用特制穿刺针穿过肝实质,进入门静脉。放置导线后反复扩张,最后在这个人工隧道内置入 1 个可扩张的金属支架,建立人工瘘管,实施门体分流,降低门静脉压力,达到治疗食管胃底曲张静脉破裂出血的目的。TIPS 要求有相当的设备与技术,费用昂贵,推广普及尚有困难。

5.手术治疗

大出血时有效循环血量骤降,肝供血量减少,可导致肝功能进一步的恶化,患者对手术的耐受性低,急症分流术死亡率达 15%～30%,断流术死亡率达 7.7%～43.3%。因此,在大出血期间应尽量采用各种非手术治疗,若不能止血才考虑行外科手术治疗。急症手术原则上采取并发症少、止血效果确切及简易的方法,如食管胃底曲张静脉缝扎术、门-奇静脉断流术等。待出血控制后择期再行手术,如远端脾-肾静脉分流术等,以解决门静脉高压问题,预防再出血。

四、其他原因引起的上消化道出血

(一)急性胃黏膜损害

本病是以一组胃黏膜糜烂或急性溃疡为特征的急性胃黏膜表浅性损害,常引起急性出血。主要包括急性出血性糜烂性胃炎和应激性溃疡,是上消化道出血的常见病因。

1.病因

(1)服用非甾体抗炎药(阿司匹林、吲哚美辛等)。

(2)大量酗烈性酒。

(3)应激状态(大面积烧伤、严重创伤、脑血管意外、休克、败血症、心肺功能不全等)。

2.诊断

(1)具备上述病因之一者。

(2)出血后 24～48 小时急诊胃镜检查发现胃黏膜(以胃体为主)多发性糜烂或急性浅表小溃疡;有时可见活动性出血。

3.治疗

本病以内科治疗为主。一般急救措施及补充血容量、抗休克与前述相同。本病的治疗要点如下。

(1)迅速提高胃内 pH,以减少 H^+ 反弥散,降低胃蛋白酶活力,防止胃黏膜自身消化,帮助凝血。可选用质子泵抑制剂如奥美拉唑或泮托拉唑。

（2）内镜下直视止血：包括出血部位的注射疗法、电凝止血或局部喷洒止血药（凝血酶或去甲肾上腺素溶液等）。

（3）手术治疗：应慎重考虑，因本病病变范围广泛，加上手术本身也是一种应激。对经内科积极治疗无效、出血量大者可考虑手术治疗。

（二）胃癌出血

胃癌一般为持续小量出血，急性大量出血者占 20%～25%，对中年以上男性患者，近期内出现上腹部疼痛或原有疼痛规律消失，食欲下降，消瘦，贫血程度与出血量不符者，应警惕胃癌出血的可能。内镜、活检或 X 线钡餐检查可明确诊断。治疗方法是补充血容量后及早手术治疗。

（三）食管贲门黏膜撕裂综合征

由于剧烈干呕、呕吐或可致腹腔内压力骤增的其他原因，造成食管贲门部黏膜及黏膜下层撕裂并出血。本病为上消化道出血的常见病因之一，约占上消化道出血病因的 10%，部分患者可致严重出血。急诊内镜检查是确诊的最重要方法，镜下可见纵形撕裂，长 3～20 mm，宽 2～3 mm，大多为单个裂伤，以右侧壁最多，左侧壁次之，可见到病灶渗血或有血痂附着。

治疗上除按一般上消化道出血原则治疗外，可在内镜下使用钛夹、电凝、注射疗法等。使用抑制胃酸分泌药物可减少胃酸反流，促进止血与损伤组织的修复。

（四）胆管出血

本病是指胆管或流入胆管的出血，可分为肝内型和肝外型出血。肝内型出血多为肝外伤、肝脏活检、感染和中毒后肝坏死、血管瘤、恶性肿瘤、肝动脉栓塞等病因所致。肝外型出血多为胆结石、胆管蛔虫、胆管感染、胆管肿瘤、经内镜胆管逆行造影下十二指肠乳头括约肌切开术后、T 管引流等引起。

1.诊断

（1）有上述致病因素存在，临床上出现三大症状：消化道出血、胆绞痛及黄疸。

（2）经内镜检查未发现食管和胃内的出血病变，而十二指肠乳头部有血液或血块排出，即可确认胆管出血。必要时可行选择性动脉造影、腹部探查中的胆管造影、术中胆管镜直视检查等，均有助于确诊。

2.治疗

首先要查明原发疾病，只有原发病查明后才能制订正确的治疗方案。轻度的胆管出血，一般可用保守疗法止血，急性胆管大出血则应及时手术治疗。除按上述一般紧急治疗、输液及输血、止血药物使用外，以下措施应着重进行。

（1）病因治疗。①控制感染：由于肝内或胆管内化脓性感染所引起的出血，控制感染至关重要，可选用肝胆管系统内浓度较高的抗生素，如头孢菌素类、喹诺酮类等抗生素静脉滴注，可联合两种以上抗生素。②驱蛔治疗：由胆管蛔虫引起者，主要措施是驱蛔、防治感染、解痉镇痛。在内镜直视下钳取嵌顿在壶腹内的蛔虫是一种有效措施。

（2）手术治疗。有下列情况可考虑手术治疗：①持续胆管大出血，经各种治疗仍血压不稳，休克未能有效控制者。②反复的胆管出血，经内科积极治疗无效者。③肝内或肝外有需要外科手术治疗的病变存在者。

五、急救护理

(一)护理目标

(1)保持呼吸道通畅,防止窒息。

(2)保障快速补充血容量,维护血流动力学稳定,抢救生命。

(3)保障及时应用止血药物。

(4)保障三腔二囊管压迫止血安全、有效。

(5)维护患者舒适。

(二)护理措施

1.保持呼吸道通畅,防止窒息

发现卧床患者发生大呕血时,立即帮助其取头高侧卧位,患者取俯卧位呕吐时用手托扶其前额,防止大量血液涌入鼻腔或气道导致窒息。必要时用吸引器及时清除呼吸道、口、鼻咽部的呕吐物和血液。

2.维护血流动力学和生命体征稳定

(1)建立有效的静脉通道立即穿刺体表大静脉,开通 2 条静脉通道,连接三通接头。根据医嘱输注晶体液生理盐水、林格液等来进行最初的容量补充,同时送血标本检验血型、交叉配血等。待静脉充盈后在近端行留置针穿刺,多条通路补液,有休克者中心静脉置管,尽快补充血容量,纠正低血压休克。输液、输血速度开始要快,待血压回升后,根据血压、中心静脉压、尿量和患者心肺功能而定。大量输血前应加温使低温库存血接近体温时再输入,防止快速大量输入导致患者寒战等变态反应。输液、输血时保持通畅,管道连接处连接紧密,防止脱落。意识不清躁动者应安全约束,防止拔管。

(2)呕血暂停后,嘱患者绝对安静卧床休息,严禁自行下床以防晕厥。给予吸氧,禁饮食。休克患者平卧位,下肢抬高 30°。

(3)监测患者血压、心率、呼吸等生命体征,老年或休克患者进行心电监护、中心静脉压测定。密切观察患者表情、意识、皮肤色泽、温度与湿度。留置导尿管,记录 24 小时出入量和每小时出入量。遵医嘱定期抽取标本检测血红蛋白、红细胞、白细胞、血小板计数、肝肾功能、电解质及血氨分析等。

(4)正确估计和记录出血量(呕血及便血):一般出现临床症状时失血已超过 500 mL;超过 1 000 mL 的失血导致血压下降和脉速,如由仰卧位到直立位时,收缩压可下降 1.3～2.7 kPa(10～20 mmHg),脉搏增加 20 次/分或更多;超过 2 000 mL 的急性出血常表现为临床休克,患者烦躁不安、面色苍白、脉搏细速,冷汗,收缩压低于 12.0 kPa(90 mmHg)。

3.三腔两囊管(下称三腔管)压迫止血的护理

对出血病因明确,肝硬化门脉高压致食管-胃底静脉曲张破裂出血者,护士要做好三腔管压迫止血的物品准备,加强护理与观察,保障疗效,杜绝因护理不当而造成的危害和意外。

(1)检查气囊是否完好,有无漏气、偏心。置管后妥善固定,导管贴近鼻翼处要以脱脂棉衬垫,避免压伤局部皮肤。标记刻度,注意检查胃囊及食管囊压力,一般胃囊压力 5～6.0 kPa(37～45 mmHg),食管囊压力 3.0～4.0 kPa(22.5～30 mmHg)。每 12 小时放气 10 分钟,防止黏膜压迫坏死。抢救车上备剪刀,以备在胃囊意外滑出时迅速剪断胃管放气,防止堵塞咽喉引起窒息或造成急性食管损伤等意外危险。

（2）观察止血效果。置管后定时抽胃内容物,必要时用生理盐水加止血药灌洗,观察抽出液的颜色,判断止血效果。连续抽出鲜血者,表明止血效果不好,应及时报告医师处理,可增加气囊气量。

（3）保持口腔清洁,每天口腔护理 3 次。及时吸尽咽喉分泌物,防止吸入性肺炎。三腔管放置时间不宜超过 48 小时,否则食管、胃底受压迫时间过长发生溃烂、坏死。患者翻身、大小便等活动后注意检查三腔管有无脱出或移位。

（4）如出血已停止,可先排空食管气囊,后排空胃气囊,再观察 12～16 小时,如再出血可随时再次压迫止血。拔管前,先给患者口服液状石蜡 15～20 mL,然后缓慢将管拔出,擦拭面部,帮助患者漱口。

4.止血药物的应用及护理

（1）静脉用药制酸剂应现配现用,保证疗效,使胃内 pH＞6 为最佳止血效果;垂体后叶素常用于食管-胃底静脉曲张破裂出血,应用时应逐步调整剂量,剂量过大可导致头痛、腹痛、排便次数增加,也可引起心肌缺血诱发心肌梗死等。输液时要加强巡视,并严防药液外渗导致皮肤坏死,一旦发生渗出,立即给予局部封闭治疗;常用降门静脉压的药物善宁、生长抑素,因半衰期短,中断 5 分钟后即需要再次给予冲击量,因此需用输液泵匀速泵入,防止中断,以免影响疗效和增加患者费用。该类药物用药速度过快、浓度过大可引起恶心、呕吐,诱发再次出血。

（2）胃管用药冰盐水洗胃或注入孟氏液、凝血酶等止血药物,注意防止呛咳、误吸和窒息。

5.药物治疗无效时,配合医师做好急诊内镜治疗和手术准备

（1）术前向患者及家属做好解释工作,讲明胃镜下止血的必要性及可能出现的问题。询问患者药物过敏史。舌咽部黏膜麻醉,用丁卡因喷咽喉部 2～3 次。

（2）术中配合准备冰生理盐水 50～60 mL 加去甲肾上腺素 6 mg、凝血酶 2 000 U 加冰生理盐水 20 mL,经内镜注入胃内。介入治疗过程中,随时严密观察病情,注意生命体征变化。

（3）术后护理术后应继续观察出血情况。用生理盐水漱口,清洁口腔,去除口腔内积血及麻醉药,防止误吸入气管。禁食、禁饮 2 小时,防止因口咽部感觉迟钝导致呛咳。2 小时后若病情平稳,可进温凉流质饮食。若病情严重则禁食 24～72 小时。

6.预防感染并发症

严格无菌技术操作,中心静脉置管处每天用碘伏消毒、更换无菌敷料,观察局部有无红肿、渗液等。每天更换输液器和三通接头;意识不清者,每 2 小时翻身一次,防止皮肤损伤,翻身时注意防止胃管等脱出。

7.维护患者舒适

呕血后帮助患者漱口或做口腔护理,擦净皮肤、地面的血迹,更换被服,及时倾倒容器内的污物,病室通风,保持空气清洁、无异味。帮助患者取舒适的治疗体位。抢救过程中要保持安静,操作准确、轻巧,尽量减少患者痛苦。

8.心理护理

消化道大出血患者见到排出大量鲜血会产生紧张、恐惧心理,不利于止血和休克的治疗。护士要陪伴、安抚和支持患者。尽快清除血迹,避免不良刺激。实施检查治疗前,向患者说明目的、过程、配合要点等,尽量减轻因强烈的不确定感带来的恐惧。

（徐梅霞）

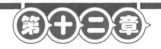

手术室护理

第一节 手术室护理人员的职责

现代科学技术的发展,对我们的护理职业提出了更高的要求。另一方面创新的许多科学仪器和新设备,扩大了手术配合工作范围同时也增加工作难度,因此手术室护士必须有热爱本职工作和广泛的知识和技术,才能高标准地完成各科日益复杂的手术配合任务。

一、手术室护士应具备的素质

护理人员在工作中应不断提高个人素质,加强对护理职业重要意义的认识,把护理工作看作是光荣的神圣的职业。因此,要努力做到以下几点。

(一)具有崇高的医德和奉献精神

一名护士的形象,通过精神面貌和行动表现出内在的事业品德素质,胜过一个护士的经验和业务水平所起的作用,也可能给患者带来希望、光明和再生。所以,护士要具备高尚的医德和崇高的思想,具有承受压力、吃苦耐劳、献身的精神,并有自尊、自爱、自强的思想品质。为护理科学事业的发展做出自己的贡献,无愧于白衣天使的光荣称号。

(二)树立全心全意为患者服务的高尚品德

手术室的工作和专业技术操作都具有独特性。要求手术室护士必须自觉的忠于职守、任劳任怨,无论工作忙闲、白班夜班都要把准备工作、无菌技术操作、贯彻各种规章制度等认真负责地做好。对患者要亲切、和蔼、诚恳,不怕脏、不怕累、不厌烦,使患者解除各种顾虑,树立信心,主动与医护人员配合,争取早日康复。

(三)要有熟练的技能和知识更新

随着医学科学的发展,特别是外科领域手术学的不断发展,新的仪器设备不断出现,因而护理工作范围也日益扩大,要求也越来越高。护理工作者如无广泛的有关学科的基本知识,对今天护理的工作复杂技能就不能理解和担当。所以今天作为一名有远大眼光的护士,必须熟悉各种有关护理技能的基本知识,才能达到最高的职业效果。护理学亦成为一门专业科学,因此,作为一名手术室护士,除了伦理道德修养外,还应有基础医学、临床医学和医学心理学等新知识。努力学习解剖学、生理学、微生物学、化学、物理学,以及各种疾病的诊断和治疗等知识,特别是外科

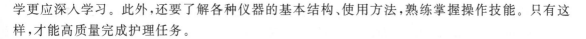

学更应深入学习。此外,还要了解各种仪器的基本结构、使用方法,熟练掌握操作技能。只有这样,才能高质量完成护理任务。

二、手术室护士长应具备的条件

护理工作范围极广,有些工作简单、容易,有些工作却很复杂,需要有高度的判断力和精细的技术、熟练的技巧。今天的护理工作,一个人已不能独当重任,而需要即分工又协作来共同完成。因此,必须有一名护士长,把每个护理人员的思想和行为统一起来,才能使人的积极性、主动性和创造性得到充分发挥,团结互助,共同完成任务。护士长应具备的条件归纳如下。

(一)有一定的领导能力及管理意识

有一整套工作方法和决策能力。善于出主意想办法,提出方案,做出决定,推动下级共同完成,并具有发现问题、分析问题的能力,了解存在问题的因素,掌握本质,抓住关键,分清轻重缓急,提出中肯意见。出现无法协商的问题时能当机立断,勇于负责。有创新的能力,对新事物敏感,思路开阔,能提出新的设想。要善于做思想工作。能否适时的掌握护士的心理动向,并进行针对性的思想教育,使之正确对待个人利益和整体利益的关系,不断提高思想水平,是提高积极性和加强凝聚力最根本的问题。

(二)有一定组织能力和领导艺术

管理是一门艺术,也是一门科学。首先处理好群体间人际关系。护士长需要具有丰富的才智和领导艺术,才能胜任手术室护士护理管理任务。具体要求如下。

(1)护士长首先应把自己置身于工作人员之中,经常想到自己与护士之间只是分工的不同,而无地位高低之分。要有民主作风,虚心听取护士的意见,甚至批评意见,认真分析,不埋怨、不沮丧,不迁怒于人,有助于建立自己的威信。

(2)护士长首先想到的是人,是护士和工作人员,而不是自己,不管是关心任务完成情况,还要关心她们的生活、健康、思想活动及学习情况等。都使每个护士和工作人员亲身感到群体的温暖,对护士长产生亲切感。

(3)护士长要善于调动护士的积极性,培养集体荣誉感,善于抓典型,树标兵,运用先进榜样推动各项手术室工作,充分调动护士群体的积极性,护士长的领导作用才能得到体现。

(三)有较高的素质修养

手术室护士长应较护士具备更高的觉悟和更多的奉献精神。科里出现的问题应主动承担责任,实事求是向上级反映,不责怪下级。凡要求护士做到的,首先自己要做到,严格要求自己,树立模范行为,才能指挥别人。要注意廉洁,不要利用工作之便谋私,更不能要患者的礼物,注意自身形象。此外,要做到知识不断更新,经常注意护理方面的学术动态,接受新事物,在这方面应较护士略高一筹,使护士感到护士长是名副其实的护理业务带头人。

三、手术室护士的分工和职责

(一)洗手护士职责

(1)洗手护士必须有高度的责任心,对无菌技术有正确的概念。如有违反无菌操作要求者,应及时提出纠正。

(2)术前了解患者病情,具体手术配合,充分估计术中可能发生的意外,术中与术者密切配合,保证手术顺利完成。

（3）洗手护士应提前 30 分钟洗手，整理无菌器械台上所用的器械、敷料、物品是否完备，并与巡回护士共同准确清点器械、纱布脱脂棉、缝针，核对数字后登记于手术记录单上。

（4）手术开始时，传递器械要主动、敏捷、准确。器械用过后，迅速收回，擦净血迹。保持手术野、器械台的整洁、干燥。器械及用物按次序排列整齐。术中可能有污染的器械和用物，按无菌技术及时更换处理，防止污染扩散。

（5）随时注意手术进行情况，术中若发生大出血、心搏骤停等意外情况，应沉着果断及时和巡回护士联系，尽早备好抢救器械及物品。

（6）切下的病理组织标本防止丢失，术后将标本放在 10% 甲醛缓冲溶液中固定保存。

（7）关闭胸腹腔前，再次与巡回护士共同清点纱布及器械数，防止遗留在体腔中。

（8）手术完毕后协助擦净伤口及引流管周围的血迹，协助包扎伤口。

（二）巡回护士职责

（1）在指定手术间配合手术，对患者的病情和手术名称应事先了解，做到心中有数，有计划的主动配合。

（2）检查手术间各种物品是否齐全、适用。根据当日手术需要落实补充、完善一切物品。

（3）患者接来后，按手术通知单核对姓名、性别、床号、年龄、住院号和所施麻醉等，特别注意对手术部位（左侧或右侧），不发生差错。

（4）安慰患者，解除思想顾虑。检查手术区皮肤准备是否合乎要求，患者的假牙、发卡和贵重物品是否取下，将患者头发包好或戴帽子。

（5）全麻及神志不清的患者或儿童，应适当束缚在手术台上或由专人看护，防止发生坠床。根据手术需要固定好体位，使手术野暴露良好。注意患者舒适，避免受压部位损伤。用电刀时，负极板要放于臀部肌肉丰富的部位，防止灼伤。

（6）帮助手术人员穿好手术衣，安排各类手术人员就位，随时调整灯光，注意患者输液是否通畅。输血和用药时，根据医嘱仔细核对，避免差错。补充室内手术缺少的各种物品。

（7）手术开始前，与洗手护士共同清点器械、纱布、缝针及线卷等，准确地登记于专用登记本上并签名。在关闭体腔或手术结束前和洗手护士共同清点上述登记物品，以防遗留体腔或组织内。

（8）手术中要坚守工作岗位，不可擅自离开手术间，随时供给手术中所需一切物品，经常注意病情变化。重大手术充分估计术中可能发生的意外，做好应急准备工作，及时配合抢救。监督手术人员无菌技术操作，如有违犯，立即纠正。随时注意手术台一切情况，以免污染。保持室内清洁、整齐、安静，注意室温调节。

（9）手术完毕后，协助术者包扎伤口，向护送人员清点患者携带物品。整理清洁手术间，一切物品归还原处，进行空气消毒，切断一切电源。

（10）若遇手术中途调换巡回护士，须做到现场详细交代，交清患者病情，医嘱执行情况，输液是否通畅，查对物品，在登记本上互相签名，必要时通知术者。

（三）夜班护士职责

（1）要独立处理夜间一切患者的抢救手术配合工作，必须沉着、果断、敏捷、细心地配合各种手术。

（2）要坚守工作岗位，负责手术室的安全，不得随意外出和会客。大门随时加锁，出入使用电铃。

（3）白班交接班时,如有手术必须现场交接,如患者手术进行情况和各种急症器械、物品、药品等。认真写好交接班本,当面和白班值班护士互相签名。

（4）接班后认真检查门窗、水电、氧气,注意安全。

（5）严格执行急症手术工作人员更衣制度和无菌技术操作规则。

（6）督促夜班工友清洁工作,保持室内清洁整齐,包括手术间、走廊、男女更衣室、值班室和办公室。

（7）凡本班职责范围内的工作一律在本班完成,未完不宜交班,特殊情况例外。

（8）早晨下班前,巡视各手术间、辅助间的清洁、整齐、安全情况。详细写好交接班报告,当面交班后签字方可离去。

（四）器械室护士职责

（1）负责手术科室常规和急症手术器械准备和料理工作,包括每天各科手术通知单上手术的准备供应,准确无误。

（2）保证各种急症抢救手术器械物品的供应。

（3）定期检查各类手术器械的性能是否良好,注意器械的关节是否灵活,有无锈蚀等,随时保养、补充、更新,做好管理工作,保证顺利使用。特殊精密仪器应专人保管,损坏或丢失时,及时督促寻找,并和护士长联系。

（4）严格执行借物制度,特殊精密仪器需取得护士长同意后,两人当面核对并签名后方能外借。

（5）保持室内清洁整齐,包括器械柜内外整齐排列,各科器械柜应贴有明显的标签。定期通风消毒。

（五）敷料室护士职责

（1）制订专人负责管理。严格按高压蒸汽消毒操作规程使用。定期监测灭菌效果。

（2）每天上午检查敷料柜一次,补充缺少的各种敷料。

（3）负责一切布类敷料的打包,按要求保证供应。

（六）技师职责

（1）负责对各种仪器使用前检查,使用时巡查,使用后再次检查其运转情况,以保证各种电器、精密仪器的正常运转。

（2）定期检查各种器械台、接送患者平车的零件和车轮是否运转正常,负责各种仪器的修理或送交技工室修理。

（3）坚守工作岗位,手术过程中主动巡视各手术间,了解电器使用情况。有问题时做到随叫随到随维修,协助器械组检查维修各种医疗器械。

（4）帮助护士学习掌握电的基本知识和各种精密仪器基本性能、使用方法与注意事项等。

（管玉玲）

第二节　手术室工作的操作流程

合理、准确、及时地安排并实施手术,直接影响到手术室工作质量、工作效率和手术患者的安全。手术室、麻醉科、手术科室必须共同努力,加强相互之间的有效沟通和协调,确保各个医疗环节正常进行,以达到提高医疗护理质量和工作效率的目的。

一、安排手术与人员

手术室护士长应合理安排择期手术与急诊手术,并保证手术室护士的配置满足手术需要。同时手术室护士每天应对次日行手术的患者进行术前访视。

(一)手术预约

1.择期手术预约

(1)手术预约:所有择期手术由手术科室医师提前向手术室预约,一般在手术前一天上午,按规定时间通过电脑预约程序完成。择期手术预约的具体内容包括:手术患者姓名、病区、床号、住院号、性别、年龄、术前诊断、拟定手术名称、手术切口类型、手术者包括主刀、第一助手、第二助手、第三助手、第四助手、参观人员、麻醉方式、手术特殊体位和用品等。

(2)手术房间安排:手术室护士长根据不同类型的手术,安排不同级别的手术间。安排原则为无菌手术与污染手术分室进行;若无条件时,应先进行无菌手术,后进行污染手术。

安排手术时应注意以下事项:①护士长应在手术日前一天的规定时间内完成次日择期手术安排,并通过电脑确认提交后向全院公布信息,相关手术科室医师可由医院内网查询。②临时增加或更改择期手术顺序,手术科室医师需与手术室护士长和麻醉师协商后,决定手术时间,并及时更换手术通知单。③手术因故取消,手术科室医师应填写停刀通知单,及时与手术室护士长和麻醉师沟通。

2.急诊手术安排

急诊手术由急诊值班医师将急诊手术通知单填写完整(内容同择期手术),送至手术室,由手术室护士长或手术室值班护士根据急诊手术患者病情的轻重缓急、手术的切口分类,与麻醉科进行沟通后予以及时安排。如遇紧急抢救,急诊值班医师可先电话通知手术室,同时填写急诊手术通知单;手术室负责人员接电话后,应优先予以安排并与麻醉科沟通,5分钟内答复急诊手术患者入室时间,做好一切准备工作,以争取抢救时间。

(二)手术人员安排与术前访视

1.手术室护士的配置和调配

为保证医疗活动的正常进行,需根据各医院的实际工作量合理进行人员配置,一般综合性医院手术室护士与手术台比例为(2.5~3.5):1,同时需遵循以下原则,结合动态调配,将每个人的能力发挥到极致,达到人尽其用,物尽其用。

(1)年龄结构配备:年龄结构合理,老、中、青三结合,根据各年龄的不同特点合理安排,建议采用1:2:1的比例。

(2)职称配备:各级职称结构合理,形成一个不同层次的合理梯队,高、中、初级职称的比例为(0~1):4:8;800张以上床位的医院或教学医院比例可调整为1:3:6。

(3)专业能力配备:专业能力结构合理,根据从事本专业的年限和实际工作能力分高(10年以上)、中(5~10年)、低层次(5年以下)。

2.日间人员安排

手术前一天,在完成手术间安排后,麻醉科、手术室分别进行人员安排,按常规每台手术配备洗手护士和巡回护士各1名,特大手术如心脏手术、移植手术、特殊感染手术等,根据实际情况分

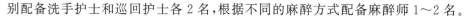

别配备洗手护士和巡回护士各 2 名,根据不同的麻醉方式配备麻醉师 1~2 名。

3.夜间及节假日人员安排

除正常值班护士外,另设有备班,由第一值班护士根据手术需要进行人员统一调度安排;遇突发紧急事件时,向护士长汇报统一调配。

4.手术前访视

(1)访视目的:通过术前访视,对手术患者进行第一次身份核对和手术核对,同时对手术患者进行术前宣教和整体评估,了解手术患者心理需要,缓解其紧张和恐惧心理。

(2)访视方法及内容:手术前一天,由次日负责相关手术的巡回护士进行术前访视。手术室护士进入病房查看病史,核对术前知情同意书和手术医嘱,核对相关诊断报告和影像学资料,仔细查阅手术患者的一般生命体征、疾病史、手术史、过敏史、特殊化验指标(如乙肝、丙肝、梅毒、艾滋病等)、与输血相关的表单是否齐全等。与病房护士进行交流,了解手术患者的一般情况后与手术患者进行身份核对和术前宣教。与手术患者进行核对,包括:①开放式地询问手术患者姓名、年龄等基本信息;询问手术患者手术部位和手术方式,与病历核对。②核对身份识别腕带。③核对手术标识。为手术患者进行手术前宣教,内容包括手术室及手术流程简介;禁食、禁水情况;术日晨注意事项,包括病服反穿,不能穿内衣裤、去除饰物、假牙、隐形眼镜等,小便排空,如有体温异常、经期情况及时向手术医师说明;入手术室后需知,包括防止坠床的事宜、麻醉配合、可能遇到的护理问题及配合方法指导等;询问手术患者有无特殊需求。最后按术前访视单内容对手术患者进行评估,并正确填写。

5.手术资料汇总

每天实施的所有手术,应以手术科室为单位按手术类别(急诊、择期、日间手术),进行分类详细登记,每月汇总完成月报表交予医务处,同时保存原始资料。

二、转运和交接

(一)转运者及转运车要求

根据手术通知单,手术室工勤人员通过手术推车或平车的方式,前往病房接手术患者,外出接送手术患者时,必须严格按要求穿外出衣、换外出鞋,检查患者推车的完好性,并保持棉被清洁、整齐无破损。

(二)交接内容

到达病房后先核对手术患者的姓名、床号、住院号准确无误后,协助手术患者移动至患者推车上。病区护士应携带病历和手术所需物品护送手术患者至手术室,并与巡回护士在手术室门口半限制区进行交接,具体内容为:①根据病历内手术知情同意书和身份识别带核对手术患者姓名、病床号、住院号、拟手术名称、药物过敏史和血型。②检查手术标识是否准确无误。③确认禁食情况、肠道准备等术前准备均已完成,检查手术患者手术衣是否穿戴正确,是否已取下义齿、饰物等。④评估手术患者神志、皮肤情况、导管情况。⑤核对带入手术室的药物、影像学资料、腹带等特殊物品。交接核对无误后,病区护士与巡回护士一同填写《手术患者转运交接记录单》并签名。

此外,在转运途中,手术室护士应注意保证手术患者安全,推车者需站于手术患者头部,病历由参与护送的手术室护士或手术医师保管,他人不得随意翻阅,手术团队成员应保护手术患者的隐私。

（三）转运注意事项

（1）由病房进入手术室的手术患者须戴好手术帽进入限制区，步行进入手术室的当日手术患者，需在指定区域内更换衣、裤、鞋。

（2）工勤人员和巡回护士共同护送手术患者至指定手术间，分别站于手术室两侧，协助手术患者从患者推车缓慢转移至手术床上，呈仰卧位，垫枕。

（3）予手术患者膝盖处适当的约束保护，防止意外坠床。

（4）注意给予手术患者保暖措施，冬天可以使用保温毯。

（5）为减轻手术患者的紧张情绪，可根据手术患者的不同需求选择适当的音乐放松心情。

三、核对手术患者

为了防止发生手术患者错误、手术部位错误或操作/手术错误，手术团队必须对每一位进行手术的患者，按照美国医疗机构评审联合委员会（Joint Commission Accreditation of Healthcare Organizations，JCAHO）的规范要求进行术前核对。

（一）手术前确认程序

1.身份核对

根据 JCAHO 的标准，术前需要核对手术患者信息，要求至少采用两种以上信息，确保手术患者身份正确、有效，例如姓名、身份证号、住院号、生日和家庭地址，尤其需要注意，手术间号和床位号不能用做确认手术患者身份的信息来源。

确认手术患者身份时，要求有手术患者亲自参与，由手术患者自己说出自己的真实身份。对于可能服用镇静剂、听力障碍、身份无法确认的昏迷手术患者，可以通过核对身份识别腕带上的信息确认，包括姓名、住院号。

2.手术部位标识

为了确保手术患者医疗安全，防止手术过程中患者及手术部位出现识别差错，特制订以下制度。

（1）凡需行手术治疗的患者，均需在术前对手术部位进行标识。尤其涉及双侧、多重结构（手指、脚趾、病灶部位）、多平面部位（脊柱）手术时，必须在手术侧或手术部位做标识，并主动邀请患者及家属参与对手术患者及手术部位的确认。

（2）标识时机与方法：手术患者应在术前由手术医师使用黑色标记笔在手术部位进行体表标识，具体标识方法如下。①在手术切口部位处做"_"标记。②腔镜手术在切口位置做"×"标记。③眼科手术应在患侧眼部覆盖纱布。④经阴道、尿道及肛门手术应在耻骨联合上方做"↓"标记。

（二）"Time-Out"核对程序的步骤

Time-Out 意为"暂停"，指在接下来的操作/手术之前，手术团队在操作/手术的地方（手术室、治疗室），必须全员参加的术前核对步骤。具体方法为：当主持的医师宣布"Time-Out"开始时，手术团队中所有成员应停止自己手头的工作，仔细倾听核对，核对完毕，团队每位成员必须分别口头回答"核对正确"，当主持的医师宣布"Time-Out"结束，方可进行下面的工作。无论手术室工作多么繁忙，环境多么嘈杂，"Time-Out"都应执行得清楚、简单和彻底，不受任何其他事情的干扰，从而澄清事实，避免错误。"Time-Out"核对程序具体包括以下几个步骤。

1.麻醉实施前"Time-Out"

麻醉开始前，往往可以是麻醉师或巡回护士、手术医师等所有手术团队成员共同完成并记录,主要项目如下。

(1)确认手术患者身份信息及主要病情(必须两种信息以上):核对手术患者姓名、住院号、身份证号;手术知情同意书等所有相关文书、影像学资料正确且齐全;拟手术部位和手术方式、手术标记均正确无误;完成术野皮肤准备确认及全身皮肤评估;备齐手术所需的假体及体内植入物。

(2)确认麻醉相关情况:确认麻醉知情同意书及麻醉相关文书正确并齐全;确认完成麻醉设备术前安全检查;确认完成静脉液体通路;确认患者是否有明确药物过敏史,查看药物皮试结果,确认术前备血情况等。

2.手术实施前"Time-Out"

手术划皮前,往往为巡回护士、手术医师、麻醉师等所有手术团队成员共同完成并记录,主要项目如下。

(1)再次确认手术患者身份信息及主要病情(必须两种信息以上):核对手术患者姓名、住院号、身份证号;核对拟手术部位和手术方式、手术标记、手术体位均正确无误。

(2)手术团队内部沟通:由手术医师提前讲解手术关键步骤及注意事项,预计手术时间、失血量及是否需要特殊器械、仪器设备等;麻醉师讲解手术患者的并存疾病,以及可能导致的危险性增加、麻醉重点方面等;巡回护士向团队说明灭菌物品检查确认,仪器设备、植入物准备完成情况;术前及术中特殊用药情况,以及手术医师是否需要相关影像资料等。

3.手术患者离开手术室前实施"Time-Out"

巡回护士、手术医师、麻醉师共同完成手术后确认并记录,具体内容如下。

(1)第三次确认手术患者身份(必须两种信息以上):核对手术患者姓名、住院号、身份证号。

(2)手术确认:确认实际手术实施方式、手术中物品清点、手术用药、正确的输血核查,再一次对皮肤状况进行评估,检查并确认各类管路固定牢固、衔接正确并保持通畅。明确手术患者去向(病房或监护室等)。

四、摆放手术体位

做到正确摆放手术体位,就可以充分暴露手术视野,同时保证能够维持手术患者正常的呼吸、循环功能,有效缩短手术时间,防止和减少各种相关并发症的发生,是手术成功的基本保障之一,也是手术室护士必须正确掌握的最基本的操作技能之一。

(一)手术体位管理原则

(1)根据手术部位的不同,放置最佳的手术体位,使手术野充分暴露,便于医师的操作。

(2)应确保呼吸、循环功能不受干扰,有利于麻醉师术中观察及静脉给药。

(3)避免肢体的神经血管受压、肌肉拉伤、皮肤受损等,保证手术患者安全。

(4)在确认手术患者被充分固定和支撑的同时,应尽可能地保持符合手术患者生理功能的舒适体位。

(5)应注意保护患者隐私,避免身体过分暴露。体位放置时各种物品(包括各类防护垫、固定带、护臂套、护脸胶布等)应准备充分。

(二)常见手术体位的应用范围和摆放方法

根据手术部位以及手术入路的需要分为5种常见手术体位,分别为仰卧位、侧卧位、俯卧位、膀胱截石位和坐位。

1.仰卧位

仰卧位适用于头、面、胸、四肢、腹部及下腹部手术,是外科手术中最常用的手术体位。

(1)摆放方法:①放置搁手板,将双臂放于搁手板上,外展＜90°,防止臂丛神经受损,手心朝上,远端关节高于近端关节;亦可根据手术需要,使双臂自然放于身体两侧,用事先横放于手术患者背部的小单卷裹、固定双手。遇神经外科额、颞、顶及颅前窝等手术,可用小单将身体包裹,并用约束带固定,松紧适宜。②根据手术患者腰前凸深度,放置厚薄合适的软垫,维持腰部正常生理曲线。③膝关节腘窝部垫一软垫,使双腿自然弯曲,以达到放松腹部肌肉,增加手术患者舒适度的目的。④双下肢伸直,使头、颈、躯干、下肢呈一直线摆放,用约束带固定于膝关节上2 cm左右,松紧以平插入一掌为宜。⑤双足跟部放置脚圈,减少局部受压。

(2)注意事项:①注意麻醉头架和器械托盘摆放的位置,避免影响手术患者呼吸、循环功能和麻醉师的观察。②肝、脾手术,如脾切除术、肝右叶切除术等,可根据手术需要在术侧垫一软垫,抬高并暴露术野。③胸部前切口手术,如乳腺癌根治术,将患侧上肢外展置于托手器械台上,外展＜90°,调整托手器械台高度与手术床高度一致,并于术侧垫一软垫,充分暴露术野。④前列腺及膀胱手术,可根据手术需要,在手术患者骶尾部垫一软垫,既有利于暴露术野又分散了骶尾部的压力。⑤颅脑手术时,头部必须略高于躯体3～5 cm,有利于静脉回流,避免脑充血导致颅内压增高。

2.侧卧位

侧卧位主要分为90°侧卧位和半侧卧位,90°侧卧位适用于胸外科(如肺、食管)、泌尿外科(肾脏、输尿管等)和脑外科(颞部肿瘤、桥小脑角区肿瘤)手术;半侧卧位适用于胸腹联合切口及前胸部手术。

(1)90°侧卧位摆放方法:①待手术患者麻醉后,将手术患者身体呈一直线从仰卧位转成90°侧位,患侧朝上。②放置头圈于手术患者头下,使眼睛和耳朵处于头圈的空隙中。③90°侧卧位搁手架分为上下两层,患侧上肢放置于上层,健侧上肢放置于下层,并分别予以固定,手指稍露,便于观察末梢血液循环。④于健侧腋下(即胸部下方第4、第5肋处)放置胸枕,其厚度以手术患者健侧臂丛神经及血管不受压为宜。⑤下腹部和臀部分别用一个髂托固定。⑥根据手术方式调整双腿伸直弯曲与否,并用约束带固定髋关节或膝关节。双腿间和踝部分别夹一软枕,避免骨隆突处受压。

(2)半侧卧位摆放方法:半侧卧位是指使手术患者侧转成30°～40°体位。首先将手术患者健侧上肢放置于搁手板上,外展＜90°。患侧上肢用护臂套保护后屈曲固定于麻醉头架上,高度适宜,避免外展及牵拉过度。患侧肩、胸、腰背部放置适当的软垫或半侧卧位专用斜坡式软垫。健侧腋下平乳头处和(或)髂前上棘处用1～2个髂托固定。双下肢用约束带固定,腘窝部垫一软垫。双足跟部放置脚圈,减少局部受压。

(3)注意事项:①将手术患者从仰卧位翻转成侧卧位的过程中,必须保持手术患者头、颈、躯干呈一直线,呈"滚筒式"翻转。②上肢搁手架应可调节高度和角度,使双上肢外展均不超过90°,并呈抱球状。③开颅手术放置侧卧位时,应使手术患者背侧尽量靠近床的边缘,并向前俯,必须注意身体的背部和四脚固定架之间要加衬垫,防止压伤。④手术患者导尿管及深静脉穿刺管应从空隙中穿出,保证引流通畅;电极板应粘贴于患侧下肢的大腿、小腿或臀部。

3.俯卧位

俯卧位适用于后颅窝、颈椎后路、脊柱后入路、腰背部等手术。

(1)摆放方法:①待手术患者麻醉后,将手术患者呈一直线从仰卧位缓慢转换为俯卧位,转换体位时使双臂紧贴于身体两侧,避免肩肘关节意外扭曲受伤。②将手术患者头部移出手术床,直接放置于头托上或固定于头架上,调整头托或头架位置及高度,保证手术部位突出显露的同时呼吸通畅。③双上肢平放于身体两侧,中单固定,约束带加固,或将双上肢自然弯曲置于头两侧搁手架上。④胸部垫一大软垫,尽量靠上,于髂嵴两侧各垫一小方垫;或将两个中圆枕呈外八字形斜垫于两锁骨至肋下,将一中圆枕横垫于耻骨联合和髂嵴下,呈三角形,使胸腹部呈悬空状,保持呼吸运动不受限和静脉回流通畅。⑤双侧膝盖下各垫一小软圈,两小腿胫前横置一软枕,使手术患者小腿呈自然微曲,增加舒适度。双足背下垫一小方软枕,避免足背过伸引起足背神经损伤。双腿用约束带固定。

(2)注意事项:①头部需妥善固定于头托或头架上,使用头托者必须注意前额、眼睛、耳朵、下颚、颧骨等处的保护,可选择凝胶头托或在放置体位前在前额、颧骨等易受压处给予防压疮透明敷贴,防止压疮发生。②放置俯卧位时应使用适当体位垫,使胸腹部悬空,避免受压,保持呼吸通畅和静脉回流。③男性手术患者注意避免阴茎和阴囊受压,女性手术患者注意避免乳房受压。④肥胖的手术患者,应注意两侧手臂的固定和保护,避免术中手臂意外滑落或由于固定约束过紧造成压伤。

4.膀胱截石位

膀胱截石位适用于会阴部及经腹会阴直肠手术。

(1)摆放方法:①将搁脚架分别置于手术床的两侧,根据手术患者大腿的长度及手术方式调节搁脚架的高度和方向。②手术患者呈仰卧位,待麻醉后,脱去长裤,套上棉质裤套,下移手术患者身体,直至其尾骨略超过手术床背板下沿。③将手术患者屈髋屈膝,大腿外展成60°~90°,分别缓慢置于搁脚架上,根据不同手术方式调节大腿间的角度及前屈角度,并用约束带固定双脚。④卸下或摇下手术床尾部1/3部分,根据手术需要,可于臀部下方置一软垫,减轻局部压迫,便于操作。⑤将一侧上肢置于身体旁,用小单包裹固定,另一侧上肢置于搁手板上,外展<90°。

(2)注意事项:①大腿前屈的角度应根据手术需要调整,经腹会阴手术,搁脚架与手术台成70°左右,单纯会阴部手术成105°左右,腹腔镜下左半结肠癌、乙状结肠癌和直肠癌根治术,双腿不要过度分开,股髂关节、膝关节屈曲成150°~170°。②两侧搁脚架必须处于同一水平高度。③放置截石位必须注意保护双侧腘窝,在腘窝下应置平整的薄软垫,并且避免其外侧面受硬物挤压,防止腓总神经损伤。④手术结束恢复原体位时候,动作应轻柔,先把一条腿从搁脚架上放下,这样患者循环状态不会有明显改变,避免导致直立性低血压。⑤对于有骨盆、股骨颈骨折史的手术患者,可通过抬高骶尾部使盆腔尽可能得到伸展。在放置和恢复位置时需尽量当心,尽可能让髋关节、膝关节同时移动,使髋关节不出现旋转,特别是外旋及外展。⑥放置截石位过程中,应注意手术患者的保暖,并且注意保护手术患者的隐私。⑦需进行肠道灌洗的直肠手术,应在手术患者臀下铺置防水巾,防止冲洗液浸湿床单,引起压疮发生。

5.坐位

坐位适用于后颅手术。

(1)摆放方法:①双腿选择合适的防栓袜或缠弹力绷带,避免栓塞的形成,防止深静脉血栓,甚至肺栓塞的发生。②双膝下垫一长圆枕,使两腿稍有弯曲,防止下肢过伸。③静脉通路通常建立于手术患者的左上肢,妥善固定,同时需保持静脉通路的通畅,外接延长管,方便于术中加药。④两臂套上护臂套,以防电刀灼伤。让双手指稍露,有利于在术中观察末梢循环。双手下分别放置长圆枕上并予以固定。⑤卸下手术床头板,双手抱住手术患者头部,床背慢慢抬起,直至床背成 90°。⑥儿童或坐高较低者,臀下垫软方枕若干,使手术切口及消毒范围高于床背。⑦安置头架,并固定于手术床,调整手术床位置。⑧手术患者前胸与头架之间垫大方枕予以保护,并用约束带固定于床背。

(2)注意事项:①穿防栓袜前,评估手术患者腿的长度和小腿最粗段的周长,选择合适的防栓袜。穿防栓袜前应先抬高双下肢,然后再穿。②为防止直立性低血压,床背抬高速度尽量放慢,在整个过程中,需密切监测各项指标,如有血压下降或心率减慢等,应立即停止体位变动。③体位安放完毕后,再次仔细检查头架的各个关节是否拧紧,检查手术患者身体的各部位是否已妥善固定;检查导尿管和深静脉穿刺管是否通畅,集尿袋可挂于手术患者左侧床边,以便观察术中的尿量。④手术结束后手术患者仍须保持坐位姿势送回病房,为保证安全,须将手术患者头部固定在床头。

五、协助实施麻醉与术中监测

作为手术室中的重要主体,麻醉师和手术室护士两者之间的相互了解和密切配合是确保所有手术患者生命安全、手术成功,以及手术室正常运作的前提和保障。因此,一名合格的手术室护士除了掌握常规的手术室护理知识技能外,还应掌握麻醉基础知识和临床麻醉基础技术,能够正确协助麻醉师进行各种麻醉,冷静熟练配合麻醉师处理麻醉过程中的各种突发情况,以及正确进行手术患者麻醉的监测。

(一)全身麻醉的方法和配合

1.全身麻醉概念

通过使用全身麻醉药物,经由呼吸道吸入、静脉注射或肌内注射进入机体,导致中枢神经系统受到抑制,使手术患者在失去知觉、反射抑制和一定程度的肌肉松弛的情况下接受手术。

2.全身麻醉的实施

主要分为两大步骤:全身麻醉的诱导、全身麻醉的维持。

(1)全身麻醉的诱导:使用全身麻醉药物后,手术患者由原先清醒状态转为意识消失,从而进入全身麻醉状态,然后实施气管插管的过程。在上述过程中,麻醉护士应配合麻醉师准备好相关器械,包括麻醉机及气管插管器具等,开放静脉和胃肠减压管;巡回护士应准备好负压吸引装置,同时在全身麻醉诱导过程中应密切关注手术患者的血压、心率、心电图和血氧饱和度等基础生命体征,妥善固定手术患者,防止诱导期间手术患者发生意外坠床。

目前临床较常用的全身麻醉诱导方式包括静脉诱导法、面罩吸入诱导法。静脉诱导法是先以面罩吸入纯氧 2~3 分钟,根据病情选择合适的静脉麻醉药及剂量,从静脉缓慢注入并严密监测手术患者情况。待手术患者神志消失后再注入肌松药,麻醉面罩进行人工呼吸,实施气管内插管。使用面罩吸入实施诱导首先将麻醉面罩扣于手术患者口鼻处,然后启动麻醉蒸发器,逐渐加大吸入药物浓度,一旦手术患者神志消失后,静脉滴注肌松药,行气管内插管。

(2)全身麻醉的维持:全身麻醉的维持主要分为 3 种,即吸入麻醉维持、静脉麻醉维持和复合全身麻醉维持。①吸入麻醉维持:使气体麻醉药或挥发性麻醉药经呼吸道吸入肺,由肺泡进入血液循环,继而到达中枢神经系统,以维持适当的麻醉深度。②静脉麻醉维持:将麻醉药物通过静脉进入血液循环,继而到达中枢神经系统,以维持适当的麻醉深度。③复合全身麻醉维持:指两种或多种全身麻醉药物或(和)麻醉方法的组合,实现麻醉时间、肌肉松弛的可控性,并可保持麻醉深度的平衡,以维持手术患者理想的麻醉状态。复合全身麻醉目前在临床得到越来越广泛的应用。

3.全身麻醉的监测

对于全身麻醉的手术患者必须实施严密的监测,主要包括以下几个方面。

(1)心电监护:通常作为术中患者心脏功能监护的重要组成,是观察患者生命体征改变极为重要的手段。心电监护时应特别注意观察 P 波与 QRS 波群的变化,以便及时发现手术患者心律失常的早期症候群。

(2)血流动力学监测:包括血压、中心静脉压等。血压监测分为袖带式自动间接血压监测和直接血压监测(即动脉内置管进行连续有创的血压监测),代表心肌收缩力和心排血量,是维持脏器正常血液供应的必要条件。中心静脉压监测能够提示有效血容量的情况,以及周围血管收缩或心功能情况,指导术中液体管理。

(3)呼吸力学监测:具体指标包括气道压力、气道阻力、胸肺顺应性及最大吸气负压等,这些参数的变化与通气功能、呼吸做功及机械通气对机体生理的影响有密切关系。

(4)血氧饱和度监测:无创监测氧合功能,可早期发现低氧血症,并在一定程度上反映循环状态,用于整个手术过程中监测患者的供氧情况。

(5)呼气末二氧化碳分压:可监测通气,指导麻醉机和呼吸机的安全使用,确定气管导管位置;还能反映肺血流,监测体内 CO_2 产量的变化,及时发现病情变化。

(6)血液气体分析:全面精确地判断患者的呼吸功能,包括通气、换气及组织氧供与氧耗,是麻醉和重症患者诊治中的一项重要监测项目。可根据病情需要,经皮穿刺桡动脉、股动脉或腋动脉抽取血样,也可通过持续留置动脉导管抽取。

4.全麻的护理配合

(1)护理配合方法:麻醉前,应帮助手术患者了解全身麻醉这一麻醉方式,给予心理支持;麻醉前再次核对手术患者是否已去除可以活动的义齿;检查负压吸引装置使其呈完好备用状态,以便吸除呼吸道分泌物;备好急救药品和器材,同时检查手术患者约束保护是否松紧适宜,以免影响肢体血液循环。麻醉诱导时,及时传递必要的用品,协助麻醉师操作;还可用手掌轻按手术患者上腹部,以免面罩供氧时氧气进入胃内,引起胃肠道胀气。

(2)护理配合要点:①麻醉药物注入动脉可引起肢体血管痉挛,剧烈疼痛,甚至发生肢端坏死,因此开放静脉通路时应避免误入动脉,用药前必须进行严格的核对。②手术患者体质各不相同,注射麻醉药物后偶有过敏现象。因此麻醉药物需现配现用,静脉推注时应匀速、缓慢,同时准备好抗过敏药物。③有些麻醉药物(如丙泊酚)注射剂量过大或注射时速度过快,患者可发生一过性呼吸抑制、血压下降,应缓慢推注,必要时需行气管插管。④非气管插管麻醉情况下,必须做好实施气管插管的物品准备。⑤静脉用药时应防止麻醉药渗漏,以免造成组织坏死;如果发生,应马上拔除,再次穿刺静脉,可以选择热敷穿刺部位,也可使用局部封闭方法,通常选择 0.25% 普鲁卡因。

(二)阻滞麻醉的方法和配合

1.阻滞麻醉的方法

(1)臂丛神经阻滞:将麻醉药物注射至臂丛神经干(丛)旁,阻滞此神经的传导功能,从而达到此神经分布区域手术无痛的方法。

(2)颈丛神经阻滞:将麻醉药物注射至颈丛神经干(丛)旁,阻滞此神经的传导功能,从而达到此神经分布区域手术无痛的方法。

(3)蛛网膜下腔阻滞:将麻醉药物注射至蛛网膜下腔,使脊神经根、背根神经及脊髓表面部分神经的传导功能受阻,从而达到区域手术无痛的方法。

(4)硬膜外腔阻滞:将麻醉药物注射至硬膜外腔,使脊髓神经根的传导功能受阻,从而达到区域手术无痛的方法。

(5)局部浸润麻醉:在手术切口四周的组织中,分层地注入局麻药物,以阻滞神经末梢而起到抑制疼痛的作用。

(6)表面麻醉:在人体器官黏膜表面喷洒渗透性强的局麻药,药物通过黏膜渗透,作用于神经末梢起到抑制疼痛的作用。

2.阻滞麻醉的护理配合

遵医嘱准备麻醉药,并与实施阻滞麻醉的麻醉师进行双人核对,核对无误后方可使用。提醒操作者每次注药前均要回抽,确定不在血管内方可注射,以防局麻药注入血管内。注意麻醉药物用量的计算,防止超量。局麻药物有可能引起变态反应、循环系统抑制、呼吸系统抑制、中枢神经系统抑制及中毒,手术进行过程中必须加强巡视和监测。蛛网膜下腔麻醉的平面可随体位发生变化,所以手术患者应在可调节床面的手术床上实施手术,并注意在麻醉前开放静脉通路,补充容量,维持有效血液循环。硬膜外腔麻醉前应协助麻醉医师放置正确的体位,麻醉过程中协助扶持患者,不要随意离开,防止患者坠床或意外发生;用药前确定置管位置,避免误入蛛网膜下腔,否则可能引起患者全脊髓麻醉。

六、手术前准备

为保证和改善术前准备的质量,每个手术室护士都应加强手术配合的练习,完善专科知识理论。标准化,严格的术前准备是成功手术的基础和保证。手术前准备主要分为三部分,分别是无菌手术器械台的准备、手术人员准备和手术患者准备,其中涵盖了许多手术室基础护理操作技能和手术室护理基本原则。

(一)无菌手术器械台的准备

为保证手术全程所有手术物品的无菌状态,防止再污染,在手术开始前,洗手护士必须先建立无菌器械台,形成无菌区域。

1.无菌手术器械台准备的基本原则

(1)在洁净、宽敞的环境中开启无菌器械包和敷料包,操作者穿着整洁,符合要求。

(2)建立和整理无菌器械台过程中,以及洗手护士和巡回护士交接一次性无菌物品时,均不可跨越已建无菌区。

(3)无菌器械包和敷料包应在手术体位放置完成后打开。

(4)无菌器械台应保持干燥,一旦敷料潮湿必须更换或重新覆盖无菌巾。

(5)无菌手术器械台应为现用现备,若特殊情况下不能立即使用,则必须使用无菌巾覆盖,有效期为 4 小时。

2.铺无菌器械台的步骤

(1)无菌包开启前检查:①包外化学指示胶带变色情况;②包上灭菌有效期;③外包装是否破损、潮湿或污秽;④是否为所需的器械包或敷料包。

(2)开启无菌包顺序:徒手打开无菌器械包或敷料包的最外层,注意手与未灭菌物品不能触

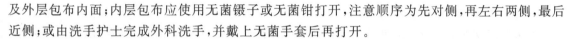

及外层包布内面;内层包布应使用无菌镊子或无菌钳打开,注意顺序为先对侧,再左右两侧,最后近侧;或由洗手护士完成外科洗手,并戴上无菌手套后再打开。

(3)建立无菌器械台:①直接利用无菌器械包或敷料包的包布打开后铺置于器械台上,建立无菌器械台。②利用无菌敷料包内的无菌敷料先建立无菌台面,然后打开无菌器械包将无菌器械移至无菌台面上。③铺无菌器械台时,台面敷料铺置至少应达到 4 层,台面要求平整,四周边缘下垂不少于 30 cm。④手术托盘一般摆放正在使用或即将使用的器械和物品,可在铺置无菌巾的过程中使用无菌双层中单和大孔巾直接铺置其上,建立无菌手术托盘,也可用双层无菌托盘套铺置。

(4)整理无菌器械台:洗手护士按照相同的既定顺序整理常规手术敷料和器械。特殊手术器械及物品,可按术中使用顺序、频率分类放置,以方便洗手护士在手术配合中及时拿取所需器械及物品。

(5)清点器械及物品:手术开始前洗手护士与巡回护士必须完成所有手术纱布、器械及物品的清点,巡回护士逐项记录。

(二)手术人员准备

手术前,每一名手术团队成员必须严格按规范进行手术前自身准备,包括外科手消毒、穿无菌手术衣和戴无菌手套,通过规范、严格的手术前手术人员自身准备,建立无菌屏障,预防手术部位感染。

1.外科手消毒

指外科手术前医务人员用皂液和流动水洗手,再用手外科消毒剂清除或者杀灭手部暂居菌并减少常居菌的过程。应选择具有持续抗菌活性的手消毒剂。

(1)外科手消毒与手卫生定义:洗手、卫生手消毒,以及外科手消毒统称为手卫生。其中洗手仅指用皂液和流动水洗手,去除手部皮肤污垢及部分致病菌的过程。而卫生手消毒是指医务人员使用速干手消毒剂揉搓双手,减少手部暂住菌的过程。注意三者定义各有不同。

(2)外科手消毒的设施准备:洗水池应设置在手术间附近,高矮合适,防溅喷,洗水池面应光滑无死角,每天清洁。水龙头应为非手接触式,数量不少于手术间数。应在指定器皿放置清洁指甲用品,需要每天清洁消毒。手刷等用品应一人一用一灭菌或一次性无菌使用,同样定点放置。必须使用满足国家行业规定的外科手消毒剂,非手接触式出液器目前普遍使用,推荐一次性包装的使用,容器如果必须重复使用,用完后常规每次均清洁、消毒。

(3)外科手消毒原则:消毒之前必须洗手;接触不同手术患者、手套破损或者手被污染等情况,需要再次进行外科手消毒;外科手消毒全程均应保证双手位于胸前,低于肩,高于腰,这样水始终从手指远端自然流向肘关节。

(4)洗手方法与要求:①洗手之前正确佩戴帽子、口罩及防护眼罩,去除戒指、人工指甲等饰品,仔细修理指甲,长度规定不应超过指尖。②清洗范围包括双手、前臂和上臂下 1/3,适量清洗剂即可,揉搓要细致。手部清洗的时候,可使用手刷等清洁甲下污垢,皮肤皱褶处也应重点清洗。③使用流动水清洗双手、前臂、上臂下 1/3 处。④需用干手物品擦干双手、前臂、上臂下 1/3 处。

(5)外科手消毒法步骤。①冲洗手消毒法:将双手的每个部位、前臂、上臂下 1/3 处用适量外科手消毒剂均匀涂抹,仔细揉搓 2~6 分钟,采用流动水彻底冲净以上部位,使用无菌毛巾或一次性无菌纸巾认真擦干。②免冲洗手消毒法:将双手的每个部位、前臂、上臂下 1/3 处用适量免冲洗手消毒剂均匀涂抹,仔细揉搓,直到消毒剂在皮肤表面干燥。具体消毒剂用法用量应按照外科手消毒剂产品包装使用说明来进行。

国家卫健委关于手卫生的规范中明确规定了外科手消毒中手部揉搓的步骤,包括:①掌心相对揉搓。②手指交叉,掌心对手背揉搓。③手指交叉,掌心相对揉搓。④弯曲手指关节在掌心揉搓。⑤拇指在掌心揉搓。⑥指尖在掌心揉搓。

(6)注意事项:冲洗手消毒法中,用无菌毛巾、一次性无菌纸巾彻底擦干皮肤是指按顺序擦干手、前臂和肘部,两只手首先擦干,接着把无菌毛巾或一次性无菌纸巾叠成三角形状,光边向心,顺搭在一侧前臂之上,无菌巾两个角用另一侧手捏住,开始从手部向肘部逐渐移动,这样可以把水迹擦干,但注意一定不能回擦;最后把无菌巾翻转擦干对侧皮肤,方法同前。

2.无菌手术衣穿着

国内医院经常使用的主要有两种样式:第一种为背部对开式手术衣,第二种是背部全遮式手术衣。

(1)对开式无菌手术衣的穿着方法:①洗手后,将无菌手术衣衣领提起缓缓抖开,接着把手术衣轻掷向上,第一时间内将双手和前臂伸入衣袖内,再向前平行伸展开来。②然后需要洗手护士协助,在其身后帮助向后拉衣。③洗手护士交叉双手,腰带不交叉向后传递。④巡回护士在身后系带。⑤手术衣无菌区域为肩以下、腰以上、腋前线的胸前及双手。

(2)全遮式无菌手术衣的穿着方法:①洗手后,将无菌手术衣衣领提起缓缓抖开。②接着把无菌手术衣轻掷向上,第一时间顺势将双手和前臂伸入衣袖,再向前方平行伸展开来,然后需要巡回护士协助,应在其身后将手伸至手术衣内侧,一起向后拉衣,手不得碰触手术衣外侧。③穿衣者戴无菌手套后将前襟的腰带递给已完成外科手消毒并戴好无菌手套的洗手护士。④洗手护士拉住腰带后嘱穿衣者原地缓慢转动一周,再将腰带还与穿衣者。⑤穿衣者将腰带系于胸前。⑥肩以下、腰以上的胸前、双手臂及侧胸、后背为无菌区域。

(3)注意事项:①一定要在手术间穿手术衣,周围空间应该足够大,必须面向无菌区。在穿衣的时候,无菌手术衣不可触及任何非无菌物品,一旦有所触及,需马上更换手术衣。②如有必要巡回护士向后拉衣领及衣袖时候,手术衣外表面一定不能被触及。③穿全遮式手术衣时,手套一定要先戴好,然后才能够接取腰带。④如果已经完成穿戴手术衣、手套,在手术开始之前的等待时间内,需将双手放在手术衣胸前的衣服夹层内,也可将双手互握放在胸前。不应将双手举过肩膀或交叉在腋下,亦不可将双手垂放于腰部以下。

(4)连台手术时更换无菌手术衣的方法:需要连续进行手术时,连台的手术人员应该把手套上的血迹首先洗干净,然后由巡回护士协助松解背部系带脱手术衣,接着去手套,注意整个过程中双手不能被污染,一旦污染则重新进行外科手消毒。

常用的两种脱手术衣的方法。①他人协助脱衣法:双手向前微微屈肘,巡回护士面向脱衣者,握住衣领向肘部及手的方向顺势翻转脱下手术衣,使得手套的腕部恰好翻转于手上。②个人脱衣法:脱衣者左手抓住右肩手术衣外面,从上拉下,使手术衣的衣袖由里向外翻转;同样方法拉下左肩,脱下手术衣,手臂及洗手衣裤要避免接触手术衣的外面,防止被污染的情况发生。

3.戴无菌手套

因为只有皮肤表面的暂居菌通过外科手消毒能去除及杀灭,皮肤深部常驻菌对此并无明显效果。手术进行过程中,手术者的汗液能够把皮肤深部的细菌带到手的表面。所以,戴无菌手套对手术人员来说是必不可少的。尤其要说明的是,外科手消毒并不能被戴无菌手套所替代。

(1)开放式戴无菌手套方法:①穿好手术衣,右手提起手套反折部,将拇指相对。②通常先戴左手,手套反折部用右手持住,左手对准手套五指插入。再戴右手:左手指插入右手手套的反折部内面同时托住手套,右手插入手套。③翻上反折部分并包住手术衣袖口。

(2)密闭式戴无菌手套方法:该方法与开放式戴手套法的区别是手术者的双手不直接暴露于无菌界面中,而是藏于无菌手术衣袖中,完成无菌手套的佩戴。

(3)协助术者戴无菌手套方法:①洗手护士用双手除拇指外手指插入手套反折口内面的两侧,手套拇指朝外上,小指朝内下,呈外八字形,四指稍用力向外拉开,手套入口得以扩大,对术者戴手套有帮助。②术者左手掌心朝向自己,应该五指向下对准手套,洗手护士协助上提,戴右手采用同样方法。③术者自己把手套反折翻转包住手术衣的袖口。

(4)注意事项:①持手套时,手稍向前伸,不要紧贴手术衣。②戴开放式手套时,未戴手套的手不可触及手套外面,戴手套的手不可接触手套的内面。③戴好手套之后,需把手套的反折处翻转过来包住手术衣袖口,腕部不能暴露;戴手套的手指在翻转的时候不能触碰皮肤。④戴有粉手套时,应用等渗盐水把手套上的滑石粉冲洗干净,然后再参与手术。⑤当洗手护士在协助术者戴手套时,戴好手套的手不能接触术者的皮肤。

(5)连台手术的脱无菌手套法:①首先依照连台手术脱手术衣法将手术衣脱去,反折手套边缘。②戴手套的右手应插入左手手套外部的反折处脱去手套,接着左拇指伸入右手手套内面的鱼际肌之间,最后向下脱去右手的手套。③双手一定不能被戴手套的手接触,一旦脱去手套,双手不能再触及手套外面,这样可以避免手被外界细菌污染。④如果需要继续参加下一台手术,双手必须在脱下手套后再次进行外科手消毒。

(三)手术患者准备

手术患者的皮肤表面存在大量微生物,包括暂住菌和常居菌,手术团队成员通过对手术患者进行清洁皮肤、有效备皮和消毒皮肤等术前准备工作,暂居菌被杀灭,最大限度地杀灭或减少常居菌,使得手术部位避免出现感染。

1.手术患者皮肤清洁

手术患者皮肤清洁的目的是清除患者皮肤残留污垢,根据患者的情况不同可采用以下方法。

(1)活动自如的手术患者:术前一天用含抑菌成分(氯己定、醇类)的沐浴露进行淋浴,嘱手术患者清洗手术切口四周皮肤,清理皮肤皱褶内的污垢。

(2)活动受限的手术患者:术前用含抑菌成分(氯己定、醇类)的沐浴露进行床上沐浴,条件许可的话床上沐浴最好两次以上(视患者身体状况和皮肤实际洁净度而定)。

2.手术患者术前备皮

许多微生物存在于人体皮肤表面,分为暂居菌群和常居菌群,术前备皮时一旦皮肤损伤时,暂居菌可以轻易地寄居,从而繁殖,造成手术部位的感染。

(1)备皮方法:应尽可能使用电动毛发去除器。应谨慎使用脱毛膏,使用前应严格按照生产商的说明进行操作,以及对手术患者进行相关的过敏试验;应尽量避免使用剃毛刀,防止手术患者手术区域毛囊受损,继发术后感染;如需使用,应在备皮前用温和型肥皂水对皮肤和毛发进行湿润。对于毛发稀疏的患者,不主张术前备皮,但必须做皮肤清洁。

(2)备皮时间:手术当日,越接近手术时间越好。

(3)备皮地点:建议在手术室的术前准备室内进行;不具备此条件的医院也可在病区治疗室内进行。

3.手术患者皮肤消毒

手术前采用皮肤消毒剂将手术区域皮肤上的暂居菌杀灭,常驻菌得以最大限度地杀灭或减少,是减少手术部位感染的有效方法,所以为了减少手术部位的感染,必须严格地进行手术区皮肤消毒。

(1)常用皮肤消毒剂:手术患者皮肤消毒常用的药品、用途和特点见表 12-1。

表 12-1　手术患者皮肤消毒常用的药品、用途和特点

药品	主要用途	特点
2%～3%碘酊	皮肤的消毒(需乙醇脱碘) 临床上使用很少	杀菌谱广、作用力强、能杀灭芽孢
0.2%～0.5%碘伏	皮肤、黏膜的消毒	杀菌力较碘酊弱,不能杀灭芽孢,无须脱碘
0.02%～0.05%碘伏	黏膜、伤口的冲洗	杀菌力较弱,腐蚀性小
75%乙醇	颜面部、取皮区皮肤的消毒 使用碘酊后脱碘	杀灭细菌、病毒、真菌,对芽孢无效,对乙肝等病毒无效
0.1%～0.5%氯己定	皮肤消毒	杀灭细菌,对结核杆菌、芽孢有抑制作用

(2)注意事项:①采用碘伏皮肤消毒,应涂擦 2 遍,作用时间 3 分钟。②脐、腋下、会阴等皮肤皱褶处的消毒应注意加强。③在消毒过程中,操作者双手不可触碰手术区或其他物品。④遇术前有结肠造瘘口的手术患者,皮肤消毒前应先将造瘘部位用无菌纱布覆盖,使之与手术切口及周围区域相隔离,再进行常规皮肤消毒。⑤遇烧伤、腐蚀或皮肤受创伤的手术患者,应使用 0.9%的生理盐水进行术前皮肤冲洗准备。⑥皮肤消毒后,应使消毒剂与皮肤有充分时间接触后,再铺无菌巾,以使消毒剂发挥最大消毒的作用。⑦进行头面部、颈后入路手术的时候,要考虑对眼睛的保护,可以在皮肤消毒前使用防水眼贴(或眼保护垫),避免消毒液进入眼内,对角膜造成损害。⑧皮肤消毒时,避免消毒液流入手术患者身下、止血袖带下或电极板下,防止发生化学性烧伤或诱发压疮。消毒过程中一旦弄湿床单,应及时更换,避免患者的皮肤在手术过程中长时间接触浸有消毒液的床单,导致皮肤灼伤(特别在婴幼儿手术中尤其注意)。⑨遇糖尿病或有皮肤溃疡的手术患者,手术医师进行皮肤消毒时,动作应尽可能轻柔。⑩用于皮肤消毒的海绵钳使用后不可再放回无菌器械台。

(3)皮肤消毒的方法和范围:以目前临床上使用较多的 0.2%～0.5%碘伏为例,介绍手术区域皮肤消毒的范围如下。①头部手术:头部及前额。②口、颊面部手术:面、唇及颈部。③耳部手术:术侧头、面颊及颈部。④颈部手术:颈前部手术,上至下唇,下至乳头,两侧至斜方肌前缘;颈椎手术,上至颅顶,下至两腋窝连线。⑤锁骨部手术:上至颈部上缘,下至上臂上 1/3 处和乳头上缘,两侧过腋中线。⑥胸部手术:侧卧位,前后过腋中线,上至肩及上臂上 1/3,下过肋缘,包括同侧腋窝;仰卧位,前后过腋中线,上至锁骨及上臂,下过脐平行线。⑦乳癌根治手术:前至对侧锁骨中线,后至腋后线,上过锁骨及上臂,下过脐平行线。⑧腹部手术:上腹部手术,上至乳头,下至耻骨联合,两侧至腋中线;下腹部手术,上至剑突,下至大腿上 1/3,两侧至腋中线。⑨脊柱手术:胸椎手术,上至肩,下至髂嵴连线,两侧至腋中线;腰椎手术,上至两腋窝连线,下过臀部,两侧至腋中线。⑩肾脏手术:前后过腋中线,上至腋窝,下至腹股沟。⑪会阴部手术:耻骨联合、肛门周围及臀,大腿上 1/3 内侧。⑫髋部手术:前后过正中线,上至剑突,下过膝关节。⑬四肢手术:手术野周围消毒,上下各超过一个关节。

4.铺无菌巾

铺无菌巾,即在手术切口周围按照规定铺盖无菌敷料,以建立无菌手术区域,同时保证暴露

充分的手术区域。

(1)铺无菌巾原则:①洗手护士应穿戴手术衣、手套后协助手术医师完成铺无菌巾。②手术医师未穿手术衣、未戴手套,直接铺第1层切口单;双手臂重新消毒,再穿手术衣、戴手套,铺余下的无菌巾单。③铺无菌巾至少4层,且距离切口2~3 cm,悬垂至床缘下30 cm,无菌巾一旦放下,不得移动。必须移动时,只能由内向外,不得由外向内。④铺无菌巾的顺序为先下后上,先对侧后同侧(未穿手术衣);先同侧后对侧(已穿手术衣)。

(2)常见手术铺无菌巾方法如下。

腹部手术:①洗手护士递第1~3块治疗巾,折边开口向医师,铺切口的下方、对方、上方,第4块治疗巾,折边开口对向自己,铺切口同侧,布巾钳固定。②铺大单2块,分别遮盖上身及头架、遮盖下身及托盘,铺单时翻转保护双手不被污染。③铺大洞巾1块遮盖全身,对折中单铺托盘。④若肝、脾、胰、髂窝、肾移植等手术时,宜先在术侧身体下方铺对折中单1块。

甲状腺手术:①对折中单,铺于头、肩下方,巡回护士协助患者抬头,上托盘架。②中单1块,横铺于胸前。③将治疗巾2块揉成团形,填塞颈部两侧空隙。④切口四周铺巾方法同腹部手术。

胸部(侧卧位)、脊椎(胸段以上)、腰部手术:①对折2块中单,分别铺盖切口两侧身体的下方。②切口铺巾,同腹部手术。

乳腺癌根治手术:①对折中单4层,铺于胸壁下方及肩下。②中单1块,包裹前臂,绷带包扎固定。③治疗巾5块,交叉铺盖切口周围,巾钳固定。④1块大单,铺于腋下及上肢;另一块铺身体上部、头架。⑤铺大洞巾覆盖全身。⑥中单横铺于术侧头架一方,巾钳固定于头架或输液架上,形成无菌障帘。

会阴部手术:①中单4层,铺于臀下,巡回护士协助抬高患者臀部。②治疗巾4块,铺切口周围,大单铺上身至耻骨联合。③双腿套上腿套,注意不能触及脚套内层。

四肢手术:①大单4层,铺于术侧肢体下方。②对折治疗巾1块,由下至上围绕上臂或大腿根部及止血带,巾钳固定。③中单包术侧肢体末端,无菌绷带包扎,用大单铺身体及头架。④术侧肢体从大洞巾孔中穿出。

髋关节手术:①对折中单,铺于术侧髋部下方。②大单铺于术侧肢体下方。③治疗巾,第1块铺于患者会阴部,第2~5块铺于切口四周用布巾钳固定。④中单对折,包裹术侧肢体末端,铺大单于上身及头架。⑤铺大洞巾方法同"四肢手术"。

七、手术中护理配合

(一)洗手护士配合

1.洗手护士工作流程

洗手护士工作流程主要包括以下几个步骤:①准备术中所需物品;②外科手消毒;③准备无菌器械台;④清点物品;⑤协助铺手术巾;⑥传递器械物品配合手术;⑦清点物品;⑧关闭伤口;⑨清点物品;⑩手术结束器械送消毒供应中心处理。

2.洗手护士职责

(1)手术前准备职责:洗手护士应工作严谨、责任心强,严格落实查对制度和无菌技术操作规程;术前了解配合要点、手术主要步骤、特殊准备,能够熟练地进行手术配合;按不同手术准备术中所需的相关器械,力求齐全。

(2)手术中配合职责:洗手护士应提前15分钟洗手,进行准备。具体工作分器械准备、术中无菌管理和物品清点几个部分。

器械准备包括：①整理器械台，按要求放置物品。②查看手术器械零件有无缺损，关节是不是处于良好状态。③正确无误、主动地传递术中需要的器械及物品。④已经使用过的器械随时回收，注意擦净血迹，保持器械干净。

术中无菌管理包括：①协助医师铺无菌巾；②术中严格遵守无菌操作原则，应保证无菌器械台及手术区始终整洁及干燥状态，如无菌巾潮湿，要第一时间更换，也可以再加盖新的无菌巾。

物品清点包括：①与巡回护士清点术中所需所有物品，术后确认并在物品清点单上签名。②术中病理标本要及时交予巡回护士管理，防止遗失。③关闭切口前与巡回护士共同核对术中所用的所有物品，正确无误后，告知主刀医师，才能缝合切口，关闭切口及缝合皮肤后再次清点所有物品。

（3）手术后处置职责：术后擦净手术患者身上的血迹，协助包扎伤口；术后器械确认数量无误后，用多酶溶液浸泡15分钟，初步处理后送消毒供应中心按器械处理原则集中处理，不能正常使用的器械做好标识并通知及时更换。

（二）巡回护士配合

1.巡回护士工作流程

巡回护士工作流程主要包括以下几个步骤：①术前访视手术患者；②核对（患者身份、所带物品、手术部位）；③检查（设备仪器、器械物品）；④麻醉前实施安全核查（Time-Out）；⑤放置体位；⑥开启无菌包，清点物品；⑦协助术者上台；⑧配合使用设备仪器，供应术中物品，加强术中巡视观察；⑨手术结束前清点物品，保管标本；⑩手术结束后与病房交接。

2.巡回护士工作职责

（1）术前准备：①术前访视应在术前进行，以更好掌握患者病情、身体及心理状况，还需要了解静脉充盈情况，如有需要也可简单向患者介绍手术流程，做好心理疏导；掌握手术名称、手术部位、术中要求及有无特殊要求等方面。②术前了解器械、物品的要求并准备齐全；检查所需设备及手术室环境，处于备用状态。③认真核对患者姓名、床号、住院号、手术名称、手术部位、血型、皮试、皮肤准备情况；按物品交接单核对所带物品；用药时认真做到"三查七对"。④根据不同手术和医师要求放置体位，手术野暴露良好，使患者安全舒适。

（2）术中配合职责：①与洗手护士共同清点所有物品，及时准确地填写物品清点单，并签全名。②协助手术者上台，术中严格执行无菌操作，督查手术人员的无菌操作。③严密观察病情变化，重大手术做好应急准备。④严格执行清点查对制度，包括各种手术物品、输血和标本等，及时增添所需各种用物。⑤保持手术间安静、有序。

（3）手术后处置职责：①手术结束，协助医师包扎伤口。②注意保暖，保护患者隐私。③患者需带回病房的物品应详细登记，并与工勤人员共同清点。④整理手术室内一切物品，物归原处，并保证所有仪器设备完好，呈备用状态。⑤若为特殊感染手术，按有关要求处理。

（三）预防术中低体温

低体温是手术过程中最常见的一种并发症，60%～90%的手术患者可发生术中低体温，而术中低体温可导致诸多并发症，可导致住院天数、诊疗措施增加，医疗经费也会因此增加支出。因此手术室护士应采取有效的护理措施来维持手术患者的正常体温，预防低体温的发生。

1.低体温的定义和特点

通常当手术患者的核心体温低于36℃时，将其定义为低体温。在手术过程中发生的低体温呈现出三个与麻醉时间相关的变化阶段,即重新分布期、直线下降期和体温平台期。重新分布期,指发生在麻醉诱导后的 1 小时内,核心温度迅速向周围散布,可导致核心温度下降大约 1.6 ℃;直线下降期,指发生在麻醉后的数个小时内,在这一时期,手术患者热量的流失超过新陈代谢所产热量,给予患者升温能有效限制热量的流失;体温平台期,指在之后一段手术期间内,手术患者体温维持不变。

2.与低体温相关的不良后果和并发症

手术过程中出现的低体温,除了给手术患者带来不适、寒冷的感觉外,在术中及术后可能导致一系列不良后果和并发症,包括术中出血增加,导致外源性输血、术后伤口感染率增加、术后复苏时间延长、麻醉复苏时颤抖、心肌缺血、心血管并发症、药物代谢功能受损、凝血功能障碍、创伤手术患者的死亡率增加、免疫功能受损、深静脉血栓发生率增加。

3.与低体温发生相关的风险因素

(1)新生儿和婴幼儿:由于新生儿和婴幼儿体积较小,体表面积相对较大,从而导致热量快速地通过皮肤流失;同时新生儿和婴幼儿的体温中枢不完善且体温调节能力较弱,容易受环境温度的影响,当手术房间室温过低时,其体温会急剧下降。

(2)外伤性或创伤性手术患者:由于失血、休克、快速低温补液、急救被脱去衣服等多因素导致外伤性或创伤性手术患者极易在手术过程中发生低体温,而且研究显示术中低体温会增加创伤性手术患者的死亡率。

(3)烧伤手术患者:被烧伤的组织引起的热辐射、暴露的组织与空气进行对流传导,以及皮肤保护功能的损伤,都使烧伤手术患者成为发生低体温的高危人群。

(4)麻醉:全麻和半身麻醉(包括硬膜外麻醉和脊髓麻醉)过程中使用的麻醉药物尤其是抑制血管收缩类药物,使手术患者血管扩张,导致核心温度向患者体表散布。因此当麻醉过程长于 1 小时,患者发生低体温的风险增加。

(5)年龄:老年手术患者在生理上不可避免地出现生命器官功能减退,如脂肪肌肉组织的减少、新陈代谢率降低、对温度敏感性减弱等,以及对麻醉和手术的耐受性和代偿功能明显下降,因此更容易导致低体温。

(6)其他与低体温发生相关的因素:包括体重(消瘦患者)、代谢障碍(甲状腺功能减退、垂体功能减退)、抗精神病和抗抑郁症药物治疗的慢性疾病、使用电动空气止血仪、手术室室温过低、低温补液及血液制品输注、手术过程中开放的腔隙等。

4.围术期体温监测

(1)围术期体温监测的重要性:围术期常规监测体温,能够为手术室护士制订护理计划提供建议;将体温监测结果与风险因素的评估结合,有助于采取有效措施,预防和处理低体温。

(2)围术期体温监测方式:能准确监测核心体温的四种体温监测方式是鼓膜监测法、食管末梢监测法、鼻咽监测法和肺动脉监测法,其中尤以前三种在围术期可行性较高。此外常用的体温监测部位还包括肛门、腋窝、膀胱、口腔和体表等。

5.围术期预防低体温的护理干预措施

(1)术前预热手术患者:手术患者需采取至少 15 分钟的预热在麻醉诱导之前,这样能显著降低患者核心、体表温度梯度,且麻醉药物引起的扩张血管的不良反应也能有效降低,从而预防低体温的发生,特别是能减少第一阶段出现的核心温度降低。

(2)使用主动升温装置:①热空气加温保暖装置。临床循证医学已证明热空气动力加温保暖装置能安全有效预防术中低体温,对新生儿、婴幼儿、病态肥胖患者均有效果。②循环水毯。将循环水毯铺于手术患者身下能有效将热量通过接触传导传递给患者,维持正常体温。

(3)加温术中输液或输血:术中当手术患者需要大量输液或输血时,尤其当成年手术患者每小时的输液量＞2 L时,应该考虑使用加温器将补液或血液加温至 37 ℃,防止因过量低温补液输入引起的低体温。同时有研究表明热空气动力加温保暖装置与术中静脉补液加温一起应用,可以取得更好地预防低体温的作用。

(4)加温术中灌洗液:当开放性手术实施的过程中,需要进行腹腔、胸腔、盆腔灌洗时,手术室护士可加温灌洗液至 37 ℃左右或用事先放于恒温箱中的灌洗液进行术中灌洗。

(5)控制手术房间温度:巡回护士应有效控制手术间温度,避免室温过低。在手术患者进手术间前15 分钟开启空调,使手术间的室温在手术患者到达时就达到 22～24 ℃。

(6)减少手术患者暴露:将大小适宜的棉上衣盖在非手术部位,保证非手术区域的四肢与肩部不暴露,达到保暖效果。术后转运至复苏室或病房的途中,应根据环境温度选择相应薄厚的被子,使手术患者肢体不致裸露在外。

(7)维持手术患者皮肤干燥:当手术前实施皮肤消毒的时候,消毒液的量应严加控制,一定不要让手术患者身下流入剩余的消毒液;洗手护士在术中需随时协助手术医师保证手术区域干燥,将血液、体液、冲洗液用吸引器及时吸尽。一旦手术结束,及时把皮肤擦净擦干,更换干净床单维持干燥。

(8)湿化加温麻醉气体:对吸入麻醉气体给予湿化加温,这种措施针对新生儿和儿童低体温的预防效果特别好。

(四)外科冲洗和术中用血、用药

1.外科冲洗

即在外科手术过程中采用无菌液体或药液冲洗手术切口、腔隙及相关手术区域,达到减少感染、辅助治疗的目的。常用于以下两种情况。

(1)肿瘤手术患者:常采用 42 ℃低渗灭菌水 1 000～1 500 mL 冲洗腹腔,或化疗药物稀释液冲洗手术区域,并保留 3～5 分钟,可以有效防止肿瘤脱落细胞的种植。

(2)感染手术患者:常采用 0.9％生理盐水 2 000～3 000 mL 冲洗,或低浓度消毒液体冲洗感染区域,尤其对于消化道穿孔的手术患者可以有效降低术后感染率。

2.术中用血

(1)术中用血的方式:根据患者的病情,可采用以下几种方式。①静脉输血:经外周静脉、颈内静脉、锁骨下静脉进行输血。②动脉输血:经左手桡动脉穿刺或切开置入导管,是抢救严重出血性休克的有效措施之一,该法不常用,可迅速补充血容量,并使输入的血液首先注入心脏冠状动脉,保证大脑和心脏的供血。③自体血回输:使用自体血回输装置,将术中患者流出的血进行回收,经抗凝、过滤、离心后,将分离沉淀所得的红细胞加晶体液即可回输给患者。

(2)术中用血的注意事项:手术中用血具有一定的特殊性,应注意以下几个方面。①巡回护士应将领血单、领取血量、手术房间号等交接清楚;输血前巡回护士应与麻醉医师实施双人核对;核对无误,双方签名后方可使用,以防输错血。②避免快速、大量地输入温度过低的血液,以防患者体温过低而加重休克症状。③输血过程中应做好记录,及时计算出血量和输血量,结合生命体征,为手术医师提供信息以准确判断病情。④手术结束而输血没有结束,血制品必须与病房护士当面交班,以防出错。⑤谨防输血并发症及变态反应,特别是在全麻状态下,许多症状可能不典

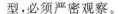

型,必须严密观察。

3.术中用药

手术室的药品除了常规管理外,还必须注意以下几点。

(1)手术室应严格区分静脉用药与外用药品,统一贴上醒目标签,以防紧急情况下拿错。

(2)麻醉药必须专柜上锁管理,对人体有损害的药品应妥善保管;建立严格的领取制度,使用须凭专用处方领取。

(3)生物制品、血制品、需低温储存的药品应保存于冰箱内,按时查点。

(五)手术物品清点

手术过程中物品的清点和记录非常重要,应遵循以下原则。

(1)清点遵循"二人四遍清点法"原则,即洗手护士和巡回护士两人,在手术开始前、关闭腔隙前、关闭腔隙后、缝合皮肤后分别进行清点。

(2)在清点过程中,洗手护士必须说出物品的名称、数量和总数,清点后由巡回护士记录。

(3)清点过程必须"清点一项、记录一项"。

(4)如果在清点手术用物时,发现清点有误,巡回护士必须立即通知手术医师,停止关闭腔隙或缝合皮肤,共同寻找物品去向,直至物品清点无误后再继续操作。物品清点单作为病史的组成部分具有法律效应,不可随意涂改。

(六)手术室护理文书记录

护理文书是护理工作中需要书面记录、保存的档案,也是医疗机构中医疗文件的重要组成,它与医疗记录均为具有同等法律效力的证明文件。

1.手术室护理文书记录意义

手术护理文书指手术室护士记录手术患者接受专科护理治疗的情况,能客观反映事实。部分手术护理文书需保存在病历内,并且具有法律效力。特别是《医疗事故处理条例》引入了"举证责任倒置"这一处理原则,护理文书书写的规范及质量显得更为重要。手术室护士,应本着对手术患者负责、对自己负责的认真态度,根据卫健委 2010 年 3 月 1 日印发的《病历书写基本规范》要求及手术室护理相关规范制度,如实、准确地书写各类护理文书。

2.手术室护理文书记录的主要内容

手术室护理文书一般包含四大部分:手术患者交接、手术安全核查、术中护理及手术患者情况和手术物品清点情况。

(1)手术患者交接记录:记录的护理表单是《手术患者转运交接记录单》。手术患者入手术室后,巡回护士与病区护士进行交接,对手术患者的神志、皮肤情况、导管情况、带入手术室药物及其他物品等内容交接记录并签名;手术结束后,巡回护士对手术患者的神志、皮肤情况、导管情况、带回病区或监护室药物及其他物品等内容进行记录并签名。

(2)手术安全核查:记录的护理表单是《手术安全核查表》。在麻醉实施前、手术划皮前、患者离开手术室前手术室巡回护士均应与手术医师、麻醉师一起进行手术安全核查,核查步骤必须按照手术安全核查制度的内容和流程进行,每核对一项内容,并确保正确无误后,巡回护士依次在《手术安全核查表》相应核对内容前打钩表示核对通过。核对完毕无误后,三方在《手术安全核查表》上签名确认。巡回护士应负责督查手术团队成员正确执行手术安全核查制度和签名确认,不得提前填写《手术安全核查表》或提前签名。

(3)术中护理及患者情况:记录的护理表单是《手术室护理记录单》。护理记录内容主要包括手术体位放置、消毒液使用、电外科设备及负压吸引使用、手术标本管理、术前及术中用药、术中止血带使用和植入物管理等内容。

（4）物品清点情况：主要是对手术中所用的器械、纱布、缝针等用品进行逐个清点，记录的护理表单是《手术器械清点单》。手术室护士应记录手术中所使用的器械、纱布、缝针等手术用品名称和数目，确保所有物品不遗落在手术患者体腔或切口内。手术过程中如需增加用物，应及时清点并添加记录。手术结束，巡回护士与洗手护士应确认物品清点情况后，签名确认。

3.手术室护理文书的书写要求

根据《病历书写基本规范》，填写手术护理记录单时，应符合以下的要求。

（1）使用蓝黑墨水或碳素墨水填写各种记录单，要求各栏目齐全、卷面整洁，符合要求，并使用中文和医学术语，时间应具体到分钟，采用 24 小时制计时。

（2）文书书写应当文字清晰、字迹工整、表达准确、语句通顺、标点正确。出现书写错误时，需在原错字上加上双划线，利用刮、粘、涂等方法去除或遮掩原始笔迹做法均是被禁止的。

（3）内容应客观、真实、准确、及时、完整，重点突出，简明扼要，并由注册护理人员签名；实习及试用期医务人员不具备单独书写病例的资质，其所写的病历均应当经过本医疗机构合法执业的医务人员审阅、修改并签名。

（4）护士长、高年资护士有审查、修改下级护士书写的护理文件的责任。改正的时候，应当使用同色笔，修改日期要注明并签名，原记录必须保持清晰易辨。

（5）抢救患者必须在抢救结束后 6 小时内据实补记，并加以注明。

（七）手术标本处理

1.标本处理流程

（1）病理标本：由手术医师在术中取下标本交给洗手护士，再转交巡回护士；巡回护士将标本放入容器，并贴上标签，写明标本名称；术后与医师核对后，加入标本固定液，登记签名，交给专职人员送病理科，并由接受方核对签收。

（2）术中冰冻标本：由手术医师在术中取下标本，交给洗手护士，由洗手护士交给巡回护士；巡回护士将标本放入容器，并贴上标签，写明标本名称，立即与手术医师核对，无误后登记签名，交给专职人员送病理科，并由接受方核对签收；病理科完成检查后电话通知手术室护士，同时传真书面报告；巡回护士接到检查结果后立即通知手术医师。

2.注意事项

（1）术中取下的标本应及时交予巡回护士，装入标本容器，及时贴上标签，分类存放。

（2）术中标本应集中存放在醒目且不易触及的场所仔细保管；用密闭容器传送，以确保标本不易打翻。

（3）术后手术医师与巡回护士一起核对，确定正确后加入标本固定液，登记签名之后再将标本放于指定的标本室的摆放处。

八、手术后处置

（一）保温、转运和交接患者

1.手术患者离开手术室的保温与转运

（1）转运前准备：确认患者生命体征平稳，适合转运；各管路的通畅和妥善固定；麻醉师、手术医师、护士及工勤人员准备妥善；确认转运车处于功能状态。

(2)转运中护理:在搬运患者时,应确认转运床位处于固定状态。在转运中,应注意以下几个问题。①手术患者的保温:麻醉后中枢体温调节功能出现下降,全麻、区域阻滞麻醉下,抑制了患者的肌肉震颤,导致正常产热受影响。同时,因为挥发性麻醉剂产生舒张血管作用,导致血管正常收缩反应受抑制,从而体热丢失,导致体温下降。同时周围环境温度,尤其是冬天,可能会加剧这种低温状态。②手术患者的呼吸:麻醉师陪同转运,注意观察呼吸的频率和深度,必要时携带监护仪器。转运过程中注意氧气供给,并保证手术患者转运过程中头部位置在没有特殊禁忌下偏向一侧。若置有气道导管的手术患者,确保气囊充盈,防止麻醉后反应,以及搬运引起的恶心呕吐,造成误吸。③手术患者的意识改变:评估患者的意识,如出现苏醒恢复期的躁动,可以遵医嘱适当使用镇静药物;如患者意识清醒但不能配合各项治疗措施,可以遵医嘱给予保护性约束,但要注意观察使用约束带处皮肤的情况;同时做好各类导管的固定,并尽量固定在患者不能接触的范围内;正确使用固定床栏。

2.麻醉复苏室中手术患者的交接

麻醉复苏室亦称麻醉后监测治疗室(post-anesthetic care unit,PACU),用于为所有麻醉和镇静患者的苏醒提供密切的监测和良好的处理。人员配备包括麻醉医师和护士,物品配备除了常规处理装置(氧气、吸引装置、监测系统等)外,还需要高级生命支持设备(呼吸机、压力换能器、输液泵、心肺复苏抢救车等),以及各种药物(血管活性药、呼吸兴奋药、各种麻醉药和肌松药的拮抗药、抗心律失常药、强心药等)。PACU 应有层流系统,环境安静、清洁、光线充足,温度保持在20~25 ℃,湿度为 50%~60%。复苏室的床位数与手术台数的比有医院采用约为1:(1.5~2);护士与一般复苏患者之比约为 1:3,高危患者为 1:1。复苏室应紧邻手术室或手术室管辖区域,以便麻醉医师了解病情、处理患者,或患者出现紧急情况时能及时送回手术室进一步处理。手术结束后,患者需要转入 PACU,手术巡回护士应当先电话与 PACU 护士联系,告知患者到达的时间和所需准备的设备。当手术患者进入 PACU 后,手术医师、麻醉医师和手术护士应分别与 PACU 医师和护士进行交接班。

(1)手术室护士交接的内容:手术患者姓名、性别、年龄,术前术后的诊断、手术方式,术后是否有引流管、引流管是否通畅,手术过程中是否存在植入物放置,手术中的体位和患者皮肤受压的情况等。

(2)麻醉医师应交接的内容:麻醉方式、麻醉药的剂量、术前术中抗生素的使用、出入量、引流量等。

(3)手术医师应交接的内容:术后立即执行的医嘱与特别体位,伤口处理情况等。

(二)麻醉复苏患者的评估

当手术患者进入 PACU 后应立即吸氧或辅助呼吸,以对抗可能发生的通气不足、弥散性缺氧和缺氧性通气驱动降低,并同时监测和记录生命体征。麻醉医师应向 PACU 工作人员提供完整的记录单,并等到 PACU 工作人员完全接管患者后才能离开。

1.基本评估

(1)手术患者一般资料:姓名、性别、诊断、母语和生理缺陷(如聋、盲)。

(2)手术:包括手术方式、手术者和手术可能的并发症。

(3)麻醉:包括麻醉方法、麻醉药、剂量、药物拮抗、并发症、估计意识恢复的时间或者区域麻醉恢复的时间。

(4)相关病史:包括术前和术中的特殊治疗、当前维持治疗药物,药物过敏史、过去疾病和住院史。

（5）生命体征及其他：包括基本的生命体征，以及液体的平衡（输液量和种类、尿量和失血量）、电解质和酸碱平衡情况等。

2.评估工具

评估工具详见表12-2、表12-3。这两个表格不仅可帮助PACU护士了解手术患者当前的整体状况，还可以为PACU护士正确观察手术患者和及时处理各种异常情况提供指导。表12-4是麻醉后恢复评分标准，以判断手术患者是否允许进一步转运。

表12-2　进入PACU基本情况表

生命体征：	体温_____　血压_____　脉率_____　呼吸_____		
麻　　醉：	区域麻醉_____　全身麻醉_____　阻滞麻醉_____　其他_____		
	区域麻醉：止痛平面_____		
	全身麻醉：无反应_____　嗜睡_____　苏醒_____		
气　　道：	口_____　鼻_____　气管_____　肺_____		
	气管插管_____　气管切开_____		

表12-3　PACU常规医嘱

1.给氧：面罩_____　鼻导管_____　流量（L/min）_____

2.监测：血压_____　脉率_____　呼吸_____　体温_____　心电图_____　尿量_____

3.气管导管护理

①无菌吸引：痰色_____　黏稠_____

②给氧方式：机械通气_____　T形导管法_____　氧浓度_____

③拔除气管导管：按常规拔管指征

④定时放松套囊

4.继续手术室的静脉输液（药），直到手术者开出新的医嘱为止

5.心脏监测：ECG_____　CVP_____　PA_____　PCWP_____

6.脉搏血氧饱和度（SPO$_2$），血气分析（每小时一次）

7.用药

①如果心率少于__次/分，给阿托品0.5 mg静脉推注

②如果出现每分钟6次以上室性早搏，或者二联时，利多卡因50 mg静脉推注，同时呼叫麻醉专家会诊

③_____静脉给药，以缓解疼痛

④必要时：_____静脉_____μg/（kg·min）；_____静脉μg/（kg·min）

8.下述情况发生时，请通知麻醉专家

血压_____或_____　神志不清超过_____小时

呼吸_____或_____　肢体活动障碍超过_____小时

心律（率）_____或_____

9.下述情况发生时，请通知手术医师

切口：渗血

引流管：引流管出血_____mL/h以上

瞳孔：散大_____mm，左右不等大

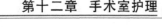

表 12-4　麻醉后恢复评分标准

1.活动度	
·所有肢体能随意活动	2
·两个肢体能随意活动	1
·完全不能活动	0
2.呼吸	
·能作深呼吸和咳嗽	2
·呼吸困难,通气不足	1
·呼吸暂停(无自主呼吸)	0
3.循环	
·血压波动为麻醉前的 20%	2
·血压波动为麻醉前的 ±20%～50%	1
·血压波动为麻醉前的 ±50%	0
4.意识	
·完全清醒	2
·能唤醒	1
·无任何反应	0
5.皮肤颜色	
·粉红	2
·苍白、皮肤斑点	1
·发绀	0

3.监测内容

手术患者进入 PACU 后,应常规每隔至少 5 分钟监测一次生命体征,包括血压、脉搏、呼吸频率等,持续 15 分钟或至患者情况稳定;此后每隔 15 分钟监测一次。全身麻醉的患者应持续监测 ECG 和脉搏氧饱和度直至患者意识恢复,监测尿量及尿液的性状,水、电解质平衡情况等。还应监测患者体温情况,及时保暖,有助于患者尽快复苏。

对于神经系统和意识的监测是麻醉复苏室的特殊监测项目,可应用神经刺激器监测肌肉功能的逆转情况;以及采用新一代的麻醉深度监测仪(双频谱指数-BIS),直接测定麻醉药和镇静药对脑部的影响,该仪器可提供一个从 0(无脑皮层活动)到 100(患者完全清醒)的可读指数,能客观地描述镇静、意识丧失和恢复的程度,对术后患者意识水平恢复的评估有参考价值。

除了以上标准监测内容,对于一些循环尚未稳定、应用血管活性药物和必须反复采取血样标本的患者,防治动脉导管是必要的,也便于监测有创血压,如有必要也可以放置中心静脉导管及 Swan-Gans 导管监测 CVP 和 PCWP。如果需要加强监测和处理,应送至 ICU 继续治疗。

(三)麻醉后并发症的护理

手术麻醉结束以后,绝大多数患者都会经历麻醉苏醒期,往往在麻醉复苏室处于相对平稳的状态,但是在手术后 1 天之内,术后并发症甚至是可危及生命的严重并发症仍然随时有可能出现。麻醉以后发生循环、呼吸系统的并发症是极为常见的。如手术后患者能得到适当的观察和监测,可以有效预防大多数手术后患者的死亡。

1.循环系统并发症

手术后早期,最常见的并发症包括低血压、心肌缺血及心律失常。

(1)低血压:术后手术创面出血、渗透性利尿、液体量不足、体液转移至第三间隙等造成患者血容量绝对或相对不足,以上往往是麻醉后血压下降最多见因素,其他还包括静脉回流受阻、心功能不全引起的心排血量下降、椎管内麻醉,以及残留的麻醉药物等都可导致低血压的发生。临床处理及护理措施包括准确评估患者术中及术后出血情况,监测出入量,积极采用对症治疗措施,给予吸氧,如患者需使用血管收缩药物,应严密监测血流动力学改变。

(2)高血压:患者术后血压较术前增高20%~30%。多见于术前即有高血压,并且又没有正规服药治疗的患者,此类患者术后高血压概率较正常者明显增加。另外包括颈内动脉及胸腔内手术也是常见诱发因素。术后伤口疼痛及使用血管收缩剂同样可以诱发血压升高。临床处理及护理措施包括止痛,给予吸氧,给予抗高血压药物,必要时可给予血管扩张剂。

(3)心律失常和心肌缺血:诱发因素多见,比如低氧血症、电解质代谢紊乱、交感神经兴奋性增高、发生于术中及术后低体温、某些特殊药物应用(一些麻醉药如阿片类药物和抗胆碱酯酶药)和恶性高热等,术前基础患有心血管疾病的患者,手术后诱发心肌缺血、心律失常的概率也较正常人高。对于患者出现的循环系统并发症,一定要在手术后密切观察病情,记录生命体征变化,按病因进行诊断和处理。

2.呼吸系统并发症

PACU患者中呼吸系统并发症出现的概率约为2.2%,主要有通气量减少、低氧血症,另外也可以出现喉痉挛、上呼吸道梗阻、呕吐物误吸等情况。

(1)低氧血症:肺不张、肺水肿、肺栓塞、误吸、支气管痉挛等因素是引起术后低氧血症的最多见原因。往往临床表现为呼吸困难、呼吸急促、口唇发绀、昏迷、躁动、心动过速及心律失常等。

(2)通气量减少:因为麻醉镇痛剂的应用、肌松剂的残留作用、术后创面疼痛、胸腹部手术后加压包扎、气胸,以及呼吸系统基础疾病等均为术后导致通气量减少的常见原因。

(3)上呼吸道梗阻:常见有舌后坠、喉痉挛、手术切口血肿、声带麻痹、气道水肿等原因。临床可表现为鼾声呼吸、吸气性呼吸困难,严重可见三凹征,患者一般仍然保持深睡状,监测指脉氧下降显著。

术后出现上述并发症时,都应首先给予面罩吸氧,人工辅助通气,必要时可置入喉罩或重新气管内插管,根据病因对症处理。

3.神经系统并发症

常见为苏醒延迟、谵妄、中枢神经系统及外周神经的损害。麻醉药物残留作用往往导致苏醒延迟;老年患者谵妄发生率相对较高,许多药物均能诱发谵妄,围术期用药需考虑上述情况。颅内手术、颈动脉内膜切除术和多发性外伤可能导致神经系统的损伤;而外周神经的损伤多和手术直接损伤和术中体位安置不当有关;最常见的损伤位置是腓外侧神经、肘部(尺神经)、腕部(正中神经和尺神经)、臂内侧(桡神经)、腋窝(臂丛)。因此,手术中应仔细操作,避免误伤;同时维持患者合理正确的体位并加强巡查。

4.疼痛

由于外科手术直接可以损伤机体组织,或多或少会产生术后疼痛,导致机体出现一系列的复杂的生理病理反应。患者自身的感觉及情绪上的体验往往是不好的。BCS舒适评分最常用于临床评估,方法具体是:持续疼痛为0分;安静时无痛,深呼吸或咳嗽时疼痛严重为1分;平卧安

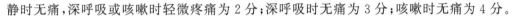

静时无痛,深呼吸或咳嗽时轻微疼痛为2分;深呼吸时无痛为3分;咳嗽时无痛为4分。

术后止痛的药物主要是阿片类;自控镇痛(patient controlled analgesia,PCA)得到了患者的满意及认可,目前临床应用较广。手术患者可以自己调节PCA镇痛泵,术后患者感觉到疼痛时,自己通过控制器把镇痛药注入体内,实现止痛的效果。医护人员可以依据手术患者的可能疼痛程度及身体基础情况,编定镇痛泵工作程序,将镇痛药物和剂量提前设置好,这样就可以达到个性化给药。对于术后疼痛来说PCA的安全性也很高,镇痛药物的最小给药间隔,以及单位时间内最大剂量可以由医务人员提前设定好,用药过量情况完全可以避免。另外,非甾体抗炎药、区域神经阻滞、局部镇痛临床也很常用。非药物性措施具体包括:舒适的体位、冷热刺激、按摩、经皮神经电刺激、放松技术、想象等,但非药物治疗只能作为药物治疗的辅助,而不能替代药物有效镇痛。

5.肾脏并发症

通常局麻药及阿片类药物会产生一些不良反应,患者括约肌松弛、尿潴留。少尿、多尿及相应的水电紊乱是术后比较常见的并发症。术后应注意维持导尿管通畅;至少每个小时正确测量及记录尿量一次,能够为临床提供有价值的病情参考;注意监测血电解质,如果发现电解质紊乱应及时纠正。

6.术后恶心呕吐

通常术后恶心呕吐发生率波动在14%～82%,小儿的发生率较高,往往达到成人两倍,女性发生率比男性更高,肥胖者也有更高的发生率。手术和麻醉本身可以直接引起恶心呕吐,麻醉性镇痛药、氯胺酮等药物也被认为能够使术后恶心、呕吐的发生率增高。对应方法:对恶心、呕吐原因进行认真评估,对症处理是很有必要的,避免呕吐物误吸导致吸入性肺炎。部分患者术后更容易发生恶心、呕吐,预防性处理很有必要,术前或术中可以分别应用抗呕吐药物。

7.体温变化

由于麻醉药物的影响,麻醉状态下患者体温调节中枢功能受到干扰,伴随着环境温度的下降,内脏、直肠、食管等处的核心温度往往可以下降6℃或更多,对于小儿患者更加明显。低体温能够导致机体出现一系列的继发性损害,比如心肌缺血、心肌抑制、心律失常、心排血量下降等,导致组织低灌注状态。预防低体温发生非常重要,护理工作与此密切相关。常用方法有:术中将环境温度适度提高,用棉垫覆盖暴露的体腔;加热毯应用,用温热仪对静脉输注液体适当加温。常规测量术后患者体温,如有必要及时使用保温复温措施。术后高温往往和感染、输液反应及恶性高热等因素有关系,药物及降温毯是常用的处理方法。

(四)医疗废弃物的处置

1.手术室医疗废弃物的分类(表12-5)

(1)医疗废弃物概念:医疗卫生机构在医疗、预防、保健,以及其他与之相关的活动中产生的具有直接或者间接感染性、毒性及其他危害性的废物。

(2)医疗废弃物的分类:医疗废弃物可以分为感染性废物、病理性废物、损伤性废物、药物性废物和化学性废物,共五类。

2.医疗废弃物管理的基本原则

在2003年6月16日国务院总理温家宝亲自签署了《医疗废弃物管理条例》,从2003年6月16日起执行。基本原则:为了维护人的健康和安全,保护环境和自然资源对医疗废弃物管理实行全程控制。

表 12-5　手术室医疗废弃物分类目录

类别	特征	常见组分或者废物名称
感染性废弃物	携带病原微生物,具有引发感染性疾病传播危险的医疗废弃物	1.被患者血液、体液、排泄物污染的物品,包括:①棉球、棉签、纱布及其他各种敷料;②一次性使用医疗用品及一次性医疗器械;③其他被患者血液、体液、排泄物污染的物品 2.废弃的血液、血清 3.使用后的一次性使用医疗用品及一次性医疗器械
病理性废弃物	手术过程中产生的人体废弃物	手术过程中产生的废弃的人体组织、器官等
损伤性废弃物	能够刺伤或者割伤人体的废弃的手术用锐器	1.手术用注射器针头、缝合针 2.各类手术用锐利器械,包括:手术刀片、取皮刀片、手术锯、克氏针等 3.玻璃安瓿、外用生理盐水瓶等
药物性废弃物	过期、淘汰、变质或者被污染的废弃药品	1.废弃的一般性药品,如:抗生素等 2.废弃的麻醉药品,如:利多卡因等 3.废弃的血液制品
化学性废弃物	具有毒性、腐蚀性的废弃化学物品	1.废弃的过氧乙酸、戊二醛等化学消毒剂 2.废弃的用于癌症患者伤口冲洗的化学制剂

3.医疗废弃物收集包装袋及锐器容器警示标识和警示说明

按 2003 年 10 月 15 日开始施行的卫健委第 36 号令《医疗卫生机构医疗废物管理办法》,医疗废物应放于专用的黄色医疗废弃物包装袋(以下简称包装袋)及锐器容器内,其外包装上应有明显的警示标识和警示说明。

4.手术室医疗废弃物处理的安全管理措施

手术室是医疗废弃物处置的特殊场所,必须做好以下几个方面的工作。

(1)不得将医疗废弃物混入生活垃圾中;应根据《医疗废物分类目录》五类要求,对医疗废弃物实施分类收集。

(2)医疗废物收集后,应当放置于有明显警示标识和警示说明的黄色袋内,损伤性废弃物放入专用锐器容器内;放入专用黄色袋内或者锐气容器内的废弃物不得取出;病理性废弃物由专职人员送医院规定的地方焚烧。

(3)盛装医疗废弃物的包装袋及专用锐器容器应密闭,无破损、渗漏及其他缺陷;盛装的废弃物不得超过整个容积的 3/4;使用后贴上标签,注明医疗废弃物产生的科室、日期、类别及特殊说明。专人定时回收,注意在手术室存放时间不得超过 24 小时。

(4)特殊感染(如气性坏疽、朊毒体、突发原因不明的传染性疾病)患者产生的医疗废弃物应使用双层包装袋并及时封口,尽量缩短在科室内存放时间。

(5)废弃物运输车及存放场所应按照规定用 2 000 mg/L 含氯消毒剂擦拭、喷洒消毒。

5.一次性物品的使用和管理

一次性物品可以分为一次性使用卫生用品、一次性使用医疗用品、一次性医疗器械三类。本节涉及的一次性物品指的是一次性使用医疗用品和一次性器械。一次性物品处置的原则为:先毁形,再处理。所有使用后的一次性使用医疗用品及一次性医疗器械视为感染性废弃物,必须应先毁形,后按手术室医疗废弃物处理的安全管理措施处置。

（五）术后手术环境的处理

1.各类物品的处理

洗手护士收回手术台上各类物品,初步整理后,放在包布内或密闭容器内。其中污染的布类敷料放入污敷料车内,送洗衣房消毒处理后清洗;一次性辅料装入黄色垃圾袋作医疗垃圾处理,封口扎紧,并在外包装作明显标记;金属手术器械密封后,送消毒供应中心清洗灭菌;术中切取下的病理标本,按照病理标本处理原则和流程处理。

2.环境的处理

用 500 mg/L 的有效氯消毒液擦拭手术室物品表面,如有血渍污渍的地方用 2 000 mg/L 的有效氯消毒液擦拭;更换吸引装置、污物桶,并用 2 000 mg/L 的有效氯消毒液擦拭地面;及时更换手术床面敷料,为接台手术做准备;整理室内一切物品,物归原处;开启手术室层流或空气洁净设备,关闭手术室,以达到空气自净目的,并为下一台手术做好准备。

（管玉玲）

第三节　手术室护理中涉及的法律与伦理问题

手术室是外科手术的中心,人员流动量大、工作节奏快、患者病情复杂、护理任务繁重,意外情况发生多。手术既是外科治疗的重要手段,又是一个创伤的过程,会给患者的生理和社会心理方面带来影响。因此与护士相关的法律法规《护士管理办法》《护士条例》等,为依法行医,保护医患双方的合法权益,提供了有力保障。

同时,随着社会进步,生活、文化水平的提高,人们的法律意识也随之提高,国家相继出台了《最高人民法院关于民事诉讼证据的若干规定》《医疗事故处理条例》《侵权责任法》等法律法规。一旦出现医疗护理纠纷,越来越多的患者会用法律武器保护自己的合法权益。因此在日常工作中手术室护士必须学习安全知识及法律知识,严格遵守法律、法规和规章制度,增强责任心和慎独精神,在维护患者合法权益的同时也维护了医护人员自身的合法权益,保障护理安全,防止医疗纠纷的发生。

一、手术室护理中相关的法律问题

（一）手术患者的相关权利

1.生命健康权

生命健康权指患者不仅享有生理健康的权利,同时还享有心理健康的权利。生命面前人人平等,生命对每个人来讲只有一次,维持健康、提高生存质量是每个人的权利。患者在未判定为脑死亡前,医务人员应尽一切可能进行救治,不能放弃抢救,避免产生医疗纠纷。如果忽视医学道德及患者生命权,再好的技术、再先进的设备也是无用的。因此在手术室护理工作中要为手术患者提供规范、快捷、安全、高效率的护理服务,尽最大努力满足患者对健康的需求,尊重每个患者。

2.知情同意权

知情同意权在《医疗机构管理条例实施细则》《医疗事故处理条例》《侵权责任法》中都有相关的说明，法律中规定医疗机构应尊重患者对自己的病情、诊断、治疗的知情权，在实施手术、特殊检查、特殊治疗时医护人员应当向患者做出必要的解释，若因实施保护性医疗措施不宜向患者说明情况，应当将有关情况通知家属。手术患者在术前、术中、术后都有权知道有关自己病情的一切情况、所选手术方式，并有权同意选用何种手术方法及使用何种特殊耗材。强调患者的知情同意权，主要目的在于通过赋予医疗机构及其医务人员相应的告知义务，体现医师对患者的尊重。

3.平等医疗权

平等医疗权是指任何患者的医疗保健享有权是平等的，医疗中都有得到基本的、合理的诊治及护理权利。患者因身心疾病而就医，希望得到及时、正确的诊治，在医疗护理中，不论患者的权利大小，关系亲疏，地位高低，经济状况好坏等，都应一律平等、一视同仁，最大限度地满足患者需要。而极少数医务人员以貌取人，使贫困、偏远地区患者遭受冷遇，性病患者受到鄙夷和藐视，对待熟人和生人采取不同的服务态度，这种行为可能会激化和加深医患矛盾，导致医疗纠纷的发生。

4.隐私权

一般是指自然人享有的私人生活安宁与私人信息依法受到保护，不被他人非法侵扰、知悉、搜集、利用和公开的一种人格权。隐私权是人类文明进步的重要标志。《侵权责任法》第 62 条规定："医疗机构及其医务人员应当对患者的隐私保密。泄露患者隐私或者未经患者同意公开其病历资料，造成患者损害的，应当承担侵权责任。"因此手术团队成员必须维护手术患者的隐私权，不得泄露手术患者的隐私和秘密，包括手术患者个人信息、身体隐私、手术患者不愿告知的内容等；手术团队成员不得长时间注视手术患者的生理缺陷，不得谈论涉及手术患者隐私的话题；进行术前准备时，如导尿、放置体位、手术部位消毒时，减少不必要的裸露，并给予盖被、关门，做好相应的遮蔽，无关人员不可停留于该手术间；手术结束时，及时为手术患者包扎伤口，穿好患者衣裤。

5.身体权

身体权是指自然人保持其身体组织完整并支配其肢体、器官和其他身体组织并保护自己的身体不受他人违法侵犯的权利。医务人员有维护患者权利的责任和义务，即使是非正常的组织、器官在未经患者或法定代理人同意时，不能随意进行处置，否则就侵犯了患者的身体权。

6.选择权

选择权指患者有选择医院、医师、护士进行诊疗、护理操作的权利，也有选择使用医疗设备、仪器、物品的权利。术中可能选择使用的一次性器械、特殊用药、特殊耗材，手术患者有权选用或不用，手术团队成员不能擅作主张，更不能强迫其使用。

(二)针对涉及法律的手术室护理问题管理

手术室易发生差错事故及护理隐患的环节很多，一旦发生，轻者影响手术患者治疗，延误手术时间，消耗人力与财力；重者可导致手术患者残疾或死亡。手术室护理中涉及法律的常见护理问题包括接错手术患者、异物遗留在手术患者体腔或切口内、未执行消毒灭菌制度，将未灭菌用物用上手术台、护理书写不规范、手术部位核对错误、术中仪器，尤其是电外科设备使用不当、手术患者坠床、遗失或混淆手术标本、术中用错药、手术体位放置错误等。

1.强化护理安全与法律知识教育

通过开设法制课等方法进行法律知识的培训，加强手术室护士的法制观念和法律意识，了解手术患者的各项合法权利，依法从事手术室护理，正确履行自己职责，保障手术室护理安全，杜绝

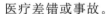

医疗差错或事故。

2.严格遵守手术室规章制度,规范护理行为

规章制度是预防和判定差错事故的法律依据,是正常医疗活动的安全保障。建立健全完整的规章制度,是手术室护理的可靠保证。手术室护士必须严格遵守各项规章制度,遵守无菌操作原则、消毒隔离制度,防止手术部位感染;术前、术中、术后正确清点器械、敷料、缝针及其他物品,防止异物残留;严格执行手术安全核查制度,防止开错手术部位;正确使用电外科设备,防止电灼伤手术患者;严格执行"三查七对"制度,防止术中用药错误等。同时在工作中不断学习,认真落实各种规章制度,防止医疗纠纷。

3.维护手术患者合法权益,改善服务态度

以人为本,转变护理观念,尊重手术患者权益,对手术患者要有强烈的责任感,诚心实意地为患者服务,具有同情心和耐心,有效地避免有意或无意的侵权行为。手术室护士应严格规范自身的护理行为与自身形象,在医疗护理中,从语言上、行为规范上严格要求自己,杜绝聊天、嬉笑、打闹,杜绝不良的行为和语言;自身形象应举止端正、语言文明、衣帽整洁,符合手术室环境要求。当手术患者入手术室时,通过亲切的问候,简短而友好的交谈,对手术患者的痛苦表示安慰并鼓励;在进行护理操作前,要向手术患者解释目的及注意事项,尽量满足患者要求;手术中不谈论与手术无关的事情,尊重手术患者人格。

4.严格管理医疗相关证据

(1)书证:凡是以文字、各种符号、图案等来表达人的思想,其内容对事实具有证明作用的物品都是书证。与手术患者有关的书证包括有手术及麻醉知情同意书、手术护理及麻醉记录单、手术物品清点单、病理申请单、手术收费单、特殊耗材使用登记单等。对各种文字性的资料,在书写时字迹要清晰,不得涂改、缩写、简写,记录要全面、真实,准确无误,规范合理。

(2)物证:物品、痕迹等客观物质实体的外形、性状、质地、规格等证明案件事实的证据为物证。在医疗护理中发生疑似输液、输血、注射药物等引起的不良后果的,医患双方应当共同对现场实物如液体、药瓶、输液器、血袋等进行封存;怀疑医疗器械引起不良后果的,及时保存器械原件等,封存的现场实物由医疗机构保管。

5.实施健康宣教,确保高质量护理

由于手术患者缺乏手术方面相关知识和信息,通常会对手术室及手术有陌生感和恐惧感,手术室护士可以通过术前访视向手术患者介绍手术室环境,术前准备,入手术室后流程等,使其对手术有一个大致的了解;手术医师应向手术患者介绍围术期过程中可能发生的情况及术后注意事项,让患者了解手术的风险性,使其术前对有关情况有全面正确的了解,对术后可能出现的医疗并发症有充分的思想准备和预防方法,避免不属于医护人员技术原因所造成的纠纷。

二、手术室护理中的伦理问题

(一)医学伦理学

1.医学伦理学的基本概念及原则

医学伦理学是研究医学实践中的道德问题的科学,是关于医学道德的学说和理论体系,亦称医德学,是以医务人员的医德意识、医德关系、医德行为为研究对象的科学。医学伦理学基本原则包含了不伤害原则、有利原则、尊重原则和公正原则。

(1)不伤害原则:是指在医学服务中不使患者受到不应有的伤害。

(2)有利原则:是指把有利于患者健康放在第一位,切实为患者谋利益。

(3)尊重原则:是指医患交往时应该真诚地相互尊重,并强调医务人员尊重患者及其家属。

(4)公正原则:是指医学服务中公平、正直地对待每一位患者。

2.护理伦理

护理伦理是指护理人员在履行自己职责的过程中,调整个人与他人,个人与社会之间关系的行为准则和规范的总和。它要求护理人员尊重患者的生命和权利,维护和履行护理职业的荣誉和责任,兢兢业业,不卑不亢,为维护人民的健康做出贡献。

3.护理伦理学的基本概念

(1)支持维护:是指支持维护患者的利益和权利。

(2)行动负责:是指根据患者的实际情况采取行动,护理人员对按照标准提供的服务负有责任,对患者提供的关怀照顾负有责任。

(3)互助合作:鼓励护士为了患者康复共同目标与其他人一起工作,将共同关心的问题置于优先地位,并且为了维持这种互助关系有时甚至须牺牲个人的利益。

(4)关怀照顾:关怀照顾患者的健康、尊严和权利,在关怀照顾中需要提供信息、咨询、药品、技术和服务。

(二)手术过程的伦理要求

1.术前准备的伦理要求

手术医师应严格掌握手术指征,树立正确的手术动机。手术治疗前,必须得到手术患者及家属对手术的真正理解和同意并签订手术协议,这是让手术患者及其家属与医务人员一起承担手术风险;手术团队认真制订手术方案,根据疾病的性质、手术患者的实际情况选择手术方式、麻醉方法,对手术中可能发生的意外制订相应措施,确保手术安全进行。医护人员应帮助手术患者在心理上、生理上做好接受手术治疗的准备。

2.术中的伦理要求

手术进行时,手术团队成员不能只盯住手术视野而不顾及患者的整体情况,一旦观察指标出现异常,要及时冷静地处置,并将情况告诉整个手术团队,以便相互配合,保证手术的顺利进行。手术团队成员的态度决定着手术是否能顺利进展,手术者对手术的全过程要有全盘的考虑和科学的安排,手术操作要沉着果断、有条不紊。手术医师不应过分在意手术时间,其他手术团队成员不应去催促手术医师而影响术者的情绪,破坏手术节奏。每一名手术团队成员应对患者隐私要慎言守密,不能随意将患者的隐私当作谈话笑料,传播扩散。不要因为疲惫或方便把手臂或躯体施压在患者身上。

3.术后的伦理要求

由于患者机体刚刚经历了创伤,身体虚弱,病情不易稳定。医护人员要严密观察患者病情的变化,发现异常时及时处理,尽可能减少或解除可能发生的意外。患者术后常常会出现疼痛等不适,医务人员应体贴患者尽力解除其痛苦,给予精神上的安慰。

(三)手术知情同意中特殊问题的伦理要求

1.当手术对象为不具备自主选择能力或丧失自主选择能力的患者

医护人员首先参照我国《中华人民共和国民法通则》对患者的自主选择能力进行判断。10周岁以下的患者不具备选择能力,应由其父母或监护人知情同意后代其做出选择;对于16~18岁周岁已有劳动收入的手术患者或18岁以上的手术患者,应由他们自行决定是否同意手术;

对于 10～18 周岁、完全靠父母生活的，则应视具体情况而定，一般应征求本人意见，但最终应由其父母或监护人来决定是否同意手术。对病理性自主选择能力丧失，如昏迷患者、精神病患者等，应将选择权转移给其家属、单位或监护人，由他们听取医务人员介绍后做出选择。

2.有选择能力的手术患者拒绝手术治疗

对非急诊手术患者，医护人员应先弄清患者拒绝的理由，通过劝说、解释，分析利害关系，如仍无效则应尊重患者选择，放弃或暂时放弃手术，代之以患者可以接受的其他治疗方案，同时做好详细的书面记录，请患者签字。对急诊患者，当手术是抢救患者的唯一方案时，则可以不考虑患者的拒绝，在征得其家属或单位的同意后，立即进行手术。这样做虽然违背了当事人的意愿，但不违背救死扶伤的医学人道主义精神，是符合医学道德的。

（四）器官移植中的伦理问题

（1）使用活体器官的伦理问题：活体器官作为供体只限于人体的偶数器官，活体不能提供奇数器官。即使是偶数器官地提供，供体身上被摘除一个器官后的健康是否受到影响，为挽救一个人而去伤害另一个人其价值如何估量，至今仍为专家所争论。

（2）活体器官捐赠的伦理标准：1986 年国际移植学会颁布有关活体捐赠者捐献肾脏的准则。①只有在找不到合适的尸体捐赠者，或有血缘关系的捐赠者时，才可接受无血缘关系的捐赠。②接受者（受植者）及相关医师应确认捐赠者系出于利他的动机，而且应有一社会公正人士出面证明捐赠者的"知情同意"不是在压力下签字。同时应向捐赠者保证，若切除后发生任何问题，均会给予援助。③不能为了个人利益，而向没有血缘关系者恳求，或利诱其捐出肾脏。④捐赠者应已达法定年龄。⑤活体无血缘关系之捐赠者应与有血缘关系之捐赠者一样，都应符合伦理、医学与心理方面的捐赠标准。⑥接受者本人或家属，或支持捐赠的机构，不可付钱给捐赠者，以免误导器官是可以买卖的。不过补偿捐赠者在手术与住院期间因无法工作所造成的损失，与其他有关捐赠的开支是可以的。⑦捐赠者与接受者的诊断和手术，必须在有经验有资质的医院中施行，而且希望义务保护捐赠者的权益的公正人士，也是同一医院中的成员，但不是移植小组中的成员。

（3）使用尸体器官的伦理问题：利用尸体器官的伦理问题主要存在于心脏移植之中，心脏移植要求供体的心脏必须正常，而且在移植前还要采取各种措施维持供体的生理血压，以保持心跳。心脏是人体的单一器官，器官的供体只能是尸体，决不能是活体，而这具尸体的心脏又必须还在跳动。这对以心跳来判断生死的人类来说的确是一个悖论。由于心脏移植涉及死亡标准及其道德观念，必然使心脏移植在发展过程中遇到道德阻力。可见，确立科学的脑死亡标准，已成为心脏移植的前提。

（4）器官移植高额费用的伦理问题：器官移植技术在实施过程中需消耗高额费用，费用如此之高，而移植后的患者到底能活多久，有多少社会价值，个人的生活质量又是怎样，这些问题人们在研究与探讨，尚未做出最终定论。

（5）每一次移植手术是否可行，必须通过伦理委员会讨论，同意表决后才能实施。

（王　静）

第四节　手术室护士职业危害及防护

手术室护士在工作中常需面对各种高危因素,如患者的血液、体液、放射线、有害气体,而且每天工作繁重,节奏紧张,使他们的生理、心理都会造成伤害,因此手术室护士是职业危害的高危群体。作为一名手术室护士必须树立职业安全意识,妥善处理现存及突发问题,予以正当防护,最大程度保证自己的健康。

一、血源性感染

由于手术室特殊的工作环境,工作人员直接接触患者的血液、分泌物、呕吐物等,因此感染血源性传染病的概率较高。

（一）血源性感染的危险因素

通过医院内血源性传播的疾病有 20 多种,最常见且危害性最大的是乙型肝炎、丙型肝炎、艾滋病。在各种体液中病毒浓度从高到低依次为:血液、血液成分、伤口感染性分泌物、阴道分泌物、羊水、胸腔积液、腹水等。乙型肝炎病毒(HBV)感染是手术室护士意外血源性感染中最常见的,有研究表明手术室护理人员 HBV 感染率明显高于内科及外科护理人员,其感染率高达 30%。目前我国艾滋病发病率呈迅猛增长趋势,当发生针刺伤时,只要 0.004 mL 带有艾滋病病毒(HIV)的血液足以使伤者感染。皮下接触 HIV 的危险性是 0.3%,黏膜接触危险性则为 0.09%。如何避免意外感染 HIV 也是手术室护理人员所必须面临的一种考验。此外,感染病毒后发生血常规转移有一定时间期限,如 HBV 为 8 周,HCV 为 8 周,HIV 为 6 个月。从感染病毒到出现症状之间的潜伏期更长,如 HBV 为 45～60 天,HCV 为 45～60 天,HIV 为 12 年。这段时间内,伤者本身作为病毒携带者也成为危险因素之一。

（二）血源性感染的感染途径

血源性感染主要分为经非完整性皮肤传播和黏膜传播。非完整性皮肤传播具体表现为护理操作和传递器械过程中,意外发生针刺伤、刀割伤的新鲜伤口或皮肤的陈旧性伤口,直接接触到沾有患者体液或血液的敷料、器械后感染病毒。经黏膜传播具体表现为手术配合中患者体液、血液直接溅入眼内,通过角膜感染病毒。血源性感染不通过吸入血气溶胶传播。

（三）血源性感染的防范措施

1.个人防护

手术室护理人员应定期进行健康检查,接种相关疫苗,加强个人免疫力。定期培训强调防止意外血源性感染的必要性,增强个人防范意识。

2.术前评估

手术室护理做好术前访视,除急诊手术外,术前应了解患者相关检查和化验结果,如肝功能、乙型肝炎病毒(HBV)、丙肝病毒(HCV)、梅毒病毒、艾滋病病毒(HIV)等,针对检查和化验结果阳性的手术患者,手术人员应在术中采取相应的防护措施;针对无化验结果的手术者,应视其为阳性,手术人员做好标准预防。

3.防护措施

根据具体情况做好充分的自我安全防护。进行有可能接触手术患者的血液、体液的护理操作时必须戴手套,手部皮肤有破损者提倡戴两层手套,脱去手套后再用皂液和流动水充分冲洗。手术医师和洗手护士应穿戴具有防渗透性能的口罩、防护眼镜或带有面罩的口罩,具有穿透性能的手术衣,防护手术配合中可能飞溅到面部的血液、体液。手术配合中需保持思想高度集中,避免疲劳操作,正确放置和传递锐器;回收针头等锐器时,避免锐利端朝向接收者,防止刺伤;传递锐器时,应将其放入弯盘进行传递;卸锐器时必须使用持针器,不能徒手卸除。

4.术后处理

完成感染手术后,参加手术的人员必须脱去污染的手术衣、手套、换鞋(脱鞋套)方能离开手术间,沐浴更换洗手衣裤后才能参加其他手术。术后按规范处理物品,清洗回收器械时,注意先将针头、刀片等锐器卸下,并弃入有特殊警示标记的锐器医疗废弃物桶内。手工清洗器械时,应戴护目镜、防渗透性口罩、穿防水隔离衣、戴手套。术后手术间应用含氯溶液或酸水湿式清洁地面及物品。

(四)意外血源性感染后的处理

1.皮肤接触血液体液

立即用皂液和流动水清洗污染皮肤。

2.黏膜接触血液体液

若手术患者的血液或体液溅入口腔、眼睛,立即用大量清水或生理盐水冲洗,然后滴含有抗生素的眼药水。

3.针刺或刀割伤

(1)立即脱去手套,向远心端挤出血液并用大量肥皂水或清水清洗伤口,再浸泡于3％碘伏液内3分钟,最后贴上敷料。

(2)受伤后处理:伤后24小时内报告护士长及预防保健科,登记在册。暴露源不明者按阳性处理。72小时内做HIV/HBV/HCV等基础水平检查,怀疑HBV感染者,立即注射乙肝高价免疫球蛋白和乙肝疫苗;怀疑HIV感染者,短时间内口服大剂量叠氮脱氧核酸(AZT),然后进行周期性复查(6周、12周、6个月)。

二、化学性危害

相对其他临床科室而言,手术室环境封闭,存在多种危害因素,如空气中常常存有一定浓度的挥发性化学消毒剂和吸入性麻醉药,这些都直接或间接地影响医务人员的健康。

(一)化学性危险因素

1.化学消毒剂

手术间及手术物品的消毒与灭菌,标本的浸泡都要用到一些化学消毒剂如甲醛、戊二醛、含氯消毒剂、环氧乙烷等。这些消毒剂对人的皮肤、神经系统、呼吸道、皮肤、眼睛、胃肠道等均有损害。长期吸入高浓度混有戊二醛的空气或者直接接触戊二醛容易引起眼灼伤、头痛、皮肤黏膜过敏等;甲醛会直接损害呼吸道黏膜引起支气管炎、哮喘病,急性大量接触更可致肺水肿,同时能使细胞突变、致畸、致癌;环氧乙烷侵入人体后可损害肝、肾和造血系统。

2.挥发性麻醉气体

目前手术室普遍采用禁闭式麻醉装置,但仍有许多麻醉废气直接或间接排放在手术室内,若麻醉机呼吸回路泄漏,以及手术结束后拔除气管导管患者自然呼吸时,可使麻醉气体排放到手术间内,造成空气污染。对医务人员的听力、记忆力、理解力、操作能力等都会造成一定影响。长期接触该类气体,会造成其在人体内的蓄积,影响肝肾功能,可引起胎儿畸变、自发性流产和生育力降低。

3.臭氧

开启紫外线照射对房间进行消毒时,会产生臭氧,在空气中可嗅知的臭氧浓度为 0.02~0.04 mg/L,当达到 5~10 mg/L 时可引起心跳加速,对眼、黏膜和肺组织都有刺激作用,能破坏肺表面活性物质,引起肺水肿和哮喘等疾病。

4.化疗药物

肿瘤手术过程中经常需要配制化疗药,巡回护士处理这些化疗药物时不可避免地会吸入含有药物的气溶胶,或药液沾染皮肤,虽然剂量较小,但其累积作用可产生远期影响,如白细胞计数减少,自然流产率增高,致畸、致癌等,环磷酰胺在尿液中的代谢物则有诱发尿道肿瘤的危险。

(二)化学性危害的防范措施

1.化学消毒剂

减少化学消毒剂的使用,尽量用等离子灭菌替代戊二醛浸泡及环氧乙烷灭菌。避免医护人员接触化学消毒剂,减轻职业损害;工作人员在检查、使用和测试化学消毒剂时,必须戴好帽子、口罩、手套、防护眼罩,准确操作,如不慎溅到皮肤和眼睛上,要用清水反复冲洗;消毒、灭菌容器应尽量密闭,如戊二醛消毒容器应加盖,减少消毒剂在空气中的挥发;戊二醛等消毒剂浸泡消毒的器械,在使用前,必须将消毒剂冲洗干净;环氧乙烷灭菌器应置于专门的消毒室内,并设置有良好的通风设施,减少有害气体在手术室内的残留。

2.化疗药物

配制化疗药物时,需先要做好自身防护,穿隔离衣、戴手套、口罩、帽子,必要时戴防护眼罩;熟练掌握化疗药物配制,防止药液和雾粒逸出;孕妇禁止接触化疗药物;加强化疗废弃物的管理,与其他物品分开管理,废弃物存放于规定的密闭容器中,送有关部门做专业处理。

3.麻醉废气管理

加强麻醉废气排污设备及工作人员的自身防护,如选用密闭性良好的麻醉机进行定期检测,防止气源管道系统泄漏,加强麻醉废气排污设备管理,改善手术室通风条件;根据手术种类及患者具体情况,选择合适的麻醉方式,并合理安排手术间;护士在妊娠期间应尽量减少进房间接触吸入性麻醉药的机会。

三、物理性危害

手术室内众多物理因素,如噪声、手术过程中产生的烟雾、电灼伤及辐射等在日常手术室工作中威胁着手术室工作人员的健康。

(一)物理性危险因素

1.噪声

手术室内的噪声持续存在却经常被忽视,噪声常来源于监护仪、负压吸引器、电锯和器械车轮摩擦等。护理人员长期暴露于噪声中可引起头痛、头晕、耳鸣、失眠、焦虑等症状,不仅对人体听觉、神经系统、消化系统、内分泌系统,以及人的情绪有负面影响,而且可能不利于团队协作及正常工作的开展。

2.手术烟雾

术中使用电外科设备、高热能激光、外科超声设备,以及腔镜手术中二氧化碳气体泄漏等均可产生并释放烟雾,对人体产生负面影响,由气溶胶、细胞残骸碎片等组成的手术烟雾,可能引起呼吸道炎症反应、焦虑、眩晕、眼部刺激症状等,此外手术烟雾还可能成为某些病毒的载体,传播疾病。

3.辐射

随着外科手术日趋数字化和精细化,C型臂机不仅只限于骨科手术的使用,已运用于越来越多的科室手术。手术室工作人员如对其放射的X线不进行有效防护,长期接触不仅容易导致自主神经功能紊乱及恶性肿瘤,而且会影响生育能力,导致不孕、流产、死胎、胎儿畸形等。

(二)物理性危害的防范措施

1.噪声防护

为防止或减少手术室内噪声,手术室工作人员走路轻而稳,不得高声谈笑,说话声音要低。在实施各类操作或放置物品时,动作应轻柔。定期对手术室所有仪器设备进行普查和检修,淘汰部分设备陈旧且噪声大的仪器;对器械台、麻醉机、推车车轮等定期维修并上润滑剂,使用时尽量减少其推、拉的次数。手术中对电动吸引器等产生较响声音的设备应即用即关。严格管理手术过程中的参观及进修人员。

2.手术烟雾防护

手术人员均应正确佩戴外科口罩,遇特殊情况可佩戴N95口罩或激光型口罩,以有效隔离手术烟雾。术中使用易产生手术烟雾的仪器设备时,洗手护士应主动或提醒手术医师及时吸尽烟雾。腹腔镜手术时严格检查气腹机与二氧化碳连接处是否密闭及二氧化碳储存瓶是否有泄漏。手术室应配备便携式烟雾疏散系统和便携式吸引电刀,及时吸尽产生的手术烟雾。

3.辐射防护

有X线透视的手术,手术前医护人员必须穿好铅制护颈和铅衣以此保护甲状腺和躯干,并于手术间内设置铅屏风避免身体直接照射;孕妇避免接触X线辐射。在放射性暴露过程中,所有人员至少离开X线射线管2 m,并且退至铅屏风之后。在放射性暴露中应尽可能使用吊索、牵引装置、沙袋等维持手术患者的正确合适体位,不应由医护人员用手来维持患者体位,若迫不得已,应佩戴防护性铅制手套。进行X线透视的手术间门外应悬挂醒目防辐射标识,提示其他人员远离。铅袍或铅衣应摊平或垂直悬挂,定期由专业人员进行测试和检查各类防辐射设施。手术室管理者合理安排手术人员,避免手术室护士短时间内大剂量接收X线照射,并要求参加该类手术的护士,佩戴X射线计量器,定期交防保科监测,以便了解护士接受X射线剂量。

4.电灼伤防护

定期请专业人员检修手术室专用线路和电器设备,严格遵守用电原则,熟悉仪器操作,避免电灼伤,各类仪器使用前后应记录使用情况,出现问题及时报告维修。

四、身心健康危害

随着医疗技术的发展,高、精、尖技术的广泛应用,手术室护士承担的工作明显加重。手术室护士应在紧张而有序的工作与生活中保持自身的身心健康,应对各种工作压力源,提高工作效率及护理工作质量,同时促进个人身心健康,更好地适应手术室工作。

(一)影响身心健康的危险因素

手术室护理工作繁重,工作的连续性强,机动性大,加班概率高,长期因连续工作致饮食不规律、站立时间长,使许多护士患有胃十二指肠溃疡、下肢静脉曲张、胃下垂、颈椎病等疾病。长期的疲劳与困顿,无疑对工作、学习、生活产生负面影响。

（二）身心健康的维护

1.调整好心态，保持积极向上的愉悦心境

调整心理需要，养成良好的性格，保持乐观的心境。对工作全身心投入，不把消极情绪带入工作，用积极情绪感染和影响别人。善于学习和积累应对各种困难和挫折的经验，改变自身的适应能力。通过自我调节、自我控制，使自己处于良好的心理状态。

2.加强业务学习，提高工作能力

掌握手术室护理理论及知识，熟悉手术类别及手术医师的习惯，提高配合手术的能力及应急处理能力，增强工作自信心。

3.保持良好的生理、心理状态

安排好作息时间，保证充足的睡眠；增强自身体质，均衡营养，坚持体能锻炼；建立良好人际关系，创造和谐的工作氛围，丰富业余生活，缓解精神压力，消除心理疲劳。

4.关爱护士，引导缓压

人性化管理，尊重、爱护每一位护士。尤其是低年资护士，缺少工作经验，害怕应对复杂的手术，常会紧张、失眠，心理应激敏感，因此可开展"一对一"传、帮、带活动，设立心理调适课程等，帮助护士自我减压。

5.创造良好的工作环境

管理人员的认知与决策，对护士行为起着重要的导向作用，因此在管理上应适当调整护士的工作强度，采取弹性排班制。安排护士依次公休，且保证每位护士自主公休日期，安排外出旅游，放松心情，休假后更好地工作。

（王　静）

第五节　手术室常用消毒灭菌方法

作为医院的重点科室，手术室如何做好各项消毒隔离措施是整个手术室工作流程的关键。手术室是进行手术治疗的场所，完善消毒隔离管理是切断外源性感染的主要手段。

一、消毒灭菌基本知识

手术室护士应掌握消毒灭菌的基本知识，并且能够根据物品的性能及分类选用适合的物理或化学方法进行消毒与灭菌。

（一）相关概念

1.清洁

指清除物品上的一切污秽，如尘埃、油脂、血迹等。

2.消毒

清除或杀灭外环境中除细菌芽孢外的各种病原微生物的过程。

3.灭菌

清除或杀灭外环境中的一切微生物（包括细菌芽孢）的过程。

4.无菌操作

防止微生物进入人体或其他物品的操作方法。

(二)消毒剂分类

1.高效消毒剂

高效消毒剂指可杀灭一切细菌繁殖体(包括分枝杆菌)病毒、真菌及其孢子等,对细菌芽孢(致病性芽孢)也有一定杀灭作用,达到高水平消毒要求的制剂。

2.中效消毒剂

中效消毒剂指仅可杀灭分枝杆菌、真菌、病毒及细菌繁殖体等微生物,达到消毒要求的制剂。

3.低效消毒剂

低效消毒剂指仅可杀灭细菌繁殖体和亲脂病毒,达到消毒要求的制剂。

(三)物品的危险性分类

1.高度危险性物品

高度危险性物品是指凡接触被损坏的皮肤、黏膜和无菌组织、器官及体液的物品,如手术器械、缝针、腹腔镜、关节镜、体内导管、手术植入物等。

2.中度危险性物品

中度危险性物品是指凡接触患者完整皮肤、黏膜的物品,如气管镜、尿道镜、胃镜、肠镜等。

3.低度危险性物品

仅直接或间接地和健康无损的皮肤黏膜相接触的物品,如牙垫、喉镜等,一般可用低效消毒方法或只做一般清洁处理即可。

二、常用的消毒灭菌方法

手术室消毒灭菌的方法主要分为物理消毒灭菌法和化学消毒灭菌法两大类,而其中压力蒸汽灭菌法、环氧乙烷气体密闭灭菌法和低温等离子灭菌法是最为普遍使用的手术室灭菌方法(表12-6)。

表 12-6　消毒灭菌的方法

物理消毒灭菌法	热力消毒灭菌法	干热消毒灭菌法	燃烧法
			干烤法
		湿热消毒灭菌法	压力蒸汽灭菌法
			煮沸消毒法
		紫外线灯消毒法	
	光照消毒法	日光暴晒法	
化学消毒灭菌法	低温等离子灭菌(过氧化氢)法		
	电离辐射灭菌法		
	空气生物净化法		
	环氧乙烷气体密闭灭菌法		
	2%戊二醛浸泡法		
	甲醛熏蒸法		
	低温湿式灭菌(过氧乙酸)等		

（一）物理消毒灭菌法

1.干热消毒灭菌法

干热消毒灭菌法适用于耐高温、不耐高湿等物品器械的消毒灭菌。

（1）燃烧法：包括烧灼和焚烧，是一种简单、迅速、彻底的灭菌方法。常用于无保留价值的污染物品，如污纸、特殊感染的敷料处理。某些金属器械和搪瓷类物品，在急用时可用此法消毒，但锐利刀剪禁用此法，以免刀锋钝化。

注意事项包括使用燃烧法时，工作人员应远离易燃、易爆物品。在燃烧过程中不得添加乙醇，以免火焰上窜而致烧伤或火灾。

（2）干烤法：采用干热灭菌箱进行灭菌，多为机械对流型烤箱。适用于高温下不损坏、不变质、不蒸发物品的灭菌，不耐湿热器械的灭菌，以及蒸汽或气体不能穿透的物品的灭菌，如玻璃、油脂、粉剂和金属等。干烤法的灭菌条件为 160 ℃，2 小时；或 170 ℃，1 小时；或 180 ℃，30 分钟。

注意事项包括：①待灭菌的物品需洗净，防止造成灭菌失败或污物炭化；②玻璃器皿灭菌前需洗净并保证干燥；③灭菌时物品勿与烤箱底部及四壁接触；④灭菌后要待温度降到 40 ℃以下再开箱，防止炸裂；⑤单个物品包装体积不应超过 10 cm×10 cm×20 cm，总体积不超过烤箱体积的 2/3，且物品间需留有充分的空间；油剂、粉剂的厚度不得超过 0.635 cm；凡士林纱布条厚度不得超过 1.3 cm。

2.湿热消毒灭菌法

湿热的杀菌能力比干热强，因为湿热可使菌体含水量增加而使蛋白质易于被热力所凝固，加速微生物的死亡。

（1）压力蒸汽灭菌法：是目前使用范围最广、效果最可靠的一种灭菌方法。适用于耐高温、耐高湿的医疗器械和物品的灭菌；不能用于凡士林等油类和粉剂类的灭菌。根据排放冷空气方式和程度不同，压力蒸汽灭菌法可分为下排式压力蒸汽灭菌器和预真空压力蒸汽灭菌器两大类。预真空压力蒸汽灭菌是利用机械抽真空的方法，使灭菌柜内形成负压，蒸汽得以迅速穿透到物品内部，当蒸汽压力达到 205.8 kPa（2.1 kg/cm²），温度达到 132 ℃或以上时灭菌开始，到达灭菌时间后，抽真空使灭菌物品迅速干燥。

预真空灭菌容器操作方法：①将待灭菌的物品放入灭菌容器内，关闭容器。蒸汽通入夹层，使压力达 107.8 kPa（1.1 kg/cm²），预热 4 分钟。②启动真空泵，抽除容器内空气使压力达 2.0～2.7 kPa。排出容器内空气 98% 左右。③停止抽气，向容器内输入饱和蒸汽，使容器内压力达 205.8 kPa（2.1 kg/cm²），温度达 132 ℃，维持灭菌时间 4 分钟。④停止输入蒸汽，再次抽真空使压力达 8.0 kPa，使灭菌物品迅速干燥。⑤通入过滤后的洁净干燥的空气，使灭菌容器内压力回复为零。当温度降至 60 ℃以下，即可开容器取出物品。整个过程需 25 分钟（表 12-7）。

表 12-7　蒸汽灭菌所需时间（min）

	下排气（gravity）121 ℃	真空（vacuum）132 ℃
硬物（未包装）	15	4
硬物（包装）	20	4
织物（包裹）	30	4

注意事项包括：①高压蒸汽灭菌须由持专业上岗证人员进行操作，每天合理安排所需消毒物

品,备齐用物,保证手术所需。②每天早晨第一锅进行 B-D 测试,检查是否漏气,具体要求如下:放置在排气孔上端,必须空锅做,锅应预热。用专门的 B-D 测试纸,颜色变化均匀视为合格。③下排式灭菌器的装载量不得超过柜室内容量的 80%,预真空的装载量不超过 90%。同时预真空和脉动真空的装载量又分别不得小于柜室内容量的 10% 和 5%,以防止"小装量效应"残留空气影响灭菌效果。④物品装放时,相互间应间隔一定的距离,以利蒸汽置换空气;同时物品不能贴靠门和四壁,以防止吸入较多的冷凝水。⑤应尽量将同类物品放在一起灭菌,若必须将不同类物品装在一起,则以最难达到灭菌物品所需的温度和时间为准。⑥难于灭菌的物品放在上层,较易灭菌的小包放在下层,金属物品放下层,织物包放在上层。金属包应平放,盘、碗等应处于竖立的位置,纤维织物应使折叠的方向与水平面成垂直状态,玻璃瓶等应开口向下或侧放,以利蒸汽和空气排出。启闭式筛孔容器,应将筛孔打开。

(2)煮沸消毒法:现手术室一般较少使用此方法。适用于一般外科器械、胶管和注射器、饮水和食具的消毒。水沸后再煮 15～20 分钟即可达到消毒水平,但无法做灭菌处理。

注意事项包括:①煮沸消毒前,物品必须清洗干净并将其全部浸入水中;②物品放置不得超过消毒容器容积的 3/4;③器械的轴节及容器的盖要打开,大小相同的碗、盆不能重叠,空腔导管需先在管腔内灌水,以保证物品各面与水充分接触;④根据物品性质决定放入水中的时间,玻璃器皿应从冷水或温水时放入,橡胶制品应在水沸后放入;⑤消毒时间应从水沸后算起,在消毒过程中加入物品时应重新计时;⑥消毒后应将物品及时取出,置于无菌容器中,取出时应在无菌环境下进行。

3.光照消毒法

其中最常用的是紫外线灯消毒。适用于室内、物体表面和水及其他液体的消毒。紫外线属电磁波辐射,消毒使用的为 C 波紫外线,波长为 200～275 nm,杀菌较强的波段为 250～270 nm。紫外线的灭菌机制主要是破坏微生物及细菌内的核酸、原浆蛋白和菌体糖,同时可以使空气中的氧电离产生具有极强杀菌能力的臭氧。

注意事项包括:①空气消毒采用 30 W 室内悬吊式紫外线灯,室内安装紫外线灯的数量为每立方米不少于 1.5 W 来计算,照射时间不少于 30 分钟,有效距离不超过 2 m。紫外线灯安装高度应距地面 1.5～2 m。②紫外线消毒的适宜温度范围为 20～40 ℃,消毒环境的相对湿度应≤60%,如相对湿度＞60% 时应延长照射时间,因此消毒时手术间内应保持清洁干燥,减少尘埃和水雾。③紫外线辐射能量低,穿透力弱,仅能杀灭直接照射到的微生物,因此消毒时必须使消毒部位充分暴露于紫外线照射范围内。④使用过程中,应保持紫外线灯表面的清洁,每周用95% 酒精棉球擦拭一次,发现灯管表面有灰尘、油污时应随时擦拭。⑤紫外线灯照射时间为30～60 分钟,使用后记录照射时间及签名,累计照射时间不超过 1 000 小时。⑥每 3～6 个月测定消毒紫外线灯辐射强度,当强度低于 70 μW/cm^2 时应及时更换。新安装的紫外线灯照射强度不低于 90 μW/cm^2。

4.低温等离子灭菌法

低温等离子灭菌法是近年来出现的一项物理灭菌技术,属于新的低温灭菌技术。适用于不耐高温、湿热如电子仪器、光学仪器等诊疗器械的灭菌,也适用于直接进入人体的高分子材料,如心脏瓣膜等,同时低温等离子灭菌法可在 50 ℃ 以下对绝大多数金属和非金属器械进行快速灭菌。等离子体是某些中性气体分子在强电磁场作用下,产生连续不断的电离而形成的,其产生的紫外线、γ 射线、β 粒子、自由基等都可起到杀菌作用,且作用快,效果可靠,温度低,无残留毒性。

注意事项包括:①灭菌前物品应充分干燥,带有水分湿气的物品容易造成灭菌失败;②灭菌物品应使用专用包装材料和容器;③灭菌物品及包装材料不应含植物性纤维材质,如纸、海绵、棉布、木质类、油类、粉剂类等。

5.电离辐射灭菌法

电离辐射灭菌法又称"冷灭菌",用放射性核素 γ 射线或电子加速器产生加速粒子辐射处理物品,使之达到灭菌。目前国内多以核素^{60}Co 为辐射源进行辐射灭菌,具有广泛的杀菌作用,适用于金属、橡胶、塑料、一次性注射器、输液、输血器等,精密的医疗仪器均可用此法。

(二)化学消毒灭菌

化学消毒灭菌法是利用化学药物渗透到菌体内,使其蛋白质凝固变性,酶蛋白失去活性,引起微生物代谢障碍,或破坏细胞膜的结构,改变其通透性,使细菌破裂、溶解,从而达到消毒灭菌作用。现手术室常用的化学消毒剂有 2% 戊二醛、环氧乙烷、过氧化氢、过氧乙酸等,下面对几种化学消毒灭菌方法进行简介。

1.环氧乙烷气体密闭灭菌法

环氧乙烷气体是一种化学气体高效灭菌剂,其能有效穿透玻璃、纸、聚乙烯等材料包装,杀菌力强,杀菌谱广,可杀灭各种微生物,包括细菌芽孢,是目前主要的低温灭菌方法之一。适用于不耐高温、湿热如电子仪器、光学仪器等诊疗器械的灭菌。此外,由于环氧乙烷灭菌法有效期较长,因此适用于一些呈备用状态、不常用物品的灭菌。但是影响环氧乙烷灭菌的因素很多,例如环境温湿度、灭菌物品的清洗度等,只有严格控制相关因素,才能达到灭菌效果。

注意事项包括:①待灭菌物品需彻底清洗干净(注意不能用生理盐水清洗),灭菌物品上不能有水滴或水分太多,以免造成环氧乙烷的稀释和水解;②环氧乙烷易燃易爆且具有一定毒性,因此灭菌必须在密闭的灭菌器内进行,排出的残余环氧乙烷气体需经无害化处理。灭菌后的无菌物品存放于无菌敷料间,应先通风处理,以减少毒物残留。在整个灭菌过程中注意个人防护;③环氧乙烷灭菌的包装材料,需经过专门的验证,以保证被灭菌物品灭菌的可靠性。

2.戊二醛浸泡法

戊二醛属灭菌剂,具有广谱、高效杀菌作用,对金属腐蚀性小,受有机物影响小。常用戊二醛消毒灭菌的浓度为 2%。适用于不耐热的医疗仪器和精密仪器的消毒灭菌,如腹腔镜、膀胱镜等内镜器械。

注意事项包括:①盛装戊二醛消毒液的容器应加盖,放于通风良好处。②每天由专人监测戊二醛的浓度并记录。浓度>2.0%(指示卡为均匀黄色)即符合要求,若浓度<2.0%(指示卡全部或部分白色)即失效。失效的消毒液应及时处置,浸泡缸清洗并高压蒸汽灭菌后方可使用。③戊二醛消毒液的有效期为7天,浸泡缸上应标明有效起止日期。④戊二醛对皮肤黏膜有刺激,防止溅入眼内或吸入体内。⑤浸泡时,应使物品完全浸没于液面以下,打开轴节,使管腔内充满药液。⑥灭菌后的物品需用大量无菌注射用水冲洗表面及管腔,待完全冲净后方能使用。

3.低温湿式灭菌法

使用的灭菌剂为碱性强氧化灭菌剂,适用于各种精密医疗器械,如牙科器械、内镜等多种器械(软式和硬式内视镜、内视镜附属物、心导管和各种手术器械)的灭菌。该法通过以下机制起到灭菌作用。①氧化作用:灭菌剂可直接对细菌的细胞壁蛋白质进行氧化使细胞壁和细胞膜的通透性发生改变,破坏了细胞的内外物质交换的平衡,致使生物死亡。②破坏细菌的酶系统:当灭菌剂分子进入细胞体内,可直接作用于酶系统,干扰细菌的代谢,抑制细菌生长繁殖。③碱性作用:碱性(pH=8)过氧乙酸溶液,使器械的表面不会粘贴有机物质,其较强的表面张力可快速有效地作用于器械的表面及内腔。

注意事项包括:①放置物品时应先放待灭菌器械,后放灭菌剂;②所需灭菌器械应耐湿,灭菌前必须彻底清洗,除去血液、黏液等残留物质并擦干;③灭菌后工艺监测显示"达到灭菌条件"才能使用。

三、器械的清洗、包装、消毒和灭菌

正确的清洗、包装、灭菌是保障手术成功的关键之一,手术室护士应严格按规范流程对手术器械进行相应处理。

（一）器械的清洗流程及注意事项

1.器械的清洗流程

(1)冲洗:流动水冲洗。

(2)浸泡:将器械放入多酶溶液中预浸泡10分钟,根据污染程度更换多酶溶液,每天至少更换一次。

(3)超声清洗:将浸泡后的器械放入自动超声清洗箱内清洗10分钟。

(4)冲洗:放入冲洗箱内冲洗2次,每次为3分钟。

(5)上油:在煮沸上油箱内加入器械专用油进行煮沸上油。

(6)滤干:将上好油的器械放入滤干器中滤干水分。

(7)烘干:将器械放入烘干箱,调节时间为5~6分钟,温度为150~160℃。

2.清洗器械自我防护措施

应严格按照消毒供应中心个人防护要求进行穿戴防护措施。

3.器械清洗注意事项

机械清洗适用于大部分常规器械的清洗。手工清洗适用于精密、复杂器械的清洗和有机物污染较重器械的初步处理,遇复杂的管道类物品应根据其管径选择合适口径的高压水枪进行冲洗。精密器械的清洗,应遵循生产厂家提供的使用说明或指导手册。使用超声波清洗之前应检查是否已去除较大的污物,并且在使用前让机器运转5~10分钟,排除溶解于内的空气。

（二）器械的包装

1.包装材料

包装材料必须符合GB/T19633的要求。常用的包装材料包括硬质容器、一次性医用皱纹纸、一次性无纺布、一次性纸塑袋,一次性纸袋,纺织物等。纺织物还应符合以下要求:为非漂白织物,包布除四边外不应有缝补针眼。

2.包装方法

灭菌物品包装分为闭合式与密封式包装。①闭合式包装适用于整套器械与较多敷料合包在一起,应有两层以上包装材料分两次包装。包外贴指示胶带及标签,填写相关信息,签名确认;②密封式包装如使用纸袋、纸塑袋等材料,可使用一层,适用器械单独包装。包装物品必须清洁干燥,打开轴节,放入包内化学指示卡后封口。包外纸面上应有化学指示标签。

3.包装要求

(1)无纺布包装应根据待包装的物品大小、数量、重量,选择相应厚度与尺寸的材料,两层分两次闭合式包装,包外用两条化学指示带封包,指示胶带上标有物品名、灭菌期及有效期,并有

签名。

（2）全棉布包装应有四层分两次闭合式包装。包布应清洁、干燥、无破损、大小适宜。初次使用前应高温洗涤,脱脂去浆、去色。包布使用后应做到"一用一清洗",无污迹,用前应在灯光下检查无破损并有使用次数的记录。

（3）纸塑袋封口密封宽度应≥6 mm,包内器械距包装袋封口处≥2.5 cm。密封带上应有灭菌期及有效期。

（4）用预真空和脉动真空压力蒸汽灭菌器的物品包,体积不能超过 30 cm×30 cm×50 cm,金属包的重量不超过 7 kg,敷料包的重量不超过 5 kg;下排气式压力蒸汽灭菌器的物品包,体积不能超过 30 cm×30 cm×25 cm。盆、碗等器皿类物品,尽量单个包装,包装时应将盖打开,若必须多个包装在一起时,所用器皿的开口应朝向一个方向。摆放时,器皿间应用纱布隔开,以利蒸汽渗入。

（5）能拆卸的灭菌物品必须拆卸,暴露物品的各个表面(如剪刀和血管钳必须充分撑开),以利灭菌因子接触所有物品表面;有筛孔的容器,应将盖打开,开口向下或侧放,管腔类物品如导管、针和管腔内部先用蒸馏水或去离子水湿润,然后立即灭菌。

（6）根据手术物品性能做好保护措施,如为尖锐精密性器械应用橡皮套或加垫保护。

（三）器械的灭菌

（1）高度危险性物品,必须灭菌;中度危险性物品,消毒即可;低度危险性物品,消毒或清洁。

（2）耐热、耐湿物品灭菌首选压力蒸汽灭菌。如手术器具及敷料等。

（3）油、粉、膏等首选干热灭菌。

（4）灭菌首选物理方法,不能用物理方法灭菌的选化学方法。

（5）不耐热物品如各种导管、精密仪器、人工移植物等可选用化学灭菌法,如环氧乙烷灭菌等,内镜可选用环氧乙烷灭菌、低温等离子灭菌、低温湿式灭菌器。

四、手术室的环境管理

手术室环境管理是控制手术部位感染的重要环节,目前手术室环境可分为洁净手术室与非洁净手术室两大类。洁净手术室因采用空气层流设备与高效能空气过滤装置,达到控制一定细菌浓度和空气洁净度级别(动态),无须进行空气消毒。而非洁净手术室在手术前后,通常采用紫外线灯照射、化学药物熏蒸封闭等空气消毒方法(静态)。

（一）紫外线照射消毒法

手术室常采用 30 W 和 40 W 直管式紫外线消毒灯进行空气消毒,同时控制电压至 220 V 左右,紫外线吊装高度至 1.8～2.2 m,空气相对湿度至 40%～60%,使消毒效果发挥最佳。紫外线照射消毒方式以固定式照射法最为常见,即将紫外线消毒灯悬挂于室内天花板上,以垂直向下照射或反向照射方式进行照射消毒。照射消毒要求手术前、后及连台手术间连续照射时间均≥30 分钟,紫外线灯亮 5～7 分钟后开始计时。

（二）过氧乙酸熏蒸消毒法

一般将 15% 的过氧乙酸配制成有效浓度为 0.75～1.0 g/m³ 后加热蒸发,现配现用。要求室温控制在 22～25 ℃,相对湿度控制在 60%～80%,密闭熏蒸时间为 2 小时,消毒完毕后进行通风,过氧乙酸熏蒸消毒法可杀灭包括芽孢在内的各种微生物。由于具有腐蚀和损伤作用,在进行过氧乙酸熏蒸消毒时,应做好个人防护措施。

（三）甲醛熏蒸消毒法

常温,相对湿度70％以上,可用25 mL/m³甲醛添加催化剂高锰酸钾或使用加热法释放甲醛气体,密闭手术间门窗12小时以上,进行空气消毒。由于甲醛可产生有毒气体,该空气消毒方法已逐渐被淘汰。

五、无菌物品的存放

（一）无菌物品存放原则

无污染、无过期、放置有序等。

（二）存放环境质量控制

保证良好的温度（＜24 ℃）、湿度（＜70％）,每天紫外线灯空气消毒两次,每次≥30分钟。

（三）无菌物品存放方法

将无菌器材包置于标准灭菌篮筐悬挂式存放（从灭菌到临床使用都如此）。应干式储存,灭菌后物品应分类、分架存放在无菌物品存放区。一次性使用无菌物品应去除外包装后,进入无菌物品存放区。要求载物架离地20～25 cm,离顶50 cm,离墙5～10 cm,按顺序分类放置。

（四）无菌物品的有效期

无菌物品存放的有效期受包装材料、封口严密性、灭菌条件、存放环境等诸多因素影响。当无菌物品存放区的温度＜24 ℃,相对湿度＜70％,换气次数达到4～10次/小时,使用纺织品材料包装的无菌物品有效期宜为14天;未达到环境标准时,有效期宜为7天。医用一次性纸袋包装的无菌物品,有效期宜为1个月;使用一次性医用皱纹纸、医用无纺布包装的无菌物品,有效期宜为6个月;使用一次性纸塑袋包装的无菌物品,有效期宜为6个月。硬质容器包装的无菌物品,有效期宜为6个月。

（王　静）

第六节　手术室常用物品的管理

随着外科手术技术的发展,越来越多的手术器械运用于手术过程中,不仅使用数量大幅上升,其精密度和技术含量也不断提高,因此如何正确操作使用,如何正确进行保养,以及作为手术室护理人员,如何对手术室常用物品进行管理,成为现代手术室护士所面临的挑战。

一、手术室常用的器械及操作技术

手术室器械是保证手术顺利进行的关键条件之一,也是手术室的重要组成部分,正确掌握器械的用途和传递方法,是手术室护士必备的基础技能之一。下面简单介绍一些常用器械的种类及传递方法。

（一）常用器械种类

1.手术刀

手术刀由刀柄和刀片组装而成,一般用持针器协助安装刀片于刀柄上。刀片为一次性使用,型号有 11 号尖刀、15 号小圆刀、20 号中圆刀、22 号大圆刀等,刀柄的型号有 3 号、4 号、7 号(图 12-1)。具体分类及用途如下。

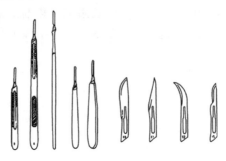

图 12-1　各类刀柄和刀片

(1)中圆刀、大圆刀:用于切口皮肤、皮下、肌肉、骨膜等组织。

(2)小圆刀:用于深部组织及眼科、冠状动脉搭桥等组织切割。

(3)尖刀:用于切开血管、神经、胃肠及心脏组织。

2.手术剪

手术剪分为组织剪(弯型)、线剪(直型)、骨剪和钢丝剪四大类,有长、短和大小之分以及头部的尖、钝之分;根据其形状、用途不同又有不同命名,如梅氏剪(又称解剖剪)、血管剪、眼科剪、子宫剪等。一般情况下,分离、剪开深部组织用长、薄刃、尖弯剪;游离剪开浅部组织用短、厚刃、钝弯剪;剪线、修剪引流管和敷料用直剪;剪断骨性组织用骨剪;剪截钢丝、克氏针等用钢丝剪。组织剪和线剪都用钝头剪,以免尖头剪操作时刺伤深部或邻近重要组织,细小尖头剪一般仅用于眼科或静脉切开等精细手术。一般不宜用除线剪之外的剪刀进行剪线或其他物品,以免刃面变钝(图 12-2)。

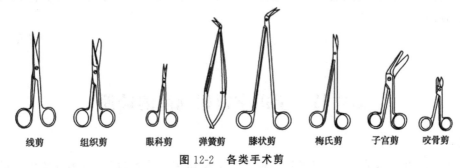

| 线剪 | 组织剪 | 眼科剪 | 弹簧剪 | 膝状剪 | 梅氏剪 | 子宫剪 | 咬骨剪 |

图 12-2　各类手术剪

3.手术镊

手术镊主要用于夹持或提起组织,以便于剥离、剪开或缝合。手术镊分为有齿和无齿两种,并有长短等不同类型。根据形状、用途不同有不同命名,如有齿镊、无齿镊、眼科镊、血管镊、动脉瘤镊等。有齿镊用于夹持坚韧的组织,如皮肤、筋膜、肌腱和瘢痕组织,夹持较牢固;无齿镊用于夹持较脆弱的组织,如腹膜、胃肠道壁黏膜等,损伤性较小;尖头镊富有弹性,用于夹持细小而脆弱的神经、血管等组织;无损伤的精细镊用于显微手术血管的缝合(图 12-3)。

4.血管钳

血管钳用于钳夹血管或出血点,以达到止血的目的,也用于分离组织,牵引缝线和把持或拔出缝针等。血管钳有直、弯两种,并有多种长短大小不同型号。根据手术部位的深浅,分离和钳夹血管的大小,以及解剖的精细程度而选择应用。直型血管钳夹持力强、对组织损伤大,用于夹持较厚的坚韧组织或离断。较深部手术,选用不同长度的弯型血管钳,以利于操作方便和视野的清晰,中弯血管钳应用最广,蚊式钳用于脏器、血管成形等精细手术(图 12-4)。

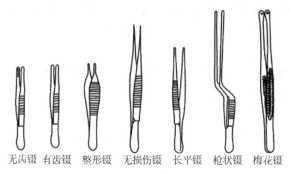

无齿镊　有齿镊　整形镊　无损伤镊　长平镊　枪状镊　梅花镊

图 12-3　各类手术镊

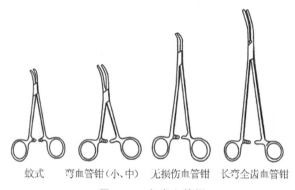

蚊式　弯血管钳(小、中)　无损伤血管钳　长弯全齿血管钳

图 12-4　各类血管钳

5.持针器

持针器用于夹持缝针,协助缝线打结,有各种长度、粗细和大小型号,供不同手术深度和缝针大小选用,粗头持针器持力大,固定缝针稳,术中比较常用;细头持针器持力相对小,缝合操作范围小,多用于夹持小缝针或缝合深部组织(图 12-5)。夹针时应用持针器尖端,并夹在针的中、后1/3 交界处。

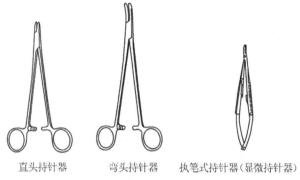

直头持针器　　　弯头持针器　　执笔式持针器(显微持针器)

图 12-5　各类持针器

6.组织钳

组织钳弹性较好,头端有一排细齿,用于钳夹组织、皮瓣和肿瘤包膜,作为牵引,协助剥离时

提夹组织。有不同长度,粗细之分。

7.阑尾钳

阑尾钳又称"爪形钳""灯笼钳",阑尾钳轻巧而富有弹性,头端有较大的环口,钳夹后不致损伤组织。适用于夹持较脆弱的脏器和组织,如小肠、阑尾系膜、胃等。

8.有齿血管钳

有齿血管钳较粗壮,钳夹力大,头端有齿,可防止钳夹的组织滑脱,常用于控制胃、肠切除的断端和肌肉切断等较厚、韧组织内的出血。

9.直角钳

直角钳用于游离和绕过重要的血管、神经、胆管等组织的后壁,有时用于较大面积渗血时止血。

10.肠钳

肠钳有弯、直两种,用于夹持肠管,齿槽薄细,对组织压榨作用小,用于暂时阻断胃肠道。

11.海绵钳

海绵钳头部呈卵圆状,所以又称卵圆钳,分有齿和无齿两种,弹性较好,有齿海绵钳主要用以夹持敷料、物品;无齿海绵钳可用于提持脆弱组织如肠管、肺叶或夹持子宫等。

12.布巾钳

布巾钳头端较锐利,铺巾时用于固定敷料或某些手术过程中用于牵拉皮瓣(图12-6)。

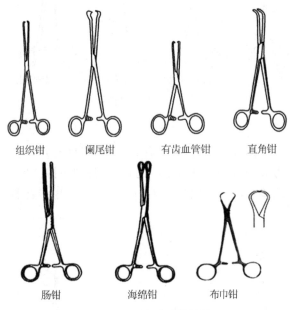

组织钳　阑尾钳　有齿血管钳　直角钳

肠钳　海绵钳　布巾钳

图12-6　各类特殊器械钳

13.拉钩

拉钩又称牵开器,用于牵开不同层次和深度的组织,显露手术野。拉钩种类繁多,术中可根据手术部位及方式进行选择(图12-7)。

甲状腺拉钩用于浅部切口的牵开显露;双头腹腔拉钩用于牵开腹壁;S拉钩用于深部切口的牵开显露;压肠板用于牵开肠段,暴露目标脏器;腹腔自动拉钩用于长时间牵开并固定腹腔或盆腔,并可分为二翼和三翼两种自动拉钩;胸腔自动拉钩用于胸腔、腰部切口的牵开显露;悬吊拉钩用于牵开上腹壁,主要用于胃、肝胆胰手术;后颅窝牵开器用于后颅窝、脊柱的牵开显露；脑压板用于牵压、保护脑组织；乳突牵开器用于撑开显露乳突、牵开头皮、牵开显露位于四肢的小切口。

传递拉钩前应先用生理盐水浸湿，使用时用湿纱布将拉钩与组织间隔开，防止组织损伤。

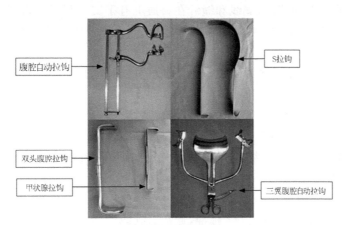

图 12-7　各类拉钩

14.吸引器

吸引器用于吸去手术野内血液，以及脑、胸、腹腔内液体，使手术野清晰显露；也用于吸除空腔脏器内容物、囊性包块内液体，以及脓肿内脓液，减少手术区域污染；也可用于组织的钝性分离。常用的吸引器有单管吸引头、侧孔单管吸引头和套管吸引头。侧孔单管吸引头可通过手术医师指腹按压侧孔，调节负压吸引力大小；套管吸引头可通过单孔吸引管配多侧孔外套，避免大网膜、肠壁等组织被吸附引起损伤或堵塞吸引口。

（二）各类器械传递方法

1.手术刀装卸及传递方法

（1）洗手护士安装刀片时，用持针器夹持刀片前段背侧，轻轻用力将刀片与刀柄槽相对；取刀片时，用持针器夹住刀片的尾端背侧，向上轻抬，推出刀柄。

（2）传递手术刀时，洗手护士应手持刀背，握住刀柄和刀片衔接处，将刀柄尾端交给手术者，不可刀刃朝向手术者，以免割伤手术者。洗手护士亦可将手术刀放于弯盘内进行传递。手术刀用完后，应及时收回并放在适当位置，以免滑落台下，造成手术者损伤。

2.手术剪及各类血管钳传递方法

洗手护士右手拇指握于剪刀凸侧的上 1/3 处，四指握住凹侧中部，通过腕部的力量将器械的柄环打在手术者的掌心。

3.手术镊传递方法

洗手护士手握镊尖端闭合开口，直立式传递。

4.持针器传递方法

（1）持针器夹针穿线方法：洗手护士右手拿持针器，用持针器开口处的前 1/3 夹住缝针的后 1/3；然后将持针器交于左手握住，右手拇指与中指捏住缝线前端，将缝线穿入针孔；右手拇指顶住针孔，示指顺势将线头拉出针孔 1/3 后，并反折合并缝线卡入持针器的头部。

（2）传递持针器的方法：洗手护士右手捏住持针器的中部，针尖向外侧，利用手腕部运动，用适当的力气将柄环部拍打在术者掌心，或者将持针器放于弯盘内进行传递。

二、手术室常用缝线和缝针的管理

缝线和缝针作为手术中重要的缝合止血、维持组织愈合张力的材料,其品种式样繁多。随着近几十年加工技术和工艺的革新,缝线和缝针在材质上有了突飞猛进的发展。手术室护士应掌握常用缝线和缝针的特点,根据其特点和具体手术操作,正确合理地配合传递缝线和缝针。

（一）常用外科缝线

外科缝线又称缝合线,用于各种组织和血管的缝扎、结扎、止血、牵引、对合,以及关闭腔隙、管道固定等。

1.良好的缝线应具备的条件

应具备的条件包括:①无菌性;②缝线于缝合打结后不易自行滑脱;③对组织伤口反应轻微,不利于细菌生长;④直径小、拉力大、能对抗组织内的收缩;⑤缝线种类齐全,以适合不同手术使用和不同组织缝合。

2.缝线直径与型号的判断

所有缝线的直径粗细规格都有一定标准,通常以缝线的某一型号来表示该缝线的直径。缝线的型号以数字表示。

（1）传统丝线以单个数字表示型号,如"1""4""7"等,数字越大,代表该缝线越粗,如传统"4"号丝线比传统"1"号丝线粗,直径大。

（2）人工合成缝线或羊肠线以"数字-0"表示型号,如"1-0""2-0""3-0"等,"0"之前的数字越大,代表该缝线越细,如"2-0"的缝线比"1-0"的缝线细,直径小。

3.缝线的分类

根据缝线的组织特性可将其分为可吸收缝线和不可吸收缝线;根据缝线的材料构造分为单纤维缝线（单股缝线）和多股纤维缝线;也可根据缝线是否带针,分为带针缝线和不带针缝线。

（1）可吸收缝线:是指缝线植入组织后,通过机体组织酶分解吸收或水解过程吸收,随着时间的推移,缝线材料逐渐消失。目前临床常用可吸收缝线主要包括肠线、铬肠线和人工合成可吸收缝线,其中人工合成可吸收缝线与前两者比较有诸多优点:①强度高;②可于较长时间内维持缝线强度;③在一定时间内（60～90 天）完全吸收,稳定并可预测,无患者个体差异;④组织反应较轻。常见的人工合成可吸收缝线有 Dexon、Vicryl、PDS、Maxon、Monocryl 等。可吸收缝线可用于胃肠道、胆道、子宫、膀胱、尿道等黏膜、肌层的缝合及皮内缝合。

（2）不可吸收缝线:是指缝线在人体内不受酶的消化,同时不被水解吸收。常用不可吸收缝线的类型、特性和适用范围见表 12-8。

表 12-8　常用不可吸收缝线的类型、特性和适用范围

类型	特性	适用范围
有机不可吸收材料（医用丝线）	抗张力强度较高,柔韧性好,打结不易滑脱,价廉;组织反应大。常见的为慕丝医用丝线	用于除胆道、泌尿道以外,大部分组织的缝合
合成不可吸收材料（聚酯缝线、聚丙烯缝线、涤纶线）	强度高,具有良好的组织相容性,组织反应极低,维持时间长,不被吸收;打结易滑脱,价格较贵。常见的为 Prolene、Surgipro 等	适用于心血管、神经、心脏瓣膜、眼睛和整形手术等
金属丝线（钢丝）	强度高,拉力大,组织反应最小;不易打结,容易损伤软组织,包埋于组织中可能引起手术患者术后不适	适用于骨折、筋膜和肌腱接合,带针钢丝用于胸骨的固定;也适用于感染伤口、伤口裂开或加强缝合

（二）常用外科缝针

缝针的目的是引导缝线穿过组织或血管,以完成缝合过程。大多数缝针有三个基本构成:针眼(或称锻模)、针体和针尖。

1.针眼

缝针按针眼可分为封闭眼、裂缝眼(又称法国眼)和无针眼缝针。封闭眼缝针在末端有缝线穿过的封闭针眼,常见的有圆形和方形针眼;裂缝眼缝针,缝线可直接由裂缝嵌入(图12-8);无针眼缝针又称连线针,是用激光在缝针末端纵向打孔,在显微镜下将缝线与缝针末端孔隙以机械性方式附着在一起,提供牢固平滑的结合点。无针眼缝针对组织牵拉小,对组织损伤小,有效避免了针孔漏血隐患。无针眼缝针多为一次性使用,有效防止交叉感染,目前被临床广泛使用。

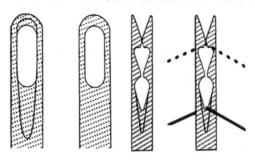

图 12-8　封闭眼和裂缝眼

2.针体

针体指持针器夹持的部分,按形态可分为直针和弯针。直针多用于缝合皮肤、肌腱和胃肠道。弯针是临床最常用的缝针,按照其不同弧度,可分为 1/4、3/8、1/2、5/8 等,通常浅表组织可选用小弧度大弯针缝合,深部组织可选用大弧度小弯针缝合。1/4 弧度弯针常用于眼科和显微外科手术,1/2 弧度弯针常用于胃肠、肌肉、心肺血管手术,5/8 弧度弯针常用于泌尿生殖科及盆腔手术(图 12-9)。

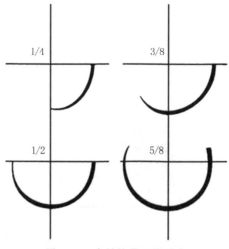

图 12-9　弯针按照不同弧度

3.针尖

针尖是指从缝针尖端直至针体最大横截面之间的部分。按针尖形态可分为圆针、角针、圆钝针、铲针等。

(1)圆针:除尖端尖锐外,其余呈现圆滑针体,能轻易穿透组织,但无切割作用,常用于皮下组织、腹膜、脏器、血管和神经鞘等的缝合及胃肠道吻合(图12-10)。

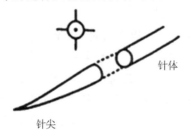

图12-10　圆针

(2)角针:针尖和针体截面均呈三角形,具有锐利的边缘,易于穿透坚韧、难以穿刺的组织,常用于皮肤、韧带、肌腱、骨膜、瘢痕组织的缝合及管道的固定。角针缝合后,有较大的针孔道,且易破坏周围的组织和血管,损伤性较大(图12-11)。

(3)圆钝针:圆针的尖端不尖而是圆钝,无锋利的刃,组织损伤较小,常用于易碎脆性组织、高度血管化组织,如肝、肾、脾(图12-12)。

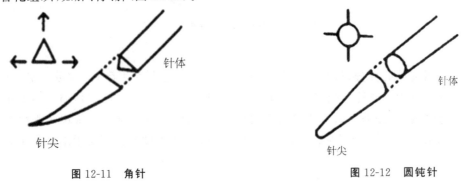

图12-11　角针　　　　　　　　　　　　　　　　图12-12　圆钝针

(4)铲针:针尖极薄,针体扁平,常用于眼科显微手术,提供缝合时的高度平稳性。

4.连线针外包装标识解读

连线针外包装标识解读见图12-13。

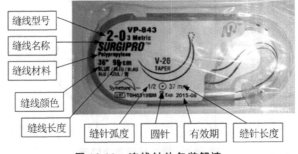

图12-13　连线针外包装解读

三、手术室腔镜器械的管理

近年来腔镜技术在众多外科领域应用广泛,对腔镜器械有效的管理是成功开展腔镜手术的基本条件。因此术中如何正确操作腔镜器械,术后如何正确地清洗、灭菌和保养,成为每一名手术室护士所必须掌握的知识与技能。

（一）常用腔镜器械

手术室常用腔镜器械包括气腹针、金属穿刺器或一次性穿刺套装（包括穿刺鞘和穿刺器内芯,常用 5 mm 或 10 mm）、腹腔镜镜头、分离钳、直角形分离钳、齿状抓钳、微型剪、持针器、钛夹钳、扇形压板、冲洗吸引器、电凝钩、双极电凝抓钳及腔镜下吻合器等。

气腹针是通过前端一可弹性压入的钝头,建立气腹,防止建立气腹时意外损伤腹腔内脏器;穿刺器由穿刺器针芯、外套管和尾端防漏气的阀门组成,手术医师在穿刺完毕后拔取穿刺器针芯,由外套管作为通道将腔镜器械引入腹腔内或胸外进行操作;扇形压板常用于腹腔镜下胃肠手术,用于牵开腹腔内器官或组织;电凝钩用于分离疏松组织或烧灼胆囊床渗血面等。

（二）腔镜器械的术中正确操作

1.术前检查

洗手护士仔细检查器械的完整性,发现密封帽、螺丝等配件缺少或器械绝缘部分损坏应及时更换;由于腔镜手术对器械要求极高,因此洗手护士应仔细检查器械的功能,尤其是操作钳的旋转功能、闭合功能,以及带锁器械的开、解锁功能,发现器械功能不佳应及时更换。

2.术中管理

洗手护士应妥善固定连接摄像头及操作器械的连接线及各种管道。术中根据手术进展和手术医师需要及时正确传递腔镜器械,并且及时收回,避免腔镜器械或腹腔镜镜头意外掉落。及时擦净器械头端的血渍及污物。由于腔镜器械普遍较长,在传递过程中洗手护士应确保无菌操作,避免在传递过程中将器械的两端污染。

（三）腔镜器械的正确清洗与保养

1.腔镜器械的正确清洗

彻底清洗是保证腔镜器械灭菌成功的关键。腔镜器械比普通器械的结构复杂,并附有管腔和大小不一的配件,极易残留血渍和有机物碎片,既影响灭菌效果又影响腔镜器械的使用寿命。因此腔镜器械的正确清洗应按以下步骤进行。

（1）拆卸:将腔镜器械彻底拆卸至最小化。

（2）初步清洗:用流动水冲洗腔镜器械表面明显的血渍和污渍。

（3）浸泡:将初步清洗过的器械放入多酶洗液内浸泡 5 分钟,多酶洗液浸泡可以快速分解其器械上的蛋白及残留血渍、脂肪等有机物碎片。

（4）冲洗和刷洗:用清水冲洗器械,将表面残留的多酶洗液冲净,使用高压水枪彻底冲洗腔镜管腔及各部件;同时器械的轴节部、弯曲部、管腔内用软毛刷上下抽动 3 次达到彻底清洗。

（5）超声清洗:用自动超声清洗器清洗 5～10 分钟。

（6）水洗:再次将器械用流动水彻底清洗。

（7）干燥。①吹干:清洗结束后用气枪吹干。②烘干:采用烘干设备将器械进行烘干,适用于待用的器械,既可以在短时间内使器械各关节、管腔干燥,又可以保证低温灭菌的效果。

（8）腔镜镜头禁止用自动超声清洗器清洗,防止损坏。

2.腔镜器械的保养

(1)腔镜镜头的保养:手术结束后使用蘸有多酶洗液或清水的湿纱布对镜头表面的血渍和污渍进行擦拭,镜面之外部分使用吸水较强的软布擦干,镜面用脱脂棉球或专用拭镜纸顺时针方向进行擦拭,避免用粗糙布巾擦拭,造成镜面损坏。

(2)日常维护及保养:器械护士应在每次腔镜器械使用后,仔细检查器械配件是否齐全、螺丝是否松动、腔镜镜头是否完好、器械是否闭合完全、器械绝缘部分有无损坏、穿刺器密封圈是否老化等,如有问题应及时维修或更换,以保证器械的正常使用。

(四)腔镜器械的灭菌与存放

1.腔镜器械的灭菌

分离钳、冲洗吸引器、电凝钩、气腹针、金属穿刺器等常用腔镜操作器械通常使用压力蒸汽灭菌法。腹腔镜镜头等精密器械,以及特殊不耐高压器械应使用环氧乙烷气体密闭灭菌法或过氧化氢低温等离子灭菌法。

2.腔镜器械的存放

腔镜器械必须定点存放于专用橱柜内,不与普通器械混合放置。腔镜镜头一定要放置在原装盒内,不能重压。气腹针与一些可拆分的小零件要放在小盒内,以免折断和丢失。

四、外来手术器械的管理

外来器械是指由医疗器械生产厂家、公司租借或免费提供给医院,可重复使用的医疗器械。它作为市场经济的新产物,是器械供应商在取得医院认可、主刀医师认定送到手术室临时使用的器械。这类器械节约了医院的开支,减低了医疗成本,减少了资源浪费,有手术针对性强、质量优异等特点,因此在骨科、五官科、脑外及胸外科内固定等领域得到广泛使用。

(一)外来器械的使用流程

1.外来器械准入流程

外来器械必须是经过医院严格监控,器械科或采购中心应查看有关资料,符合《医疗器械监督管理条例》第 26 条规定:医疗器械经营企业和医疗机构从取得《医疗器械生产许可证》的生产企业或取得《医疗器械经营许可证》的经营企业购进合格的医疗器械,并验明产品合格证、进口注册证、准销证等卫生权威机构的认可证明,不得使用未经注册、过期失效或淘汰的医疗器械。

2.外来器械接受流程

手术医师在预约手术时在手术申请单上备注外来器械的厂家、名称及数量等信息,以便手术室及供应室能及时知晓,同时通知器械供应商及时配备器械。器械供应商在规定时间内将器械送至供应室器械接收点,并提供植入物合格证及器械清单一式两份,经审核合格后交接签名。

3.外来器械的清洗、包装、灭菌流程

彻底清洁是保证灭菌成功的关键,外来器械送至供应室前仅经过预清洗,因此外来器械送达后供应室器械护士必须按照消毒规范流程进行严格的器械清洗。清洗结束后再次进行清点核对,确认无误后再规范包装。包装标签上除常规的信息之外还应写上器械名称、公司名称、主刀医师姓名、患者信息等。最后按照规范进行灭菌,灭菌后进行生物监测,监测合格后给予发放。

4.手术室护士核对与使用流程

器械送至手术室后,由手术室护士与供应室器械护士按照手术通知单,逐项核对相关内容,确认无误后接收器械,存入专用无菌储物架上。相关手术间护士凭手术通知单领取外科手术器

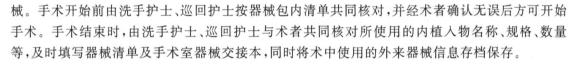

械。手术开始前由洗手护士、巡回护士按器械包内清单共同核对,并经术者确认无误后方可开始手术。手术结束时,由洗手护士、巡回护士与术者共同核对所使用的内植入物名称、规格、数量等,及时填写器械清单及手术室器械交接本,同时将术中使用的外来器械信息存档保存。

5.外来器械取回流程

使用后的器械经清洗处理,由器械供应商凭有效证件从手术室污物通道领取,并在器械清单和手术室器械交接本签名确认。因故暂停手术的器械,为减少资源浪费,可与器械供应商约定,在有效期内暂存于手术室,用于同类手术。器械过期或因其他原因需取回时,应在手术室器械交接本上签字。

(二)外来器械使用注意事项

1.规范流程

建立规范的操作流程,建立质量控制和追溯机制,发现问题立即启动追溯系统。

2.定期培训

定期由专业人员对手术医师、手术室护士进行外来手术器械使用的专业培训,以掌握器械的基本性能和操作方法。

五、手术植入物的管理

随着社会的进步,医学的发展,新技术的应用,各类性能优异、造价不菲的植入物越来越多地应用到手术患者身上,通过手术将植入物种植、埋藏、固定于机体受损或病变部位,可达到支持、修复、替代其功能的作用。手术室应严格管理手术植入物,防止对患者造成意外不良后果。

(一)植入物的准入

1.公开招标

医院通过定期举行的公开招标方式,择优录用质量性能可靠、价格适宜的产品作为本院常用产品。

2.未中标植入物准入流程

未中标植入物若具有适合某些手术的特殊性能,手术医师可向医院提出临时申请,经审核、特殊批准后方可使用。

3.厂家提供材料备案

生产厂家必须提供产品的所有信息,供使用方备案,以便日常监管,以及发生问题后进行及时追溯。

(二)植入物在手术室使用的管理

手术植入物使用前手术医师应向手术室预约,手术室工作人员经核查后领取;所有手术植入物必须经过严格的清洗、包装、灭菌后,经生物监测,判定合格后方能使用。手术中使用植入物前,必须严格核对植入物型号规格、有效期及外包装完整性,避免错用、误用,造成不必要的浪费。使用后,手术室护士需填写所用植入物产品信息及数量,并附产品条形码,保存在病历中存档。未用完或废弃的一次性植入物需毁掉,并交医院管理部门统一处理,以免造成不良后果。

六、手术室常用药品的管理

手术室内常用药品,无论数量和种类都很多,主要以静脉用药和外用消毒药为主。手术室应制订严格的药品管理制度,对所有药品定点放置,专人管理,每一名手术室护士都应严格遵守药物使用制度,掌握常用药品性能,安全用药。

（一）手术室常用药品种类及管理要求

1.手术室常用药品种类

手术室常用药品包括具有镇静镇痛和催眠作用的麻醉类药物,糖类、盐类、酸碱平衡调节药物,心血管系统药物,中枢兴奋及呼吸系统药物,子宫兴奋类药物,利尿药,止血药和抗凝血药,各类抗生素激素类药物,生物制品剂和消毒防腐药物等。

2.管理要求

（1）定点放置,专人管理:手术室应设立药物室、药品柜及抢救药车,并指定一名护士专门负责药品管理。

（2）分类放置:静脉用药应与外用消毒防腐药分开放置,并贴上标签,标签纸颜色有所区别。易燃易爆药品、对人体有损害的药品应妥善保管,远离火源或人群,并写有明显警句提示他人。生物制品及需要低温储存的药品应置于冰箱内保存,每周定期派人清理一次,保持冰箱内整洁。

（3）药品使用制度:手术室所有药品均有明确的出入库记录,每类药品均设有使用登记本,手术室护士如有领用均需在登记本上进行信息记录,由指定护士进行清点并补充。麻醉药、剧毒药和贵重药必须上锁,应班班清点,发现数量不符及时汇报并查明原因。

（4）领药周期:手术室药品基数不应太多,以免过期。一般常用药品每周领取一次,不常用药品每月领取一次,麻醉药、贵重药则根据每天使用情况领取。

（二）手术室药品的使用注意事项

1.严格执行查对制度

定期检查药品柜的存药,发现过期、变色、浑浊或标签模糊不清的药品不得使用。术前访视及进行手术安全核查时,必须核对手术患者药物过敏史,并及时记录。术中使用药物时,配制、抽取药物必须两人核对,并保留原始药瓶,手术台上传递药物之前,洗手护士必须与手术医师口头进行核对;若术中须执行口头医嘱,巡回护士应将口头医嘱复述一遍,由手术医师确认后执行,术毕督促手术医师及时补全医嘱。

2.熟练掌握药品性能

手术室用药要求快速、及时、准确,抢救患者时更是分秒必争,护士应熟悉抢救药品的药理作用与用途、剂量与用法、不良反应和配伍禁忌等,以利于抢救配合。手术室护士应熟悉常用抗生素的商品名、通用名、分类及常见过敏症状。此外,手术室外用消毒药较多,手术室护士必须了解每种消毒药的用法、有效浓度及浓度监测标准、达到消毒效果的时间,以及对人体和物品有无损害等特点,同时指导其他有关人员正确使用。

（王　静）

第七节　手术室应急情况处理

一、心搏骤停

心搏骤停是指各种原因（如急性心肌缺血、电击、急性中毒等）所致的心脏突然停止搏动,有

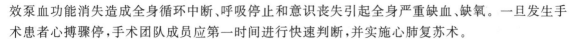

效泵血功能消失造成全身循环中断、呼吸停止和意识丧失引起全身严重缺血、缺氧。一旦发生手术患者心搏骤停,手术团队成员应第一时间进行快速判断,并实施心肺复苏术。

(一)术中发生心搏骤停的原因

1.各种心脏病

各种心脏病,如心肌梗死、心肌病、心肌炎、严重心律失常、严重瓣膜疾病。

2.麻醉意外

术中麻醉过深,或大量应用肌松剂,或气管插管引起迷走神经兴奋性增高,使原来有病变的心脏突然停跳。

3.药物中毒或过敏

常见的如局麻药(普鲁卡因胺)中毒,抗生素过敏、术中血液制品过敏等。

4.心脏压塞

心脏外科手术,如术中止血未完全或术中出血未及时引流出心包积液,易形成血块导致心脏压塞。

5.血压骤降

血压骤降,如快速大量失血、失液,或术中过量使用扩血管药物(如硝普钠),可使手术患者血压骤降至零,心搏骤停。

(二)心肺复苏术的实施

心肺复苏术(CPR)是针对呼吸心跳停止的急症危重患者所采取的抢救关键措施,即胸外按压形成暂时的人工循环并恢复自主搏动,采用人工呼吸代替自主呼吸,快速电除颤转复心室颤动,以及尽早使用血管活性药物重新恢复自主循环的急救技术。若手术患者因心脏压塞引起心脏呼吸骤停应当马上实行手术,清除心包血块。

心跳呼吸骤停急救有效的指标:触及大动脉搏动,收缩压 8 kPa(60 mmHg)以上;皮肤、口唇、甲床颜色由紫转红;瞳孔缩小,对光反射恢复,睫毛反射恢复;自主呼吸恢复;心电图表现室颤波由细变粗。

1.迅速评估

如果为术中已实施麻醉监护的手术患者,可以通过监护仪实时监测数据和触摸颈动脉搏动,判断脉搏和呼吸;但不可反复观察心电示波,丧失抢救时机;如果为术中未实施麻醉监护的手术患者,则手术室护士或手术医师应迅速判断其意识反应、脉搏和呼吸情况,若手术患者意识丧失,深昏迷,呼之不应,医护人员用 2 个或 3 个手指触摸患者喉结再滑向一侧,于此平面的胸锁乳突肌前缘的凹陷处,触摸颈动脉搏动,检查至少 5 秒,但不要超过 10 秒,如果 10 秒内没有明确地感受到脉搏,应启动心肺复苏应急预案。

2.启动心肺复苏应急预案

如果麻醉师在场,手术室护士应配合麻醉师和手术医师一同进行心肺复苏术;如果为局麻手术患者,手术室巡回护士应当立刻呼叫麻醉师帮助,同时协助手术医师开始心肺复苏术。

3.胸外按压及呼吸复苏

(1)胸部按压:抢救者站于手术患者的一侧,使手术患者仰卧在坚固平坦的手术床上,如果手术患者为特殊体位如俯卧位、侧卧位,手术团队应将其翻转为仰卧位,翻转时应尽量使其头部、颈部和躯干保持在一条直线上。抢救者一手的掌根放在手术患者胸部中央,另一手的掌根置于第一只手上,伸直双臂,使双肩位于双手的正上方。按压时要求用力快速按压,胸骨下陷至少

5 cm,按压频率至少100次/分,每次按压后让胸壁完全回弹,尽量减少按压中断。

(2)开放气道,进行呼吸支持:如果手术患者已置气管插管,则应使用呼吸机或简易人工呼吸器进行呼吸支持。如果手术患者未置气管插管,则手术室护士应协助麻醉师或手术医师用仰头提颏法和推举下颌法两种方法开放气道,同时给予简易人工呼吸面罩呼吸支持,同时应尽快实施气管内插管,连接呼吸器或麻醉机。

仰头提颏法是指抢救者一手置于手术患者的前额,用手掌推动,使其头部后仰,另一只手的手指置颏附近的下颌下方,提起下颌,使颏上抬。推举下颌法是指抢救者同时托起手术患者左右下颌,无须仰头,当手术患者存在脊柱损伤可能时,应选择推举下颌法开放气道。

(3)胸内心脏按压:在胸外心脏按压无效的情况下,可实施胸内心脏按压。应用无菌器械,局部消毒,左第4肋间前外侧切口进胸,膈神经前纵形剪开心包,正确地施行单手或双手心脏按压术。一般用单手按压时,拇指和大鱼际紧贴右心室的表面,其余4指紧贴左心室后面,均匀用力,有节奏地进行按压和放松,60~80次/分;双手胸内心脏按压,用于心脏扩大、心室肥厚者,术者左手放在右心室面,右手放在左心室面,双手掌向心脏做对合按压,余同单手法。切勿用手指尖按压心脏,以防止心肌和冠状血管损伤。术后彻底止血,置胸腔引流管。

(三)电除颤

部分循环骤停的手术患者实际上是心室颤动,在心脏按压过程中,出现心室颤动者随时进行电击除颤才能恢复窦性节律。

1.胸外除颤

将除颤电极包上盐水纱布或涂上导电膏,一电极放在患者胸部右上方(锁骨正下方),另一电极放在左乳头下(心尖部),成人一般选用200~400 J,儿童选用50~200 J,第一次除颤无效时,可酌情加大能量再次除颤。

2.胸内除颤

术中或开胸抢救时使用胸内除颤电极板,电极板蘸以生理盐水,左右两侧夹紧心脏,成人用10~30 J,放电后立即观察心电监护波形,了解除颤效果。

二、外科休克

休克是一急性的综合征,是指各种强烈致病因素作用于机体,使循环功能急剧减退,组织器官微循环灌流严重不足,导致细胞缺氧和功能障碍,以至重要生命器官功能、代谢严重障碍的全身危重病理过程。休克分为低血容量性、感染性、心源性、神经性和过敏性休克五类。其中低血容量休克是手术患者最常见的休克类型,由于体内或血管内血液、血浆或体液等大量丢失,引起有效血容量急剧减少所致的血压降低和微循环障碍,如肝脾破裂出血、宫外孕出血、四肢外伤、术中大出血等均可造成低血容量性休克。

(一)低血容量性休克的临床表现

早期患者出现精神紧张或烦躁、面色苍白、出冷汗、肢端湿冷、心跳加快、血压稍高,晚期患者出现血压下降[收缩压<10.7 kPa(80 mmHg),脉压<2.7 kPa(20 mmHg)]、心率增快、脉搏细速、烦躁不安或表情淡漠;严重者出现昏迷、呼吸急促、发绀、尿少,甚至无尿。

(二)低血容量性休克的急救措施

休克的预后取决于病情的轻重程度、抢救是否及时、抢救措施是否得力。所以一旦手术患者发生低血容量性休克,手术室护士应采取以下护理措施,协助手术医师、麻醉师,共同对手术患者进行急救。

1.一般护理措施

休克的手术患者送入手术室后,首先应维持手术患者呼吸道通畅,同时使其仰卧于手术床并给予吸氧;选择留置针,迅速建立静脉通路,保证补液速度;调高手术间温度,为手术患者盖棉被,同时可使用变温毯等主动升温装置,维持手术患者正常体温。

2.补充血容量

低血容量休克治疗的首要措施是迅速补充血容量,短期内快速输入生理盐水、右旋糖酐、全血或血浆、清蛋白以维持有效回心血量。同时正确地评估失液量,失液量的评估可以凭借临床症状、中心静脉压、尿量和术中出血量等进行判断。因此休克患者术前必须常规留置导尿管,以备记录尿量;术中出血量包括引流瓶内血量及血纱布血量的总和,巡回护士应正确评估、计算后告知手术医师;在快速补液时,手术室护士应密切观察手术患者的心肺功能,防止急性心力衰竭;在给手术患者输注库血前,要适当加温库血,预防术中低体温的发生。

3.积极处理原发病

(1)术前大量出血引起休克:如术前因肝脾破裂出血、宫外孕出血而引起休克的患者,进入手术室后所有手术团队成员应分秒必争,立即实施手术进行止血。

(2)四肢外伤引起休克:手术室护士事先准备止血带,并协助手术医师及时环扎止血带,并记录使用的起止时间。

(3)术中大出血:洗手护士在无菌区内做好应急配合,密切关注手术野、协助手术医师采取各种止血措施,传递器械、缝针时应确保动作迅速、准确。巡回护士应及时向洗手护士提供各类止血物品和缝针,与麻醉师共同准备并核对血液制品。

(4)剖宫产术中发生大出血:手术医师可以通过按摩子宫、使用缩宫素、缝扎等方式进行止血,巡回护士应及时准备缩宫素等增强子宫收缩的药物。如遇胎盘滞留或胎盘胎膜残留情况,洗手护士应配合手术医师尽快徒手剥离胎盘控制出血,若出血未能有效控制,在输血、抗休克的同时,行子宫次全切除术或全子宫切除术,巡回护士应及时提供洗手护士手术器械、敷料及特殊用物,并准确进行添加器械和纱布的清点记录。

4.及时执行医嘱

在抢救手术患者的紧急情况下,巡回护士可以执行手术医师的口头医嘱,执行前必须复述,得到确认后方可执行。

5.做好病情观察及记录

注意观察手术患者的生命体征,包括出入量(输血、输液量、尿量、出血量、引流量等);记录各类抢救措施、术中用药及病情变化。

三、输血反应

输血是临床抢救患者,治疗疾病的有效措施,在外科手术领域应用较广。一般情况下输血是安全的,但仍有部分患者在输血或输入某些血液制品后出现各种反应,可能由供、受者间血细胞表面同种异型抗原型别不同所致,常见的输血反应为红细胞 ABO 血型不符导致的溶血反应。除了溶血反应还有非溶血性反应即发热反应、变态反应。

(一)溶血反应

溶血反应是最严重的输血反应,死亡率高达 70% 以上。发生溶血反应的患者,临床表现与发病时间、输血量、输血速度、血型、溶血程度密切相关且差异性大。术中全麻患者最早出现的征象是手术野出血、渗血和不明原因的低血压、无尿。

（二）发热反应

发热是最常见的非溶血性输血反应，发生率可达40％以上。通常在输血后1.5～2小时内发生，症状可持续0.5～2小时，其主要表现为输血过程中手术患者出现发热、寒战。如遇发生发热反应的手术患者，立即终止输血，用解热镇痛药或糖皮质激素处理。造成该不良反应的原因有：①血液或血制品中有致热原；②受血者多次受血后产生同种白细胞或（和）血小板抗体。

（三）变态反应

变态反应是输血常见的并发症之一，发生在输血过程中或输血后数分钟，临床表现为受血者出现荨麻疹、血管神经性水肿，重者为全身皮疹、喉头水肿、支气管痉挛、血压下降等。造成该不良反应的原因有：①所输血液或血制品含变应原；②受血者本身为高过敏体质或因多次受血而致敏。

（四）输血反应急救措施

一旦发生输血反应，应立即停止输血，更换全部输液管路。遵医嘱进行抗过敏等治疗，紧急情况下，口头医嘱必须完整复述得到确认后方可执行。将未输完的血液制品及管道妥善保存送输血科。

四、火灾

手术室发生火灾虽然罕见，但如果手术室工作人员忽视防火安全管理，操作不规范，仍然可能发生。因此手术室人员要充分认识到火灾的危险性，提高手术室火灾防范意识，防止发生火灾，并制订火灾应急预案，一旦发生火灾将损失降至最低。

（一）手术室发生火灾的危险因素

1.火源

（1）手术室内各种仪器设备：如电刀、激光、光纤灯源、无影灯、电脑、消毒器等，当设备及线路老化、破损发生漏电、短路，接头接触不良，使用后忘记关闭电源等情况，均是手术室发生火灾的导火索。

（2）手术室相对封闭的空间：如果通风不良、湿度过低，特别是在秋冬季，物体间相互摩擦极易产生静电，遇可燃物或助燃剂即可能导致火灾。

（3）高危设备的使用不当：如高频电刀在使用时会产生很高的局部温度，输出功率越高，产生温度也越高，遇到高浓度氧和酒精时就会诱发燃烧。

2.氧气

氧气是最常见的助燃剂，患者在手术过程中一般都需持续供养，故可造成手术室中局部高氧环境，特别在患者头部。而当术中面罩吸氧时，由于密闭不严造成无菌巾下腔隙中的氧达到较高的浓度，可燃物在此环境中很容易燃烧。

3.可燃物

手术室内可燃物种类很多，如乙醇、碘酊、无菌巾、纱布、棉球、胶布等，尤以乙醇燃烧最常见，特别是乙醇挥发和氧气浓度增大可造成一种极易燃烧的混合物，一旦有火源就能燃烧，严重者可引起爆炸。

（二）手术室火灾预防措施

1.加强手术室管理

改进手术室的通风设备，防止氧气和乙醇在空气中积聚浓度过高；定期对仪器设备、线路进行维护和检修;氧气瓶口、压力表上应防油、防火,不可缠绕胶布或存放在高温处,使用完毕立即关好阀门;制订手术室防火安全制度及火灾应急预案,手术室内放置灭火器材,保证消防通道通畅。

2.加强术中管理

使用电刀时严格控制输出功率,严禁超出电刀使用的安全值范围;使用乙醇或碘酊消毒时,不可过湿擦拭,待其挥发完全后再开始使用电刀;使用任何带电的仪器设备前,必须确定不处在高氧环境中,使用完毕后及时关闭电源;对需要面罩吸氧的手术患者,应尽量给予低流量吸氧。

3.加强手术室人员的消防安全意识

树立防患于未然的观念,杜绝火灾隐患,防止发生火灾。组织全体医务人员学习一些基本的防火、灭火安全知识,掌握灭火器材的使用方法。灭火器材有干粉、泡沫、二氧化碳,手术室配备的灭火器主要是二氧化碳灭火器,适合扑灭易燃液体、可燃气体、带电物质引起的火灾。

(三)手术室火灾应急预案及处理

1.原则

早发现、早报警、早扑救,及时疏散人员,抢救物资,各方合作,迅速扑灭火灾。

2.现场人员应对火灾四步骤(按照国际通用的灭火程序"RACE")

(1)救援(rescue):组织患者及工作人员及时离开火灾现场;对于不能行走的患者,采用抬、背、抱等方式转移。

(2)报警(alarm):利用就近电话迅速向医院火灾应急部门及"119"报警,有条件者按响消防报警按钮,迅速向火灾监控中心报警;在向"119"报警时讲清单位、楼层、部门、起火部位、火势大小、燃烧物质和报警人姓名,并通知邻近部门关上门窗、熟悉灭火计划和随时准备接收患者;与此同时,即刻向保卫科、院办、主管副院长汇报,并派人在医院门口接应和引导消防车进入火灾现场。

(3)限制(confine):关上火灾区域的门窗、分区防火门,防止火势蔓延。

(4)灭火或疏散(extinguish or evacuate):如果火势不大,用灭火器材灭火;如果火势过猛,按疏散计划,及时组织患者和其他人员撤离现场。

3.救助人员灭火、疏散步骤

救助人员接到报警到达后,立即采取以下步骤展开灭火和疏散。

(1)报警通报:立即通知所有相关领导、部门,以及可能殃及的区域,要求相关人员到位,启动相应流程,做好灭火和疏散准备。

(2)灭火:①确定火场情况,做到"三查三看"。一查火场是否有人被困,二查燃烧的是什么物质,三查从哪里到火场最近;一看火烟,定风向、定火势、定性质,二看建筑,定结构,定通路,三看环境,定重点、定人力、定路线。②在扑救中,参加人员必须自觉服从现场最高负责人的指挥,沉着、机智、正确使用灭火器材,做到先控制、后扑灭。③抓住灭火有利时机,对存放精密仪器、昂贵物资的部位,应集中使用灭火器灭火,一举将火灾扑灭在初起阶段。④有些物品在燃烧过程中可产生有毒气体,扑救时应采取防毒措施,如使用氧气呼吸面罩,用湿毛巾、口罩捂住口鼻等。

(3)疏散:积极抢救受火灾威胁的人员,应根据救人任务的大小和现有的灭火力量,首先组织人员救人,同时部署一定力量扑救火灾,在力量不足的情况下,应将主要力量投入救人工作。

4.疏散的原则和方法

(1)火场疏散先从着火房间开始,再从着火层以上各层开始疏散救人;本着患者优先的原则,医院员工有责任引导患者向安全的地方疏散。即先近后远,先上后下。要做好安抚工作,不要惊慌、随处乱跑,要服从指挥;对于被火围困的人员,应通过内线电话或手机等通讯工具,告知其自救办法,引导他们自救脱险。

(2)疏散通道被烟雾所阻时,应用湿毛巾或口罩捂住口鼻,身体尽量贴近地面,匍匐前进,向消防楼梯转移,离开火场;对火灾中造成的受伤人员,抢救人员应采用担架、轮椅等形式,及时将伤员撤离出危险区域。

(3)禁止使用电梯,防止突然停电造成人员被困在电梯里。疏散通道口必须设立哨位指明方向,保持通道畅通无阻;最大限度分散分流,避免大量人员涌向一个出口,因拥挤造成伤亡事故。

(4)疏散与保护物资:对受火灾威胁的各种物资,是进行疏散还是就地保护,要根据火场的具体情况决定,目标是尽量避免或减少财产的损失。在一般情况下,应先疏散和保护贵重的、有爆炸和有毒害危险的及处于下风方向的物资。疏散出来的物资不得堵塞通路,应放置在免受烟、火、水等威胁的安全地点,并派人保护,防止丢失和损坏。

五、停电

手术室停电通常可分为由人为原因造成的停电和意外情况引起的停电。如维修线路、错峰用电、拉闸限电或打雷时保护性的关闭电源等人为原因导致的停电,应事先告知手术室,做好停电准备,保证手术安全。若由恶劣天气、火灾、电路短路等意外情况引起的手术室停电,虽无法事先预料,但要提高警惕,完善应急工作。

(一)手术室停电预防措施

1.按手术室建筑标准做好配电规划

医院及手术室系统应建立两套供电系统,当其中一路发生故障时,自动切换至备用系统,保障手术室及其他重要部门的供电。同时,医院及手术室还应备有应急自供电源系统,当两套外供系统全部出现故障时,可紧急启动,维持短时间供电,为抢修赢得时间,为患者的安全提供保障。

2.加强手术室管理

每个手术间配备有足够的电插座,术中用电尽量使用吊塔与墙上的电源插座,少用接线板,避免地面拉线太多;电插座应加盖密封,防止进水,避免电路发生故障;每个手术间有独立的配电箱及带保险管的电源插座,以防一个手术间故障影响整个手术室运作。设备科相关人员必须定期对手术室的电器设备进行检测和维护;手术室严禁私自乱拉乱接电线;如发生断电应马上通知相关人员查明原因,防止再次发生。

3.加强手术室人员的用电安全意识

制订防止术中意外停电制度、停电应急预案,组织学习安全用电知识,术中合理使用电器设备,防止仪器短路。

(二)手术室停电应急预案及处理

1.手术间突发停电

(1)手术室人员立即报告科主任、护士长,电话报告医院相关部门。

(2)巡回护士使用应急灯照明,保证手术进行,清醒的患者做好安抚工作。

(3)断电后麻醉呼吸机、监护仪、微量输液泵等用电设备均停止工作,尽量使用手动装置替代动力装置,如呼吸机改手控呼吸,监护仪蓄电池失灵无法正常工作,应手动测量血压、脉搏和呼吸,以及时判断患者的生命体征,保证手术患者呼吸循环支持。

（4）防止手术野的出血，维持手术患者生命体征稳定，如为单间手术间停电可以先将电刀、超声刀等仪器接手术间外电源；如为整个手术室的停电应立即启动应急电源。

（5）关闭所有用电设备开关（除接房外电源的仪器），由专业人员查明断电原因，排除后恢复供电。

（6）做好停电记录包括时间及过程。

2.手术室内计划停电

（1）医院相关部门提前通知手术室停电时间，做好停电前准备。

（2）停电前相关部门再次与手术科室人员确认，以保证手术的安全。

（3）问题解除后及时恢复供电。

（王　静）

第八节　手术前患者的护理

从患者确定进行手术治疗，到进入手术室时的一段时间，称手术前期。这一时期对患者的护理称手术前患者的护理。

一、护理评估

（一）健康史

（1）一般情况：注意了解患者的年龄、性别、职业、文化程度和家庭情况等；对手术有无思想准备、有无顾虑和思想负担等。

（2）现病史：评估患者本次疾病发病原因和诱因；入院前后临床表现、诊断及处理过程；重点评估疾病对机体各系统功能的影响。

（3）既往史：①了解患者的个人史、宗教史和生活习惯等情况。②详细询问患者有无心脏病、高血压、糖尿病、哮喘、慢性支气管炎、结核、肝炎、肝硬化、肾炎和贫血等病史，以及既往对疾病的治疗和用药等。③注意既往是否有手术史，有无药物过敏史。

（二）身体状况

（1）重要器官功能状况：如心血管功能、肺功能、肾功能、肝功能、血液造血功能、内分泌功能和胃肠道功能状况。

（2）体液平衡状况：手术前，了解脱水性质、程度、类型、电解质代谢和酸碱失衡程度，并加以纠正，可以提高手术的安全性。

（3）营养状况：手术前，若有严重营养不良，术后容易发生切口延迟愈合、术后感染等并发症。应注意患者有无贫血、水肿，可对患者进行身高、体重、血浆蛋白测定、肱三头肌皮褶厚度、氮平衡试验等检测，并综合分析，以判断营养状况。

（三）辅助检查

（1）实验室检查。①常规检查：血常规检查应注意有无红细胞、血红蛋白、白细胞和血小板计数异常等现象；尿常规检查应注意尿液颜色、比重，尿中有无红、白细胞；大便常规检查应注意粪便颜色、性状、有无出血及隐血等。②凝血功能检查：包括测定出凝血时间、血小板计数和凝血酶原时间等。③血液生化检查：包括电解质检查、肝功能检查、肾功能检查和血糖检测等。

（2）影像学检查：查看 X 线、CT、MR、B 超等检查结果，评估病变部位、大小、范围及性质，有助于评估器官状态和手术耐受力。

（3）心电图检查：查看心电图检查结果，了解心功能。

（四）心理-社会状况

术前，应对患者的个人心理和家庭社会心理充分了解，患者大多于手术前会产生不同程度的心理压力，出现焦虑、恐惧、忧郁等反应，表现为烦躁、失眠、多梦、食欲下降和角色依赖等。

二、护理诊断及合作性问题

（一）焦虑和恐惧

焦虑和恐惧与罹患疾病、接受麻醉和手术、担心预后及住院费用等有关。

（二）知识缺乏

如缺乏有关手术治疗、麻醉方法和术前配合等知识。

（三）营养失调

低于机体需要量，与原发疾病造成营养物质摄入不足或消耗过多有关。

（四）睡眠型态紊乱

睡眠型态紊乱与疾病导致不适、对住院环境陌生、担心手术安全性及预后等有关。

（五）潜在并发症

如感染等。

三、护理措施

（一）非急症手术患者的术前护理

1.心理护理

（1）向患者及其亲属介绍医院环境；主管医师、责任护士情况；病房环境、同室病友和规章制度，帮助患者尽快适应环境。

（2）工作态度：态度和蔼，关心、同情、热心接待患者及其家属，赢得患者的信任，使患者有安全感。

（3）术前宣教：可根据患者的不同情况，给患者讲解有关疾病及手术的知识。对于手术后会有身体形象改变者，应选择合适的方式，将这一情况告知患者，并做好解释工作。

（4）加强沟通：鼓励患者说出心理感受，也可邀请同病房或做过同类手术的患者，介绍他们的经历及体会，以增强心理支持的力度。

（5）必要时，遵医嘱给予适当的镇静药和安眠药，以保证患者充足的睡眠。

2.饮食护理

（1）饮食：根据治疗需要，按医嘱决定患者的饮食，帮助能进食的患者制订饮食计划，包括饮食种类、性状、烹调方法、量和进食次数、时间等。

（2）营养：向患者讲解营养不良对术后组织修复、抗感染方面的影响；营养过剩、脂肪过多，给手术带来的影响。根据手术需要及患者的营养状况，鼓励和指导患者合理进食。

3.呼吸道准备

（1）吸烟者：术前需戒烟 2 周以上，减少呼吸道的分泌物。

（2）有肺部感染者:术前遵医嘱使用抗菌药物治疗肺部感染,痰液黏稠者,给予超声雾化吸入,每天2次,使痰液稀释,易于排出。

（3）指导患者做深呼吸和有效的咳嗽排痰练习。

4.胃肠道准备

（1）饮食准备:胃肠道手术患者,入院后即给予低渣饮食,术前1~2天进流质饮食;其他手术,按医嘱进食。为防止麻醉和手术过程中的呕吐,引起窒息或吸入性肺炎,常规于手术前禁食12小时,禁饮4小时。

（2）留置胃管:消化道手术患者,术前应常规放置胃管,减少手术后胃潴留引起的腹胀。幽门梗阻患者,术前3天每晚以温化高渗盐水洗胃,以减轻胃黏膜充血水肿。

（3）灌肠:择期手术患者,术前一天,可用0.1%~0.2%肥皂水灌肠,以防麻醉后肛门括约肌松弛,术中排出粪便,增加感染机会。急症手术不给予灌肠。

（4）其他:结肠或直肠手术患者,手术前3天,遵医嘱给予口服抗菌药物（如甲硝唑、新霉素等）,减少术后感染的机会。

5.手术区皮肤准备

见图12-14。

简称备皮,包括手术区皮肤的清洁、皮肤上毛发的剃除,其目的是防止术后切口感染。①颅脑手术:整个头部及颈部。②颈部手术:由下唇至乳头连线,两侧至斜方肌前缘。③乳房及前胸手术:上至锁骨上部,下至脐水平,两侧至腋中线,并包括同侧上臂上1/3和腋窝。④胸部后外侧切口:上至锁骨上及肩上,下至肋缘下,前后胸都超过中线5 cm以上。⑤上腹部手术:上起乳头水平,下至耻骨联合,两侧至腋中线,包括脐部清洁。⑥下腹部手术:上自剑突水平,下至大腿上1/3前、内侧及外阴部,两侧至腋中线,包括脐部清洁。⑦肾区手术:上起乳头水平,下至耻骨联合,前后均过正中线。⑧腹股沟手术:上起脐部水平,下至大腿上1/3内侧,两侧到腋中线,包括会阴部。⑨会阴部和肛门手术:自髂前上棘连线至大腿上1/3前、内和后侧,包括会阴部、臀部、腹股沟部。⑩四肢手术:以切口为中心,上下方20 cm以上,一般多为整个肢体备皮,修剪指（趾）甲。

（1）特殊部位的皮肤准备要求。①颅脑手术:术前3天剪短毛发,每天洗头,术前3小时再剃头一次,清洗后戴上清洁帽子。②骨科无菌手术:术前3天开始准备,用肥皂水洗净,并用70%乙醇消毒,用无菌巾包扎;手术前一天剃去毛发,70%乙醇消毒后,无菌巾包扎;手术日早晨重新消毒后,用无菌巾包扎。③面部手术:清洁面部皮肤,尽可能保留眉毛,作为手术标志。④阴囊和阴茎部手术:入院后,每天用温水浸泡,并用肥皂水洗净,术前一天备皮,范围同会阴部手术,剃去阴毛。⑤小儿皮肤准备:一般不剃毛,只做清洁处理。

（2）操作方法:①先向患者讲解皮肤准备的目的和意义,以取得理解和配合。②将患者接到换药室或者处置室,若在病室内备皮,应用屏风遮挡,注意保暖及照明。③铺橡胶单及治疗巾,暴露备皮部位。④用持物钳夹取肥皂液棉球,涂擦备皮区域,一手绷紧皮肤,一手持剃毛刀,分区剃净毛发,注意避免皮肤损伤。⑤清洗该区域皮肤,若脐部则用棉签清除污垢。

6.其他准备

（1）做好药物过敏试验,根据手术大小,必要时备血。

（2）填写手术协议书,让患者及其家属全面了解手术过程、存在的危险性,可能出现的并发症等。

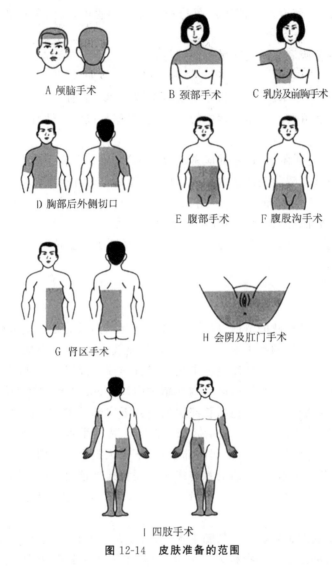

图 12-14　皮肤准备的范围

7.手术日晨护理

(1)测量生命体征,若发现发热或其他生命体征波动明显,如女患者月经来潮,应报告医师是否延期手术或进行其他处理。

(2)逐一检查手术前各项准备工作是否完善,如皮肤准备、禁食、禁饮;特殊准备是否完善。

(3)遵医嘱灌肠,置胃肠减压管,排空膀胱或留置导尿管,术前半小时给予术前药等。

(4)帮助患者取下义齿、发夹、首饰、手表和眼镜等,将其贵重物品及钱物妥善保管。

(5)准备手术室中需要的物品,如病历、X 线片、CT 和 MRI 片、引流瓶、药品等,在用平车护送患者时,一并带至手术室。

(6)与手术室进行交接,必须按照床号、姓名、性别、住院号、手术名称等交接清楚。

(7)做好术后病房的准备,必要时,安排好监护室。

8.健康指导

应注意向患者及其家属介绍疾病及手术的有关知识,如术前用药、准备、麻醉及术后恢复的相关知识;指导患者进行体位训练、深呼吸练习、排痰方法、床上排便练习,以及床上活动等,有利于减少术后并发症的发生,促进机体尽快恢复。

(二)急症手术患者的术前护理

急诊手术是指病情危急,需在最短时间内迅速进行的手术。术前准备须争分夺秒,争取在短时间内,做好手术前必要的辅助检查。嘱患者禁食、禁饮;迅速做好备皮、备血、药物过敏试验;完成输液、应用抗菌药物、术前用药等必要准备。在可能的情况下,向患者家属简要介绍病情及治疗方案。

(管玉玲)

第九节　手术中患者的护理

一、基本监测技术

(一)心电监护

心电监测是临床上应用最为广泛的病情监测参数,是指用心电监护仪对被监护者进行持续不间断的心电功能监测,通过心电监护仪反映心肌电活动的变化。早期,为了连续监测患者的心电,出现了由心电示波、心率计和心电记录器构成的最基本的心电监护仪。随着医学的发展,急危重症患者的监护水平不断提高,加之电子及计算机技术等在医疗仪器设备中的应用,又产生了多导心电、呼吸、温度、血压,以及血氧饱和度等多参数的监护仪。目前,心电监测普遍采用了床旁监护仪发送的心电波形和数字形式获取相关信息。床旁监护系统是通过导联线与机体相关部位的电极片连接获取心电信号,再经电模块将其进行放大及有关处理。除心电信号外,床旁监护系统可配备其他模块,获取多种监测信息。

1.心电图导联的连接

心电电极多采用一次性液柱型电极(银-氯化银电极嵌入含浸渍导电糊泡沫塑料的杯型合成树脂),于丙苯酮或乙醚混合液清洁皮肤后,贴于相应位置。目前,基本上采用 5 个电极,具体放置如下。①右上为红色(RA):胸骨右缘锁骨中线第 1 肋间;②右下为黑色(RL):右锁骨中线剑突水平处;③中间为褐色(C):胸骨左缘第 4 肋间;④左上为黄色(LA):胸骨左缘锁骨中线第 1 肋间;⑤左下为白色(LL):左锁骨中线剑突水平处。通过电极放置的位置可模拟心电图导联检查效果,以便对监测结果进行合理分析。如两侧锁骨下与两侧锁骨中线第 7 肋间可模拟标准导联;两侧锁骨下和胸骨中侧第 4 肋间可模拟 V_1 导联;两侧锁骨下和左锁骨中线第 5 肋间可模拟 V_5 导联。此外,临床上可根据不同情况只放置 3 个电极也可达到监测目的,如只放置 RA、RL、LA 电极。

2.心电监护指标及目的

心电监测的主要指标包括:心率和心律、QRS 波形、有无 P 波与 P 波形态、振幅及间期、P-R 间期、Q-T 间期、R-R 间期、T 波形态及有无异常波形出现等。通过对上述指标的监测,要达到及时发现致命性与潜在致命性心律失常、可能影响血流动力学的过缓或心动过速,以及心肌缺血的 ST 段和 T 波的改变的目的。致命性快速心律失常包括心室颤动、心室扑动、持续性室性心动过速,以及心房颤动且心室率超过 220 次/分者等,其常见病因包括呼吸疾病并发急性心肌梗死、冠心病心肌缺血急性发作及其他严重心脏病。致命性心律失常包括长时间心脏停顿或心室停顿及高血钾所致的严重缓慢心律失常等,其常见呼吸系统疾病的病因有呼吸衰竭、气道梗阻、肺动脉栓塞,以及其他心脏病患者如急性心肌梗死、心肌炎及心包压塞等。心肌缺血的监测常需要将心电电极模拟 V_5 导联位置,而无关电极分别放置于胸骨柄和右腋前线第 5 肋间。心肌缺血监测的目的为发现无症状性心肌缺血与确诊有症状的心肌缺血发作;监测持续心肌缺血状态发展动向;心肌缺血治疗效果监测等。

3.监测的原理

心电监护的基本过程是在导联线电极上获取的心电信息经心电模块将其放大及有关处理。心电模块主要包括导联选择、生物放大器、心率计、信号处理等部分组成。心电信号通过导联线上的电极获取。导联选择不同电极间的电位进行测量。而人体体表的心电信号幅度只有 1 mV 左右,必须将其放大 1 000 倍以上才能通过监视器显示和记录器记录出来,因此,心电放大器是一个高增益、高输入阻抗的放大器。

4.护理

(1)操作程序:使用心电监护仪必须掌握正确的操作流程,以确保监护仪的正常运转和使用寿命。目前临床上使用的综合心电监护仪的操作程序基本相似。具体要求如下。①物品准备:主要有心电监护仪机器及其配件,如导联线、血氧监测线与探头、电极贴、生理盐水棉球、配套血压测量袖带等。②患者准备:将患者取舒适体位,如平卧或半卧位,解释监护的需要与目的。擦拭清洁导联粘贴部位。③接通心电监护仪:连接电源,打开主机,等待机器自检结束后,调试仪器至功能监测状态并根据需要调试报警范围。④连接电极:贴电极片,连接心电导联线,如电极与导线连接为按扣式,应先将电极与导线连接后贴于相应部位。⑤连接袖带:将袖带绑至肘窝上 3～6 cm 处,松紧以插入两手指为宜,连接测量血压的导线。⑥监测指标并记录。

(2)注意事项:①心电监测的效果受多种因素的影响,其中最重要的是电极粘贴是否稳妥。为保证监测质量,对胸部皮肤须进行剃毛处理或用细砂纸轻轻摩擦皮肤,再放置电极。一般60～72 小时更换电极片。②监测时要注意患者体位改变或活动会对监测结果的影响,心电示波可出现不规则曲线,呈现出伪心率或心律。因此,对监测结果要进行综合分析,必要时,听诊心音进行对比,以确定监测结果的真伪。③使用胸前心电监护导联时,若存在规则的心房活动,则应选择 P 波显示较好的导联。QRS 振幅应>0.5 mV,以便能触发心率计数。如除颤时放置电极板,必须暴露出患者的心前区。心电监护只是为了监测心率、心律变化,若需分析 ST 段异常或更详细地观察心电图变化,应做常规 12 导联心电图。

(二)动脉血压监护

1.基本概念

(1)血压:血管内血液对血管壁的侧压力为血压。测压时是以大气压为准,用血压高于大气压的数值表示血压的高度,通常用 mmHg、kPa 为单位来表示。产生血压的重要因素是心血管系统内有血液充盈和心脏的射血力量。

(2)动脉压:动脉压是器官组织灌注的一个极好的生理和临床指标,适度有效的器官组织灌注对生存必不可少。动脉压取决于心排量和血管阻力。其相互间的关系可用公式表达:平均动脉压-中心静脉压=心排量×外周血管阻力。动脉压在一个心动周期中可能随着心室的收缩与舒张而发生规律性的波动。心室收缩时,动脉压升高,当达到最高值时称为收缩压;心室舒张时,动脉压下降,当降至最低时,为舒张压;收缩压与舒张压的差值称为脉压差;一个心动周期中每一瞬间动脉血压的平均值,被称为平均动脉压。但须注意平均动脉压不是收缩压与舒张压之和的一半,而是更接近于舒张压。

(3)正常值:正常人血压会受多方面因素的影响。WHO将血压分为"理想血压""正常血压""正常高压"等(表12-9)。血压的数值可随年龄、性别及其他生理情况而变化。年龄增高,动脉血压逐年增高,收缩压的升高比舒张压的升高明显。男性比女性高,女性在更年期以后有明显的升高。体力劳动或情绪激动时血压可暂时升高。

表 12-9 血压水平的定义和分类(WHO/ISH)

类别	收缩压/mmHg	舒张压/mmHg
理想血压	<120	<80
正常血压	<130	<85
正常高压	130～139	85～99
1级高血压("轻度")	140～159	90～99
亚组:临界高血压	140～149	90～94
2级高血压("中度")	160～179	100～109
3级高血压("重度")	≥180	≥110
单纯收缩性高血压	≥140	<90
亚组:临界收缩期高血压	140～149	<90

注:当收缩压和舒张压分属于不同分级时,以较高的级别作为标准。(1 kPa=7.5 mmHg)

(4)动脉压波形:正常血压波形可分为二相,即收缩相和舒张相。收缩相是指主动脉瓣开放和快速射血到主动脉时所形成的波形,此动脉波形为急剧上升到顶峰,随后血流经主动脉到周围动脉,压力下降,主动脉瓣关闭,在动脉波下降支斜坡上出现切迹,称为重搏切迹。舒张相是从主动脉瓣关闭直至下一次收缩开始。动脉压波形逐渐下降至基线。舒张相最低点是舒张压。

2.监测方法与原理

目前,临床常用监测血压的方法有两大类。一类是无创测量法,即指袖带式自动间接动脉血压监测。其原理来自传统的人工听诊气袖法,所不同的是在判别收缩压和舒张压时是通过检测气带内气压的搏动实现的。另一类是有创测量法,即指在动脉内置管进行动脉血压连续监测的直接动脉血压监测法,其原理是使用一般的弹簧压表,但仅能测出平均动脉压,而使用电子压力换能器监测仪,则可测出动脉收缩、舒张压,还可测得压力波形,且记录一次心动周期的压力波形的变化。两类监测血压法各有其优点和不足。直接动脉压监测的主要优点如下。

(1)可连续监测收缩压、舒张压和平均动脉压,并将其数值及波形实时显示在监护仪荧光屏上,及时准确地反映患者血压动态变化。

(2)有助于根据动脉血压的变化判断体内血容量、心肌收缩力、外周阻力,以及有无心脏压塞等病情变化。

(3)可以弥补由于袖带监测血压而导致血压测不出或测量不准确的弊端,直接反映动脉血压的实际水平。

(4)可通过动脉置管采集各种动脉血标本,以免除因反复动脉穿刺给患者带来的痛苦。无创血压监测法操作较有创监测法安全、简单、易于操作,可直接避免有创监测时置管所出现的血栓形成或感染等危险。一般来说,在危重症患者的急救过程中多采用有创监测法,但随病情缓解应尽早改为无创监测法,以减少各种并发症的发生。

3.影响因素

影响动脉血压的因素很多,如每搏输出量、心率、外周阻力、动脉管壁的弹性及循环血量等。这些因素相互关联、相互影响,如心率影响心室充盈和每搏输出量的某些变化,心排血量的改变必伴有血流速度和外周阻力的变化。另外,神经体液因素调节下的心排血量的变化往往会引起外周阻力的变化。临床实际中,遇到具体情况,必须结合患者的血流动力学指标的改变,综合各种因素全面分析和判断。

4.临床意义

动脉血压是衡量机体生理功能的一项重要指标,无论动脉血压过低或过高都可对机体各脏器功能的相对稳定产生十分不利的影响。通过对动脉血压的监测可推算其他心血管参数,如每搏输出量、心肌收缩力、全身循环阻力等。观察血压波形还可对患者的循环状况进行粗略估计。波形高尖见于高血压、动脉硬化及应用升压药和增强心肌收缩力的药物。波形低钝见于低心排综合征、低血压休克和心律失常及药物影响等情况。

5.护理

无创血压监测法的护理较为简单,按常规血压测量法护理要求进行。下面重点对有创血压监测方法的护理加以论述。

(1)保持测压管通畅,防止血栓形成:①定时监测血压通畅情况,随时注意通路、连接管等各个环节是否折曲、受压,定时冲洗管路。②保持三通管正确的方向,测量时开通三通管,并以肝素盐水持续冲洗测压管。③抽取动脉血后或闭管前必须立即用肝素盐水进行快速正压封管,以防凝血阻管。④管路中如有阻塞,应及时抽出血凝块,切勿将血块推入,以防发生动脉血栓形成。⑤在病情平稳后应及时考虑拔出置管,改为无创血压监测,以防并发症出现。⑥保持各接头连接紧密,防止渗漏。

(2)防止感染:①严格无菌操作,每天消毒穿刺部位,并至少每24小时更换一次透明贴膜。②每次经测压管抽取动脉血标本时,均应以碘酒、乙醇消毒接头处。③各接头及整个管路应保持严格封闭及无菌状态。

(3)防止空气栓塞:在操作过程中,严格控制空气进入管路,防止空气栓塞。

(4)预防并发症:常见并发症可有远端肢体缺血、出血、感染和测压管脱出,具体护理如下。

远端肢体缺血:引起远端肢体缺血的主要原因是血栓形成、血管痉挛及局部长时间包扎过紧等。预防办法有:①置管前要判断肢端动脉是否有缺血症状。②穿刺血管时,动作要轻柔稳准,穿刺针选择要粗细得当,避免反复穿刺损伤血管。③固定肢体勿过紧,防止影响血液循环。

局部出血血肿:穿刺后要密切观察局部出血情况,对应用抗凝药或有出血倾向者要增加压迫止血的时间,达5分钟以上。穿刺局部应用宽胶布加压覆盖,必要时加沙袋压迫止血。如有血液渗出要及时清除,以免影响对再次出血情况的观察。

感染:动脉置管可发生局部或全身感染。一旦发生全身感染多由血源性感染所致,后果严重。因此,置管期间严密观察体温变化,如出现高热、寒战,应及时查找原因;如发现穿刺部位出现红、肿或有分泌物形成,应加强换药,并取分泌物进行细菌培养,以协助诊断,合理选择抗生素。置管期间一旦发生感染应立即拔管,并将测压管末端无菌封闭送做细菌培养。

测压管脱出:置管期间,穿刺针及管路要固定稳妥,防止翻身等操作时将管拉出。对躁动患者要采取好保护措施,必要时将患者手包紧,防止患者不慎将管拔出,一旦发生管路脱出,切忌将管送回,以防感染。

（三）血氧饱和度监护

血氧饱和度(SaO_2)是指血氧含量与血红蛋白完全氧合的氧容量之比。即 SaO_2=动脉血实际结合氧/动脉血氧结合饱和时含氧量×100％。临床上常用的 SaO_2 监测仪,是通过无创的红外线探头监测患者指(趾)端小动脉搏动时的氧合血红蛋白的百分数而获得经皮 SaO_2。SaO_2 正常范围为94％～100％。

1.测定方法

经皮血氧饱和度的探头有两种。一种是指夹式,探头由夹子式构成,一面发射红光,一面接收,适用于成人及儿童。另一种是粘贴式,由两个薄片构成,可分别粘在患者指或趾两侧,适用于新生儿和早产儿,因儿童的指或趾较小且细嫩,用指夹式探头夹不住,即便夹住也容易压伤指或趾。

2.测定原理

(1)分光光度测定法:将红外线探头放置于患者指(趾)端等适当的位置,根据血红蛋白和氧合血红蛋白对光吸收特性不同的特点,利用发光二极管发射出红外光和红外线穿过身体适当部位的性质,用可以穿透血液的红光(波长660 μm)和红外线(940 μm)分别照射组织(指或趾),并以光敏二极管接收照射后的光信号,为了排除动脉血以外其他组织的影响,只取搏动的信号,经计算机采样分析处理氧合血红蛋白占总血红蛋白的百分数,最终显示在监视器上。但如果无脉搏,则不能进行测量。

(2)容积测定法:正常生理情况下,毛细血管和静脉均无搏动,仅有小动脉有搏动。入射光线通过手指时,在心脏收缩期,手指血容量增多,光吸收量最大;反之,在心脏舒张期,光吸收量最小。因此,光吸收量的变化反映了组织血容量的变化。此种方法只测定搏动性血容量,而不受毛细血管和静脉影响,也与肤色和皮肤张力无关。

3.临床意义

(1)提供低氧血症的监测指标,指导氧疗:监测指尖 SpO_2 方法简单、便捷、安全,通过监测所得的 SpO_2 指标,可以及时发现危重症患者的低氧血症及其程度,指导选择和调节合理氧疗方式,改善低氧血症,避免或减少氧中毒的发生。

(2)提供应用机械通气治疗的依据,指导通气参数的调整:监测能帮助确定危重症患者实施机械通气治疗的时机,并在机械通气过程中,与其他指标相结合,对机械通气选择的通气模式、给氧浓度等参数进行调整,还可为撤机和拔除气管插管提供参考依据。

(3)提供心率监测:有些监护仪在测量血氧饱和度的同时还可以通过其血氧饱和度模块获取心率参数,其原理是通过末梢血管的脉动波计算出心率。此优点保证了心电图受干扰时心率测量的准确性,临床上应用较为方便。

4.影响因素

血氧饱和度的监测结果会受很多因素影响,如患者脉搏的强弱、血红蛋白的质和量、皮肤和指甲状态、患者血流动力学变化等。患者烦躁不安会导致测量结果不准,在使用时应固定好探头,尽量使患者安静,以免报警及不显示结果。因探头为红线及红外线,所以照蓝光的新生儿应将探头覆盖,避免直接照射,损伤探头。严重低血压、休克、体温过低或使用血管活性药物,以及血红蛋白水平较高时均可影响测量结果,应结合患者病情综合判断指标的准确性,防止影响病情的治疗和诊断。在极高的环境光照情况下也会影响测量结果,使用时,应尽量避免。有研究表明,对于那些存在外周血管痉挛或因外界寒冷刺激诱导的外周低灌流时,采取额贴监测血氧饱和度比指尖的监测更有优势。

5.护理

(1)血氧饱和度的监测应排除各种干扰因素,尤其应注意人为因素的干扰,如探头放置位置、吸痰后的影响、肢端的温度等。

(2)要对监测探头进行维护、保养并防止导线断折。

(3)监测时,探头红外线射出面应直对手指(趾)甲床侧,指尖放置深度合适,以防检测结果不准确。

(4)发现监测结果持续下降低于94%时,应及时查找分析原因,排除非病情变化因素后,仍不缓解,应立即采取措施。不宜在测血压侧指尖监测血氧饱和度,以免影响监测结果。

(5)通过血氧饱和度监测结果可以粗略评估动脉血氧分压水平,以便及时判断病情变化,即当 $SaO_2 > 90\%$ 时,相当于 $PaO_2 > 8.0$ kPa(60 mmHg);当 SaO_2 为 $80\% \sim 90\%$ 时,相当于 PaO_2 $5.3 \sim 8.0$ kPa($40 \sim 60$ mmHg);当 $SaO_2 < 80\%$ 时,相当于 $PaO_2 < 5.32$ kPa(40 mmHg)。

二、特殊监测技术

(一)中心静脉压监护

中心静脉压(CVP)是指右心房、上下腔静脉近右心房处的压力,主要反映右心的前负荷,正常值为 $0.4 \sim 1.2$ kPa。通过对中心静脉压的变化进行监测,有助于判断体内血容量、静脉回心血量、右心室充盈压或心功能状态,对指导临床静脉补液及利尿药的应用有着极其重要的意义,是危重患者的重要监测指标。

1.测量方法

CVP 测量通常采用开放式测量方法。此法通过颈外静脉、颈内静脉或锁骨下动脉至上腔静脉,或者通过股静脉至下腔静脉,其中上腔静脉较下腔静脉测量准确。测量时,将测压管的一端保持与大气相通的状态。另外,还有一种方法为闭合式测量,即整个测量过程保持闭合状态,不与大气相通,而通过压力传感器与压力监测仪相连接测得。右心漂浮导管也可直接测得中心静脉压。开放式测压的具体要求如下。

(1)物品准备:监护仪、监测 CVP 的测压管件一套、三通管、刻度尺、肝素盐水、延长管及无菌消毒用物。

(2)患者准备:向患者做好解释,以取得配合;取平卧位,上腔静脉测压时要将上肢外展30°～45°,定位零点为基准点,即平卧时,右心房在腋下的水平投影平面,一般定为平腋中线第 4 肋间处。

(3)监测压力:CVP 监测分连续监测和间断监测。连续测量时需备综合监护仪与中心静脉压测压管一套。间断测量为每次连接测量后取下测压管。CVP 监测有两种方法,一种是间断手动人工测量法,另一种是连续仪器测量方法。具体操作方法如下。

间断手动人工测量方法:①将生理盐水冲入一次性延长管,三通管与接中心静脉置管的输液器相连,排尽管道内气体后备用。②将三通管开向一次性延长管侧,开放一次性延长管远端,保持垂直位,观察延长管内生理盐水下降幅度,当水柱保持不动时,从基点起测量水柱高度,即为中心静脉压测量值。③测量后关闭三通管与延长管的连接,开放输液器端。

连续仪器测量方法：①经锁骨下静脉或颈内静脉将中心静脉导管置入上腔静脉靠近右心房处。②导管末端通过延长管接三通接头，与测压鼓、压力换能器和监护仪相连，三通接头的另一端开口连接输液器。③测压时，使压力换能器与患者的右心房同一水平（平卧位时，平腋中线水平），压力换能器校零。④关闭输液器，使中心静脉导管与压力换能器相通；监护仪上可自动显示压力波形和数值。⑤测压结束时；将压力的换能器端关闭，输液器端与中心静脉导管连通，开始输液。

2.影响因素与临床意义

中心静脉压力来源于4种压力成分：①静脉毛细血管压。②右心房充盈压。③作用静脉外壁的压力，即静脉收缩压和张力。④静脉内壁压，即静脉内血容量。

因此，中心静脉压的高低与血容量、静脉张力和右心功能有关。中心静脉压升高，见于右心及全心功能衰竭、房颤、肺栓塞、气管痉挛、输血补液过量、纵隔压迫、张力性气胸、各种慢性肺疾病、心脏压塞、血胸、应用血管收缩药物和患者躁动等情况时。中心静脉压下降常见于失血或脱水引起的血容量不足；也可见于周围血管扩张，如应用扩张血管药物及麻醉过深等。机械通气的患者也可影响中心静脉压，但不同的通气模式对 CVP 的影响程度不同。平均气道压越高，对循环的影响越大，两者成正相关。近年来，相关研究已显示 PEEP、PEEP＋PSV、SIMV、IPPV 等通气模式对 CVP 影响较大，尤其是在低血容量时影响更为显著。

3.护理

（1）防止测压管阻塞：测压通路需持续静脉滴注生理盐水，或测压后用肝素盐水正压封管。如停止生理连续点滴应定时进行常规封管，每天3次。发现测压通路内冲入较多血液，应随时进行再次封管，以防有血凝块阻塞。

（2）保持测压准确性：每次测压前均要重新校对测量零点，因患者可能随时发生体位的变动。测压时，应先排尽测压管中的气泡，防止气体进入静脉造成气栓或影响测量的准确性。测压应在患者平静状态下进行，患者咳嗽、腹胀、烦躁或机械通气应用 PEEP 均可影响测量结果的准确性。因此，如有上述症状，可先给予处理，待平静10～15分钟后再行测压。如应用呼吸机治疗时，当测压管中水柱下降至基本静止状态时，可暂时断开气管插管与呼吸机的连接，观察水柱再次静止时，即为静脉压。但对于无自主呼吸的患者要慎重行事。

（3）排除干扰因素：测压过程中，测压管中的液面波动最初可快速下降，当接近静脉压时，水柱液面可随呼吸上下波动，且越来越微弱，下降速度也会越来越缓慢，直到静止不动即为静脉压高度。但须注意此时应首先排除测压管阻塞或不够通畅因素，原因可能为静脉导管堵塞、受压或尖端顶于血管壁或管道漏液等，应给予及时处理，以排除干扰。测压时，应禁止同时输入药物，特别是血管活性药物，防止药液输入快，发生意外。

（4）严格无菌操作：每天消毒穿刺点、更换透明敷贴，每天更换输液管和测压管。测压或换管时必须严格消毒各个连接部位。一旦发现感染征象或排除其他原因的高热不退，应及时拔出导管，并剪下导管近心端2～3 cm，行细菌培养。如穿刺部位出现发红等感染情况，应禁止用透明胶布，改用棉质纱布，以透气、干燥创面，并增加换药次数。

（5）按需测量：测量中心静脉压的频次应随病情而定，切忌过于频繁。测量后准确记录，异常改变要随时报告医师给予处理。

（6）确保机械通气状态下测量数值的准确性：在机械通气过程中，为避免气道压力、循环血容量、通气模式及测量过程脱机等因素对 CVP 的影响，可对机械通气时需测量 CVP 的患者应用回归方程进行计算,所测得的值与患者实际 CVP 值无显著差异,且方法安全、简便。但对肺顺应性差的患者,在用此回归方程时所得脱机后的 CVP 值比实际脱机所测的 CVP 值稍低。其回归方程为:$y=0.98x-1.27$ 和 $y=0.86x-1.33$(y 和 x 分别为脱机前后的 CVP 值),只要将测得的患者上机时的 CVP 值代入上述回归方程,即可计算出脱机后的 CVP 值。

(7)妥善固定管道:除静脉穿刺点及管道须用透明胶布固定外,还应在距穿刺点 5 cm 处,加固胶布。固定部位应避免关节及凹陷处。对清醒患者做好解释,取得配合;对躁动患者应给予适当束缚,防止牵拉或误拔导管。在保证测压管道系统密闭及通畅的同时,还应防止管道受压、扭曲,接头松动或脱落。

(二)肺循环血流动力学监护

肺循环指血液由右心室开始,经肺动脉、肺毛细血管、肺静脉,最终到达左心房的循环过程。肺循环血流动力学是研究肺循环的压力、流量、阻力及其他相关问题,是了解肺循环功能的重要方法。许多呼吸系统疾病均直接导致肺循环的异常,因此,监测肺循环功能的变化对呼吸系统疾病的诊治具有十分重要的意义。目前,肺循环血流动力学的监测方法已广泛应用于临床,尤其是应用于危重患者的救治中。

1.肺循环压力测定

肺循环压力的测定技术分为创伤性和无创性两类。前者主要为右心漂浮导管检查技术,后者包括超声法、胸部 X 线检查技术、肺阻抗血流图技术、磁共振成像技术、血气分析、心电图技术等。创伤性技术测定结果虽然准确,但对患者具有一定的损伤,检查所需的费用较为昂贵,检查所用的仪器设备较为复杂,在临床应用也较为局限,且不宜于重复随诊检查,患者多难以接受。无创检查方便、无创伤、价格便宜,适用于多次反复检查,但检查的准确性与有创检查相比不够确切。

目前,肺循环压力测定最直接的检查方法为右心漂浮导管检查测压法。此法被认为是评价各种无创检查性测压法准确性的"金标准"。右心漂浮导管检查除了可获取肺动脉压(PAP)、肺毛细血管楔压(PAWP)、右心房压力(CVP)的参数外,还可进行心排血量的测定,并可采取混合静脉血标本以测定混合静脉血血气指标。检查所用的主要设备与仪器包括右心漂浮导管(Swan-Ganz 漂浮导管)或血流导引导管(flow-directed catheter)、压力传感器、生理记录仪、穿刺针、扩张套管等其他无菌手术器材与敷料等。检查时需在严格无菌条件下,经肘前静脉、锁骨下静脉、颈静脉或股静脉穿刺插入漂浮导管进行测定。其原理是通过导管腔内的盐水柱将血管或心腔内压力信号传递到压力换能器上,同步连续示波显示压力曲线及测定的数据,并记录下曲线图形。操作者可以通过压力曲线形态判断导管前端所处的具体位置。

测定肺动脉压力时,应注意以下各点以确保测量的准确性:①先调定零点,然后使换能器上与大气相通的三通口与患者心房呈同一水平,再校正监护仪零点。②挤压注水器冲洗肺动脉管腔,确认其通畅。③将换能器与通向肺动脉管腔相通测得肺动脉压力。④记录呼气末肺动脉压值,但需注意肺动脉压力可能受其他因素的影响,如呼吸和应用机械通气的患者。

有自主呼吸时,吸气相胸腔呈负压,肺动脉压会明显高于呼气相的压力。相反,间歇正压机械通气时,吸气相呈正压,此时的肺动脉压会明显低于呼气相时的压力。因此,无论何种状态,肺动脉压均应以呼气末数值为准。肺动脉嵌顿压的测定与测定肺动脉压的方法基本相似,不同的是要在测定肺动脉压基础上,使导管气囊充气,导管漂入肺毛细血管测得的结果同样应以呼气末时的压力为准。

测量各种压力时,应确保导管气囊嵌顿的满意效果。具体方法为:先用0.01％肝素生理盐水冲洗肺动脉管腔,以排除因血块阻塞造成的假性肺动脉楔压,缓慢充气1～1.5 mL至肺动脉波形变化为相当于或低于肺动脉舒张压的细小波形,放气后出现典型的肺动脉波形,即为导管气囊嵌顿满意,也是导管的满意位置。如有测不到肺动脉楔压的情况,应考虑可能为导管退出肺动脉或气囊破裂。如需拔出右心漂浮导管时,应先核实气囊确实已放气,再缓慢地将漂浮导管拔出,扩张导管外管后应压迫止血至穿刺部位不再渗血为止。右心漂浮导管持续应用时间过长可出现多种并发症,需要密切观察相关的症状和体征。常见并发症有心律失常、感染、肺栓塞及肺动脉破裂、导管气囊破裂、血栓形成与栓塞、导管在心房或心室内扭曲或打结等,更严重时,可以出现导管折于静脉内,甚至于心搏骤停。

2.心排血量测定

心排血量反映整个循环状态,受静脉回流量、外周血管阻力、外周组织需氧量、血容量、体位、呼吸、心率和心肌收缩力的影响。目前,临床上常用Fick法(包括直接与间接Fick法)和热稀释法(亦为间接Fick法),其中后者方法较为简单,应用较为普遍。另外,还有一种方法为心阻抗图,是20世纪60年代起出现的应用生物电阻抗原理以测定心排血量的技术。此种技术具有无创伤、价廉、检查迅速等优点,已为学术界所重视。

(1)Fick法测定:心排血量(L/min)＝耗氧率(mL/min)/[动脉-混合血静脉血氧含量差(mL/dL)×10]。其中氧耗量可直接测得。动静脉血管含量差测定可分别抽取动脉血和混合静脉血(经右心管抽取),经血气分析仪直接测得。但是由于此法中混合动脉血采集较为困难,因此其在临床上的应用受到限制。

(2)热稀释法:将0 ℃的冷生理盐水作为指示剂,经Swan-Ganz漂浮导管注入右心房,随血液进入肺动脉,由温度传感器连续测定流过指示剂在右心房和肺动脉内的温度变化,并记录温度/时间稀释曲线。经心排血量时计算仪描记曲线的面积,按公式算出心排血量,并显示、记录其值。此法的优点是指示剂无害,可多次测量,无须抽血检验,机器可自动计算出结果,且测量时无需穿刺动脉。

(3)心阻抗图:应用生物电阻抗原理,通过测定心动周期中胸腔生物电阻抗的变化,间接推算心搏量(SV),再乘以心率即得心排血量CO。其公式为:$SV=\rho\times(L/Z_0)^2\times B\text{-}X$间期$\times C$。式中SV为心搏量(mL);$\rho$为血液电阻率,为常数135;L为两电极之间的距离(cm);Z_0为胸腔基础阻抗(Ω);B-X间期为心阻抗血流图的微力图上由B点至X点的时间间期(s);C为心阻抗血流图的微分图上收缩波的最大波幅(Ω/s)。

影响测定准确性的因素很多。心排血量过低时,心肌等组织与血液间的热交换可使测得值高于实际值。心排血量过高(＞10 L/min)时测定结果亦不准确。其他如血液温度在呼吸和循环周期中的波动、呼吸不规则、低温液体在进入心室前温度升高等因素均可影响测量结果。在临床实际中,心排血量测定是通过心排血量测定仪计算,能迅速显示数据。

3.护理

导管的正确使用及有效的护理对血流动力学监测数值的准确性具有重要意义。

(1)测量准备。①患者准备:操作前要向患者介绍有关检查的重要性和必要性,消除患者紧张情绪,取得患者配合。体位即要适合监测的需要,又保持患者舒适。尤其是枕头的位置非常重要,其摆放一定要使患者满意。②呼吸道准备:术前尽量清除呼吸道痰液,给予及时的翻身、叩背,刺激咳嗽,必要时给予吸痰。手术当天,给予支气管扩张剂扩张支气管,减轻气道反应性,避免术中咳嗽影响检查结果。

(2)掌握操作要点:护士应熟悉导管的放置和测量操作程序,熟悉导管所在部位的压力及正常值,了解并发症及预防措施。置管时要密切观察屏幕上压力波形及心率和心律的变化。放置导管的位置不一,如肘正中静脉、右锁骨下静脉、股静脉、左锁骨下静脉和右颈内静脉。所有这些穿刺点都有优缺点。穿刺部位一般选择右侧颈内静脉,这是漂浮导管操作的最佳途径,导管可以直达右心房,从皮肤到右心房的距离最短,并发症少,容易成功。而经锁骨下静脉穿刺固定稳妥、便于护理。经股静脉插入导管达右心房的距离较远,经导管感染的机会多。置管前,肺腔及右心房腔以肝素盐水溶液冲洗,并检查气囊有无漏气。患者取 $10°\sim20°$ 体位,头转向左侧远离穿刺点,要严格执行无菌操作。密切观察心电监测,注意患者的生命体征变化,认真记录,发现异常及时报告处理。通过监视器上典型压力波形的变化就可知导管在心腔中的位置。

导管放置成功后准确记录导管位于穿刺点的刻度,测量时换能器应置于心脏水平,每次测量前应调整到零点,特别是体位变动后更要注意,否则所测压力值不准。重新校对零点,确定侧压部位后再进行测量并记录。

中心静脉导管做输液通路时,不要输入血液制品、清蛋白、脂肪乳液、高渗液体,因其容易堵塞和污染液体。气囊要用气体充气,而不能用液体,因为液体不能压缩,容易对心脏或肺动脉内膜造成损伤。用空气充气时如气囊破裂容易造成空气栓塞。利用漂浮导管进行血流动力学监测是危重症监测室的一个重要监护技术。

(3)避免和及时纠正影响压力测定的因素:检测压力最好选在患者平静呼吸的呼气末,且避免测压时患者产生剧烈咳嗽。如患者接受机械通气治疗,测量肺毛细血管楔压时,必须暂停呼吸机通气,否则测量结果为肺泡内压。测压系统中大气泡未排净,可使测压衰减,压力值偏低。导管检查过程中如有微小的气泡不会引起严重的后果,但进入较多气泡时,则情况较严重,文献报道病死率为 50%。防止气泡进入监测系统,发现气泡要用注射器及时抽出。测压系统中有小气泡,压力值偏高。测量时换能器应置于心脏水平,每次测量前应调整零点,特别是体位变动后,要重新校对零点,因此,测压时,应排除上述原因,才能准确评估血流动力学,估计左心功能。总之,当出现问题时,要观察屏幕正上方的提示。

(4)并发症的预防与护理。①测压管道堵塞:管道堵塞时,压力波形消失或波形低钝,用生理盐水 500 mL 加入 3 200 U 肝素以 3 mL/h 的速率泵入测压管内或以 $2\sim3$ mL/h($4\sim6$ U/mL)间断推注以防止堵塞。留管时间稍长后会出现压力波形低钝、脉压差变小,但冲洗回抽均通畅,考虑为导管顶端有活瓣样的血栓形成所致。护士要注意肺动脉压力值及波形的变化。一旦管腔堵塞,无回血,不宜勉强向里推注。②气囊破裂、空气栓塞:气囊充气最好用 CO_2 气充,充气速度不宜过快,充气量不超过 1.5 mL,气囊充气时间不可过长,一般为 $10\sim30$ 个心动周期($10\sim20$ 秒),获得肺动脉楔压波形后,立即放气。PCWP 不能连续监测,最多不超过 20 秒,监测中要高度警惕导管气囊破裂,如发现导管气囊破裂,应立即抽出气体,做好标记并交班,以免引起气栓。气囊充气测肺楔压是将针筒与导管充气口保持锁定状态,放气时针芯自动回弹,容积与先前充气体积相等,否则说明气囊已破裂,勿再充气测肺楔压,并尽早拔管防止气囊碎片脱落。PCWP 测定后要放松气囊并退出部分导管,防止肺栓塞和肺破裂。尽量排尽测压管和压力传感器内的气泡。③血栓形成和肺栓塞:导管留置时间过长使血中的纤维蛋白黏附于导管周围,导管尖端位置过深近于嵌入状态时血流减慢,管腔长时间不冲洗以及休克和低血压患者处于高凝状态等情况,均易形成血栓。血栓形成后出现静脉堵塞症状如上肢水肿、颈部疼痛、静脉扩张。④肺动脉破裂和肺出血:肺动脉破裂和肺出血是最严重的并发症,Paulson 等统计 19 例肺动脉破裂患者,11 例发生死亡。肺动脉破裂的发生率占 0.2%。常见于气囊充气过快或导管长期压迫肺动脉分支。肺出血临床可表现为突发的咳嗽、咯血、呼吸困难,甚至休克,双肺可闻及水泡音。肺小动脉破裂的症状为胸痛、咯血、气急;发生肺动脉破裂时,病情迅速恶化,应使患肺保持低位(一般为右肺),必要时行纤维支气管镜检查或手术治疗。多见于老年患者,肺动脉高压和心脏瓣膜病。⑤导管扭曲、打结、折断:出现导管扭曲应退出和调换。退管困难时注入冷生理盐水 10 mL。打结时可在 X 线透视下,放松气囊后退出。导管在心内打结多发生于右心室,由于导管软、管腔较小,插入过快或用力过大,可使导管扭曲打结;测压时可见导管从右心房或右心室推进 15 cm 后仍只记录到右心室或肺动脉压,X 线片即可证实。此时应将导管退出,重新插入。⑥心律失常:严密监测变化,心律失常以房性和室性早搏最常见,也有束支传导阻滞,测压时导管经三尖瓣入右心室及导管顶端触及室壁时极易诱发室性早搏。如发现室性早搏、阵发性室速要及时报告医师。一般停止前送导管,早搏即可消失,或静脉注射利多卡因控制。测压时要熟练掌握操作技术,减少导管对室壁的刺激。严重的室速、室颤立即报告医师,并及时除颤。⑦缩短置管时间预防感染:留置导管一般在 3～5 天,不超过 7 天为宜,穿刺部位每天消毒后用透明膜覆盖,便于观察有无渗血,保持清洁、干燥,如患者出现高热、寒战等症为感染所致,应立即拔管。感染可发生在局部穿刺点和切口处,也能引起细菌性心内膜炎。怀疑感染的病例应做导管尖端细菌培养,同时应用有效的抗生素。在血流动力学稳定后拔除导管,拔管时须按压穿刺点防止局部出血。

(三)血气监护

血液、气体和酸碱平衡正常是体液内环境稳定、机体赖以健康生存的一个重要方面。

1.血气分析指标

(1)动脉血氧分压(PaO_2):PaO_2 是血液中物理溶解的氧分子所产生的压力。PaO_2 正常范围 10.7～13.3 kPa(80～100 mmHg),正常值随年龄增加而下降,PaO_2 的年龄预计值=[13.75 kPa−年龄(岁)×0.057]±0.53 kPa 或[13.5 mmHg−年龄(岁)×0.42]±4 mmHg,PaO_2 低于同龄人正常范围下限者,称为低氧血症。PaO_2 降至 8.0 kPa(60 mmHg)以下时,是诊断呼吸衰竭的标准。

(2)动脉血氧饱和度(SaO_2):SaO_2 指血红蛋白实际结合的氧含量与全部血红蛋白能够结合的氧含量比值的百分率。其计算公式:SaO_2=氧合血红蛋白/全部血红蛋白×100%,正常范围为 95%～98%。动脉血氧分压与 SaO_2 的关系是氧离曲线。

(3)氧合指数:氧合指数=PaO_2/FiO_2,正常值为 53.13～66.67 kPa(400～500 mmHg)。ALI 时存在严重肺内分流,PaO_2 降低明显,提示高吸氧浓度并不能提高 PaO_2 或提高 PaO_2 不明显,故氧合指数常<40 kPa(300 mmHg)。

(4)肺泡-动脉血氧分压差[$P(A-a)O_2$]:在正常生理情况下,吸入空气时 $P(A-a)O_2$ 为 1.33 kPa(10 mmHg)左右。吸纯氧时 $P(A-a)O_2$ 正常不超过 8 kPa(60 mmHg),ARDS 时 $P(A-a)O_2$ 增大,吸空气时常可增至 6 kPa(50 mmHg);而吸纯氧时 $P(A-a)O_2$ 常可超过 13.3 kPa(100 mmHg)。但该指标为计算值,结果仅供临床参考。

(5)肺内分流量(Qs/Qt):正常人可存在小量解剖分流,一般不大于 3%。ARDS 时,由于 V/Q 严重降低,Qs/Qt 可明显增加,达 10% 以上,严重者可达 20%～30%。

以上 5 个指标常作为临床判断低氧血症的参数。

(6)动脉血二氧化碳分压($PaCO_2$):$PaCO_2$ 是动脉血中物理溶解的 CO_2 分子所产生的压力。

正常范围 $4.67\sim6.0$ kPa（$35\sim45$ mmHg）。测定 $PaCO_2$ 是结合 PaO_2 判断呼吸衰竭的类型与程度，反映酸碱平衡呼吸因素的唯一指标。当 $PaCO_2>6.0$ kPa（45 mmHg）时，应考虑为呼吸性酸中毒或代谢性碱中毒的呼吸代偿，当 $PaCO_2<35$ mmHg（4.67 kPa）时，应考虑为呼吸性碱中毒或代谢性酸中毒的呼吸代偿。

$PaO_2<8.0$ kPa（60 mmHg）、$PaCO_2<6.7$ kPa（50 mmHg）或在正常范围，为 Ⅰ 型呼吸衰竭。$PaO_2<8.0$ kPa（60 mmHg）、$PaCO_2>6.7$ kPa（50 mmHg），为 Ⅱ 型呼吸衰竭。

肺性脑病时，$PaCO_2$ 一般应 >9.3 kPa（70 mmHg）；当 $PaO_2<5.3$ kPa（40 mmHg）时，$PaCO_2$ 在急性病 >8.0 kPa（60 mmHg），慢性病例 >10.67 kPa（80 mmHg），且有明显的临床症状时提示病情严重。

吸氧条件下，计算氧合指数 <40 kPa（300 mmHg），提示呼吸衰竭。

(7)碳酸氢盐（HCO_3^-）：HCO_3^- 是反映机体酸碱代谢状况的指标。HCO_3^- 包括实际碳酸氢盐（AB）和标准碳酸氢盐（SB）。SB 和 AB 的正常范围均为 $22\sim27$ mmol/L，平均 24 mmol/L。AB 是指隔离空气的血液标本在实验条件下所测得的血浆 HCO_3^- 值，是反映酸碱平衡代谢因素的指标，当 <22 mmol/L 时，可见于代谢性酸中毒或呼吸性碱中毒代偿；大于 27 mmol/L 时，可见于代谢性碱中毒或呼吸性酸中毒代偿。SB 是指在标准条件下[即 $PaCO_2=40$ mmHg（5.33 kPa）、Hb 完全饱和、温度 37 ℃]测得的 HCO_3^- 值。它是反映酸碱平衡代谢因素的指标。正常情况下，AB＝SB；AB↑＞SB↑ 见于代谢性碱中毒或呼吸性酸中毒代偿；AB↓＜SB↓ 见于代谢性酸中毒或呼吸性碱中毒代偿。

(8)pH：pH 是表示体液氢离子浓度的指标或酸碱度，由于细胞内和与细胞直接接触的内环境的 pH 测定技术上的困难，故常由血液 pH 测定来间接了解 $pH=1/H^+$，它是反映体液总酸度的指标，受呼吸和代谢因素的影响。正常范围：动脉血为 $7.35\sim7.45$；混合静脉血比动脉血低 $0.03\sim0.05$。$pH<7.35$ 为失代偿的酸中毒[呼吸性和（或）代谢性]，$pH>7.45$ 为失代偿的碱中毒[呼吸性和（或）代谢性]。

(9)缓冲碱（BB）：BB 是血液（全血或血浆）中一切具有缓冲作用的碱（负离子）的总和，包括 HCO_3^-、血红蛋白、血浆蛋白和 HPO_4^{2-}，正常范围 $45\sim55$ mmol/L，平均 50 mmol/L。仅 BB 一项降低时，应考虑为贫血。

(10)剩余碱（BE）：BE 是在 38 ℃、$PaCO_2$ 5.3 kPa（40 mmHg）、SaO_2 100% 条件下，将血液标本滴定至 pH 7.40 时所消耗酸或碱的量，表示全血或血浆中碱储备增加或减少的情况。正常范围为 ±3 mmol/L，平均为 0。其正值时表示缓冲碱量增加；负值时表示缓冲碱减少或缺失。

(11)总 CO_2 量（TCO_2）：它反映化学结合的 CO_2 量（24 mmol/L）和物理溶解的 O_2 量（1.2 mmol/L）。正常值＝24+1.2=25.2 mmol/L。

(12)CO_2-CP：CO_2-CP 是血浆中呈化合状态的 CO_2 量，理论上应与 HCO_3^- 大致相同，但因有 $NaHCO_3$ 等因素干扰，比 HCO_3^- 偏高。

2.酸碱平衡的调节

人的酸碱平衡是由 3 套完整调节系统进行调节的，即缓冲系统、肺和肾的调节。人体正是由于有了这些完善的酸碱平衡调节机制，才确保了机体处于一个稳定的内环境的平衡状态。机体每天产生固定酸 $120\sim160$ mmol（$60\sim80$ mEq）和挥发酸 15 000 mmol（15 000 mEq），但体液能允许的 H^+ 浓度变动范围很小，正常时 pH 在 $7.35\sim7.45$ 内波动，以保证人体组织细胞赖以生存的内环境稳定。这正是由于体内有一系列复杂的酸碱平衡调节。

(1)缓冲系统:人体缓冲系统主要有4组缓冲对,即碳酸-碳酸氢盐(H_2CO_3-HCO_3^-)、磷酸二氢钠-磷酸氢二钠系统($NaH_2PO_4^-$-NaH_2PO_4)、血浆蛋白系统和血红蛋白系统。这4组缓冲对构成了人体对酸碱失衡的第一道防线,它能使强酸变成弱酸,强碱变成弱碱,或变成中性盐。但是,由于缓冲系统容量有限,缓冲系统调节酸碱失衡的作用也是有限的。碳酸-碳酸氢盐是人体中缓冲容量最大的缓冲对,在细胞内外液中起重要作用,占全血缓冲能力的53%,其中血浆占35%,红细胞占18%。磷酸二氢钠-磷酸氢二钠在细胞外液中含量不多,缓冲作用小,只占全血缓冲能力的3%,主要在肾脏排H^+过程中起较大的作用。血浆蛋白系统主要在血液中起缓冲作用,占全血缓冲能力的7%,血红蛋白系统可分为氧合血红蛋白缓冲对($HHbO_2$-HbO_2^-)和还原血红蛋白缓冲对(HHb-Hb^-),占全血缓冲能力的35%。

(2)肺的调节:肺在酸碱平衡中的作用是通过增加或减少肺泡通气量、控制排出CO_2量使血浆中HCO_3^-/H_2CO_3比值维持在20:1水平。正常情况下,当体内产生酸增加,H^+升高,肺代偿性过度通气,CO_2排出增多,使pH维持在正常范围;当体内碱过多时,H^+降低,则呼吸浅慢,CO_2排出减少,使pH维持在正常范围。但是当增高>10.7 kPa(80 mmHg)时,呼吸中枢反而受到抑制,这是由呼吸中枢产生CO_2麻醉状态而造成的结果。肺脏调节的特点是作用发生快,但调节的范围小,当机体出现代谢性酸碱失衡时,肺在数分钟内即可代偿性增快或减慢呼吸频率或幅度,以增加或减少CO_2排出。

(3)肾脏调节:肾脏在酸碱平衡调节中是通过改变排酸或保碱量来发挥作用的。其主要调节方式是排出H^+和重吸收肾小球滤出液中的HCO_3^-,以维持血浆中HCO_3^-浓度在正常范围内,使血浆中的pH保持不变。肾脏排H^+保HCO_3^-的途径有HCO_3^-重吸收、尿液酸化和远端肾小管泌氨与NH_4^+生成。与肺脏的调节方式相比,肾脏的调节酸碱平衡的特点是功能完善但作用缓慢,常需72小时才能完成;其次是肾调节酸的能力大于调节碱的能力。

3.血气监护

血气监护是利用血气监护仪,即一种将传感器放置在患者血管内或血管外不伴液体损失的仪器,间断或连续监测pH、PCO_2、PO_2。目前市售的血气监护仪一般包括传感器显示器、定标器三大部分。血管内与血管外血气监护仪的差别在于血管内血气监护仪的传感器置于动脉导管内的光缆顶端,而血管外血气监护仪的传感器则置于便携式传感器盒内,这标志着血气监护技术的新进展。总之,无论选择哪种方式进行血气分析或血气监护,护士均需从以下几个方面加强护理。

(1)熟练掌握动脉采血方法或血气监护仪:操作规程(参照生产厂家仪器使用说明)临床上,凡是需要连续观察血气及酸碱变化的患者均可进行血气监护。但要求每天须进行4~6次者,方可考虑应用血气监护仪进行连续监护。

(2)严格掌握动脉采血或血气监护时机:一般情况下,需在患者平静状态下采集动脉血标本。当患者吸氧或机械通气时,需标明吸入氧浓度、吸氧或机械通气时间、监护仪显示的指尖脉氧值和患者体温。尽量避免在患者剧烈咳嗽、躁动不安,或翻身、叩背、吸痰等强刺激后进行血气分析。

(3)耐心做好解释:动脉采血不同于静脉采血,较为少见,患者易产生恐惧和紧张的心理。操作前护士需向患者详细说明采血意义、方法和注意事项,使患者有充分的心理准备,密切配合,增加一次采血成功率。

(4)避免影响因素。可能影响血气分析结果的常见因素包括:①肝素浓度不当,一般肝素浓度应为1 000 U/mL。②采血时肝素湿润注射器管壁未排尽,剩余过量可造成 pH 下降和 PO_2 升高。③标本放置过久,可导致 PO_2 和 pH 下降。④未对体温进行校正,pH 与温度成负相关, PCO_2 和 PO_2 与温度成正相关。⑤标本中进入气泡,抽取标本时未排尽标本中的气泡,对低氧血症者影响较大。⑥误抽静脉血,一旦误抽静脉血,须及时发现,正确判断,以免影响医师对检查结果的判定。对上述影响因素,要尽量避免,如选择一次性血气分析专用注射器,标本现抽现送,立即检查。

(管玉玲)

第十节　手术后患者的护理

从患者手术结束返回病房到基本康复出院阶段的护理,称手术后护理。

一、护理评估

(一)手术及麻醉情况

了解手术和麻醉的种类和性质、手术时间及过程;查阅麻醉及手术记录,了解术中出血、输血、输液的情况,手术中病情变化和引流管放置情况。

(二)身体状况

1.生命体征

局部麻醉及小手术术后,可每4小时测量并记录一次。有影响机体生理功能的疾病、麻醉、手术等因素存在时,应密切观察。每15~30分钟测量并记录一次,病情平稳后,每1~2小时记录一次,或遵医嘱执行。

(1)体温:术后,由于机体对手术后组织损伤的分解产物和渗血、渗液的吸收,可引起低热或中度热,一般在 38.0 ℃,临床上称外科手术热(吸收热),于术后2~3天逐渐恢复正常,不需要特殊处理。若体温升高幅度过大、时间超过3天或体温恢复后又再次升高,应注意监测体温,并寻找发热原因。

(2)血压:连续测量血压,若较长时间患者的收缩压10.7 kPa(<80 mmHg)或患者的血压持续下降 0.7~1.3 kPa(5~10 mmHg)时,表示有异常情况,应通知医师,并分析原因,遵医嘱及时处理。

(3)脉搏:术后脉搏可稍快于正常,一般在90次/分以内。若脉搏过慢或过快,均不正常,应及时告知医师,协作处理。

(4)呼吸:术后,可能由于舌后坠、痰液黏稠等原因,引起呼吸不畅;也可因麻醉、休克、酸中毒等原因,出现呼吸节律异常。

2.意识

及时评估患者术后意识情况,并根据患者意识恢复的状况安排体位、陪护和其他护理工作。

3.记录液体出入量

术后,护士应观察并记录液体出入量,重点评估失血量、尿量和各种引流量,进而推算出入量是否平衡。

4.切口及引流情况

(1)切口情况:应注意切口有无出血、渗血、渗液、感染、敷料脱落及切口愈合等情况。

(2)引流情况:观察并记录引流液的性状、量和颜色;注意引流管是否通畅,有无扭曲、折叠或脱落等。

5.营养状况

术后,机体处于高代谢状态,且部分患者又需要禁食,应重点评估患者营养摄入,是否能够满足术后的需要,以便进行适当的营养支持,促进患者尽快痊愈和康复。

(三)心理-社会状况

手术结束、麻醉作用消失,度过危险期后,患者心理上有一定程度焦虑或解脱感。随后又可出现较多的心理反应,如术后不适或并发症的发生,可引起患者焦虑、不安等不良心理反应;若手术导致功能障碍或身体形象的改变,患者可能产生自我形象紊乱的问题;家属的态度及家庭经济情况,也可影响患者的心理。

二、护理诊断及合作性问题

(一)疼痛

疼痛与手术切口、创伤有关。

(二)体液不足

体液不足与术中出血、失液或术后禁食、呕吐、引流和发热等有关。

(三)营养失调

低于机体需要量,与分解代谢增高、禁食有关。

(四)生活自理能力低下

生活自理能力低下与手术创伤、术后强迫体位、切口疼痛有关。

(五)知识缺乏

常缺乏有关康复锻炼的知识。

(六)舒适的改变

舒适的改变与术后疼痛、腹胀、便秘和尿潴留等有关。

(七)潜在并发症

如出血、感染、切口裂开和深静脉血栓形成等。

三、护理措施

(一)一般护理

1.体位

应根据麻醉情况、术式和疾病性质等安置患者体位。①全麻手术:麻醉未清醒者,采取去枕平卧位,头偏向一侧,防止口腔分泌物或呕吐物误吸;麻醉清醒后,可根据情况调整体位。②蛛网膜下腔麻醉术:去枕平卧6~8小时,防止术后头痛。③硬膜外麻醉术:应平卧4~6小时。④按手术部位不同安置体位:颅脑手术后,若无休克或昏迷,可取15°~30°头高足低斜坡卧位;颈、胸部手术后多取高半坐卧位,以利于血液循环,增加肺通气量;腹部手术后,多取低半坐卧位或斜坡卧位,以利于引流,防止发生膈下脓肿,并降低腹壁张力,减轻疼痛;脊柱或臀部手术后,可取俯卧或仰卧位。

2.饮食

术后饮食应按医嘱执行,开始进食的时间与麻醉方式、手术范围及是否涉及胃肠道有关。能正常饮食的患者进食后,应鼓励患者进食高蛋白、高热量和高维生素饮食;禁食患者暂采取胃肠外营养支持。①非消化道手术:局麻或小手术后,饮食不必严格限制;椎管内麻醉术后,若无恶心、呕吐,4～6小时给予饮水或少量流质,以后酌情给半流或普食;全身麻醉术后可于次日给予流质饮食,以后逐渐给半流质或普通饮食。②消化道手术:一般在术后2～3天内禁食,待肠道功能恢复、肛门排气后开始进流质饮食,应少食多餐,后逐渐给半流质及普通饮食。开始进食时,早期应避免食用牛奶、豆类等产气食物。

3.切口护理

术后常规换药,一般隔天一次,感染或污染严重的切口应每天一次;若敷料被渗湿、脱落或被大小便污染,应及时更换;若无菌切口出现明显疼痛,且有感染迹象,应及时通知医师,尽早处理。

4.引流护理

术后有效的引流,是防止术后发生感染的重要措施。应注意:①正确接管、妥善固定,防止松脱。②保持引流通畅,避免引流管扭曲、受压或阻塞。③观察并记录引流液的量、性状和颜色。④更换引流袋或引流瓶时,应注意无菌操作。⑤掌握各类引流管的拔管指征及拔除引流管时间。较浅表部位的乳胶引流片,一般于术后1～2天拔除;单腔或双腔引流管,多用于渗液、脓液较多的患者,多于术后2～3天拔除;胃肠减压管一般在肠道功能恢复、肛门排气后拔除;导尿管可留置1～2天。具体拔管时间应遵医嘱执行。

5.术后活动

指导患者尽可能地进行早期活动。①术后早期活动的意义:增加肺活量,有利于肺的扩张和分泌物的排出,预防肺部并发症。促进血液循环,有利于切口愈合,预防压疮和下肢静脉血栓形成。促进胃肠道蠕动,防止腹胀、便秘和肠粘连。促进膀胱功能恢复,防止尿潴留。②活动方法:一般手术无禁忌的患者,当天麻醉作用消失后即可鼓励患者在床上活动,包括深呼吸、活动四肢及翻身;术后1～2天可试行离床活动,先让患者坐于床沿,双腿下垂,然后让其下床站立,稍做走动,以后可根据患者的情况、能力,逐渐增加活动范围和时间;病情危重、体质衰弱的患者,如休克、内出血、剖胸手术后、颅脑手术后,仅协助患者做双上、下肢活动,促进肢体血液循环;限制活动的患者如脊柱手术、疝修补术、四肢关节手术后,活动范围受到限制,协助患者进行局部肢体被动活动。③注意事项:在患者活动时,应注意随时观察患者,不可随便离开患者;活动时,注意保暖;每次活动不能过量;患者活动时,若出现心悸、脉速、出冷汗等,应立即辅助患者平卧休息。

(二)心理护理

患者术后往往有自我形象紊乱、担心预后等心理顾虑,应根据具体情况做好心理护理工作。为患者创造良好的环境,避免各种不良的刺激。

(三)术后常见不适的护理

1.发热

手术热一般不超过38.5℃,可暂不做处理;若体温升高幅度过大、时间超过3天或体温恢复后又再次升高,应注意监测体温,并寻找原因。若体温超过39℃者,可给予物理降温,如冰袋降温、乙醇擦浴等。必要时,可应用解热镇痛药物。发热期间应注意维护正常体液平衡,及时更换潮湿的床单或衣裤,以防感冒。

2.切口疼痛

麻醉作用消失后,可出现切口疼痛。一般术后 24 小时内疼痛较为剧烈,2～3 天后逐渐缓解,护士应明确疼痛原因,并对症护理。引流管移动所致的切口牵拉痛,应妥善固定引流管;切口张力增加或震动引起的疼痛,应在患者翻身、深呼吸、咳嗽时,用手保护切口部位;较大创面的换药前,适量应用止痛剂;大手术后 24 小时内的切口疼痛,遵医嘱肌内注射阿片类镇痛剂。必要时,可 4～6 小时重复使用或术后使用镇痛泵。

3.恶心、呕吐

多为麻醉后的胃肠道功能紊乱的反应,一般于麻醉作用消失后自然消失。腹部手术后频繁呕吐,应考虑急性胃扩张或肠梗阻。护士应观察并记录恶心、呕吐发生的时间及呕吐物的量、颜色和性质;协助其取合适体位,头偏向一侧,防止发生误吸。吐后,给予口腔清洁护理及整理床单;可遵医嘱使用镇吐药物。

4.腹胀

术后因胃肠道功能未恢复,肠腔内积气过多,可引起腹胀,多于术后 2～3 天,胃肠蠕动功能恢复、肛门排气后自行缓解,无须特殊处理。严重腹胀需要及时处理:①遵医嘱禁食、持续性胃肠减压或肛管排气。②鼓励患者早期下床活动。③针刺足三里、气海、天枢等穴位;非胃肠道手术的患者,可口服促进胃肠道蠕动的中药。肠梗阻、低血钾、腹膜炎等原因引起腹胀的患者,应及时遵医嘱给予相应处理。

5.呃逆

神经中枢或膈肌受刺激时,可出现呃逆,多为暂时性的。术后早期发生暂时性呃逆者,可经压迫眶上缘、短时间吸入二氧化碳、抽吸胃内积气和积液、给予镇静或解痉药物等处理后缓解。若上腹部手术后出现顽固性呃逆,应警惕膈下感染,及时告知医师处理。

6.尿潴留

多发生在腹部和肛门、会阴部手术后,主要由于麻醉后排尿反射受抑制、膀胱和后尿道括约肌反射性痉挛以及患者不适应床上排尿等引起。若患者术后 6～8 小时尚未排尿或虽有排尿但尿量少,应做耻骨上区叩诊。若叩诊有浊音区,应考虑尿潴留。对尿潴留者应及时采取有效措施,缓解症状。护士应稳定患者的情绪,在无禁忌证的情况下,可协助其坐于床沿或站立排尿。诱导患者建立排尿反射,如听流水声、下腹部热敷、按摩,应用镇静或止痛药,解除疼痛或用氯贝胆碱等药物刺激膀胱逼尿肌收缩。若上述措施均无效,可在严格无菌技术下导尿。若导尿量超过 500 mL 或有骶前神经损伤、前列腺增生,应留置导尿。留置导尿期间,应注意导尿管护理及膀胱功能训练。

(四)并发症的观察及处理

1.出血

(1)病情观察:一般在术后 24 小时内发生。出血量小,仅有切口敷料浸血,或引流管内有少量出血;若出血量大,则术后早期即出现失血性休克。特别是在输给足够液体和血液后,休克征象或试验室指标未得到改善,甚至加重或一度好转后又恶化,都提示有术后活动性出血。

(2)预防及处理:术后出血,应以预防为主,包括手术时,严密止血,切口关闭前严格检查有无出血点;有凝血机制障碍者,应在术前纠正凝血障碍。出血量小(切口内少量出血)的患者,更换切口敷料,加压包扎;遵医嘱应用止血药物止血;出血量大或有活动性出血的患者,应迅速加快输液、输血,以补充血容量,并迅速查明出血原因,及时通知医师,完善术前准备,准备进行手术止血。

2.切口感染

(1)病情观察:指清洁切口和沾染切口并发感染,常发生于术后 3～4 天。表现为切口疼痛加重或减轻后又加重,局部常有红、肿、热、痛或触及波动感,甚至出现脓性分泌物。全身表现有体温升高、脉搏加速、白细胞计数和中性粒细胞比例增高等。

(2)预防及处理:严格遵守无菌技术原则;注意手术操作技巧,防止残留无效腔、血肿,切口内余留的线过多、过长等;加强手术前后处理,术前做好皮肤准备,术后保持切口敷料的清洁、干燥和无污染;改善患者营养状况,增强抗感染能力。一旦发现切口感染,早期应勤换敷料、局部理疗、遵医嘱使用抗菌药物。若已形成脓肿,应拆除部分缝线,敞开切口,通畅引流,创面清洁后,考虑做二期缝合,以缩短愈合时间。

3.切口裂开

(1)病情观察:多见于腹部手术后,时间上多在术后 1 周左右。主要原因常有营养不良、缝合技术存在缺点、腹腔内压力突然增高和切口感染等。一种是完全裂开,一种是不完全裂开。完全裂开往往发生在腹内压突然增加时,患者自觉切口剧疼和突然松开,有大量淡红色液体自切口溢出,可有肠管和网膜脱出;不完全性切口裂开,是指除皮肤缝线完整,深层组织裂开,线结处有血性液体渗出。

(2)预防:手术前纠正营养不良状况;手术时,避免强行缝合,采用减张缝合,术后适当延缓拆线时间;手术后切口处用腹带包扎,咳嗽时,注意保护切口,并积极处理其他原因引起的腹内压增高;预防切口感染。

(3)处理:一旦发现切口裂开,应及时处理:完全性切口裂开时,应立即安慰患者,消除恐惧情绪,让患者平卧,立即用无菌等渗盐水纱布覆盖切口,并用腹带包扎,通知医师,护送患者进手术室重新缝合;若有内脏脱出,切忌在床旁还纳内脏,以免造成腹腔内感染。切口部分裂开或裂开较小时,可暂不手术,待病情好转后择期进行切口疝修补术。

4.肺不张及肺部感染

(1)病情观察:常发生在胸、腹部大手术后,多见于慢性肺气肿或肺纤维化的患者,长期吸烟更易发生。这些患者因肺弹性减弱,术后呼吸活动受限,分泌物不易咳出,易堵塞支气管,造成肺部感染及肺不张。开始表现为发热、呼吸和心率加快,持续时间长,可出现呼吸困难和呼吸抑制。体检时,肺不张部位叩诊呈浊音或实音,听诊呼吸音减弱、消失或为管样呼吸音。血气分析示 PaO_2 下降和 $PaCO_2$ 升高,继发感染时,血白细胞计数和中性粒细胞比例增加。

(2)预防:术前做好呼吸锻炼,胸部手术者加强腹式深呼吸训练,腹部手术者加强胸式深呼吸训练。手术前 2 周停止吸烟,有呼吸道感染、口腔炎症等情况者,待炎症控制后再手术。全麻手术拔管前,吸净气管内分泌物,术后鼓励患者深呼吸、有效咳嗽,同时可应用体位引流或给予雾化吸入。

(3)处理:若发生肺不张,做如下处理。遵医嘱给予有效抗菌药物预防和控制炎症。应鼓励患者深吸气,有效咳嗽、咳痰,帮助患者翻身拍背,协助痰液排出。无力咳嗽排痰的患者,用导管插入气管或支气管吸痰,痰液黏稠应用雾化吸入稀释。有呼吸道梗阻症状、神志不清、呼吸困难者,做气管切开。

5.尿路感染

(1)病情观察:手术后尿路感染与导尿管的插入和留置密切相关,尿潴留是基本原因。分为下尿路感染和上尿路感染。下尿路感染主要是急性膀胱炎,常伴尿道炎和前列腺炎,主要表现为尿频、尿急、尿痛和排尿困难,一般无全身症状。尿常规检查有较多红细胞和脓细胞。上尿路感染主要是肾盂肾炎,多见于女性,主要表现为畏寒、发热和肾区疼痛,血常规检查白细胞计数增高。中段尿镜检有大量白细胞和脓细胞,做尿液培养可明确菌种,为选择抗菌药物提供依据。

(2)预防与处理:及时处理尿潴留,是预防尿路感染的主要措施。鼓励患者多饮水,保持每天尿量在1 500 mL以上,并保持排尿通畅。根据细菌培养和药敏实验验选择有效抗菌药物治疗,残余尿在50 mL以上者,应留置导尿,放置导尿管时,应严格遵守无菌操作原则。遵医嘱给患者服用碳酸氢钠,以碱化尿液,减轻膀胱刺激症状。

6.深静脉血栓形成和血栓性静脉炎

(1)病情观察:多发生于术后长期卧床、活动少或肥胖患者,以下肢多见。患者感觉小腿疼痛。检查肢体肿胀、充血,有时可触及索状物,继之可出现凹陷性水肿,腓肠肌挤压试验或足背屈曲试验阳性。常伴体温升高。

(2)预防与处理:强调早期起床活动。若不能起床活动的患者,指导患者学会做踝关节伸屈活动的方法,或采用电刺激、充气袖带挤压腓肠肌以及被动按摩腿部肌肉等方法,加速静脉血回流。术前,可使用小剂量肝素皮下注射,连续使用5～7天,有效防止血液高凝状态。一旦发生深静脉血栓或血栓性静脉炎,应抬高、制动患肢,严禁局部按摩及经患肢输液,同时遵医嘱使用抗凝剂、溶栓剂或复方丹参液滴注。必要时,手术取出血栓。

(五)健康指导

(1)心理保健:某些患者因手术致残,形象改变,从而使心态也发生改变。要指导患者学会自我调节、自我控制,提高心理适应能力和社会活动能力。

(2)康复知识:指导患者进行术后功能锻炼,教会患者自我保护、保健知识。教会患者缓解不适及预防术后并发症的简单方法。

(3)营养与饮食:指导患者建立良好的饮食卫生习惯,合理的摄入营养,促进康复。

(4)合理用药:指导患者按医师开具的出院带药,按时按量服用、讲解服药后的毒副反应及特殊用药的注意事项。

(5)按时随访。

(管玉玲)

第十一节　神经外科手术的护理

神经外科作为一门独立的学科是在19世纪末神经病学、麻醉术、无菌术发展的基础上诞生的。神经外科是医学中最年轻、最复杂而又发展最快的一门学科。神经外科是外科学的分支,包括颅脑损伤、脑肿瘤、脑血管畸形、脊髓病变。神经外科又可分出颅底外科、脑内镜、功能神经外科等。下面以几个经典神经外科手术为例,介绍手术的护理配合。

一、颅内动脉瘤夹闭术的护理配合

颅内动脉瘤是当今人类致死、致残最常见的脑血管病。颅内动脉瘤是脑动脉上的异常膨出部分,指血管壁上浆果样的或先天性的突起,可能是血管先天性的缺陷或血管壁变性引起,通常发生在脑底动脉环的大血管分叉处。颅内动脉瘤分类:颈内动脉瘤(30%～40%)、前交通动脉瘤(30%)、大脑中动脉瘤(20%)、大脑后动脉瘤(1%)、椎基底动脉瘤(10%)。颅内动脉瘤夹闭术手术治疗的原则是将动脉瘤排除于血循环之外,使之免于再破裂,同时保持载瘤动脉的通畅,防止发生脑缺血。

(一)主要手术步骤及护理配合

1.手术前准备

手术患者行全身麻醉,手术体位为仰卧位,患侧肩下垫一小枕,头向右倾斜30°～45°,上半身略抬高,脑外科头架固定。双眼涂金霉素眼药膏并用眼贴膜覆盖保护,双耳塞干棉球保护,以免消毒液流入眼和耳内。头部手术皮肤消毒时,应由手术区中心部向四周涂擦,包括头部及前额。消毒范围包括手术切口周围15～20 cm的区域。按照神经外科手术铺巾法建立无菌区域。

2.主要手术步骤

(1)铺巾:按常规皮肤消毒铺巾。

(2)切开头皮:传递22号大圆刀切开皮肤,传递头皮夹,夹住皮肤切口止血。

(3)皮瓣形成:以锐性分离法将皮瓣沿帽状腱膜下游离,并向后翻开皮瓣。

(4)骨瓣形成:传递骨膜剥离器剥离骨膜,暴露颅骨,选择合适的钻孔部位,安装并传递气钻或电钻进行钻孔,并用铣刀铣开骨瓣。

(5)切开硬脑膜:打开硬脑膜前传递腰穿针行脑脊液引流;传递蚊氏钳提夹,11号尖刀切开硬脑膜一小口,传递解剖剪(又称"脑膜剪")扩大切口,圆针0号慕丝线悬吊。

(6)游离载瘤动脉:传递显微弹簧剪刀切开蛛网膜,神经剥离子协助轻轻剥开;传递脑压板,其下垫脑棉牵开并保护脑组织;传递小号显微吸引器、双极电凝暴露肿瘤邻近的血管及神经组织,逐步游离载瘤动脉的近端和远端、瘤颈直至整个瘤体。

(7)确认和夹闭动脉瘤:夹闭动脉瘤,根据情况选择合适长短及角度的动脉瘤夹蘸水后,与施夹钳一同传递。

(8)切口缝合:逐层关闭切口,放置引流,骨瓣覆盖原处并使用连接片和螺钉固定,传递圆针慕丝线依次缝合颞肌筋膜、帽状腱膜,缝合皮下组织,角针慕丝线缝合皮肤。

3.术后处置

为手术患者包扎伤口,戴上弹力帽,注意保护耳郭避免受压。检查受压部位皮肤,固定引流管,护送手术患者入神经外科监护室进行交接。

(二)围术期特殊情况及处理

1.急诊手术的术前准备

接到急诊手术通知单,立即选择安排特别洁净或标准洁净手术室,联系急诊室或者病房做好术前准备,安排人员转运患者(病情危重的手术患者必须由手术医师陪同送至手术室)。

(1)环境准备:手术室温度保持在23～25 ℃,湿度保持在40%～60%。严格根据手术间面积控制参观人员,1台手术不得超过3名。

(2)特殊器械准备:显微持针器、显微弹簧剪刀、显微枪形镊、各种型号的显微吸引器、神经剥离子、各种型号动脉瘤夹及施夹钳、可调节吸引器、多普勒探头、多普勒血流测定仪。

(3)特殊物品准备:7～9"0"的血管缝线、"纤丝速即纱"止血材料和3%罂粟碱溶液。

(4)辅助物品准备:准备带有腰穿针留置孔的手术床及两套负压吸引装置。

同时通知手术医师及麻醉医师及时到位,三方进行手术患者安全核查,保证在最短时间内开始手术。

2.腰椎穿刺术手术体位

术前腰穿留置针的操作应在全麻后进行,避免刺激患者诱发动脉瘤的破裂出血。具体配合方法如下(图12-15)。

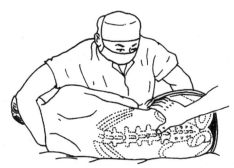

图 12-15 腰椎穿刺术

(1)调整体位:手术患者行全身麻醉后,巡回护士与手术医师、麻醉师一同缓慢地将手术患者翻转呈侧卧位,背齐床沿,头部和两膝尽量向胸部屈膝,腰背部向后弓起,使棘突间的椎间隙变宽,利于腰穿针进入鞘膜囊内,巡回护士站于手术患者前面,帮助固定体位并保护手术患者以防坠床,配合麻醉师行腰穿。

(2)保护腰穿针头:完成腰穿留置引流后,立即用无菌小纱布保护腰穿针头,胶布固定,避免针芯脱落。

(3)确认腰穿留置针位置:手术医师、麻醉师共同将手术患者向床中央稍稍移动,其中一人用手轻扶腰穿针,巡回护士负责观察、确认腰穿留置针与手术床中央留置孔的位置相吻合后,共同将手术患者安置成仰卧位。

(4)术中监测:地面与手术床上留置孔的相应部位放置药碗(当腰穿针开放时可存取脑脊液)。加强巡视和检查,并按照要求进行相应特殊检查。

3.动脉瘤手术过程中的药物管理

对于手术台上使用的各种药物,巡回护士必须与洗手护士严格核对;无菌台上的术中用药,洗手护士必须加强管理,以防混淆或错用。

(1)药物标识规范:手术台上所有的药物以及盛放药物的容器(包括注射器、药杯、药碗)必须有明确的标识,其上注明药物名称、浓度、剂量。

(2)杜绝混淆:无菌台上第一种药物未做好标识前,不可传递第二种药物至无菌台。

(3)特殊药物的配合:当需解除血管痉挛时,递显微枪形镊夹持含有3%罂粟碱溶液的小脑棉湿敷载瘤动脉5分钟。

(4)严格区分放置:注射药、静脉输液、消毒液必须严格区分放置,标识清晰。外观相似或读音相近的药物必须严格区分放置。

4.颅内动脉瘤过早破裂

颅内动脉瘤破裂是手术中的危急情况,必须及时、恰当处理,主要方法包括以下几种。

(1)指压法:巡回护士或台下医师协助压迫颈动脉,手术医师在颅内暂时阻断载瘤动脉,制止出血,同时处理颅内动脉瘤。洗手护士传递两只大号吸引器,手术医师迅速清除手术视野内的血液,找到动脉瘤破口,立即用其中一只吸引器对准出血点,迅速游离和处理动脉瘤。

(2)吸引器游离法:洗手护士传递大号显微吸引器,手术医师将动脉瘤吸住后,迅速夹闭瘤颈,该法适用于瘤颈完全游离,如使用不当可引起动脉瘤破口再次扩大。

(3)压迫止血法:洗手护士根据要求传递比破口小的锥形吸收性明胶海绵,手术医师将起头端插入动脉瘤破口处,并传递小型脑棉,在其外覆盖,同时传递小型显微吸引器轻压片刻后,迅速游离动脉瘤。

(4)双极电凝法:仅适用于颅内动脉瘤破口小且边缘整齐的情况下。洗手护士准确快速传递双极电凝镊,手术医师用其夹住出血部位,启动电凝,帮助止血。

5.脑棉的使用和清点

神经外科手术风险大、难度高、手术时间长,脑棉的清点工作是神经外科手术护理的重点和难点,应按照以下方法进行。

(1)术前清点:术前洗手护士应提前洗手,保证充分的时间进行脑棉的清点和整理。由洗手护士和巡回护士两人共同清点脑棉,并记录于手术护理记录单上。清点脑棉时应特别注意,脑棉以 10 块 1 包装,每台手术以 50 块为基数。清点脑棉时需细致谨慎,应及时发现是否存在两块脑棉重叠放置的现象。此外必须检查每一块脑棉的完整性,确认每一块脑棉上带有牵引线。

(2)术中管理:传递脑棉时,需将脑棉平放于示指的指背上或手背上,光面向前,牵引线向后。术中添加脑棉也必须及时清点并记录。添加脑棉时,同样以 10 块的倍数进行添加。术中严禁手术医师破坏脑棉的形状,如修剪脑棉或撕扯脑棉。巡回护士应及时捡起手术中掉落的脑棉并放至指定位置。

(3)关闭脑膜前清点:必须确认脑棉的数量准确无误方可关闭并记录。关闭脑膜后必须再次确认脑棉的数量准确无误并记录。

二、后颅肿瘤切除手术的护理配合

后颅肿瘤是指小脑幕下的颅后窝肿瘤,常见有小脑、脑桥小脑角区、第四脑室、斜坡、脑干、枕大孔区肿瘤等。经临床和影像学检查证实的后颅肿瘤,除非有严重器质性病变不宜开颅者,一般均应手术治疗,根据手术部位常采用正中线直切口、钩状切口、倒钩形切口。此节以最典型和最常用的枕下正中切口后颅窝开颅术为例说明手术入路及手术配合。

(一)主要手术步骤及护理配合

1.术前准备

手术患者行全身麻醉,手术体位为俯卧位,上半身略抬高,头架固定。双眼涂金霉素眼药膏并用眼贴膜覆盖保护,双耳塞棉花球保护,以免消毒液流入眼和耳内。头部手术皮肤消毒时,应由手术区中心向四周涂擦。消毒范围要包括手术切口周围15~20 cm 的区域。按照神经外科手术铺巾法建立无菌区域。

2.手术步骤

(1)常规皮肤消毒铺巾。

(2)切开头皮:传递 22 号大圆刀切开皮肤,传递头皮夹,夹住皮肤切口止血。

(3)牵开肌层:传递骨膜剥离器分离两侧附着于枕骨的肌肉及肌腱,显露寰椎后结节和枢椎棘突,传递乳突拉钩或梳式拉钩用于牵开肌层。

(4)骨窗形成:传递气钻或电钻在枕骨鳞部钻一孔,并传递鼻甲咬骨钳扩大骨窗,向上至横

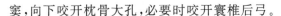

窦,向下咬开枕骨大孔,必要时咬开寰椎后弓。

(5)切开并悬吊硬脑膜:传递蚊氏钳提夹,11 号尖刀切开硬脑膜一小口,传递解剖剪扩大切口,圆针0 号慕丝线悬吊。

(6)肿瘤切除并止血:传递取瘤钳,分块切取肿瘤,传递止血纱布进行止血。

(7)清点脑棉,缝合硬脑膜。

(8)切口缝合:逐层关闭切口,放置引流,严密缝合枕下肌肉、筋膜,缝合皮下组织和皮肤。

3.术后处置

为手术患者包扎伤口,戴上弹力帽,注意保护耳郭,检查受压部位皮肤,固定引流管,护送患者入复苏室进行交接。处理术后器械及物品。

(二)围术期特殊情况及处理

1.小脑肿瘤切除术的术前准备

小脑手术部位深,手术复杂,对护理的配合要求高,因此,手术室护士应尽最大可能做好充分的手术准备。具体包括以下。

(1)环境准备:安排入特别洁净或标准洁净手术室,手术室温度保持在 23～25 ℃,湿度保持在40％～60％。严格根据手术间面积控制参观人员,1 台手术不得超过 3 名。

(2)特殊器械及物品准备:头架、气钻、显微镜、一次性显微镜套、超声刀、吸收性明胶海绵、骨蜡、电刀、双极电凝、负压球、医用化学胶水、脑棉、显微弹簧剪、显微枪形剪、枪形息肉钳等。

(3)常规用品准备:术前了解手术患者病情、手术部位,根据手术患者的体型、手术体位等实际情况准备手术所需常规用品。

(4)抢救用品准备:充分估计术中可能发生的意外,提前准备好各种抢救用品。对出血比较多的手术如巨大脑膜瘤等,应事先准备两路吸引器。

2.患者俯卧位的摆放

摆放体位之前,巡回护士应做好充分的准备;将体位垫(4～5 个)呈三角形放于手术床上,体位垫的大小选择根据手术患者的体型确定,体位垫上的布单应保持平整,无皱褶、无潮湿。

手术患者在接受全身麻醉后,巡回护士脱去患者衣服,双臂放于身体两旁,用中单加以固定,防止在翻身时肩关节、肘关节扭曲受伤。然后巡回护士与手术医师、麻醉师同时将患者抬起缓慢翻转到手术床上呈俯卧位;注意其中手术医师托住患者颈肩部和腰部,巡回护士托住患者臀部和窝部,麻醉师注意避免气管插管、输液管及导尿管脱落;同时应注意保持头、颈、胸椎在同一水平上旋转。翻转成功后巡回护士根据需要调整体位垫,保证胸腹悬空不受压,四肢处于功能位,全身各个部位得到妥善固定。

3.术中观察

术中还应巡逻护士要密切观察生命体征的变化,观察四肢有无受压、静脉回流是否畅通等。注意保持静脉通路和导尿管的通畅,特别是应手术需要在手术进行中挪动患者体位或疑似患者体位有变动时必须立即检查。常规状态下每1～2 小时观察一次。

4.超声刀的连接和使用

脑外科专用超声刀设备较为昂贵,使用要求高,手术室护士应正确使用,以确保其发挥最大的效能。

(1)超声刀使用流程(图 12-16)。

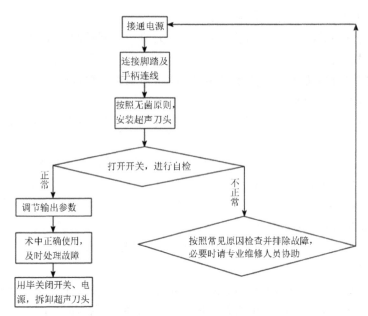

图 12-16　超声刀使用流程图

（2）脑外科专用超声刀使用前的操作要点包括：①先插上电源，连接踏脚和机器，打开机器开关。检查仪器是否完好。②吸引瓶内采用一次性带止逆阀吸引袋，并连接机器。③洗手护士正确无误地衔接好超声刀手柄电线、吸引管、冲洗管并将三者合一，妥善固定，将其远端传递给辅助护士。巡回护士分别将超声刀插头、吸引管、冲洗管与机器相应插口及冲洗液连接。④巡回护士根据需要调节吸引力、超声频率、冲洗液流量至最合适的范围。

（3）脑外科专用超声刀仪使用时的注意事项：①超声刀头置于安全稳妥的地方，刀头不可触及任何物品。②及时擦净超声刀头上的血迹并吸取生理盐水保持吸引头通畅。③当仪器处于工作状态时，手远离转轴。

（4）脑外科专用超声刀使用后的注意事项：①脚踩踏脚开关，用超声刀头吸生理盐水 200 mL 冲洗超声刀头中的管腔，然后关闭电源开关。②超声刀头用湿纱布擦拭干净，禁止放在含酶的消毒液中，应送环氧乙烷灭菌。③收好电源电线、踏脚开关等物件，吸引袋按一次性医疗废弃物处理。④登记使用情况。

5.神经外科手术中显微镜的使用

显微镜是神经外科手术最为常用的仪器设备之一，护士应掌握正确的使用和维护保养方法，从而为患者提供安全的治疗，同时延长物品的使用寿命。

（1）使用前的注意事项：①接通电源，连接视频线至彩色监视器，打开电源开关。②根据手术部位调整好助手镜的位置，打开显微镜开关。检查显微镜的各项功能，如聚焦、调整平衡等。目镜的屈光度数，使图像清晰度与助手镜和监视器一样。③拉直显微镜臂，用无菌显微镜套将显微镜套好。

（2）使用中的注意事项：①洗手护士在手术显微镜下配合手术时，要特别注意显示屏上显示的手术操作及进展，主动与主刀医师配合。②传递器械动作幅度要小，做到轻、稳、准。做到一手递，一手接，保证医师在接后即能用。③传递脑棉时，根据需要将不同大小的脑棉传递到医师的视野内。④做各种操作时绝对不可倚靠及碰撞手术床及显微镜底座，以免影响手术区域及操作。

（3）使用后的注意事项：①关闭手术显微镜光源，打开固定器，将显微镜推离手术区。②将手术显微镜镜臂收起，缩至最短距离，注意保护镜头。③关闭总电源，收好电源线和视频线，将手术显微镜放置原位，固定底座开关。④取下手术显微镜套后，应检查手术显微镜上有无血迹，清洁擦拭干净。⑤按要求在专用登记本上记录显微镜使用状况。

（4）保养的注意事项：①手术显微镜的镜头是整个机器的心脏，非常娇贵，所以每次使用后，要用镜头专用纸清洁镜头，禁用粗糙的物品擦拭，防止出现划痕，影响镜头的清晰程度。②勿用乙醇、乙醚等有机溶剂擦拭镜身，可用软布蘸水擦拭；各个螺丝和旋钮不要拧得过紧或过松。③关闭显微镜时，要先将调节光源旋钮旋至最小，再将光源电源关闭，最后关闭显微镜电源开关，以延长灯泡的使用寿命。④随时记录手术显微镜的使用情况、性能、故障及解决方法。⑤手术显微镜应放置于干净、干燥通风的地方，注意避免碰撞。⑥显微镜通常处于平衡状态，无特殊要求，不要轻易调节。⑦专人负责检查，设专用登记本，每次使用后需登记情况并签名。⑧每 3 个月由专业人员做一次预防性维修和保养，每年进行一次安全性检查。

（王　静）

第十二节　普外科手术的护理

普外科是外科领域中历史最长、发展较全面的学科。该学科内容广泛，是外科其他各专业学科的基础；其范围较大，除了各个专业学科，如颅脑外科、骨科、整形外科、泌尿外科等之外，其余未能包括在专科范围内的内容均属于普外科的范畴。普外科手术以腹部外科为基础，还包括了甲状腺疾病、乳腺疾病，周围血管疾病等。在实际工作中，普外科又可分出一些学科，如胃肠外科、肛肠外科、肝胆外科、胰腺外科、周围血管外科等。下面以几个经典的普通外科手术为例，介绍手术的护理配合。

一、急性肠梗阻手术的护理配合

小肠分为十二指肠、空肠和回肠三部分，十二指肠起自胃幽门，与空肠交接处为十二指肠悬韧带（Treitz 韧带）所固定。回肠末端连接盲肠，并具回盲瓣。空肠和回肠全部位于腹腔内，仅通过小肠系膜附着于腹后壁。肠梗阻是指肠内容物不能正常运行、顺利通过肠道，是外科常见急腹症之一常为物理性或功能性阻塞，发病部位主要为小肠。小肠梗阻是指小肠肠腔发生机械性阻塞或小肠正常生理位置发生不可逆变化，如肠套叠、肠嵌闭和肠扭转等。绝大多数机械性肠梗阻需作外科手术治疗，缺血性肠梗阻和绞窄性肠梗阻更需及时急诊手术处理。

（一）主要手术步骤及护理配合

1.手术前准备

手术患者取仰卧位，行全身麻醉。切口周围皮肤消毒范围为：上至剑突、下至大腿上 1/3，两侧至腋中线。按照腹部正中切口手术铺巾法建立无菌区域。

2.主要手术步骤

（1）经腹正中切口开腹：22 毕翠凤大圆刀切开皮肤，电刀切开皮下组织、腹白线、腹膜，探查腹腔。

（2）分离：切开相应肠系膜，分离、切断肠系膜血管，传递血管钳2把钳夹血管，解剖剪剪断，慕丝线结扎或缝扎。

（3）分别切断肠管近远端：传递肠钳钳夹肠管，15号小圆刀于两肠钳间切断，移除标本，传递碘伏棉球擦拭残端（图12-17）。

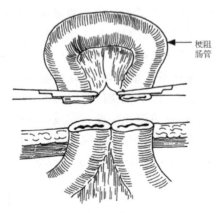

梗阻肠管

图 12-17　切断肠管

（4）关闭腹腔：传递温生理盐水冲洗腹腔；放置引流管，三角针慕丝线固定；传递可吸收缝线或圆针慕丝线关腹。

（5）行肠肠吻合：对拢肠两断端，传递圆针慕丝线连续缝合或传递管型吻合器吻合（图12-18）。

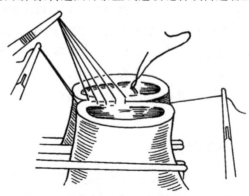

图 12-18　肠肠吻合

（6）关闭肠系膜裂隙：传递圆针慕丝线或可吸收缝线间断缝合（图12-19）。

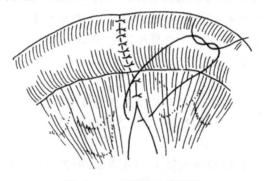

图 12-19　关闭肠系膜裂隙

（二）围术期特殊情况及处理

1.急诊手术，病情危急

手术室值班护士接到急诊手术通知单，立即安排手术间，联系相关病房做好术前准备，安排人员转运患者（病情危重的手术患者必须由手术医师陪同送至手术室）。

手术室护士按照手术要求，备齐手术器械及仪器等设备，如高频电刀、超声刀、负压吸引装置，检查仪器功能，并调试至备用状态。同时应预计可能出现的突发事件和可能需要的物品，以备不时之需。如这位患者为剖腹探查手术，除了肠道切除和吻合外，可能存在肠道破裂、腹腔污染的可能，因此必须备齐大量冲洗液体。

同时应通知手术医师及麻醉师及时到位，三方进行手术患者手术安全核查，保证在最短时间内开始手术。

2.肠道吻合的护理配合

肠道吻合器是临床常用的外科吻合装置之一，在手术使用时，主要做好以下护理配合。

（1）型号选择：应按照医师要求，根据肠腔直径和吻合位置，目测或利用测量器，选择不同型号的吻合器，目前常用的肠道吻合器型号有25～34号，并分直线和弯型吻合器。

（2）严格核对：手术医师要求使用32号直线型管型吻合器吻合肠腔，由于吻合器价格较为昂贵，为一次性高值耗材，巡回护士在打开吻合器外包装之前必须再次与手术医师认真确认吻合器的型号、规格，检查有效期及外包装完整性，均符合要求方可打开使用。

（3）配合使用：洗手护士将抵钉座组件取下交予手术医师，手术医师将抵钉座与吻合器头部分别放入将欲吻合的消化管两端，旋转吻合器手柄末端调节螺母，通过弹簧管及吻合器头部伸出的芯轴，将抵钉座连接固定于吻合器头部。医师进行击发，完成肠管钉合并切除消化管腔内多余的组织。

（4）使用后处置：吻合完成后，配合医师共同检查切下的组织切缘是否完整成环，以保证不出现吻合口瘘。吻合器使用后，按照一次性医疗废弃物标准处理，严禁任何人员将使用过的吻合器带出手术室。

二、甲状腺手术的护理配合

甲状腺是人体最大的内分泌腺体，位于甲状软骨下方，紧贴于气管两旁，由中央的峡部和左右两个侧叶构成。甲状腺由两层被膜包裹，内层被膜称甲状腺固有被膜，紧贴腺体并伸入到腺实质内；外层被膜称甲状腺外科被膜，易于剥离，两层被膜之间有甲状腺动、静脉、淋巴结、神经和甲状旁腺等，因此手术时分离甲状腺应在此两膜间进行。当单纯性甲状腺肿压迫气管、食道、喉返神经等引起临床症状，或巨大单纯甲状腺肿物影响患者生活工作，或结节性甲状腺肿有甲状腺功能亢进或恶变，或甲状腺良性肿瘤都应行甲状腺大部或部分（腺瘤小）切除，其中甲状腺腺瘤是最常见的甲状腺良性肿瘤。

（一）主要手术步骤及护理配合

1.手术前准备

手术患者取垂头仰卧位，行全身麻醉。切口周围皮肤消毒范围为：上至下唇，下至乳头连线，两侧至斜方肌前缘。

2.主要手术步骤

（1）切开皮肤、皮下组织及肌肉：传递22号大圆刀在胸骨切迹上两横指处切开皮下组织及颈阔肌。

（2）分离皮瓣：传递纱布，缝合在上下皮瓣处，牵引和保护皮肤；传递组织钳提起皮肤，电刀游离上、下皮瓣。

（3）暴露甲状腺：纵形打开颈白线，传递甲状腺拉钩牵开两侧颈前带状肌群，暴露甲状腺。

（4）处理甲状腺血管：传递圆针慕丝线缝扎甲状腺上动脉和上静脉、甲状腺下动脉和下静脉。

（5）处理峡部：传递血管钳或直角钳分离并钳夹峡部，传递15号小圆刀或解剖剪切除峡部。

（6）切下甲状腺组织：传递血管钳或蚊氏钳，沿预定切线依次钳夹，传递15号小圆刀切除，取下标本，切除时避免损伤喉返神经。传递慕丝线结扎残留甲状腺腺体，传递圆针慕丝线间断缝合甲状腺被膜。

（7）冲洗切口，置引流管，关切口：生理盐水冲洗，传递吸引器吸尽冲洗液并检查有无活动性出血；放置负压引流管置于甲状腺床，传递三角针慕丝线固定；传递圆针慕丝线依次缝合颈阔肌、皮下组织，三角针慕丝线缝合皮肤，或使用无损伤缝线进行皮内缝合，或使用专用皮肤吻合皮钉吻合皮肤。

（二）围术期特殊情况及处理

1.甲状腺次全切除术患者体位

甲状腺次全切除术的手术患者应放置垂头仰卧位，该体位适用于头面部及颈部手术。在手术患者全麻后，巡回护士与手术医师、麻醉师一同放置体位。放置垂头仰卧位时除了遵循体位放置一般原则外，还需注意：①在仰卧位的基础上，双肩下垫一肩垫平肩峰，抬高肩部20°，使头后仰颈部向前突出，充分暴露手术野。②颈下垫颈枕，防止颈部悬空。③头下垫头圈，头两侧置小沙袋，固定头部，避免术中移动。④双手平放于身体两侧并使用中单将其保护、固定。⑤双膝用约束带固定。

2.甲状腺手术术中发生电刀故障

术中发生高频电刀报警，电刀无法正常工作使用，巡回护士应先检查连接线各部分完整性以及电刀连接线与电刀主机、电极板连接线与电刀主机的连接处，避免连接线折断或连接部位接触不紧密的情况发生；查看电极板与手术患者身体部位贴合是否紧密，是否放置在合适部位，当进行以上处理后问题仍未解除，应更换电刀头，如仍无法正常使用，更换高频电刀主机，及时联系厂家维修。此外，当手术医师反映电刀输出功率不够，要求加大功率时，巡回护士不可盲目加大功率，造成手术患者发生电灼伤隐患；应积极寻找原因，检查电刀各连接线连接是否紧密的同时，提醒洗手护士及时清除电刀头端的焦痂，保持良好传导性能。

3.手术并发症

手术患者在拔管后突然自觉呛咳、胸闷、心悸、呼吸困难、氧饱和度下降等情况，说明很可能由于手术止血不彻底，形成了切口内血肿。应立即通知手术医师及麻醉师进行抢救，并查看手术患者情况：若伤口敷料有渗血、颈部肿胀、负压引流内有大量新鲜血液，则可初步判断为切口内出血所致，应立即备好手术器械，准备二次手术止血。手术室护士首先应配合麻醉师再次气管插管，保持呼吸道通畅；传递线剪或拆钉器，协助手术医师打开切口，清除血肿，解除对气管的压迫，寻找并结扎出血的血管或组织，如手术患者情况仍无改善，则立即行气管切开。

三、肝移植手术的护理配合

移植术是指将一个体的细胞、组织或器官用手术或其他方法，移植到自体或另一个体的某一部位。人体移植学科的发展是 20 世纪医学最杰出的成就之一。从最早开展的输全血,到肾、肝、心、胰腺和胰岛、肺、甲状旁腺等器官组织的移植,一直发展到心肺、心肝、胰肾联合移植和腹内多器官联合移植,移植手术的操作技术和移植效果都取得了巨大成就。

　　近 15 年来,伴随外科技术、器官保存水平、免疫抑制剂运用等各医疗领域技术发展,作为移植手术中难度较高的肝移植也取得了飞速发展,成为治疗末期肝病的首选方法。目前,全世界肝移植中心已超过 30 个,每年平均以 8 000 例次为基数持续上升。标准的肝移植术式为原位肝移植,近年来创新多种术式,包括减体积性肝移植、活体部分肝移植、劈离式肝移植、背驮式原位肝移植(图 12-20)等,其中活体肝移植是指从健康捐肝人体上切取部分肝脏作为供肝移植给患者的手术方式,其已成为众多先天性胆道闭锁患儿治疗的唯一选择。

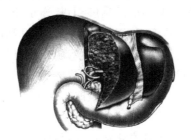

图 12-20　背驮式肝移植

（一）主要手术步骤及护理配合

1.手术前准备

　　(1)物品准备:准备肝移植器械、肝移植双支点自动拉钩、肝移植显微器械及常用敷料包。准备高频电刀、负压吸引装置、氩气刀、变温毯、保温箱、DSA-C 臂机、各种止血物品。

　　(2)患者准备:患者放置仰卧位,行全身麻醉。手术医师进行切口周围皮肤消毒,范围为上至颈,下至大腿中上 1/3,包括会阴部,两侧至腋中线。

　　(3)核对:手术划皮前巡回护士、手术医师和麻醉师三方进行 Time Out 核对患者身份、手术方式、术前备血情况等。

2.供体手术主要手术步骤

　　活体肝移植包括供体手术和受体手术两部分,供体手术通常为左半肝切除,具体操作如下。

　　(1)上腹部 L 形切口进腹:传递 22 号大圆刀划开皮肤;传递两把有齿镊、高频电刀配合常规进腹。

　　(2)安装肝移植悬吊拉钩:传递大纱布保护切口,按顺序安装悬吊拉钩。

　　(3)切除胆囊,进行胆道造影:传递小分离钳、无损伤镊、解剖剪游离胆囊和胆囊管,丝线结扎。传递硅胶管和抽有造影剂的 20 mL 针筒配合术中造影。

　　(4)解剖第一肝门:传递小分离钳、解剖剪进行游离;传递橡皮悬吊带牵引左肝动脉、门静脉左支。

　　(5)阻断左肝动脉、门静脉左支:传递无损伤镊、血管阻断夹进行阻断。

　　(6)切除肝脏实质:传递氩气刀或 CUSA 刀配合,遇到所有肝内管道结构,传递小分离钳、无损伤镊、解剖剪进行游离、钳夹、剪断,传递丝线进行结扎、缝扎或钛夹夹闭。

　　(7)处理左肝管:传递小分离钳进行游离;传递橡皮悬吊带牵引左肝管,穿刺造影确认左肝管位置后,传递解剖剪剪断并缝扎。

（8）游离左肝静脉：传递小分离钳、解剖剪，游离左肝静脉；传递橡皮悬吊带牵引。

（9）供肝血管离断、切除供肝：传递小分离钳、解剖剪剪断左肝动脉；传递2把门静脉阻断钳、解剖剪断门静脉左支；传递肝静脉阻断钳、解剖剪剪断左肝静脉。

（10）止血、关腹：传递无损伤缝针关闭血管及胆道残端；传递引流管；传递圆针慕丝线缝合肌肉和皮下组织，三角针慕丝线缝皮。

3.受体手术主要手术步骤

（1）上腹部Mercede切口（Mercede切口又称"人字形"切口，先在肋缘下2横指做弧形切口，再做一纵形切口向上至剑突下）进腹：传递22号大圆刀划开皮肤；传递两把有齿镊、电刀配合常规进腹。

（2）肝周韧带及第一肝门、第二肝门的游离解剖：传递小分离钳、解剖剪、电刀进行游离解剖；遇血管分支准备结扎、缝扎或钛夹传递；传递橡皮悬吊带对肝动脉、门静脉、肝静脉进行牵引。

（3）切除病肝、准备供肝植入：传递阻断钳和血管阻断夹进行血管阻断。

（4）依次行供受体肝静脉、门静脉、肝动脉及胆道的吻合：传递无损伤镊、笔式持针器和无损伤缝针进行配合；在吻合肝动脉时，巡回护士须及时准备术中用显微镜；洗手护士传递显微镊、显微剪刀配合动脉吻合。

（5）止血，放置引流管，关腹：准备各类止血用物，传递引流管进行放置；传递碘伏与生理盐水1∶10配制的冲洗溶液及大量灭菌注射用水进行腹腔及伤口冲洗；传递圆针慕丝线关腹。

4.术后处置

巡回护士协助麻醉师妥善固定气管导管；连接腹腔引流管与集尿袋，并妥善固定，观察引流液色、质、量。仔细检查手术患者皮肤状况，尤其是骶尾部、足跟、肩胛骨、手臂肘部和枕部。监测手术患者体温，控制室温，做好保暖措施，预防术后低体温发生。巡回护士与麻醉师、手术医师一同送患者入ICU。若手术患者为肝炎病毒携带者，则术后按一般感染手术术后处理原则进行用物和环境处理。

（二）围术期特殊情况及处理

1.肝移植手术过程中变温毯操作

（1）变温毯（以"Blanketrol Ⅱ型变温毯"为例）操作步骤如下。①手术前：检查蓄水池内水量及水位→安装耦合接头，阴阳相接→确认连接管已接好→放平水毯。②手术时：插入电源插头→打开总电源，开关处于"On"→机器自检，控制面板显示"CK STEPT"→按下"TEMPSET"开关→按上下箭头调节所需水温→按下"Manual Control"启动变温毯。

（2）使用"Blanketrol Ⅱ型变温毯"的注意事项：①蓄水池内只能使用蒸馏水，禁止使用去离子水，大部分的去离子水不是pH等于7的中性水。如果去离子水是酸性，它将导致电池效应，铜质制冷机将开始腐蚀，最终导致制冷机系统泄漏。②禁止使用乙醇，因为乙醇会腐蚀变温毯。③蓄水池应每月更换蒸馏水，保护蓄水池不受细菌污染。④变温毯禁止在无水条件下操作，避免该情况引起对内部组件的破坏。⑤禁止蓄水池内过分充水，当变温毯里的水流回进处于关闭状态的系统当中，过分充水可能导致溢出。⑥禁止在患者和变温毯之间放置额外的加热设备，引起皮肤损伤。⑦患者和变温毯之间的区域应该保持干燥以避免患者意外受伤。⑧使用变温毯每隔20分钟，或者在医师的指导下，巡回护士应检查患者的体温和与变温毯接触区域的皮肤状况，同时检查变温毯里的水温，对小儿患者、温度敏感者、血管疾病患者必须更为频繁地进行检查。⑨关闭变温毯电源开关时，应待水毯内的水回流到蓄水器内（让管子和变温毯连接10分钟以上）

再拔出电源线。

2.手术过程中使用氩气刀的注意事项

每次使用前,先检查钢瓶内氩气余量。操作时一定要先开氩气再开机,先关氩气再关机。术中使用时将电刀头缩回并打开氩气,将氩气喷头对准渗血部位,按下电凝开关。注意提醒手术医师氩气刀适当的工作距离,氩气刀刀头与创面最佳工作距离一般为 1~1.5 cm,禁止将氩气刀刀头直接接触创面工作。使用时注意观察氩气刀喷射时氩弧颜色:正常为蓝色,出现发红则说明工作距离太近。选择合适喷射角度使氩气喷头与受损组织呈 45°~60°最佳。每次使用完毕后,检查钢瓶内氩气余量,当余量不足时应充足备用。

四、胸腔镜辅助下食管癌根治术

(一)术前准备

1.器械敷料

胸科普外包、食道包、剖胸包、中单包、手术衣 5 件、深静脉置管包、腹腔镜光缆、胸腔镜器械〔胸科 Trocar、切口保护器、分离钳、组织剪、线剪、吸引器、电钩(线)、五叶钳、肺叶钳、腔镜卵圆钳、钛夹钳〕、直线切割闭合器、Hemolok 钳、推结器、吻合器、普通电刀、灯罩、超声刀(线)。

2.一次性物品

刀片(11 号、23 号)、板线(1 号、4 号、7 号)、0 号腹膜连续缝合线、0 号强生可吸收线、长吸引器管、三通接头、延长管、荷包线、显影小抽纱、双袋手术贴膜、手术敷贴、28 号胸腔闭式引流管、胸腔闭式引流瓶。

3.仪器

显像系统、冷光源、气腹机、超声刀主机、高频电刀。

(二)麻醉方法

静脉复合全身麻醉,双腔支气管插管。

(三)手术体位

先取<90°左侧卧位(左侧上肢前上举,固定于托手架上,右侧进胸,术者位于患者背侧),开腹时改平卧位。

(四)手术步骤

消毒,铺单,用组织钳固定各种电刀线、吸引器、腔镜光缆。

1.经颈部吻合手术方式

(1)胸部手术:递 11 号刀,小抽纱在右侧腋中线第 7 肋间做 1 个长约 1 cm 腔镜观察孔,右侧腋后线偏后第 8 肋间长约 1 cm 及腋后线偏后第 5 肋间长约 0.5 cm 的操作孔各做 1 个,于右侧腋前线第 4 肋间做 1 个长约 2 cm 的副操作孔。用普通电刀做切口皮下的止血。于观察孔置入胸腔镜镜头,观察胸腔内是否有粘连,如有少量粘连,于副操作孔置入电钩或超声刀分离粘连;如有严重致密粘连者沿副操作孔延长切口 6~10 cm,直视下用电钩或超声刀分离粘连。于副操作孔置入肺叶钳牵拉肺叶,将肺压于腹侧,沿食管走行暴露食管,探查胸腔内有无转移,用电钩或超声刀沿食管剖开纵隔胸膜,探查食管有无明显外侵及外侵程度。用超声刀在膈食管裂孔上方开始游离食管,过缩牵拉食管,逐渐向上游离。游离至食管肿瘤处,如有明显严重外侵,沿副操作孔延长切口 6~10 cm,直视下用超声刀或组织剪游离食管。向上游离奇静脉,用 Hemolok 夹闭两端,组织剪剪断。向上游离食管至胸廓入口处。清扫奇静脉弓下、食管旁、隆突下、左右喉返神经旁等淋巴结。食管床仔细止血,用温蒸馏水冲洗胸腔,恢复双肺通气。

(2)腹部手术:患者改为平卧位,气管插管退管,行双肺通气。腹部切口设计为脐上缘约1.2 cm切口,切开皮肤、皮下组织,气腹针穿刺,建立人工气腹,置入 10 mm Trocar 为观察孔,腹腔镜镜头置入,观察腹腔内有无明显粘连及有无种植转移。右侧锁骨中线及脐上 3 cm 做约1.2 cm切口,置入 10 mm Trocar 为主操作孔,右侧腋前线和脐上 6 cm 做约 0.5 cm 切口,置入5 mm Trocar 为操作孔,剑突下做约 1.2 cm 切口,置入 10 mm Trocar。术者位于患者右侧。患者取头高脚低,右侧倾斜位,两个主操作孔分别置入超声刀及肠钳,用超声刀由下至上游离胃大弯,注意胃网膜右血管弓,离断胃网膜左动脉及胃短动脉、脾韧带。患者取头高脚低,左侧倾斜位,建立剑突下副操作孔,置入牵拉器牵拉肝左叶,用超声刀或电钩打开小网膜,游离肝胃韧带,在胰腺上缘牵拉游离胃左静脉,用 Hemolok 夹闭两端,超声刀离断。清除胃左动脉及脾动脉旁淋巴结。游离至膈食管裂孔,将食管下段牵拉入腹腔,膈肌食管裂孔自动闭合。取消气腹,将胃从剑突下切口牵拉至体外,贲门部胃小弯侧以直线型切割器做管胃成形。浆肌层间断缝合。在胃底最高点缝丝线作标志,确定无扭转将胃还纳至腹腔,丝线留于体外。用温蒸馏水冲洗腹腔,吸净,缝合腹部切口。

(3)颈部手术。①经胸骨后隧道方式:取左侧颈部胸锁乳突肌前缘切口,约 4 cm。游离颈部食管,提出上段食管,在颈部离断。卵圆钳扩通胸骨后通道,将胃牵拉至颈部。切割缝合器处理胃后壁,将胃管送至幽门附近,吻合口前壁以切割闭合器缝合。检查吻合口完整性,仔细止血,置入橡皮引流条。缝合颈部切口。②经食管床隧道手术方式(常见):取左侧颈部胸锁乳突肌前缘切口,约 4 cm。游离颈部食管,提出上段食管,在颈部离断。将胸腔内丝线缝合至胃底最高点。将胃经食管床隧道牵拉至颈部。切割缝合器处理为后壁,将胃管送至幽门附近,吻合口前壁用切割闭合器缝合。检查吻合口完整性,仔细止血,置入橡皮引流条,缝合颈部切口。

2.胸内吻合手术方式

(1)腹部手术:患者取平卧位,双腔支气管插管行双肺通气。腹部手术切口设计为脐上缘约1.2 cm切口,切开皮肤、皮下组织,气腹针穿刺,建立人工气腹,置入 10 mm Trocar 为观察孔,腹腔镜镜头置入,观察腹腔内有无明显粘连,有无种植转移。右侧锁骨中线及脐上 3 cm 做约1.2 cm切口,置入 10 mm Trocar 为主操作孔,右侧腋前线和脐上 6 cm 做约 0.5 cm 切口,置入5 mm Trocar 为操作孔,剑突下做约 1.2 cm 切口,置入 10 mm Trocar。术者位于患者右侧。患者取头高脚低,右侧倾斜位,两个主操作孔分别置入超声刀及肠钳,用超声刀由下至上游离胃大弯,注意胃网膜右血管弓,离断胃网膜左动脉及胃短动脉、脾韧带。患者取头高脚低,左侧倾斜位,建立剑突下副操作孔,置入牵拉器牵拉肝左叶,用超声刀或电钩打开小网膜,游离肝胃韧带,在胰腺上缘牵拉游离胃左静脉,用 Hemolok 夹闭两端,超声刀离断。清除胃左动脉及脾动脉旁淋巴结。胃游离至膈肌食管裂孔以上 1~2 cm,下至胃网膜血管弓起始部。离断大部分膈肌角肌肉,尽量扩大膈肌裂孔,避免管胃(管状胃)阻塞及术后胃排空障碍。直线切割闭合器沿胃小弯作部分管状胃。确定胃无扭转按原位置回腹腔,仔细止血,用温蒸馏水冲洗腹腔,吸净,关闭切口。

(2)胸部手术:患者取 90°左侧卧位,递 11 号刀,小抽纱在右侧腋中线第 7 肋间做 1 个长约1 cm腔镜观察孔,右侧腋后线偏后第 8 肋间做 1 个长约 1 cm 及腋后线偏后第 5 肋间做 1 个长约0.5 cm 的操作孔,于右侧腋前线第 4 肋间做 1 个长约 2 cm 的副操作孔。用普通电刀做切口皮下的止血。于观察孔置入胸腔镜镜头,观察胸腔内是否有粘连,如有少量粘连于副操作孔,置入电钩或超声刀分离粘连:如有严重致密粘连者沿副操作孔延长切口 6～10 cm,直视下用电钩或超声刀分离粘连。于副操作孔置入肺叶钳牵拉肺叶,将肺压于腹侧,沿食管走行暴露食管,探查胸腔内有无转移。探查食管有无明显外侵及外侵程度。以膈肌裂孔为起点,超声刀打开食管表面纵隔胸膜,游离食管并过索带,索带悬吊食管,超声刀从下往上游离食管至奇静脉弓下。切断奇静脉弓下正常食管,离断下肺韧带。清扫周围淋巴结(下肺韧带、隆突下、食管旁)。将胃牵拉至胸腔,上端食管荷包线缝合,置入吻合器前部,正常胃体前壁打开 1 个小切口,第 8 肋间腋后线操作孔置入吻合器,通过胃体前壁切口置入胃内,以胃大弯侧最高点与食管吻合(注意吻合部位与肿瘤位置)。切割缝合器完成管状胃成形及切除肿瘤。标本袋取出肿瘤,切口肿瘤观察切缘,确保肿瘤切除完整。胸腔内试水确定吻合口完整性。食管床仔细止血,用温蒸馏水冲洗胸腔,第 8 肋间操作孔置入 32 号胸腔闭式引流管 1 根,关闭切口。

(五)手术配合注意事项

(1)手术时间比较长,应保持床垫的平整、干燥,骨突受压处要垫好软垫,避免压疮。患者的体位要固定适宜,不可过紧或过松。改变体位时要检查患者的皮肤受压情况。

(2)主腔镜系统放于患者的左侧(腹侧),高频电刀、超声刀主机、两套吸引器装置均置于患者的右侧,便于手术医师的操作。

(3)及时清理电钩及超声刀上的结痂组织,及时排放腹腔、胸腔内的烟气,及时擦拭镜头,保证手术视野的清晰度。

(4)注意光缆有无扭曲,避免损坏。

五、腹腔镜胆囊切除术

(一)术前准备

1.器械敷料

大器械包、手术衣包、剖腹包、腹腔镜器械、腔镜镜头。

2.一次性物品

11 号刀片、4 号线团、长吸引器管、吸引器头、电钩(线)、钛夹钳、生物钛夹或组织闭合夹。

3.仪器

腹腔镜显示系统、高频电刀主机。

(二)麻醉方法

静脉复合全身麻醉。

(三)手术体位

仰卧位(术中:头高脚低位 30°、手术床向左侧倾斜 30°)。

(四)手术步骤

(1)消毒铺单,建立观察孔(置入 10 mm Trocar)经脐下穿刺建立人工气腹后,压力设定为 1.3～2.0 kPa(10～15 mmHg),建立主操作孔(置入 10 mm Trocar),位于剑突下,建立辅助操作孔(置入 5 mm Trocar)位于肋缘下和液前线交界处。

(2)置入腹腔镜后,首先要探查整个腹腔,如无异常发现,再按以下步骤完成腹腔镜胆囊切除术。

(3)显露 Calot 三角,助手从右侧套管置入胆囊抓钳(弹簧钳)夹住胆囊颈,连同肝脏向上牵引,尽量显露 Calot 三角。

(4)分离胆囊周围及 Calot 三角区的粘连,分离胆囊管及胆囊动脉,用生物钛夹或组织闭合夹夹闭近端胆囊动脉及胆囊管,再用钛夹钳夹闭胆囊管远端,用剪刀剪断胆囊动脉及胆囊管。

(5)分离胆囊床及胆囊,用电钩分离胆囊。

(6)取出胆囊(用标本袋)、止血、停气关腹腔。把手术床摇回水平位。

(五)手术配合注意事项

注意仪器使用性能,出现突发情况及时处理。

六、腹腔镜阑尾切除术

(一)术前准备

1.器械敷料

大器械包、剖腹包、手术衣包、腔镜镜头、腔镜器械包。

2.一次性物品

11 号刀片、4 号线团、长吸引器管、(6 cm×7 cm)手术敷贴若干、(9 cm×10 cm)手术敷贴1 个,细橡皮引流管 1 条(备用)、引流袋、电钩(线)。

3.仪器

腹腔镜显示系统、高频电刀主机。

(二)麻醉方法

静脉复合全身麻醉。

(三)手术体位

仰卧位。

(四)手术步骤

(1)1 消毒铺单,建立观察孔,第 1 个主孔 10 mm 置于脐部。11 号尖刀在脐上缘做横向弧形切口,置入 10 mm Trocar,并连接 CO_2 输入管,建立气腹,维持腹压 1.6～2.0 kPa(12～15 mmHg)。

(2)在摄像系统监视下,分别于麦氏点、左侧腹部与麦氏点对应部位置入两个 5 mm Trocar。

(3)探查腹腔,取仰卧位,手术床向左倾斜 10°～15°,沿回盲部寻找阑尾。阑尾化脓穿孔形成腹膜炎者,手术床调至头高脚低并向右倾斜位,将脓液吸净后,再调至头低脚高、向左倾斜 10°～15°,阑尾系膜用电钩烧灼离断,阑尾动脉、静脉及阑尾根部用"Hemolok"夹闭离断,阑尾残端黏膜再用电钩烧灼,用标本袋取出阑尾。

(4)术野用生理盐水反复冲洗,阑尾穿孔脓液较多的备好引流管置于腹腔引流。

(五)手术配合注意事项

(1)超声刀在术中要及时去除烧焦的组织,超声刀不能空发使用、容易损坏。

(2)腔镜各种线要无角度盘旋放置,避免扭曲折叠。

(3)腔镜器械较精细,注意勿压,轻拿轻放。腔镜器械较长,放置在无菌台上时注意勿超过器械台的边缘。

七、腹腔镜空肠造口术

(一)术前准备

1.器械敷料

腔镜器械包、手术衣包、腹腔镜器械、腹腔镜镜头。

2.一次性物品

11 号刀片、板线(0 号、1 号、4 号)、长吸引器管、吸引器头、凡士林纱条、电钩(线)、2 把内镜抓钳或 2 把 5 mm 无损伤抓钳、1 把内镜剪刀、1 把 10 mm 的内镜自动缝合器、1 根 MIC 产的不带隧道装置的空肠造瘘管、1 根 Blake 引流管。

3.仪器

全套的腹腔镜设备、高频电刀主机。

(二)麻醉方法

静脉复合全身麻醉。

(三)手术体位

仰卧位。

(四)手术步骤

(1)消毒铺单,建立观察孔(置入 10 mm Trocar)经脐下穿刺建立人工气腹后,压力设定为 1.3~2.0 kPa(10~15 mmHg),建立两个操作孔(置入 10 mm Trocar),位于脐上及脐下约 5 cm 处,置入腹腔镜后,首先探查整个腹腔,无异常发现,再按以下步骤完成空肠造口术。

(2)用 2 把无损伤抓钳,沿空肠找到屈氏韧带。当确认了此韧带后,于韧带远端(30~48 cm 处)标记空肠切开处。术者选择好空肠造瘘管经过腹壁的位置(以上腹为好)。必须保证将所选空肠袢拉至前腹壁时没有张力存在。

(3)将空肠造瘘管置入腹腔,在预先选择的腹壁切入点处置入一个管径 5 mm Trocar。在下腹正中置入另外一个管径 5 mm Trocar,再通过此 Trocar 置入内镜抓持器。然后拔出 Trocar。在体外用内镜抓持器抓住 MIC 空肠造瘘管的腹内端,并将其送入腹腔。将涤纶环固定于腹膜水平。将造瘘管的体外端夹闭以免大量漏气。

(4)将造瘘管置入空肠腔内。

八、腹腔镜直肠癌根治术

(一)术前准备

1.器械敷料

大器械包、剖腹探查包、剖腹包、手术衣包、腹腔镜器械、腹腔镜镜头、深静脉包。

2.一次性物品

刀片(11 号、23 号)、板线(1 号、4 号、7 号)、长吸引器管、吸引器头、吸引器管(术中吸痰用)、5 mm 和 10 mm Troear 各 1 个(备用)、石蜡油棉球、棉球、电钩(线)、电刀、钛夹钳、组织闭合夹、直线切割闭合器、闭合夹、超声刀(线)。

3.仪器

腹腔镜显示系统、超声刀主机、高频电刀主机。

(二)麻醉方法

静脉复合全身麻醉。

(三)手术体位

改良截石位(术中:头低脚高位 30°、右侧倾斜 10°)。

(四)手术步骤

(1)消毒铺单,建立观察孔(置入 10 mm Troear)经脐上穿刺建立人工气腹后,压力设定为

1.3～2.0 kPa(10～15 mmHg),左右脐旁腹直肌外缘,各行 5 mm 穿刺孔安置器械,右锁中线平脐交点的下方8～10 cm,行 10 mm 或 12 mm 穿刺孔作为主操作孔,用于乙状结肠的分离解剖及更换 12 mm 套管后进行肠段的线性切割和消化道吻合重建。

(2)探查全腹腔,观察肿瘤位置,游离直肠、乙状结肠,用抓钳向上向左侧牵拉提起乙状结肠和直肠上端,用超声刀在右髂血管上方打开右侧侧腹膜,沿着腹主动脉的右前缘,从骶骨岬部向上至十二指肠空肠曲,游离结肠右侧系膜,注意右侧输尿管的位置及走向,加以保护。在骶骨岬部前方的分离容易损伤下腹神经,尤其是其交感支,特别是在直肠后方进行骶前间隙分离时容易发生。

(3)系膜血管处理,在直肠癌手术中,血管的处理与淋巴结的清扫是同时进行的。要清扫直肠上动脉和乙状结肠动脉根部淋巴结,并在其根部(距主动脉 1 cm 处),用组织闭合夹或钛夹断离。

(4)骶前分离,将直肠向前、向左侧牵拉,同时需保持乙状结肠朝上,贴近左下腹部。用超声刀沿着直肠深筋膜与骶前筋膜的间隙,进行锐性分离,向前达骶骨岬水平。

(5)直肠前侧方分离,提起直肠,用超声刀打开直肠前腹膜返折,将直肠前壁与精囊分离。

(6)切除直肠肠段,取出标本,吻合。

(7)其他同开腹。

(五)手术配合注意事项

(1)手术体位的摆放:改良截石位(术中:头低脚高位 30°,右侧倾斜 10°)骶尾部要垫一软横枕。

(2)注意仪器使用性能,出现突发情况及时处理。

(3)超声刀在术中要及时去除烧焦的组织.超声刀不能空着使用,容易损坏。

(4)腔镜各种线要无角度盘旋放置,避免扭曲折叠。

(5)腔镜器械较精细,注意勿压。腔镜器械较长,放置在无菌台上时注意勿超过器械台的边缘。

(王　静)

第十三节　心胸外科手术的护理

心胸外科专业开创于 20 世纪初期,起步较晚但几十年来却是发展最快的外科学分支之一。胸心外科通常可分为普通胸外科和心脏外科,普通胸外科治疗包括肺、食道、纵隔等疾病;心脏外科则是治疗心脏的先天性或后天性疾病。常见的先天性心脏病手术包括房室间隔缺损修补,肺动脉狭窄拓宽、法洛四联症矫治术和动脉导管未闭结扎术等;后天性心脏病手术包括瓣膜置换术、瓣膜成形术、冠状动脉搭桥术、带瓣管道置换术等。下面以几个经典的胸心外科手术为例,介绍手术的护理配合。

一、瓣膜病置换手术的护理配合

心脏瓣膜病是指心脏瓣膜结构(瓣叶、瓣环、腱索、乳头肌)的功能或结构异常导致瓣口狭窄及(或)关闭不全。常见的致病因素包括炎症、黏液样变性、退行性变、先天性畸形、缺血性坏死、创伤、梅毒、钙化、发育异常等。心脏瓣膜置换术是指在低体温麻醉下,通过外科手术切除病变瓣膜,使用人工心脏瓣膜替换的一种治疗方法。以下以二尖瓣置换术为例做手术配合介绍。

（一）主要手术步骤及护理配合

1.手术前准备

手术患者入室前,巡回护士应先将凝胶体位垫和变温水毯放置于手术床上,其有防止压疮和体外循环恢复后升温的作用。手术患者取仰卧位,双手平放于身体两侧并使用中单将其保护固定。手术患者行全身麻醉,巡回护士配合麻醉师进行动静脉穿刺;留置导尿管,并连接精密集尿袋。留置肛温探头进行术中核心体温的监测;巡回护士合理粘贴电极板,通常将电极板与患者轴线垂直地粘贴于臀部侧方肌肉丰富处,不宜粘贴于大腿处,以防术中进行股动脉、股静脉的紧急插管。切口周围皮肤消毒范围为:上至肩,下至髂嵴连线,两侧至腋中线。按照胸部正中切口手术铺巾法建立无菌区域。

2.主要手术步骤

(1)经胸骨正中切口开胸:传递22号大圆刀切开皮肤,电刀切开皮下组织及肌层,切开骨膜;传递电锯锯开胸骨,并传递骨蜡进行骨创面止血(如图12-21,图12-22)。

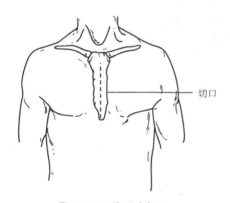

图12-21　胸正中切口

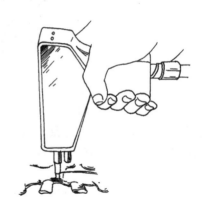

图12-22　使用电锯将胸骨纵形锯开

(2)撑开胸骨:利用胸腔撑开器撑开胸骨显露胸腺、前纵隔及心包;传递无损伤镊夹持心包,配合解剖剪剪开,传递圆针7号慕丝线进行心包悬吊,显露心脏(如图12-23)。

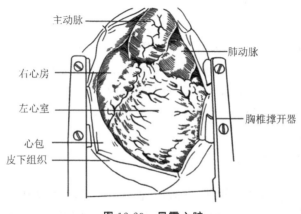

图12-23　显露心脏

(3)建立体外循环:传递 25 cm 解剖剪、无损伤镊、血管游离钳等游离上下腔静脉及升主动脉,配合插管荷包的制作,以及上下腔静脉和升主动脉插管,放置心脏冷停搏液灌注管,传递阻断钳阻断上、下腔静脉和主动脉,灌注停跳液(原理为含高浓度钾,导致心脏停搏),外膜敷冰泥保护心肌,直至心脏停止。

(4)显露二尖瓣:传递 11 号尖刀经房间沟切开左心房壁,心房拉钩牵开心房,显露二尖瓣(如图 12-24)。

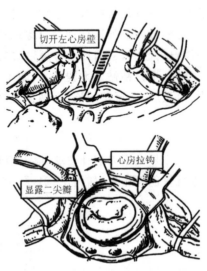

图 12-24 切开左心房,显露二尖瓣

(5)剪除二尖瓣及腱索:传递 25 cm 解剖剪沿瓣环剪除二尖瓣及腱索,无损伤镊配合操作,同时准备湿纱布,及时擦拭解剖剪及无损伤镊上残留腱索和组织。

(6)换人工瓣膜:传递测瓣器测定瓣环大小,选择大小合适的人工瓣膜,传递瓣膜缝合线缝合人工瓣膜。

(7)关闭切口,恢复正常循环:传递不可吸收缝线关闭二尖瓣切口和左房切口。传递夹管钳,配合撤离体外循环,并传递不可吸收缝线或各种止血用品配合有效止血;开启变温水毯至 38～40 ℃,调高手术间内温度,加温输注的液体或血液进行复温,待心脏跳动恢复、有力,全身灌注情况改善,放置胸腔闭式引流管,传递无损伤缝线缝合并关闭心包,传递胸骨钢丝关胸及慕丝线缝合切口。

3.术后处置

为手术患者包扎伤口,及时加盖棉被进行保温。检查手术患者骶尾部、足跟等易发生压疮的皮肤,及时发现皮肤发红、破损等异常情况。固定胸腔引流管、导尿管,保持引流通畅,并观察引流液的色、量、质,加强管道护理,防止滑脱。协助麻醉师、手术医师小心谨慎地将手术患者转移至监护床上,转运途中严密监测血压、心率、心律、氧饱和度等生命体征。保障患者安全,与心外科监护室护士做好交接班。

(二)围术期特殊情况及处理

1.调节手术患者体温

正常机体需高血流量灌注重要脏器,包括肾、心、脑、肝等,而机体代谢与体温直接有关,体温每下降7 ℃组织代谢率可下降50%,如体温降至 30 ℃,则氧需要量减少50%,体温降至 23 ℃时氧需要量则是正常的 25%。因此，在建立体外循环过程中需要降温，以减低需氧量，预防重要脏器缺血缺氧，提高灌注的安全性。降温程度根据病情、手术目的和手术方法等各种情况而定，可分为不同的类型。①常温体外循环：适用于简单心脏畸形能在短时间内完成手术者。②浅低温体外循环：适用于病情中等者，心内畸形不太复杂者。③深低温微流量体外循环，适用于心功能差，心内畸形复杂者；侧支循环丰富，心内手术时有大量回血者；合并动脉导管未闭者；升主动脉瘤或假性动脉瘤手术深低温停循环者。④婴幼儿深低温体外循环：适用于各种心脏复杂畸形。⑤成人深低温体外循环：主要适用于升主动脉及弓部动脉瘤手术。

体外循环通过与低温结合应用，可使体外循环灌注流量减少，血液稀释度增加，氧合器血气比率降低。手术室的降温/保温设备有空调、制冰机、恒温箱、水床、变温毯及热空气动力装置等，通过这些设备，手术室护士可以达到调节和控制手术患者体温的目的。

2.心脏复苏困难

进行体外循环后，手术患者发生心脏复苏困难原因很多，常见于心脏扩大、心肌肥厚、心功能不全及电解质平衡紊乱等。案例中手术患者为二尖瓣狭窄患者，由于长时间的容量及压力负荷加重，且心功能基础较差，长时间的升主动脉阻断更加重了心肌的缺血缺氧损害，因此可能发生心脏复苏困难。

对于这位手术患者，首先应给予积极处理措施，如实施电击除颤等，如果效果不佳则立即再次阻断主动脉，在主动脉根部灌注单纯温氧合血 5~10 分钟，由于血液不但能为受损的心脏提供充足的氧，还能避免或减轻心肌的再灌注损伤。而后再次开放主动脉，一般即可自动复跳或经电击除颤后复跳。如多次除颤后仍不复跳则需再次阻断主动脉，灌注停搏液使心电机械活动完全停止，让心脏得以充分的休息，降低氧耗，为再次复跳做好准备。

3.心脏复跳后因高血钾心搏骤停

心脏复跳后发生高钾血症的可能原因包括：肾排钾减少、血液破坏、酸中毒、摄入过多等，如心脏停搏液（含钾）灌注次数和容量过多，大量的血液预充等。高钾血症可使静息电位接近阈电位水平，细胞膜处于去极化阻滞状态，钠通道失活，动作电位的形成和传导发生障碍，心肌兴奋性降低或消失，兴奋-收缩耦联减弱，心肌收缩降低，从而发生心搏骤停。

（1）胸内心脏按压：第一时间内迅速给予。胸内心脏按压方法可分为单手或双手心脏按压术，一般用单手按压时，拇指和大鱼际紧贴右心室的表面，其余 4 指紧贴左心室后面，均匀用力，有节奏地进行按压和放松，频率为 80~100 次/分。双手胸内心脏按压，用于心脏扩大、心室肥厚者，术者左手放在右心室面，右手放在左心室面，双手掌向心脏做对合按压，其余同单手法（图 12-25）。切勿用手指尖按压心脏，以防止心肌和冠状血管损伤。

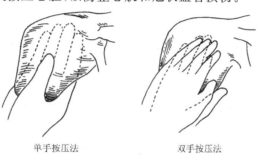

单手按压法　　　　　　双手按压法

图 12-25　心内按压示意图

（2）胸内电除颤：巡回护士立即准备除颤仪及无菌除颤极板配合手术医师进行胸内除颤。首先打开除颤器电源,选择非同步除颤方式,继而选择电能进行充电;手术医师将胸内除颤电极板分别置于心脏的两侧或前后并夹紧,电击能量成人为10～40 J,小儿为5～20 J。

（3）复苏成功后,应配合麻醉师使用药物纠正低血压及电解质紊乱等,同时给予冰袋施行头部物理降温,同时用冰袋置于颈部、腋窝、腹股沟等大血管流经处进行体表降温,预防脑水肿等。心跳恢复后,有可能再度停搏或发生心室纤维性颤动,巡回护士应严密观察患者生命体征。

二、小切口微创心脏手术的护理配合

传统心脏外科手术,多采用胸骨正中切口,部分采用左胸后外侧切口,但往往痛苦大、手术切口长。随着近年来心血管手术安全性的不断提高,小切口心脏手术渐趋盛行。小切口心脏手术的特点是切口美观、隐蔽、创伤小、出血少、恢复快、愈合好、畸形少、费用少等。但由于切口小,术中术野显露较差,术前应明确诊断,严格掌握手术指征,同时对外科医师的手术操作技能也提出较高要求。本文以右腋下小切口微创房间隔缺损修补术为例介绍手术护理配合。

（一）主要手术步骤及护理配合

1.手术前准备

患者静脉复合麻醉伴行气管插管,体位在仰卧位的基础上右胸垫高,呈左侧60°半侧卧位,下半身尽量平卧,显露股动脉。右上肢屈肘悬吊于手术台支架上。摆放体位后,协助医师正确粘贴体外除颤板。切口周围皮肤消毒范围为:前后过中线,上至锁骨及上臂1/3处,下过肋缘。按照胸部侧卧位切口手术铺巾法建立无菌区域。

2.主要手术步骤

（1）右前胸切口:即取右侧腋中线第二肋交点与腋前线第五肋间交点连线行约5 cm切口,于腋前线第四肋进胸。传递22号大圆刀切开皮肤,电刀切开皮下组织及肌层,传递侧胸撑开器暴露切口。

（2）建立体外循环:传递无损伤镊、25 cm解剖剪剪开心包并传递圆针慕丝线固定心包。传递血管游离钳游离上、下腔静脉和主动脉并在主动脉根部作荷包缝合,插特定制作的长形带导芯的主动脉供血管。于右心耳部做荷包,并切开心耳插上腔静脉引流管;于右心房壁作荷包缝线,切开后插下腔静脉引流管。体外循环开始后,阻断升主动脉并于主动脉根部注入冷停搏液。

（3）暴露房间隔缺损:传递无损伤镊及无损伤剪,切开右心房,暴露房间隔缺损。

（4）修补房间隔缺损:如缺损较小,传递不可吸收缝线予以直接缝合;如缺损较大或位置比较特殊也可使用自体心包片或涤纶补片修补缺损。在缝合心房切口的同时排除右心房内气体,主动脉开放后心脏复跳。

（5）关闭切口:放置胸腔闭式引流管,传递三角针慕丝线固定,传递无损伤缝线缝合并关闭心包,传递慕丝线缝合切口。

3.术后处置

为手术患儿包扎伤口,及时加盖棉被进行保温。检查手术患儿受压侧眼睛、耳朵、各处骨突部位以及悬吊的上肢,及时发现皮肤发红、破损等异常情况。固定胸腔引流管、导尿管,保持引流通畅,并观察引流液的色、量、质,加强管道护理,防止滑脱。协助麻醉师、手术医师小心谨慎地将手术患者转移至监护床上,转运途中严密监测血压、心率、心律、氧饱和度等生命体征。保障患者安全,与心外科监护室护士做好交接班。

（二）围术期特殊情况及护理

1.低龄手术患者如何进行术前准备

多数先天性心脏病患者需在儿时接受手术,因此必须加强以下几个方面的护理工作。

（1）做好心理护理,完善术前访视:对手术患儿关心爱护、态度和蔼,对家长解释病情和检查治疗过程,建立良好的护患关系,消除家长和手术患儿的紧张,取得理解和配合。全面了解手术患儿的基本情况,包括基础生命体征、皮肤准备情况、备血、配血和手术方案等。做好护理计划,儿童术前禁食 10 小时,婴幼儿禁食 2 小时。

（2）手术间及物品准备:手术间温度要保持恒定,对于 10 kg 以下,以及术中需要深低温降温的手术患儿,术前应在手术床上铺好变温毯,以便降温或复温时使用。10 kg 以下的手术患儿应用输液泵严格控制液体入量。准备好摆放体位时所需的适合患儿身高体重的体位摆放辅助用品。准备好适合小儿皮肤的消毒液,一般用碘伏进行消毒。

（3）器械准备:根据手术患儿的身高和体重,准备合适的小儿心脏外科器械,如小儿使用阻断钳等,同时由于从侧胸入路手术,术前需要准备侧胸撑开器及加长的心脏外科器械,如 25 cm 解剖剪、长柄 15 号小圆刀等,方便术中使用。

2.术中需要更换手术方式

术中病情突变、需要更换手术方式是非常紧急的情况,必须争分夺秒,以挽救手术患者的生命。手术室护士应做好以下几个方面的工作。

（1）术前准备周全:首先手术室护士应在术前将各种风险可能考虑周全,并事先准备好各种可能使用的器械物品,如股动脉插管管道、各种规格的涤纶补片等。手术医师也应考虑到手术方式改变或股动脉插管的可能,在消毒铺单时应扩大范围。

（2）及时供应器械:如需改变手术方式,紧急调用其他器械,手术室巡回护士应立即将情况向值班护士长汇报,同时积极联系其他手术房间或者专科护士寻找合适的器械或替代物品,并及时提供到手术台上供医师使用,尽量减少耗费时间,保证患儿安全。

3.手术时间意外延长

手术时间意外延长可能导致非预期事件的发生,手术室护士必须及时调整和处理,以最大限度保护手术患儿及其家属。

（1）做好护理配合:手术室护士在整个手术过程应沉着冷静、全神贯注,预见性准备好下一步骤所需物品,配合手术医师尽量减少操作时间,降低手术对其他脏器损伤,减少手术并发症。

（2）预防性使用抗生素:常用的头孢菌素血清半衰期为 1～2 小时,为了保证药物有效浓度能覆盖手术全过程,当手术延长到 3～4 小时或失血量＞1 500 mL 时,应追加一个剂量,预防术后感染。

（3）无菌区域的保证:手术时间意外延长如超过 4 小时,应在无菌区域内加盖无菌巾,手术人员更换隔离衣及手套等。

（4）加强体位管理:术中每隔 30 分钟检查手术患儿体位情况,对于容易受压部位应定时进行减压,保证整个手术过程手术患儿皮肤的完整性,肢体功能不受损。

（5）联系并告知相关部门:联系病房告知患儿家属手术情况,安抚紧张情绪。告知护理排班人员,以便其做好工作安排。

（管玉玲）

第十四节　妇产科手术的护理

　　妇产科是临床医学四大主要学科之一,主要研究女性生殖器官疾病的病因、病理、诊断及防治,妊娠、分娩的生理和病理变化,妇科手术主要包括治疗女性生殖系统的疾病即为妇科疾病,如外阴疾病、阴道疾病、子宫疾病、输卵管疾病、卵巢疾病等;产科包括高危妊娠及难产的预防和诊治,女性生殖内分泌,计划生育及妇女保健等。下面以几个经典的手术为例,介绍手术的护理配合。

一、剖宫产手术的护理配合

　　剖宫产是指妊娠 28 周后切开腹壁及子宫,取出胎儿及胎盘的手术。剖宫产术式有子宫下段剖宫产(横切口)、子宫体部剖宫产(纵切口)。由于某种原因,绝对不可能从阴道分娩时,如头盆不称、宫缩乏力、胎位异常、瘢痕子宫、胎儿窘迫等,应及时施行剖宫产手术以挽救母婴生命。如果施行选择性剖宫产,于宫缩尚未开始前就已施行手术,可以免去母亲遭受阵痛之苦。剖宫产是一种手术,有相应的危险性,如出血、膀胱损伤、损伤胎儿、宫腔感染、腹壁切开感染等,故施术前必须慎重考虑。

　　(一)主要手术步骤及护理配合

　　1.手术前准备

　　(1)手术患者接入手术室后,护士应在第一时间给予心理护理支持,缓解其紧张情绪以及可能因宫缩导致的疼痛。

　　(2)协助手术患者转移至手术床,并固定扎脚带予以解释,防止坠床意外的发生。

　　(3)核对缩宫素等子宫兴奋类药物以及剖宫产特殊用物,如产包、婴儿吸痰管等是否携带齐全。

　　(4)手术患者取侧卧位行腰麻,即蛛网膜下腔麻醉或持续硬膜外腔阻滞麻醉,手术室护士站于患者身前,防止其坠床的同时,指导其正确放置麻醉体位。麻醉完毕起效后,患者改体位为仰卧位,巡回护士置导尿管并固定。

　　(5)手术切口周围皮肤消毒范围为:上至剑突、下至大腿上 1/3,两侧至腋中线。按照腹部正中切口手术铺巾法建立无菌区域。

　　2.主要手术步骤

　　(1)经下腹横切口开腹:传递 22 号大圆刀切开皮肤及皮下组织,传递中弯血管钳、组织剪剪开筋膜,钝性分离腹直肌,遇有血管应避开或用慕丝线做结扎。

　　(2)暴露子宫下段:传递解剖剪剪开腹膜,同时传递长平镊,配合剪开一小口,然后术者将左手中指或示指伸入切口,在左手的引导下剪开腹膜至适当长度;传递双头腹腔拉钩牵开,暴露子宫。

　　(3)切开子宫:传递新的一把 22 号大圆刀,于子宫下段切开一小口,递中弯血管钳刺破胎膜,吸引器吸净羊水,钝性撕裂或传递子宫剪剪开切口 10～12 cm。

　　(4)娩出胎儿:移除切口周围的金属器械及电刀,防止意外损伤娩出的胎儿。手术医师一人手压宫底,一人手伸入宫腔将胎儿娩出。如胎儿过大无法娩出时,传递产钳协助娩出胎儿(图 12-26)。

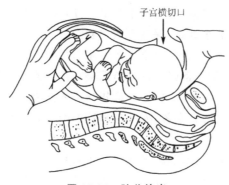

图 12-26　胎儿娩出

(5)胎儿脐带处理:传递中弯血管钳 2 把依次钳夹脐带,传递组织剪剪断,同时传递组织钳夹闭子宫壁静脉窦。

(6)胎盘娩出:传递抽配有 20 U 缩宫素的 10 mL 注射针筒,注射于子宫壁肌层;娩出胎盘,传递弯盘接取;传递纱垫清理宫腔。将置有胎盘的弯盘放于无菌桌,防止污染,以备手术医师检查胎盘的完整性。

(7)缝合子宫:子宫进行两层缝合,传递可吸收缝线,第一次全层连续缝合,第二次缝合浆膜肌层包埋缝合。

(8)缝合切口:首先缝合腹膜,间断缝合筋膜及肌肉,间断缝合皮下组织,最后用皮内缝线缝皮肤,缝皮肤时要将创缘内翻,否则会影响创口愈合,使疗程延长。

3.术后处置

术后注意保护患者的隐私,更换潮湿的床单位,同时做好保暖工作。待手术患者情况稳定后,送入病房,对未使用的子宫兴奋类药物进行交接。

(二)围术期中特殊情况及处理

1.防止子宫切口污染

胎儿如术前发生宫内窘迫,则会由于缺氧引起迷走神经兴奋,肠蠕动亢进,肛门括约肌松弛,导致娩出时会有胎粪排出。因此在切开子宫、吸净羊水、暴露胎儿后,洗手护士应准备一块无菌大布垫给手术医师备用,在胎儿娩出前将布垫覆盖胎儿臀部,防止胎粪排出污染。如术中怀疑有手术器械、纱布或无菌巾沾染到胎粪应立即更换,并更换手套,防止发生切口污染。

2.手术区域无菌和干燥的保持方法

巡回护士在术前物品准备时要检查负压吸引器的负压状况,保证吸引器正常工作。手术医师准备切开子宫时,巡回护士再次查看吸引器的连接是否良好,洗手护士查看负压吸引是否正常,如吸引器出现故障,应立即告知医师,暂缓切开子宫,并马上处理故障。切开子宫后,应尽量先将羊水吸净后再娩出胎儿,胎儿娩出时,洗手护士配合将残留的羊水吸净,如手术区域上无菌巾潮湿应加铺无菌巾,保证手术区域无菌和干燥。

3.剖宫产术中大出血

在剖宫产术中,产妇出现头晕,乏力,畏寒等症状时,极有可能是因为术中子宫大量出血所致。巡回护士应及时发现产妇体征,准确配合手术医师处理出血症状,具体步骤如下。

（1）观察手术患者情况：做好心理护理，注意保暖，室温应保持在 26～28 ℃，巡回护士做好各类手术用物如药品、器械、血制品的协调与供给。

（2）按摩子宫、进行热敷：备热盐水纱布（水温 60～70 ℃），覆盖在宫体上，手术医师均匀、有节律地按摩子宫，随时更换热盐水纱布，保持有效热敷。

（3）保持胎盘无菌：洗手护士将胎盘放于无菌手术台的弯盘内，以备医师检查胎盘的完整性。

（4）遵医嘱正确用药：巡回护士备好子宫兴奋药物如缩宫素、卡孕栓等，缩宫素为子宫壁肌层注射或静脉点滴，卡孕栓为舌下含服，巡回护士应指导手术患者正确服用卡孕栓。术中执行口头医嘱时，巡回护士应复述一遍，包括药名、浓度、剂量和用法，确认后执行，执行完后应告手术医师，以便查看疗效。

（5）及时提供所需手术物品：手术医师迅速缝合子宫切口，恢复子宫的完整性，有利于子宫收缩止血，护士必须积极主动地提供所需物品，保证吸引器的正常使用，吸引瓶满及时更换。

（6）积极配合抢救：对于难以控制并危及产妇生命的术中大出血，在积极输血、补充血容量同时施行子宫切除术或子宫次全切除术，巡回护士需及时准备各类抢救器械及物品。

（7）评估出血量：巡回护士必须准确评估出血量，及时告知医师。

（8）做好护理记录：认真清点物品，术中添加纱布、器械等须及时清点记录；术中输血应按流程核对并签名，同时记录在手术护理记录单上；术中遇口头医嘱，巡回护士应于术后第一时间要求手术医师补全医嘱。

4.评估手术患者出血量

通常，手术过程中出血量包括负压吸引瓶内的血量及纱布所含血量，吸引瓶内的血量＝吸引瓶内总量－冲洗液量－其他液体量。剖宫产胎儿娩出时，大量的羊水被吸引器吸至吸引瓶内，而术中子宫出血多在胎儿娩出后，因此巡回护士应在胎儿娩出后开始计算负压吸引瓶内液体量。术中计算出血量时，应尽量使用干纱布，纱布所含血量＝使用后纱布的重量－干纱布的重量，重量单位为 g，1 mL 血液约以 1 g 计算。

二、全子宫切除术的护理配合

子宫是女性生殖器中的一个重要器官，其产生月经和孕育胎儿。子宫位于骨盆腔中央，在膀胱与直肠之间，宫腔呈倒置三角形，深约 6 cm，上方两角为"子宫角"，通向输卵管和卵巢。全子宫切除术多用于子宫肌瘤、子宫恶性肿瘤及某些子宫出血和附件病变等。

（一）主要手术步骤及护理配合

1.手术前准备

患者行全身麻醉，取膀胱截石位。切口周围皮肤消毒范围为：上至剑突、下至大腿上 1/3，两侧至腋中线。手术铺巾，建立无菌区。

2.主要手术步骤

（1）切口：传递 22 号大圆刀，取下腹正中切口，从脐下至耻骨联合上缘。

（2）暴露子宫：传递两把中弯血管钳夹持宫角，上提子宫。

（3）切断子宫韧带及子宫动静脉：传递中弯血管钳 2 把钳夹，组织剪剪断，常规传递 7 号慕丝线缝扎或结扎子宫阔韧带及圆韧带。

（4）游离子宫体：传递解剖剪，剪开子宫膀胱腹膜反折，传递中弯血管钳 2 把钳夹，主韧带组织剪剪断，7 号慕丝线缝扎。

(5)环切阴道,移除子宫:传递条形纱布围绕子宫颈切口下方,传递 22 号大圆刀片切开阴道前壁,传递组织剪将阴道穹隆剪开,切除子宫。

(6)消毒阴道残端并缝合:递碘伏棉球消毒阴道残端,传递组织钳钳夹阴道边缘,传递可吸收缝线连续缝合阴道残端。

(7)关腹:递生理盐水冲洗盆腔,止血,关腹。

3.术后处置

手术结束巡回护士检查手术患者皮肤,待患者情况稳定后,送入病房,进行交接;处理术后器械及物品。

(二)围术期特殊情况及处理

1.放置截石位

护士在术前协助医师,麻醉师摆放患者体位时,不仅需注意摆放的体位要利于手术区域的充分暴露,同时,也应注意保护患者的隐私及舒适度。具体操作步骤如下。

(1)术前手术患者准备:手术患者平卧于手术床,巡回护士协助脱去长裤,穿上腿套。向手术患者说明由于手术需要需放置截石位,为了保护皮肤及神经、关节,要脱去长裤,穿上腿套。同时护士应注意保护患者的隐私,及时为其盖好被子。

(2)放置搁脚架:在近髋关节平面放置搁脚架,支架高低角度调节关节和腿托倾斜角度调节关节要确保固定。

(3)放置体位:待手术患者麻醉后将其双手交叉放于胸前,注意不要压迫或牵拉输液皮条,麻醉医师保护好患者的头、颈部,固定好气管导管,防止移动时气管插管与氧气管脱离,手术医师站手术患者臀部位置,护士站床尾,一起将手术患者抬起并下移,使骶尾部平于背板下缘;将患者两腿曲髋、膝放在搁脚架上;要求腿托应托在小腿处,大腿与小腿纵轴应成 90°～100°,两腿外展,放置成 60°～90°。

(4)固定:约束带固定两侧膝关节,保持约束带平整,松紧适宜。

(5)铺巾:手术切口在腹部,切口铺巾的方法同腹部手术铺巾,洗手护士依次递 3 块无菌巾,折边朝向手术医师,分别铺盖切口的下方、对方、上方;第四块无菌巾折边朝向自己,铺盖切口同侧,4 把巾钳固定;患者会阴部不进行手术,铺巾时遮盖会阴;然后递中单垫臀下,双脚套无菌脚套,从脚遮盖到腹股沟;再铺整块大孔巾遮盖全身;巡回护士协助套托盘套,将托盘置于患者右膝上方。

2.防止术中感染

子宫残端与外界相通,视为污染区域。因此,洗手护士应配合手术医师做好管理工作,防止污染播散:①在切开阴道前壁前,先递条形纱布给手术医师,将其围绕子宫颈切口下方,以防止阴道分泌物污染创面。②备碘伏(含 0.02％～0.05％聚维酮碘)棉球,待子宫移除后,递给医师消毒宫颈残端。③接触宫颈残端的器械均视为污染器械,包括切开阴道前壁的 22 号大圆刀、剪开阴道穹隆组织剪、钳夹阴道边缘的组织钳及缝合残端的持针器,都必须与无菌器械分开放置、不再使用,但必须妥善放置以备清点。④宫颈残端缝合后,温生理盐水冲洗盆腔,手术医师、洗手护士更换手套,再行关腹。

(管玉玲)

第十五节　骨科手术的护理

由于交通意外、工业和建筑业事故、运动损伤的增多以及人口老龄化,各种自然灾害等因素,导致高危、复杂的创伤越来越多。如果伤者得不到及时、有效的处理和治疗,将导致患者的终身残疾,甚至死亡,这给患者本人、家庭、社会带来沉重的负担。骨科在解剖学、生物力学和生物材料学研究的基础上,对手术方式、内固定材料不断进行新的尝试;近年来国内外信息、学术交流频繁;同时,高清晰度的 X 线片、CT、MRI 在骨科领域被广泛应用,使得骨科手术技术不断更新、变化、提高。下面介绍两例常见骨科手术的护理配合。

一、髋关节置换手术的护理配合

股骨颈骨折、髋关节脱位、髋臼骨折、股骨头骺滑脱等髋关节骨折的病例中,最常见的并发症为创伤导致的血供中断,导致股骨头缺血性坏死。股骨头缺血性坏死进一步发展,会出现软骨下骨折、股骨头塌陷,最终导致严重的骨性关节炎。患者丧失生活和劳动能力。全髋关节置换术用于治疗股骨头缺血性坏死晚期继发严重的髋关节性关节炎患者,临床取得积极的效果,目前已成为治疗晚期股骨头坏死的标准方法。

（一）主要手术步骤及护理配合

1.手术前准备

手术患者取 90°侧卧位(图 12-27),行全身麻醉或椎管内麻醉。切口周围皮肤消毒范围为:上至剑突、下过膝关节,两侧过身体中线。按照髋关节手术铺巾法建立无菌区域。

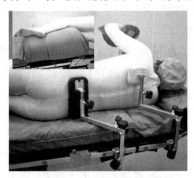

图 12-27　体位摆放

2.手术主要步骤

（1）显露关节囊:髋关节外侧切口(图 12-28),传递 22 号大圆刀切开皮肤,电刀止血,切开臀中肌,臀外侧肌(图 12-29),显露关节囊外侧(图 12-30)。

（2）打开关节囊(图 12-31):电刀切开,传递有齿血管钳钳夹,切除关节囊。传递 S 形拉钩和 Homan 拉钩牵开,充分暴露髋关节并暴露髋臼。

（3）取出股骨头:股骨颈与大转子移行部用电锯离断股骨颈,用取头器取出股骨头,取下的股骨头用生理盐水纱布包裹保存,以备植骨。

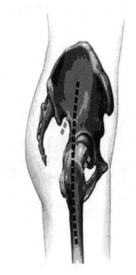

图 12-28　髋关节外侧切口

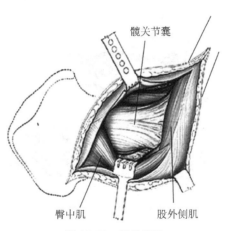

图 12-29　臀外侧肌

（4）髋臼置换。①削磨髋臼：将合适的髋臼磨与动力钻连接好递与术者，髋臼锉使用顺序为由小到大；削磨髋臼至髋臼壁周围露出健康骨松质为止，冲洗打磨的骨屑并吸引干净，使用蘑菇形吸引可有效防止骨屑堵塞吸引管路。②安装髋臼杯假体：选择与最后一次髋臼锉型号相同的髋臼杯，将髋臼杯安装底盘与螺纹内接杆连接，完成整体相连；将髋臼杯置于已锉好的髋臼中心，用 45°调整角度，将髋臼杯旋入至髋臼杯顶部使其完全接触；关闭髋臼杯底部三个窗口，用打入器将与髋臼杯型号一致的聚乙烯臼衬轻扣入内，并检查臼衬以确保其牢固性。

（5）股骨假体柄置换。①扩髓：内收外旋患肢，用 HOMAN 拉钩暴露股骨近端，用开髓器贴近股骨后方骨皮质开髓；将髓腔锉与滑动锤连接，用滑动锤打入髓腔锉，直至髓腔锉与骨皮质完全接触。在整个扩髓过程中，使用髓腔锉原则为由小到大，逐渐递增地进行使用。②安装假体柄：用轴向打入器将假体试柄打入股骨干髓腔内；安装合适的试头；复位器复位；确定假体柄、假体头的型号后逐一取出假体试头、假体试柄；冲洗髓腔并擦干。③安装假体：将与试柄型号相同的假体打入髓腔（方法同安装试柄、试头），假体进入后进行患肢复位，检查关节紧张度和活动范围。注意在置换陶瓷头的假体时必须使用有塑料垫的打入器，以免打入时损坏陶瓷头。④缝合伤口；缝合伤口前可根据实际情况在关节腔内和深筋膜浅层放引流管；然后对关节囊、肌肉层、皮下组织、皮肤等进行逐层缝合。

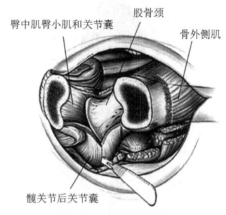

图 12-30　关节囊外侧

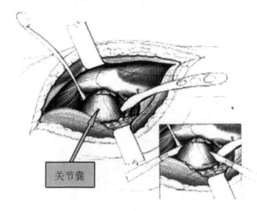

图 12-31　关节囊示意图

3.术后处置

为患者擦净伤口周围血迹并包扎伤口；检查皮肤受压情况，固定引流管，护送患者入复苏室进行交接；处理术后器械及物品。

（二）围术期特殊情况及处理

1.对全髋置换的手术患者进行风险评估

股骨头缺血性坏死的疾病有一个渐进的演变过程，患者大多为高龄老人，又有功能障碍或卧床史，术中可能出现各种并发症，甚至心跳呼吸骤停。所以要对患者进行风险评估，评估重点内容如下：①有无皮肤完整性受损的风险。②有无下肢静脉血栓形成的风险。③有无坠床的风险。④有无假体脱位的风险。

2.防止髋关节手术部位错误

髋关节为人体左右侧对称部位，易发生手术部位错误的事故。故在全髋关节置换手术前必须严格实施手术部位确认，具体措施如下。

（1）手术图谱：术前主刀医师根据影像诊断与患者及其家属共同确认手术部位，并在图谱的相应部位做好标识，让患者及家属再次确认后，在图谱的下方签名。

（2）标识部位：术前谈话时，在手术图谱确认后，主刀医师用记号笔在患者对应侧的手术部位画上标识。

（3）术前核对：巡回护士与主刀医师、麻醉师共同将手术图谱与患者肢体上手术部位标记进行核对，同时，让可以配合的手术患者口述手术部位。任何环节核对时如有不符，先暂停手术，必须核对无误后再行手术。

3.对外来器械进行管理

用于髋关节置换的特殊工具和器械由医疗器械生产厂家提供，不归属于医院，属于外来器械。如果对于外来器械疏于管理，必将造成手术患者术后感染等一系列严重的并发症，这对于手术患者和术者都无疑是"一场灾难"。因此，外来器械送入手术室后，必须严格按照外来器械使用流程进行管理，包括外来器械的准入、接受、清洗、包装、灭菌和取回。每一环节都应严格按照相关流程执行。

4.预防髋关节假体脱位

手术团队人员掌握正确的搬运方法是杜绝意外发生的关键。按常规搬运方法搬运全髋关节置换术后的手术患者，会因为搬运不当造成手术患者的假体脱位。

（1）团队分工：麻醉师负责头部，保证气管插管的通畅；手术医师负责下肢；巡回护士负责维持引流管路，防止滑脱；工勤人员负责平移手术患者至推床。

（2）要求：手术患者身体呈水平位移动，双腿分开同肩宽，双脚外展呈"外八字"。避免搬运时手术患者脚尖相对，造成假体脱位。

二、下肢骨折内固定手术的护理配合

骨折的患者往往有外伤史，详细了解患者受伤的时间、地点、受伤的力点、受伤的方式（如高空坠落、机器碾压、车祸撞击、运动损伤、跌倒等）、直接还是间接致伤、闭合性还是开放性伤口及伤口污染程度等可以协助诊断，对采取合适的治疗方法起着决定性作用。患者无论发生在骨、骨骺板或关节等处的骨折，都包含骨皮质、骨小梁的中断，同时伴有不同程度的骨膜、韧带、肌腱、肌肉、血管、神经、关节囊的损伤。骨折的诊断主要依据病史、损伤的临床表现、特有体征、X线片。在诊断骨折的同时要及时发现多发伤、合并伤等，避免漏诊。

（一）主要手术步骤及护理配合

1.手术前准备

（1）体位与铺单：患者采取全身麻醉，仰卧位，消毒范围为伤侧肢体，一般上下各超过一个关节，按下肢常规铺巾后实施手术。

（2）创面冲洗：为防止感染，必须对创面进行重新冲洗。常规采用以下消毒液体：①0.9%生理盐水。20 000～50 000 mL，冲洗的液体量视创面的洁净度而定，不可使用低渗或高渗的液体冲洗，以免引起创面组织细胞的水肿或脱水。②过氧化氢（H_2O_2）。软组织、肌肉层用 H_2O_2 冲洗，使 H_2O_2 与肌层及软组织充分接触，以杀灭厌氧菌。③灭菌皂液：去除创面上的油污。

（3）使用电动空气止血仪：正确放置气囊袖带，并操作电动空气止血仪，压迫并暂时性阻断肢体血流，达到最大限度制止创面出血并提供清晰无血流的手术视野，同时防止电动空气止血仪使用不当造成手术患者的损伤。

2.主要手术步骤

（1）暴露胫骨干：传递 22 号大圆刀切开皮肤，电刀切开皮下组织、深筋膜，暴露胫骨干。

（2）骨折端复位：清理骨折端血凝块，暴露外侧骨折端；点式复位钳2把提起骨折处两端，对齐进行骨折端复位。

（3）骨折内固定。①选择器械：备齐钢板固定需要的所有特殊器械。②选择钢板：选择合适钢板，折弯成合适的角度。③固定钢板：斜面骨折处上采用拉力螺钉起固定作用，依次采用钻孔、测深、螺丝钉转孔、上螺丝固定几个步骤。④固定钢板：依相同方法上螺钉固定钢板。⑤缝合伤口：冲洗伤口，放置引流，然后对肌肉层、皮下组织、皮肤等进行逐层缝合。

3.术后处置

为手术患者擦净伤口周围血迹并包扎伤口；检查皮肤受压情况，固定引流管，送回病房并进行交接。处理术后器械及物品。

（二）围术期特殊情况及处理

1.用空气止血仪减少伤口出血

空气止血仪具有良好的止血效能，如伤口依旧出血不止，则应按照上述规定，检查仪器的使用方法是否正确、运转是否正常等。

（1）袖带是否漏气：因为一旦漏气，空气止血仪的压力就会下降，止血仪将肢体浅表的静脉，但深层的动脉未被压迫，这样导致患者手术部位的出血要比不上止血带时更多。此时，应该更换空气止血仪的袖带，重新调节压力、计算时间。

（2）开放性创伤时袖带是否正确使用：开放性创伤的肢体在使用空气止血带前一般不用橡胶弹力驱血带，因此手术开始划皮后切口会有少量出血，这是正常的。为了减少出血，可先抬高肢体，使肢体静脉血回流后再使用空气止血带。

2.术中电钻发生故障的原因

电钻发生故障的原因较多，手术室护士可采取以下方法进行排除，必要时更换电池或电钻，以便手术顺利进行。

（1）电池故障：①电池未及时充电或充电不完全。②电池使用期限已到，未及时更换以至于无法再充电。③电池灭菌方法错误造成电池损坏。

（2）电钻故障：①钻头内的血迹未及时清理，灭菌后形成血凝块，增加电钻做功的阻力，降低钻速。②操作不当，误碰到保险锁扣，电钻停止转动。③电钻与电池的接触不好。

3.有效防止螺旋钻头意外折断

手术医师在使用电钻为固定钢板的螺钉钻孔时，可能会出现螺旋钻头断于患者体内的情况，这不仅会损伤手术患者，也浪费手术器材。为防止此类事件，洗手护士应该做到以下几点。

（1）术前完成钻头的检查：①钻头的锋利程度。②钻头本身是否有裂缝或损坏。③钻头是否发生弯曲变形。

（2）使用套筒：使用钻头钻孔时必须带套筒，防止钻头与手术患者的骨皮质成角而发生断裂。

（3）防止电钻摩擦生热：使用电钻钻孔时，洗手护士应及时注水，以降低钻头与骨摩擦产生的热量，这样既可有效防止钻头断裂，又可降低钻孔处骨的热源性损伤。

（管玉玲）

参考文献

[1] 王姗姗.实用内科疾病诊治与护理[M].青岛:中国海洋大学出版社,2019.

[2] 张俊英.精编临床常见疾病护理[M].青岛:中国海洋大学出版社,2021.

[3] 于红,刘英,徐惠丽,等.临床护理技术与专科实践[M].成都:四川科学技术出版社,2021.

[4] 许军.实用临床综合护理[M].长春:吉林科学技术出版社,2019.

[5] 姜雪,蒋玮,郎红娟.基础护理技术操作[M].西安:西北大学出版社,2021.

[6] 王秀琴,肖靖琼,王芃.护理技能综合实训[M].武汉:华中科技大学出版社,2021.

[7] 万霞,卢慧清,卢艳,等.现代专科护理及护理实践[M].开封:河南大学出版社,2020.

[8] 张文燕,冯英,柳国芳,等.护理临床实践[M].青岛:中国海洋大学出版社,2019.

[9] 窦超,王淑去,宇毅,等.临床护理规范与护理管理[M].北京:科学技术文献出版社,2020.

[10] 艾翠翠,李莉,姚宜,等.现代疾病护理要点[M].长春:吉林科学技术出版社,2018.

[11] 孙丽博.现代临床护理精要[M].北京:中国纺织出版社,2020.

[12] 贾雪媛,王妙珍,李凤.临床护理教育与护理实践[M].长春:吉林科学技术出版社,2019.

[13] 任潇勤.临床实用护理技术与常见病护理[M].昆明:云南科技出版社,2020.

[14] 王婷,王美灵,董红岩,等.实用临床护理技术与护理管理[M].北京:科学技术文献出版社,2020.

[15] 吴小玲.临床护理基础及专科护理[M].长春:吉林科学技术出版社,2019.

[16] 方习红,赵春苗,高莹.临床护理实践[M].长春:吉林科学技术出版社,2019.

[17] 张蕾,黎弘海,胡开红,等.实用护理技术与专科护理常规[M].北京:科学技术文献出版社,2019.

[18] 王春雷.实用护理技术与护理教学[M].长春:吉林科学技术出版社,2019.

[19] 刘峥.临床专科疾病护理要点[M].郑州:河南大学出版社,2021.

[20] 白志芳,王彩,刘占芳,等.实用临床护理技术与操作规范[M].长沙:湖南科学技术出版社,2019.

[21] 李淑杏,曾碧茹,陈受真,等.基础护理技术与各科护理实践[M].郑州:河南大学出版社,2021.

[22] 张敏.新编临床护理基础与操作[M].郑州:河南大学出版社,2021.

[23] 管清芬.基础护理与护理实践[M].长春:吉林科学技术出版社,2020.

［24］曾菲菲,张绍敏.护理技术［M］.北京:北京大学医学出版社,2020.

［25］章志霞.现代临床常见疾病护理［M］.北京:中国纺织出版社,2021.

［26］许传娟.临床疾病诊疗与护理［M］.长春:吉林科学技术出版社,2020.

［27］蔡华娟,马小琴.护理基本技能［M］.杭州:浙江大学出版社,2020.

［28］陈素清,齐慧,崔桂华,等.现代实用护理技术［M］.青岛:中国海洋大学出版社,2021.

［29］高正春,李娟,张扬,等.护理综合技术［M］.武汉:华中科学技术大学出版社,2021.

［30］赵安芝.新编临床护理理论与实践［M］.北京:中国纺织出版社,2020.

［31］彭旭玲.现代临床护理要点［M］.长春:吉林科学技术出版社,2019.

［32］张纯英.现代临床护理及护理管理［M］.长春:吉林科学技术出版社,2019.

［33］吴旭友,王奋红,武烈.临床护理实践指引［M］.济南:山东科学技术出版社,2021.

［34］尹玉梅,刘玲,赵娜,等.实用临床常见疾病护理常规［M］.青岛:中国海洋大学出版社,2020.

［35］高淑平.专科护理技术操作规范［M］.北京:中国纺织出版社,2021.

［36］赵党宏.综合护理干预对慢性胃炎及消化性溃疡患者生活质量的影响［J］.山西医药杂志,2021,50(4):679-681.

［37］邵美霞,赵如斌,毕翠花.临床护理路径用于胆囊炎患者护理中的效果观察［J］.山西医药杂志,2021,50(8):1339-1341.

［38］于瑞琪.羊水栓塞患者应用综合护理干预对并发症和心理状况的影响分析［J］.中国医药指南,2021,19(16):185-186.

［39］姜鑫鑫.全程疼痛护理干预对脊髓型颈椎病术后疼痛状况的影响［J］.现代诊断与治疗,2021,32(20):3331-3332.

［40］倪素波.优质护理服务在胃癌护理中的应用效果观察［J］.中国医药指南,2021,19(8):195-196.